神经系统疑难病例
精选与临床思维

主编 陈生弟　肖　勤

上海科学技术出版社

图书在版编目(CIP)数据

神经系统疑难病例精选与临床思维 / 陈生弟,肖勤主编.
—上海:上海科学技术出版社,2018.8
ISBN 978 - 7 - 5478 - 3958 - 4

Ⅰ.①神…　Ⅱ.①陈…②肖…　Ⅲ.①神经系统疾病—
疑难病—病案　Ⅳ.①R741

中国版本图书馆 CIP 数据核字(2018)第 063839 号

神经系统疑难病例精选与临床思维
主编　陈生弟　肖　勤

上海世纪出版(集团)有限公司
上海 科 学 技 术 出 版 社　出版、发行
(上海钦州南路 71 号　邮政编码 200235　www.sstp.cn)
上海盛通时代印刷有限公司印刷

开本 889×1194　1/16　印张 21.5
字数:450 千字
2018 年 8 月第 1 版　2018 年 8 月第 1 次印刷
ISBN 978 - 7 - 5478 - 3958 - 4/R・1594
定价:148.00 元

内容提要

　　本书精选上海交通大学医学院附属瑞金医院神经内科多年积累下来的100余例疑难病例进行描述、分析及讨论，包括脑血管病、帕金森病及其他运动障碍、痴呆及相关认知障碍疾病、癫痫及其他发作性疾病、神经肌肉疾病、神经遗传病、神经免疫病、中枢神经系统感染、中枢神经系统肿瘤、系统性疾病及中毒导致神经系统疾病。通过详细的病史和体征、完备的实验室检验以及深入的病理和基因检测等资料，结合经典及前沿的文献回顾，对疾病的定性与定位诊断、诊断与鉴别诊断、治疗、预后进行介绍和总结。

　　本书旨在帮助神经内科医生养成正确的临床思维，提高临床诊断和鉴别诊断的能力，并在文献综述部分介绍相应疾病的基础知识和最新进展，对医师有重要的启迪和参考价值。

编委名单

主 编

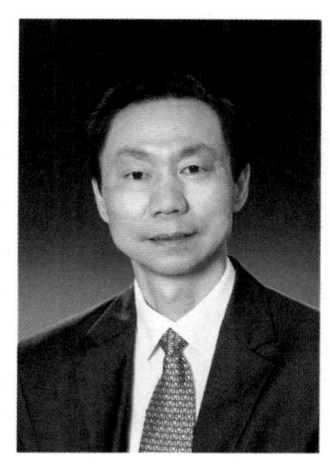

陈生弟

上海交通大学医学院神经病学二级教授、主任医师、博士生导师。现任国际帕金森病及运动障碍学会执委、国际神经病学联盟帕金森病及相关疾病研究委员会委员、中国医师协会神经内科医师分会副会长兼帕金森病及运动障碍病专业委员会主任委员、中国神经科学学会副理事长兼神经退行性疾病分会主任委员、中华医学会老年医学分会常委、中国医师协会老年医学科分会副会长、中国老年学和老年医学学会老年病学分会老年神经病学专业委员会主任委员及认知障碍专委会副主任委员等。担任 *Translational Neurodegeneration* 主编，*Journal of Alzheimer's Disease* 副主编，*Journal of Neuroimmune & Pharmacology*、*Current Alzheimer Research* 等杂志编委。

从事神经病学医教研工作 40 年，在帕金森病、阿尔茨海默病及神经遗传病等领域发表 SCI 论文 200 余篇，以第一完成人获得国家科技进步三等奖 1 项、教育部自然科学奖一等奖 1 项和上海市科技进步奖一等奖 2 项，及其他省部级科技进步奖二、三等奖 22 项；主编、主译 15 部教科书或专著；获得全国五一劳动奖章、国家有突出贡献中青年专家、国务院政府特殊津贴、全国百千万人才工程国家级人选、全国宝钢教育奖优秀教师奖、全国中青年医学科技之星、上海市领军人才、上海市十佳医师、上海市启明星、上海市第一和第二届高校优秀青年教师、上海市先进工作者、上海市育人奖、德技双馨奖等荣誉称号。

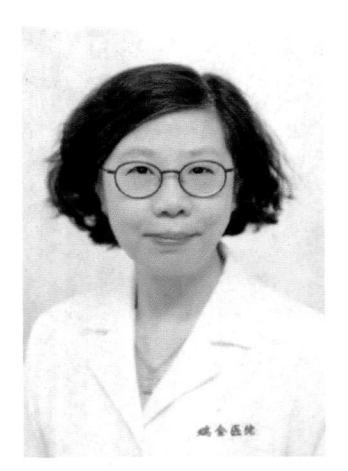

肖 勤

博士、主任医师、博士生导师、副教授。

1992年毕业于上海第二医科大学后进入附属瑞金医院神经内科工作至今，2002年获得神经病学博士学位。2003年赴美国贝勒医学院、康奈尔大学Methodist医院进行三年博士后研究工作。目前为中华医学会神经病学分会帕金森病及运动障碍学组委员、国际帕金森病及运动障碍协会亚太分会教育委员会委员、中国老年学学会老年医学委员会老年神经病学专家委员会常委、中国康复医学会帕金森病与运动障碍专业委员会常委。从事神经变性疾病基础与临床研究20余年，在小胶质细胞激活、神经炎症和肠道微生物与帕金森病的发病机制，以及帕金森病早期诊断的临床标志物及治疗的药物基因组学等领域取得了一系列成果，先后获得国家自然科学基金面上项目2项、上海市科委和教委基金各1项。作为主要执笔人撰写了《原发性震颤的诊断和治疗指南》《中国帕金森病脑深部电刺激疗法专家共识》和《脑组织铁沉积神经变性病诊治专家共识》，已发表SCI、中文核心期刊论文100余篇。

序　言

神经内科疾病错综复杂,疾病谱广,涵盖了中枢神经系统、周围神经系统及骨骼肌系统相关疾病。近年来,影像技术、基因遗传学和免疫抗体检测技术不断发展,我们对神经内科疾病的认识也随之深入,疾病谱逐步扩展且细化。临床医生犹如福尔摩斯,临床思路似判案,需要抽丝剥茧地分析。我们从一个个病例中探索学习,总结经验并发现新的问题,研究新的方法,为下一个病例时刻准备着。

上海交通大学医学院附属瑞金医院神经内科是国家重点学科。建科55年来,坚持每周一次疑难病例讨论及多学科会诊,通过仔细的病史问询、细致的体格检查,大家一起分析鉴别,结合传统和新兴的检测手段,予以明确诊断。每一个疑难病例背后都是一条蜿蜒的小河,一道通幽的曲径,缜密的临床思维贯穿始终,这也正是临床医生数十年磨的一"剑"。我们希望通过上海交通大学医学院附属瑞金医院神经内科的疑难病例分析,为不同地域、不同层次的神经内科医师梳理临床思路,拓宽学术视野,更好地进行临床工作。

该书根据疾病种类,共分10章,收集了近100个病例,囊括了脑血管病、神经变性病、发作性疾病、神经肌肉病、神经遗传病、神经免疫病、中枢神经系统感染、肿瘤、系统性疾病及中毒。每个疑难病例按照病史、体格检查、辅助检查和定位、定性诊断,以及详细治疗及预后随访进行全面描述,随后进行点评和疾病分析,帮助读者进一步认识该病的病理生理基础、临床特点、鉴别诊断和治疗策略,便于临床医师及学生学习和借鉴。

本书编写过程中,得到了上海交通大学医学院附属瑞金医院神经内科全体医护人员及上海科学技术出版社的大力支持,在此深表感谢。因编者水平所限,难免存在纰漏,还望专家和读者不吝赐教,以便修订、完善。

2018 年 5 月于上海

目　录

第十章　系统性疾病及中毒所致神经系统疾病

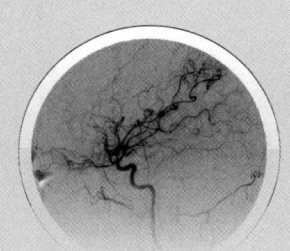

第一章

脑血管病

病例 1　阵发性枕后部头痛 1 个月,加重 8 天

● 病史

现病史: 男性 29 岁,入院前 1 个月在无明确诱因的情况下出现头痛,以枕后部为主,呈阵发性胀痛,夜间明显,伴下腹胀痛,上楼梯时感四肢乏力,对日常生活无影响,大便次数减少,5 天一次,小便困难,难以解出,尿量减少,250 ml/d。入院前 9 天来我院就诊,颈椎正侧斜位摄片无异常,胸部、上腹部、盆腔 CT 平扫+增强均无异常。入院前 8 天,枕后部头痛加重,呈绷紧感。再查头颅 MRI 平扫,提示右侧延髓后部小片状异常信号灶,双侧轻度筛窦炎。入院前 1 天查头颅 MRI 增强:延髓右后方小片状异常信号灶,考虑占位可能性大。2006 年 8 月 18 日入院。发病以来,患者神智清楚、精神可、胃纳、睡眠差,体重无明显减轻。

既往史: 无肝炎、结核史,无药物过敏史,无放射性物质接触史,无高血压史。

个人史: 上海市松江人,出生居住在原籍;无特殊不良嗜好;适龄结婚,配偶体健。

家族史: 否认家族遗传病史。

● 查体

一、内科系统体格检查

体温 36.5 ℃,脉搏 77 次/分,呼吸 19 次/分,血压 140/80 mmHg,心、肺、腹部均未见异常。

二、神经系统专科检查

精神智能状态: 神志清楚,对答切题,计算力、定向力正常。

脑神经: 双侧瞳孔直径 3 mm,光反射存在,眼球运动可,无眼震,双侧额纹、鼻唇沟对称,伸舌居中。

运动系统: 四肢肌张力正常,肌力 5 级。

反射: 双侧肢体腱反射均(++)。

感觉系统: 深浅感觉正常。

病理征: 未引出。

共济运动: 指鼻、跟膝胫试验稳准,Romberg 征阴性。

步态: 无明显异常。

脑膜刺激征: 阴性。

● 住院经过

入院后第 2 天体格检查:右侧面部感觉呈葱皮样改变,右下肢肌力 5⁻ 级,T10 以下针刺觉减退,提睾反射消失。即予甲泼尼龙(1 g, qd)、甘露醇(125 ml, bid)、丙种球蛋白(25 g, qd)治疗(静脉滴注丙种球蛋白第 3 瓶时主诉头晕、双脚趾麻木,故停用);当晚出现尿潴留,给予留置导尿,导出 800 ml 尿液。半夜出现体温升高,至 38.3 ℃。

入院后第 3 天上午患者主诉四肢乏力伴麻木、头晕、胸闷。体格检查:呼吸尚平稳,右侧鼻唇沟浅,双眼水平相眼震,右上肢肌力 3 级,左手握力 3 级,右下肢肌力 3 级,左下肢肌力 2 级,双侧巴氏征(+),双侧 T2 以下针刺觉减退,双下肢位置觉轻度减退。下午患者精神萎靡,呼之能应,右侧鼻唇沟浅,伴双眼水平相眼震,右上肢肌力2级，左上肢及双下肢肌力0级，双侧巴氏征（一），双侧T2以下针刺觉减退；开始出现呼吸表浅急促，予呼吸兴奋剂。晚间呼吸表浅进一步加重，并开始出现呼吸困难，遂予气管插管，辅助呼吸。体格检查：体温39℃，右侧鼻唇沟较浅，右上肢3级，左上肢3级，右下肢2级，左下肢0级，左侧巴氏征（＋），双侧T2以下针刺觉减退。遂予以冰袋物理降温、盐酸氨溴索（90 mg，qd）、甘露醇（125 ml，q6h）、奥美拉唑（40 mg，qd）、甲泼尼龙（1 g，qd）、头孢曲松钠（2.0 g，bid）等对症处理。

入院后第5天一般情况稳定，生命体征无明显变化。体格检查：体温38.3℃，右鼻唇沟稍浅，两肺呼吸音粗，未闻及干湿啰音，四肢肌张力偏低，右上肢4级，左上肢4⁻级，右下肢3级，左下肢0级，右侧巴氏征（±），左侧巴氏征（＋），双侧T2以下针刺觉减退，T6以下针刺觉明显减退；入院后第7天行气管切开，呼吸机辅助呼吸治疗。

入院后第8天行头颅薄层CT及CTA检查示延髓前右侧血管畸形，入院11天行DSA检查，示硬脑膜动静脉瘘。

● **辅助检查**

一、实验室检查

血常规（2006-08-20）：白细胞计数9.8×10⁹/L，中性粒细胞0.949（↑），淋巴细胞0.046（↓），单核细胞0.004（↓），嗜酸性粒细胞0.001（↓），余正常。肝肾功能、电解质（一）。血气分析示：酸碱度7.31（↓），氧分压17.4 kPa（↑），二氧化碳分压7.04 kPa（↑），氧饱和度98.6%，氢离子浓度48.7 nmol/L（↑），余正常。

血常规（2006-08-21）：白细胞计数11.5×10⁹/L（↑），中性粒细胞0.84（↑），淋巴细胞0.091（↓），嗜酸性粒细胞0.001（↓），余正常。血气分析示：酸碱度7.38，氧分压33.04 kPa（↑），二氧化碳分压6.54 kPa（↑），氧饱

和度99.6%（↑），血浆二氧化碳总量29.6 mmol/L（↑），肺泡动脉氧分压差0.00 kPa（↓），余正常。

尿常规（2006-08-22）：阴性。

血常规（2006-08-23）：白细胞计数9.1×10⁹/L，中性粒细胞0.886（↑），淋巴细胞0.049（↓），单核细胞0.065，嗜酸性粒细胞0.0（↓），余正常。血气分析示：酸碱度7.39，氧饱和度97.5%，血浆二氧化碳总量27.9 mmol/L（↑），肺泡动脉氧分压差0.20 kPa（↓）。

活化部分凝血活酶时间（APTT）（2006-08-24）32.7秒，血浆凝血酶原时间（PT）13秒，凝血酶时间（TT）16.3秒，纤维蛋白原（Fg）2.9 g/L，D-二聚体定量0.51 mg/L（↑），纤维蛋白降解产物弱阳性。

大便常规（2006-08-25）：阴性。

二、影像学检查

颈椎正侧斜位、胸部CT平扫＋增强、上腹部CT平扫＋增强、盆腔CT平扫＋增强（2006-08-09）：未见异常。

头颅MRI平扫（2006-08-10）：右侧延髓后部小片状异常信号灶；双侧轻度筛窦炎。

头颅MRI增强（2006-08-17）：延髓右后方小片状异常信号灶，首先考虑占位可能性大。

胸部床边正位片（2006-08-21）：两肺纹理增多，两下肺少量斑点片状模糊影，右下肺淡薄片状影，考虑感染可能；左肺透亮度减低，右膈抬高。

胸部正位片（2006-08-24）：右膈升高；右下肺片状密度增高影，拟感染可能；右上肺野见片状密度增高影，气管右移。

头颅薄层CT平扫＋增强（2006-08-25）：延髓前右侧血管畸形；右侧横窦、乙状窦显示较左侧明显。颈内动脉CTA：延髓前右侧血管畸形（图1-1A、B）。

DSA（2006-08-29）：硬脑膜动静脉瘘（图1-2，图1-3）。

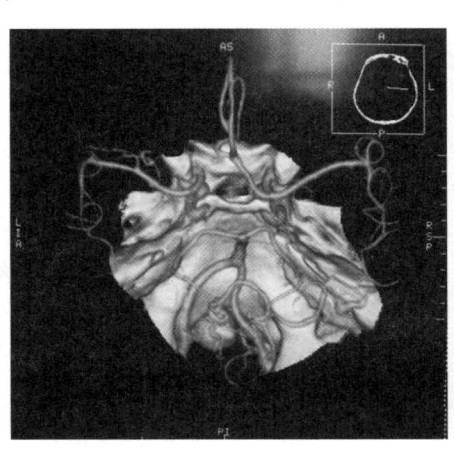
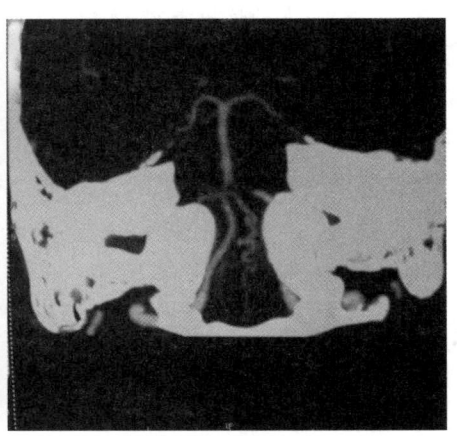

A   B

图1-1 颈内动脉CTA显示延髓前右侧见血管畸形（A、B）

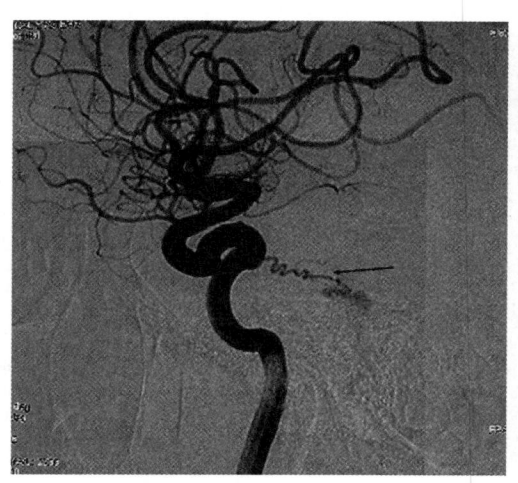 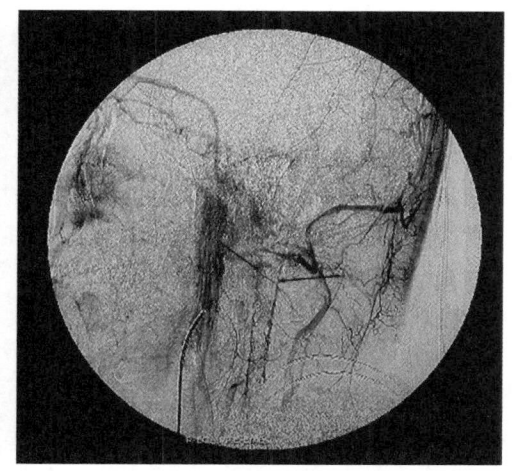

图1-2　DSA显示动脉供应为脑膜垂体干动脉（颈内动脉的分支）、脑膜中动脉（颈外动脉）（箭头标注）

图1-3　DSA显示引流静脉为髓周静脉（至C7）（箭头标注）

● 诊断及讨论

一、定位诊断

根据右侧面部葱皮样感觉减退及鼻唇沟变浅、不完全的脊髓横贯性损害（T10～T2逐渐上升性的感觉障碍平面），结合影像学检查，定位于延髓、脊髓（高位颈段）。

二、定性诊断

青年男性，急性起病，病情急骤加重。以"阵发性枕后部头痛1个月，加重8天"入院，但是入院第二天起开始出现：①右侧面部葱皮样感觉减退及鼻唇沟变浅和不完全的脊髓横贯性损害表现（T10～T2逐渐上升性的感觉障碍平面）；②四肢不完全性瘫痪及大小便功能障碍；③呼吸功能障碍；④颈内动脉CTA显示延髓前右侧血管畸形，DSA证实是硬脑膜动静脉瘘（dural arteriovenous fistula，DAVF）。

三、鉴别诊断

1. 脱髓鞘疾病：患者多为儿童和青壮年，急性起病，病前1个月常有感冒、发热、感染、出疹、疫苗接种、受凉、分娩或手术史，神经查体往往能够在脊髓症状体征外找到其他中枢神经系统受累的证据，脑脊液检查寡克隆区带阳性，电生理和MRI可发现脑内一些亚临床病灶，MRI发现脑内白质异常信号，但是本患者无前

驱感染，经激素治疗无缓解似乎不支持，暂不考虑。

2. 脑干占位性病变：青年患者好发，虽症状可暂时缓解但总的病情是进行性加重，但是本患者的影像学不完全符合，可通过MRI和DSA排除。

四、治疗及预后

入院后11天行DSA检查，提示硬脑膜动静脉瘘，给予天幕缘区硬脑膜动静脉瘘栓塞术。入院后17天体温39.8℃，双上肢肌力3～4级，右下肢肌力1级，左下肢肌力0级。入院28天体检：神智清楚，双瞳3mm，光反应差，眼球垂直活动差，双侧眼球外展时露白2～3mm，伸舌困难，四肢肌张力低，肌力0级，病理征（一）。入院后45天呼吸机CPAP模式，正压支持，神智清楚，自主呼吸20～22次/分，体温37～37.2℃，血压123/70mmHg，双侧眼轮匝肌力好，眼震（一），双侧鼻唇沟对称，伸舌居中，四肢肌张力低，右肱二头肌反射（＋），左肱二头肌反射（±），右三角肌2级，右肱二头肌3级，右肱三头肌3级，左肱二头肌1级，左手握力1级，双下肢明显萎缩，肌力0级，病理征未引出，右侧T6以下针刺觉消失，左侧T2以下针刺觉消失。逐步脱机康复中。

患者随访半年余，一般情况可，能够自主呼吸，正在康复医院继续进行肢体训练。

五、病例点评及疾病分析

硬脑膜动静脉瘘（dural arteriovenous fistulae，

DAVF)是海绵窦、侧窦、矢状窦等硬膜窦及其附近动静脉间的异常交通,为颅内外供血动脉与颅内静脉窦沟通,占脑血管畸形的 10%～15%,非常容易造成误诊,严重影响预后。有以下几个原因:①由疾病本身的复杂性决定,给明确诊断带来困难;②相关科室对疾病了解不够,需要加强合作;③诊断所需要的各种检查结果不够完善,必须有 MRI 或者 MRA、CTA 的筛查做出初步诊断,再加上 DSA 的金标准才能明确诊断。本病正是通过 DSA 检查才明确诊断。

DAVF 是发生于脑内硬膜及其附属结构上的异常动静脉短路,其病因尚无定论。大量临床研究发现,DAVF 与脑静脉窦的血栓形成密切相关,并与颅内肿瘤、静脉窦炎症、激素的改变等有关。一般来说,成人 DAVF 属获得性病变。本病临床表现多样,主要和静脉引流方向、引流量的大小、瘘口所在部位相关,而与供血动脉关系不大。最常见临床表现及体征为眼部症状、颅内血管性杂音、耳鸣、头痛等,可继发颅内出血,出现中枢及脊髓的神经功能障碍。颅颈交界区病变常向脑干静脉和脊髓髓周静脉引流,其中脊髓髓周静脉引流型极其罕见,其临床症状和体征可迅速恶化,几天内就可出现四肢瘫痪和呼吸功能障碍,这可能与脊髓静脉血栓形成导致脊髓梗死或静脉充血后脊髓快速失代偿有关。目前较为公认的 DAVF 分类方法为 Cognard(1995)分类:Ⅰ型,引流到硬脑膜静脉窦,血液为顺流,无明显症状;Ⅱ型,引流到硬脑膜静脉窦,如血液为逆流,为Ⅱa型,血液逆流到皮质静脉为Ⅱb型,两者同时存在为Ⅱa＋Ⅱb型,20%发生颅内高压,10%发生颅内出血;Ⅲ型,直接引流到皮质静脉,无静脉扩张,颅内出血发生率40%;Ⅳ型,直接引流到皮质静脉,伴有静脉瘤样扩张,颅内出血发生率65%;Ⅴ型,引流入脊髓髓周静脉,50%出现脊髓症状。本病例患者即属于Ⅴ型,表现出典型的脊髓症状。

影像学 CT、MRI 平扫和增强对 DAVF 本身极少显影,只能显示出一些继发性改变。近几年的研究表明,综合分析 DAVF 患者头颈部 CTA 的直接和间接征象,有助于提高 CT 诊断 DAVF 的敏感性,而 DSA 是目前确诊本病唯一的可靠手段。DAVF 的治疗原则是永久性完全闭塞硬脑膜静脉窦壁上的瘘口,目前尚无理想的方法治疗所有的病变,临床常用的方法包括保守治疗、手术治疗、放射治疗和综合治疗。但目前随着介入放射血管内治疗的快速发展,血管内栓塞治疗逐渐成为主要的治疗手段,应用新型栓塞材料 Onyx 胶栓塞效果可达 70%～90%,而本病正是给予了天幕缘区 DAVF 栓塞术治疗。

近年来关于脑血管畸形的报道逐渐增多,但在临床工作中像这种以头痛为首发症状的罕见硬脑膜动静脉瘘还是很少见的。这提示我们,即使是单纯的暂时神经系统体征阴性的头痛也可能是潜在严重脑血管疾病的先兆,临床上应提高对头痛问题的警惕,积极完善相关检查,必要时对无明显诱因及缺乏基础病史的年轻患者可行 CTA 检查,当发现有可疑脑血管畸形或动脉瘤时,须进行 DSA 检查,以便早期发现病因,避免延误治疗。

参考文献

[1] 李昌华,张小军,王守森. 硬脑膜动静脉瘘发病机制的研究进展[J]. 中国临床神经外科杂志,2011,16: 316 - 319.

[2] 石滢,赵卫,沈进. 硬脑膜动静脉瘘介入诊治新进展[J]. 当代医学,2011,17: 109 - 111.

[3] 唐纯海,杨镇休. 硬脑膜动静脉瘘的临床治疗进展[J]. 实用心脑肺血管病杂志,2013,21: 9 - 10.

[4] Arat A, Inci S. Treatment of a superior sagittal sinus dural arteriovenous fistula with Onyx: technical case report [J]. Neurosurgery,2006,59: ONSE169 - 170.

[5] Bhatia R, Tripathi M, Srivastava A, et al. Idiopathic hypertrophic cranial pachymeningitis and dural sinus occlusion: two patients with long-term follow up [J]. J Clin Neurosci, 2009,16: 937 - 942.

[6] Chen L, Mao Y, Zhou LF. Local chronic hypoperfusion secondary to sinus high pressure seems to be mainly responsible for the formation of intracranial dural arteriovenous fistula [J]. Neurosurgery, 2009,64: 973 - 983.

[7] Kuwayama N, Kubo M, Tsumura K, et al. Hemodynamic status and treatment of aggressive dural arteriovenousfistulas. Acta Neurochir Suppl, 2005,94: 123 - 126.

[8] Lee CW, Huang A, Wang YH, et al. Intracranial dural arteriovenous fistulas: diagnosis and evaluation with 64-detector row CT angiography [J]. Radiology, 2010,256: 219 - 228.

[9] Van Den Berg R, Knaap YM, Overbeek OM, et al. Treatment of Type Ⅲ Dural Arteriovenous Malformation: Correlation with Neuropsychological Disturbances [J]. Interv Neuroradiol, 2002,8: 25 - 30.

(傅 毅)

病例 2　突发头痛伴呕吐 6 小时

● 病史

现病史：患者男性，43 岁，入院前 6 小时无明显诱因，安静休息状态下突发头痛，呈胀裂性疼痛，以双颞部为重，进行性加重，感恶心伴非喷射性呕吐数次，为非咖啡色胃内容物。即被送来医院急诊，当时查头颅 CT 提示"蛛网膜下腔出血"，急诊给予止血、预防脑血管痉挛、营养脑细胞等治疗后于 2013 年 8 月 22 日收住入院。自发病以来，神智清楚，一般情况可，精神差，未进食，体重无明显减轻。

既往史：无高血压史。无肝炎、结核史，无药物过敏史，无放射性物质接触史。

个人史：安徽省六安市人，出生原籍，居住在上海；无不良嗜好；适龄结婚，配偶体健。

家族史：否认家族遗传病史。

● 查体

一、内科系统体格检查

体温 36.5 ℃，脉搏 77 次/分，呼吸 22 次/分，血压 130/90 mmHg，心、肺、腹部未见异常。

二、神经系统专科检查

精神智能状态：神志清楚，对答切题，计算力、定向力正常。

脑神经：言语含糊，双侧瞳孔直径 3 mm，直接和间接对光反应灵敏，眼球运动可，无眼震，双侧额纹、鼻唇沟对称，伸舌居中。

运动系统：四肢肌张力正常，肌力 5 级。

反射：双侧肢体腱反射均（＋＋）。

感觉系统：深浅感觉正常。

病理征：未引出。

共济运动：指鼻、跟膝胫试验稳准，Romberg 征阴性。

步态：无明显异常。

脑膜刺激征：颈抵抗，克氏征（＋）。

● 辅助检查

一、实验室检查

血常规（2013-08-22）：白细胞计数 17.56×10⁹/L，余正常。

凝血功能（2013-08-22）：血浆凝血酶原时间（PT）13.1 秒，部分活化凝血活酶时间（APTT）25.5 秒，凝血酶时间（TT）26.0 秒，纤维蛋白原（Fg）1.7 g/L，国际标准化比值（INR）1.13，血浆 D-二聚体 25.6 mg/L，血浆纤维蛋白（原）降解产物 44.6 mg/L。

血常规（2013-09-09）：白细胞计数 6.22×10⁹/L，余正常。血糖、肝肾功能、电解质正常。

二、影像学检查

头颅 CT（2013-08-22）：蛛网膜下腔出血（图 1-4）。

头颅 CTA：右椎动脉动脉瘤形成可能（图 1-5）。

DSA：右椎动脉夹层动脉瘤（图 1-6）。

头颅 CT 平扫（2013-09-08）：椎动脉介入术后改变（图 1-7）。

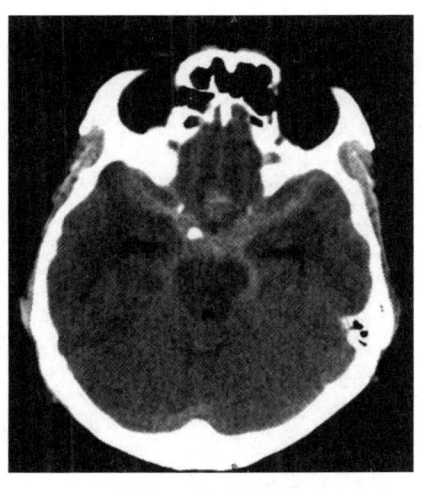

图 1-4　头颅 CT 提示蛛网膜下腔出血

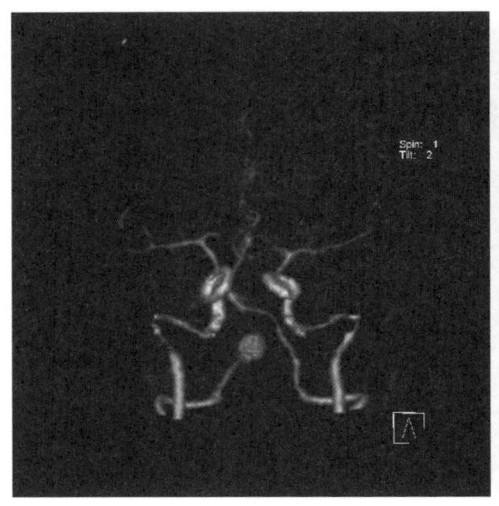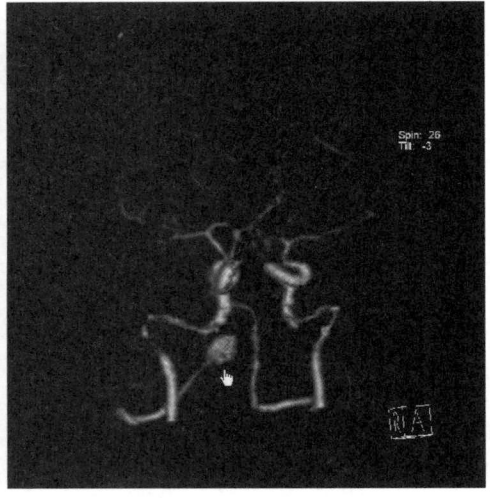

图 1-5　头颅 CTA 提示右椎动脉动脉瘤形成可能

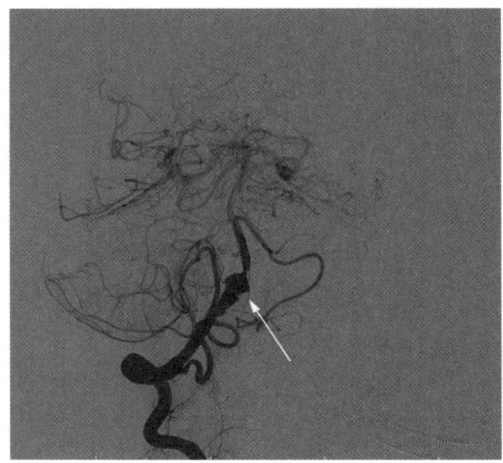

图 1-6　DSA 示右椎动脉夹层动脉瘤

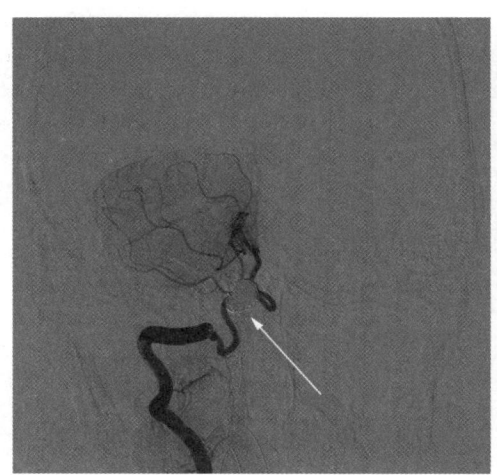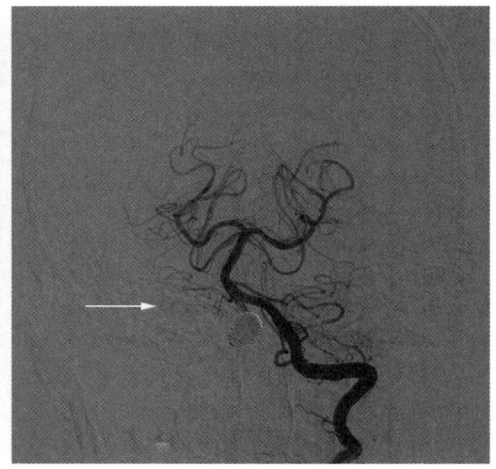

图 1-7　头颅 CT 平扫示椎动脉介入术后改变

● 诊断及讨论

一、定位诊断

根据患者表现为：①突发头痛伴呕吐 6 小时；②查体发现神志清楚，四肢肌力 5 级，双侧巴氏征（－），颈抵抗，克氏征（＋）；③头颅 CT 提示蛛网膜下腔出血，故定位于蛛网膜下腔。

二、定性诊断

急性起病，体征和影像学基本相符合，既往无脑血管疾病的高危因素，头颅 CTA 及 DSA 均提示椎动脉夹层动脉瘤。故定性为蛛网膜下腔出血，夹层动脉瘤。

三、鉴别诊断

1. 脑出血：多见于 50～65 岁之间，常于高血压以及脑动脉粥样硬化的病人，在活动、情绪激动时容易起病，起病急，数十分至数小时达到高峰，血压多明显增高，临床多有头痛，病情重的常有持续性昏迷，有偏瘫、偏身感觉障碍以及失语等神经功能缺失，脑脊液呈洗肉水样，头颅 CT 可见脑实质内高密度病灶明确诊断。该患者的影像学不符合，不予考虑。

2. 颅内动静脉畸形（AVM）破裂出血：AVM 患者则多为青年人，一半以上的患者有癫痫发作的病史。AVM 破裂 CT 片上多表现为自发性蛛网膜下腔出血（SAH）或脑内血肿，其脑内血肿大多位于较浅的皮质或皮质下，通过 MRI、DSA 等检查可证实，故可排除。

四、治疗及预后

入院后第一天患者诉头痛明显，未再出现呕吐，头颅 CTA 提示右椎动脉动脉瘤形成可能。在全麻下行分级造影及全脑血管造影，结果左侧椎动脉优势侧见右椎动脉夹层动脉瘤，小脑后下动脉位于夹层动脉瘤近端，夹层动脉瘤远端载瘤动脉局限性狭窄。全麻下，将微导管入动脉瘤腔，逐一填入弹簧圈，闭塞动脉瘤及载瘤动脉。复查造影结果提示动脉瘤致密栓塞，动脉瘤不显影，左侧椎动脉对比剂反流至右椎动脉远端，手术顺利。入院后第二天患者神志清晰，诉头痛有缓解，对答切题，生命体征平稳，常规使用尼莫同 50 ml 静滴 q12h（维持 24 小时）解除脑血管痉挛。

入院后第六天患者神志清晰，诉头痛有改善，对答切题，生命体征平稳。第十二天诉轻度头痛，嘱下床适量运动。第二十天头痛消失，行走如常，病情平稳，自行步行出院。

五、病例点评及疾病分析
（一）发病机制与临床表现

椎动脉夹层动脉瘤（vertebral artery dissecting aneurysm，VADA）是一种临床少见的脑血管疾病，年发病率约为（1～1.5）/10 万，好发年龄为 40 岁以上，临床上以出血为首发症状的 VADA 患者，如得不到及时、快速、有效救治，往往后果严重，致残率及致死率都较高。本病例患者经过我们及时、有效、积极治疗后，效果满意出院。

VADA 主要是由于血液通过内膜破裂口进入椎动脉壁内，形成壁内血肿，即所谓的"假腔"。

根据夹层动脉瘤形成的原因不同，可分为外伤性和自发性，外伤性 VADA 多为头、颈部闭合性创伤所致。其确切发生机制尚不明了，多数报道认为头颈部创伤使椎动脉受到过度牵拉导致血管内膜撕裂，致使椎动脉壁滋养动脉破裂形成壁内血肿；自发性病因不明，较为多见，可能与动脉硬化、高血压、肌纤维发育不良、高同型半胱氨酸血症、感染、α1-抗胰蛋白酶缺乏、偏头痛等有关。

此外，根据夹层动脉瘤部位的不同，VADA 可分为颅内型（硬膜内）和颅外型（硬膜外）。颅外型 VADA 因椎动脉中膜及外膜较厚，含弹性纤维多，夹层形成后易从内弹性膜向内进展，导致血管狭窄，表现为椎-基底动脉缺血及后循环梗死；颅内型 VADA 椎动脉中膜及外膜较薄，含弹性纤维少，夹层形成后易从中膜向外进展，导致血管瘤样扩张或破裂，临床症状以蛛网膜下腔出血（SAH）为主，且发生动脉瘤再次破裂的概率远大于相同部位的囊状动脉瘤。本例因自发性头痛就诊，CT 影像提示蛛网膜下腔出血，因此诊断为颅内型 VADA。

若血肿位于内膜或内膜下层，则椎动脉夹层动脉瘤主要引起载瘤动脉血管狭窄或闭塞，主要表现为非特异性眩晕、耳鸣、健忘、偏盲、恶心、呕吐，甚至导致缺血性卒中；此外还有部分患者表现为 Horner 综合征或者后组脑神经麻痹症状。

如果载瘤动脉或动脉瘤血管壁三层全部破裂，则常引发严重的 SAH，继而导致复杂的神经功能损害，在临床上主要表现为突发剧烈头痛，伴有恶心、呕吐、短暂性意识障碍等。

在未明显影响载瘤动脉血流动力学情况下，可表现为非特异性的颈后部和头后部痛（70%），局部神经功能缺失（64%），10% 患者无任何症状。本例患者因为动脉瘤血管壁部分破裂,所以表现为突发剧烈头痛及恶心、呕吐等症状。

(二)诊断

VADA 的临床表现往往不典型,诊断常以影像学为主。目前,在夹层动脉瘤的影像学诊断过程中,经颅多普勒超声(TCD)、CT 血管成像(CTA)和 MR 血管成像(MRA)均发挥了重要作用,其中 TCD、MRA 主要用于高危人群 VADA 筛查。

颅外型 VADA 影像表现以血管狭窄为主,CTA 及 DSA 均可显示血管腔内对比剂密度不均匀及可见撕裂内膜瓣影像。CTA 的横轴位能够清晰显示真腔及假腔内对比剂密度不均,判断真假腔;而 DSA 对于判断夹层的范围、内膜瓣的显示要优于 CTA。

颅内型 VADA 影像表现:①珠线征,动脉瘤样扩张,形成局部膨大,并且伴有膨大部位的近端和(或)远端动脉管腔变窄;②线样征,动脉管腔狭窄甚至闭塞;③双腔征,壁内血肿与血管管腔交通,对比剂在真腔与假腔内同时显影;④玫瑰征,部分夹层动脉瘤形状不规则,可表现为局部分叶样膨大;⑤若夹层动脉瘤发生破裂,也可形成假性动脉瘤。其中,以珠线征最为典型常见,CT 及 CTA 可明确病变和颅底骨之间的关系、明确瘤腔内附壁血栓和钙化情况、明确蛛网膜下腔出血及范围,临床上常与 DSA 相结合进行诊断治疗。

本例在 CTA 及 DSA 影像上均表现为珠线征,即呈动脉瘤样扩张,形成局部膨大,并且伴有膨大部位的远端动脉管腔变窄,具备较典型影像学表现,因此诊断为颅内型 VADA。

(三)治疗

VADA 的治疗方法包括内科治疗、传统的外科手术和血管内治疗。以后循环轻度缺血为主要表现的 VADA,经过药物治疗,多数患者缺血症状均能显著改善或者痊愈,预后良好。传统的外科手术包括近端夹闭或阻断、原位包埋术、原位隔离术和血管旁路移植术等,治疗往往需要在出血慢性期进行;而血管内治疗尤其适用于急性期患者,经历了闭塞椎动脉、原位闭塞夹层动脉瘤和椎动脉、单纯支架治疗、支架辅助弹簧圈栓塞治疗等阶段,尤其是支架技术的应用,使更多的 VADA 得到了有效的治疗。

由于已破裂的 VADA 发生再破裂的概率高,24 小时内再破裂率为 37%~40.5%,因此,早期积极地进行外科治疗非常关键,介入栓塞治疗可更早期进行外科干预、避免了手术创伤、减少了手术复杂步骤、缩短了手术时间、减少了脑神经和血管损伤、保留了双侧椎动脉供血,使得术后并发症大大减少,目前,介入治疗已成为 VADA 首选治疗方法。

介入栓塞分闭塞血管和重建血管两种方法,闭塞血管的原则是利用球囊和弹簧圈彻底闭塞夹层动脉瘤以及载瘤动脉,适合急诊治疗的快速填塞;而重建血管的方法主要是支架辅助弹簧圈,尤其适用于病侧为优势动脉、对侧椎动脉发育不良或缺如、双侧椎动脉夹层动脉瘤或小脑后下动脉型病变。该病例以急性出血就诊,且夹层动脉瘤位于颅底,位置深,传统开颅手术需要在出血慢性期进行且手术创伤大,综合以上因素,首选血管内介入治疗,术中采取了闭塞血管的手术方式,最终取得了良好的手术效果。

总之,椎动脉夹层动脉瘤临床上少见,诊断依赖于影像学检查,诊断的金标准仍然是 DSA。DSA 多表现为不规则或梭形膨大。治疗时应个体化选择保守治疗、开颅手术或血管内介入方法,后者是大多数患者的首选治疗方法,其中,可以个性化选择闭塞血管或重建血管两种不同方式进行治疗。

参考文献

[1] Chiche L, Praquin B, Koskas F, et al. Spontaneous dissection of the extracranial vertebral artery: indications and long-term outcome of surgical treatment [J]. Ann Vasc Surg, 2005, 19: 5 - 10.

[2] Galtés I, Borondo JC, Cos M, et al. Traumatic bilateral vertebral artery dissection [J]. Forensic Sci Int, 2012, 214: e12 - 15.

[3] Hamada J, Kai Y, Morioka M, et al. Multimodal treatment of ruptured dissecting aneurysms of the vertebral artery during the acute stage [J]. J Neurosurg, 2003, 99: 960 - 966.

[4] Joo JY, Ahn JY, Chung YS, et al. Treatment of intra- and extracranial arterial dissections using stents and embolization [J]. Cardiovasc Intervent Radiol, 2005, 28: 595 - 602.

[5] Lv X, Jiang C, Li Y, et al. Clinical outcomes of ruptured and unruptured vertebral artery-posterior inferior cerebellar artery complex dissecting aneurysms after endovascular embolization [J]. AJNR Am J Neuroradiol, 2010, 31: 1232 - 1235.

[6] Mizutani T, Aruga T, Kirino T, et al. Recurrent subarachnoid hemorrhage from untreated ruptured vertebrobasilar dissecting aneurysms [J]. Neurosurgery, 1995, 36: 905 - 911.

[7] Takagi T, Takayasu M, Suzuki Y, et al. Prediction of rebleeding from angiographic features in vertebral artery dissecting aneurysms [J]. Neurosurg Rev, 2007, 30: 32 - 38.

(沈 刚 赵 静)

病例3 突发右侧面部和右上肢麻木20余天

● 病史

现病史：男性,49岁,患者于2012年6月3日日常活动中突感右侧后肩部不适,呈酸胀,无明显疼痛及活动受限,右上肢麻木及右侧面部发作性麻木不适,当时神智清楚,无明显头痛、头晕等不适。外院头颅CT检查提示：左侧侧脑室后角附近可疑高密度病灶,未予特殊处理,给予后肩部外敷等处理,症状自觉有好转。7月9日自觉头胀不适感,右侧头面部胀痛,呈持续性,无恶心、呕吐,前往我院急诊,血压180/100 mmHg,颈椎X线片提示颈椎间盘突出,给予腺苷钴胺、新维生素B_1等对症处理,次日血压130/80 mmHg,复查头颅CT仍可见左侧侧脑室后角高密度病灶,收治入院。病程中无意识障碍,无发热及肢体抽搐,无精神异常,无二便失禁。

既往史：有高血压病史,未服药物。

个人史：有长期烟酒史,无疫水接触史。

家族史：否认家族遗传病史。

● 查体

一、内科系统体格检查

体温36.9 ℃,脉搏74次/分,呼吸20次/分,血压172/93 mmHg,心、肺、腹部无异常。

二、神经系统专科检查

精神智能状态：神志清楚,对答切题,计算力、定向力正常。

脑神经：双侧额纹对称,双侧瞳孔等大等圆,直径2.0 mm,光反应敏感,眼球运动正常,双侧鼻唇沟对称,伸舌居中。

运动系统：四肢肌张力正常,左侧上下肢肌力5级,右侧上肢远端握力稍减退。

反射：双侧肱二头肌、肱三头肌反射(＋＋),双侧膝反射(＋＋)。

感觉系统：针刺觉双侧对称。

病理征：未引出。

共济运动：正常。

步态：无明显异常。

● 辅助检查

一、实验室检查

血常规、血脂、肝肾功能、血糖、同型半胱氨酸等均正常范围。

二、其他辅助检查

外院头颅CT(2012-06-04)：左侧颞叶可疑高密度病灶。

我院头颅CT(2012-07-10)：左侧颞叶高密度病灶,脑出血可能(图1-8)。

头颅MR平扫＋增强示：左侧颞叶血管畸形伴出血;两侧额叶小缺血灶,考虑为颅内海绵状血管瘤(图1-9,图1-10,图1-11)。

DSA示：左侧颈内动脉分叉部,C1～C2段处狭窄,考虑海绵状血管瘤。

头颅CT复查(2012-12-07)：左侧颞叶高密度影,与前相仿。

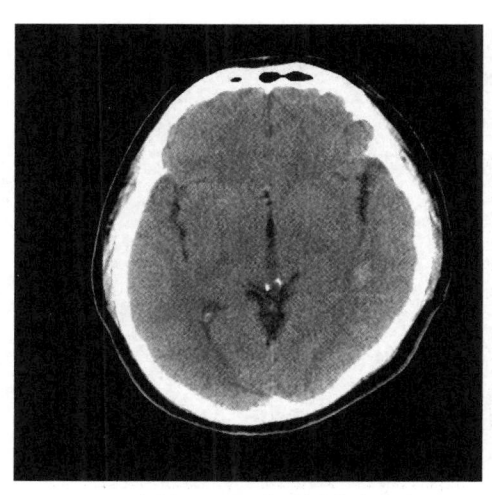

图1-8 头颅CT示左侧颞叶高密度病灶

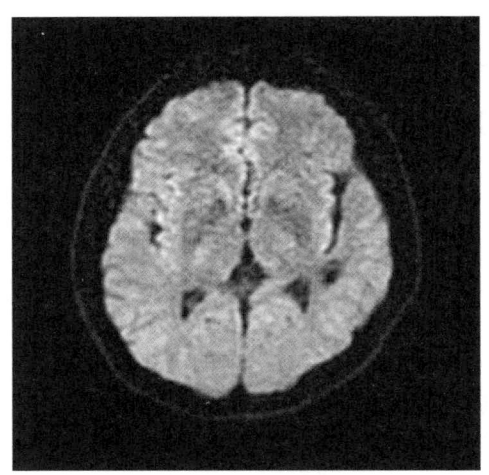

图 1-9　DWI 示左侧颞叶呈低信号

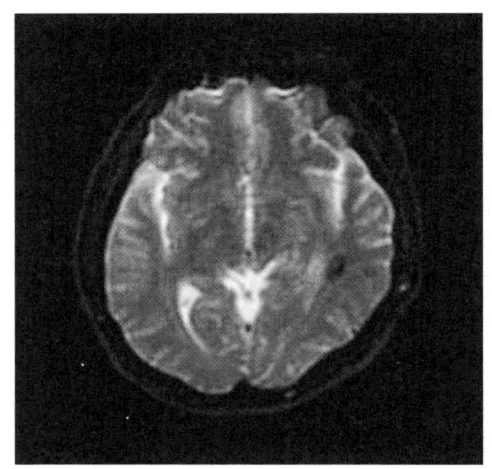

图 1-10　T₂WI 示左侧颞叶中心高信号、周围低信号

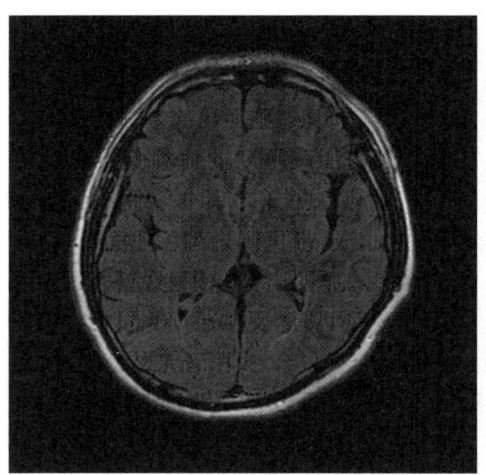

图 1-11　FLAIR 示左侧颞叶呈中心高信号周围
　　　　低信号的特征表现

● 诊断及讨论

一、定位诊断

根据患者表现为：①突发右侧面部和右上肢麻木二十余天；②查体基本正常，仅右上肢远端握力稍减退；③头颅 CT、MR 均提示左侧颞叶内侧病灶，故定位在左侧皮质脊髓束和脊髓丘脑束受损。

二、定性诊断

患者表现为：①亚急性起病，临床体征与影像学基本相符合；②除高血压外没有其他的血管疾病的高危因素；③头颅 CT、MR 均提示海绵状血管瘤，DSA 未发现其他异常，故定性为海绵状血管瘤。

三、鉴别诊断

1. 瘤卒中：有脑瘤或全身肿瘤病史，病灶呈多发性，影像学可见周围明显的水肿带和异常增强。本例患者均不符合以上表现，故排除。

2. 脑动静脉畸形：发病早，年轻人多见，有时有遗传性血管畸形史，影像学检查特别是脑血管造影可明确病变。本例患者均不符合以上表现，故排除。

四、治疗及预后

未特殊处理，患者出院时一般情况良好，3 个月后随访也无异常变化。

五、病例点评及疾病分析

脑海绵状血管瘤是脑血管畸形的一种，属先天发育性病变，近来研究证实脑海绵状血管瘤属不完全常染色体显性遗传性疾病，异常基因在第 7 条染色体上，因此脑海绵状血管瘤的发生可能有家族性；常在 20～40 岁时出现症状而被发现。海绵状血管瘤由丛状、薄壁的血管样结构组成，其间有神经纤维分隔，周围为相对正常的脑组织，瘤壁缺乏弹力层及肌肉组织。脑海绵状血管瘤常为单发，少数为多发，多位于幕上脑内，少数位于幕下脑内。由于海绵状血管瘤的结构特点，瘤巢内常反复多次出血，存留正铁血红蛋白（MHB）、含铁血黄素沉积、血栓等。MR 问世以前，脑内海绵状血管瘤主要靠 CT 诊断，可以显示急性出血，呈高密度影，但无特异性，病灶较小的常常不能发现，大部分不能明确诊断，诊断缺乏敏感性和特异性。海绵状血管瘤在 MRI 上具有特征性表现：①瘤巢中心的血栓及反复少量出血,内含游离稀释的正铁血红蛋白,在所有成像序列中均呈高信号,每次出血高信号影可持续3月至1年以上;②血栓与出血灶外周形成的含铁血黄素环在所有成像序列中均呈黑色低信号,在T2加权像上最明显;③无脑水肿的高信号瘤巢伴其周围低信号环影是脑海绵状血管瘤最常见最典型的MRI表现。

(一)脑内海绵状血管瘤的临床表现

1. 无症状:占11%~44%,轻微头痛可能是唯一主诉,常在体检行影像学检查而发现本病。头痛是否与病灶出血有关还需进一步研究。

2. 癫痫:占40%~100%,见于大多数幕上脑内海绵状血管瘤,表现为各种形式的癫痫。海绵状血管瘤比发生于相同部位的其他病灶更易发生癫痫,原因可能是海绵状血管瘤对邻近脑组织的机械作用(缺血、压迫)及继发于血液漏出等营养障碍,病灶周边脑组织常因含铁血黄素沉着、胶质增生或钙化成为致痫灶,动物实验证实,皮质或皮质下注射含铁离子可制成癫痫动物模型,其中约40%为难治性癫痫。

3. 出血:从尸检、手术标本或影像检查常可发现病灶内有不同阶段的出血,而有症状的显性出血占8%~37%。根据计算病人年出血率为0.25%~3.1%;病灶年出血率为0.7%~2%,大脑半球深部海绵状血管瘤更易出血。与动静畸形(AVM)出血不同,海绵状血管瘤的出血一般发生在病灶周围脑组织内,较少进入蛛网膜下腔或脑室,海绵状血管瘤出血预后较AVM好,但首次出血后再次出血的可能性增加,女性(尤其是怀孕女性)海绵状血管瘤患者的出血率较高。反复出血可引起病灶增大并加重局部神经功能缺失。局部神经功能缺失占15.4%~46.6%。急性及进行性局部神经功能缺失常继发于病灶出血,症状取决于病灶部位与体积。可表现为静止性、进行性或混合性。大量出血引起严重急性神经功能症状加重较少见。

脑内海绵状血管瘤诊断时,需要与以下几种疾病相鉴别:①脑出血:此类患者有高血压等基础疾病,也可以有类似临床表现和体征,头颅CT可见相应的高密度影,但在头颅MRI上随着时间的延长,T₁和T₂均可见高信号影。②烟雾病:可有脑梗死或脑出血的临床表现,影像学也可以有相应的病灶,DSA可见呈烟雾状异常增生的血管,为诊断的金标准。

(二)脑内海绵状血管瘤的治疗

1. 保守治疗:基于本病的自然病程,对无症状的或仅有轻微头痛的海绵状血管瘤可保守治疗,并定期随访。

2. 手术治疗:有明显症状的,如神经功能缺失、显性出血(即使仅有1次)、难治性癫痫、病灶增大或有高颅内压者均应手术治疗。尽管部分癫痫能用药物控制,但手术治疗能有效降低癫痫发作频率、减轻严重程度,病人术后能停用抗癫痫药物,因此对此部分病人也主张手术治疗。由于怀孕能增加病灶出血可能,故对准备妊娠而明确有海绵状血管瘤的妇女应建议先手术切除海绵状血管瘤,而对怀孕期间诊断为海绵状血管瘤除非反复出血或神经功能症状进行性加重者,一般建议先行保守治疗。儿童患者由于病灶出血可能大以及潜在癫痫可能是手术的强烈指征。手术治疗的目的是全切除病变,消除病灶出血风险,减少或防止癫痫发作,恢复神经功能。

3. 放射治疗:常规放疗及立体定向放疗对海绵状血管瘤的疗效不肯定,而且放射线有诱发海绵状血管瘤的可能。因此,仅对位于重要功能区或手术残留的病灶辅助放疗。目前尚无证据证明放疗对控制癫痫有效。

此例患者为中年男性,发病时症状较为轻微,头颅CT提示为不典型性出血表现,结合临床症状和体征可以推断影像上的病灶为责任病灶,首先考虑为海绵状血管瘤,故进一步进行头颅MR检查,T₂WI上左侧颞叶中心高信号、周围低信号,FLAIR示左侧颞叶呈中心高信号周围低信号的特征表现,均符合以上文中所述的影像学特征性表现,因此海绵状血管瘤诊断成立。患者临床症状轻微,病灶较小,结合病患意愿,故采取保守治疗,随访时预后良好,也符合上文所述,所以可以看做一个较为典型的病例。

参考文献 -

[1] de Souza JM, Domingues RC, Cruz LCH, et al. Susceptibility weighted imaging for the evaluation of patients with familial cerebral cavernous malformations: a comparison with T2 weighted fast spin echo and gradient echo sequences [J]. AJNR, 2008,29: 154 - 158.

[2] Rauscher A, Sedlacik J, Barth M, et al. Magnetic susceptibility-weighted MR phase imaging of the human brain [J]. Am J Neuroradiol, 2005,26: 736 - 742.

[3] Sehgal V, Delproposto Z, Haacke EM, et al. Clinical applications of neuroimaging with susceptibility-weighted imaging [J]. J Magn Reson Imaging, 2005,22: 439 - 450.

[4] Tsushima Y, Aoki J, Endo K. Brain micro-hemorrhages detected on T2*-weighted gradient echo MR images [J]. AJNR, 2003,24: 88 - 96.

[5] Mouchtouris N, Chalouhi N, Chitale A, et al. Management of cerebral cavernous malformations: from diagnosis to treatment [J]. Scientific World Journal, 2015,80: 8314 - 8322.

(郭正良　傅　毅)

病例4　突发双侧肢体乏力伴言语不清1周

● 病史

现病史：患者男性,59岁,于2013年4月11日无明显诱因下突发双下肢无力伴麻木,以左侧为甚,伴言语不清,持续约2～3分钟后,下肢症状自行缓解,但仍觉口齿不清、言语模糊。期间无恶心、呕吐,无黑蒙、晕厥,无发热、寒战,无饮水呛咳等其他不适主诉。遂至外院就诊,头颅CT示：左侧额叶血肿可能。3天后出现左侧肢体活动不能,伴肢体麻木感。16日头颅MRI示：右侧额颞叶、岛叶急性梗死;左侧额叶出血;两侧半卵圆中心散在小缺血灶。予以营养脑神经、改善脑循环等对症支持治疗,收治入院。本次发病以来,神智清楚,精神可,胃纳尚可,两便正常,体重未见明显增减。

既往史：高血压、糖尿病史数年,自服降压、降糖药控制(具体不详),有房颤史5年。

个人史：吸烟40年,20支/天,无疫水接触史。

家族史：无遗传性家族病史。

● 查体

一、内科系统体格检查

体温37.0℃,脉搏88次/分,呼吸20次/分,血压163/91 mmHg,心、肺、腹部无异常。

二、神经系统专科检查

精神智能状态：神志清楚,对答切题,计算力、定向力正常。

脑神经：口齿不清,双侧瞳孔对称,直径3.0 mm,对光反应灵敏,双侧额纹对称,左侧鼻唇沟略浅,伸舌左偏,悬雍垂居中,双侧软腭对称,双侧咽反射迟钝。

运动系统：左侧上下肢体肌力0级,右侧上下肢肌力4级。

反射：双侧肱二头肌、肱三头肌反射、桡骨膜反射及膝踝反射(＋)。

感觉系统：针刺觉、触觉检查欠配合。

病理征：双侧巴氏征(＋)。

共济运动：配合不佳。

步态：卧床。

脑膜刺激征：阴性。

● 辅助检查

一、实验室检查

糖化血红蛋白6.8％;三酰甘油5.07 mmol/L,胆固醇6.66 mmol/L,高密度脂蛋白0.91 mmol/L,低密度脂蛋白4.73 mmol/L。余正常范围。

二、其他辅助检查

头颅CT(2013-04-11)：左侧额叶血肿可能。

头颅MRI(2013-4-16)：右侧额颞叶、岛叶急性梗死,左侧额叶出血,两侧半卵圆中心散在小缺血灶(图1-12,图1-13)。

复查头颅MRI平扫＋增强(2013-04-25)：左额叶、右侧枕叶、右侧侧脑室旁多发异常信号,考虑急性脑梗死伴出血可能较大(图1-14)。

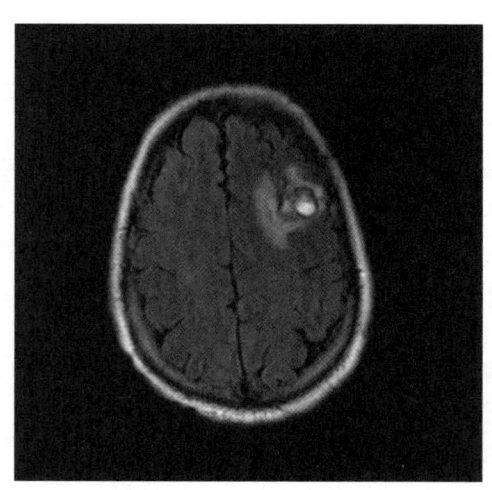

图1-12　FLAIR示左侧额叶高信号

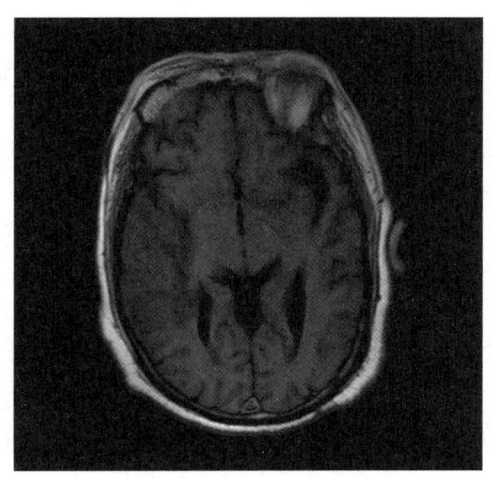

图1-13 T₁WI示右侧颞叶低信号

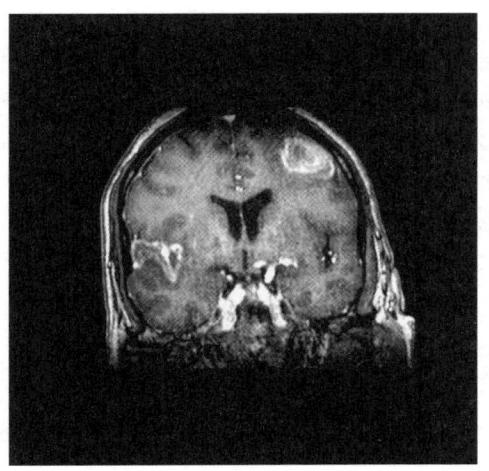

图1-14 MRI平扫+增强示左额叶、右侧颞叶多发异常信号,有环形强化,考虑急性脑梗死、脑出血并发

● 诊断及讨论

一、定位诊断

(1) 双侧肢体乏力伴言语不清,呈进行性加重。

(2) 查体为言语不清,左侧鼻唇沟略浅,伸舌左偏,左侧肢体肌力0级,右侧肢体肌力4级,双侧巴氏征(+)。

(3) 头颅MRI示右侧额颞叶、岛叶急性梗死,左侧额叶出血。

故定位为双侧的皮质脊髓束和皮质脑干束。

二、定性诊断

(1) 男性59岁,有高血压和糖尿病史,并且控制不佳,有长期吸烟史。

(2) 头颅CT和MRI均提示梗死和出血征象。

故定性为血管性疾病,混合性脑卒中。

三、鉴别诊断

1. 脑淀粉样血管病:老年患者多见,出血局限于脑叶,有反复发作的脑出血病史,确诊需要脑组织学检查。本例患者有脑出血,也有脑梗死,同时又有脑血管疾病的高危因素,故排除之。

2. 瘤卒中:有脑瘤或全身肿瘤病史,病灶呈多发性,影像学可见周围明显的水肿带和异常增强。本例患者均不符合以上表现,故排除。

四、治疗及预后

给予患者脑卒中规范治疗,积极控制高危因素,控制并发症,病情有所好转,出院时左侧肢体肌力2级,右上下肢肌力4级。

五、病例点评及疾病分析

混合性脑卒中是指脑内同一动脉供血区域或不同动脉供血区同时发生或短时间内(<72小时)相继发生的出血和梗死。混合性脑卒中是神经内科急症,其发病急骤,并随着年龄的增高呈增长趋势,部分病情呈进行性加重,病情凶险,致残率和致死率很高。

混合性脑卒中可发生于同一血管供应区或不同血管供应区,既往误诊率高;随着现代医学影像技术的发展,尤其是磁共振DWI技术的临床应用极大地提高了诊断率。在脑卒中患者中缺血性病变DWI检出率大于95%,混合性脑卒中作为一独立疾病逐步得到认可,它不同于传统的脑出血或脑梗死,由于病变性质的不同,治疗上的矛盾和预后上的差别,对该病早期认识具有非常大的临床价值。

(一) 发病机制

高血压动脉粥样硬化是混合性脑卒中的主要发病基础。病人大多数有原发性高血压、糖尿病等动脉粥样硬化及血脂异常等危险因素,在高血压和动脉粥样硬化的基础上,由于斑块的不稳定性,受累动脉弹性减低,脆性增加,其管腔可变狭窄甚至闭塞,也可通过压迫作用、血管痉挛、凝血功能障碍、局部血压急骤减低等原因使原有斑块的血管闭塞。在梗死性脑卒中血管闭塞后,由于血流重新分布,进入另一血管的血量急性增加,可以使原有动脉瘤或是有不稳定斑块的血管压力突然增加而致血管破裂。另外,许多医源性因素,如不能严格把握溶栓和抗凝的适应证可导致凝血时间延长、血小板数量减少而引发梗死后出血。过分脱水降颅压而忽视液体的补充,过度降压、应用止血药物,使血黏度增加也大大增加了脑出血继发梗死的机会。还有学者认为脑出血短期内转化为混合性脑卒中的原因是：①脑出血后全脑小动脉早期处于痉挛状态，或因脑动脉过度收缩扩张使原有的动脉硬化斑脱落或血肿压迫阻碍微循环，导致并发梗死；②血流动力学改变：脑出血血压骤然降低导致低灌注，易使分水岭区侧支循环不良，发生分水岭梗死；其他如血黏度急剧增高、血管活性物质 5-羟色胺等释放增多引起小动脉痉挛收缩均可导致梗死；③蛛网膜下腔出血梗死型的发病机制是：大量新鲜血液流入蛛网膜下腔，导致全脑小动脉痉挛而诱发脑梗死，或破裂血管远端压力降低、血流量下降、局部缺血缺氧导致脑梗死的发生。由此可见，在脑卒中急性期，出血和梗死不能孤立区别对待，两者在一定条件下可以互相转化，先后或同时并存，临床医生务必引起足够重视。

（二）诊断

混合性脑卒中的诊断依据：①以急性脑血管病发病形式起病，既往有脑血管病的高危因素；②患者的症状和体征不能用出血或梗死单一病灶来解释，或在治疗过程中又出现新的症状、体征；③头颅 CT 检查同时出现不同血管供血区的出血灶与梗死灶，但需注意 24 小时内梗死灶可能未显影，可疑病例应在 72 小时复查头颅 CT 可提高诊断率；④排除出血性梗死及蛛网膜下腔出血后脑血管痉挛所致的脑梗死。

混合性脑卒中诊断时，需要与以下几种疾病相鉴别：①脑转移性肿瘤：常有原发肿瘤病史和病灶，起病以慢性或亚急性为主，影像学占位效应明显，注射对比剂后有明显的强化表现，而且随时间的推移病灶会增大增多；②脑血管畸形：常见于中青年患者，往往没有明显的高危因素，可以是脑出血和脑梗死，头颅 MR 也可以见到相应的梗死或出血征象，但 DSA 检查可发现有畸形的血管，手术后病情得到控制，可以不再复发。

（三）治疗

一直以来，中性疗法是混合性脑卒中治疗的主要方法。在采取中性疗法的基础上，适当控制血压，必要时适当应用活血化瘀药物，对出血量大、占位效应明显的患者，则以经皮穿刺血肿和外科清创血肿减压等其他疗法结合的治疗方案，兼顾多方面，进行辨证施治，严格掌握脱水剂、降压药等的使用，保护内环境稳定，可取得较好的治疗效果。同时注意以下几点：①降颅压脱水时要适度，防止过度造成血液浓缩。应注意水电解质平衡，防止肾功能损害；②血压控制要适度，高血压是混合性卒中的主要危险因素，血压过高可促进动脉硬化性微动脉瘤破裂出血，过低可能加重全脑供血不足，加速脑梗死的发生；③早期康复，防止并发症及支持治疗；④坚持个体化原则，根据患者情况具体分析与治疗。

此例患者为老年男性，卒中样起病，在 72 小时内发生两侧肢体先后无力瘫痪，并伴有口齿不清，体征也符合双侧上运动神经元损伤表现，结合头颅 CT 和 MR 可以明确梗死伴出血的双侧急性病灶，故混合性脑卒中诊断成立。再从病因上分析，患者有高血压和糖尿病史，并且控制不佳，有长期吸烟史，以上均是动脉粥样硬化的高危因素。从治疗上我们以综合治疗为主，积极控制高危因素，控制并发症，病情有所好转出院。该例患者病情相对较重，能够好转出院也为我们以后救治此种病患提供了良好的借鉴意义。

参考文献

[1] 黄如训,苏镇培,主编.脑卒中[M].北京：人民卫生出版社,2001：166.
[2] 张延军.混合性脑卒中的临床诊断与治疗[J].临床和实验医学杂志,2007,6：112.
[3] 张永平,钟娥.混合性脑卒中 69 例临床分析[J].新医学学刊,2008,5：1919.
[4] Engelter ST, Wetzel SG, Bonati LH, et al. The clinical significance of diffusion — weighted MR imaging in stroke and TIA patients [J]. Swiss Med Wkly, 2008,138：729 - 740.

（郭正良　傅　毅）

病例 5　发作性头晕伴左侧肢体无力 1 年

● 病史

现病史：男性,47 岁,患者于 2011 年 11 月出海打渔时突发头晕,无视物旋转,无恶心呕吐,伴左侧肢体无力,无肢体麻木抽搐,无二便失禁,约 5 分钟后自行缓解,肢体完全恢复,头晕消失。当时前往外院求治,头颅 MRI 未见异常,考虑短暂性脑缺血（TIA）发作,给予口服拜阿司匹林、辛伐他汀等药物,症状无复发。2012 年 9 月患者出海打鱼时再次出现类似症状,间断发作 3 次,外院椎动脉 MRA 未见异常,给予口服拜阿司匹林及辛伐他汀药物。现收治入院。

既往史:既往体健,否认高血压、糖尿病史。

个人史:5 年前一次冶游史。

家族史:否认家族遗传病史。

● 查体

一、内科系统体格检查

体温 37.1 ℃,脉搏 90 次/分,呼吸 18 次/分,血压 135/85 mmHg,心、肺、腹部无异常。

二、神经系统专科检查

精神智能状态:神志清楚,对答切题,计算力、定向力正常。

脑神经:口齿稍含糊,双侧瞳孔等大等圆,直径 3 mm,对光反射灵敏,无眼震,双眼球活动自如,双侧鼻唇沟对称,伸舌居中。

运动系统:四肢肌张力正常,肌力 5 级。

反射:四肢腱反射(＋＋)。

感觉系统:针刺觉和运动位置觉正常对称。

病理征:双侧巴氏征(＋)。

共济运动:指鼻试验、跟-膝-胫试验完成可,左侧轮替试验较右侧差,Romberg 征阴性。

步态:无明显异常。

脑膜刺激征:阴性。

● 辅助检查

一、实验室检查

血脂:高密度脂蛋白 2.00 mmol/L(↑),低密度脂蛋白 3.31 mmol/L,载脂蛋白 A 2.06 g/L(↑),胆固醇 5.53 mmol/L,低密度脂蛋白 3.31 mmol/L。

DIC:纤维蛋白降解产物 22.2 μg/ml(↑),D-二聚体定量 6.24 mg/L(↑)。

肝肾功能、电解质、血尿粪常规:正常。

脑脊液常规＋生化:蛋白质定量 834.00 mg/L(↑),氯化物 121.00 mmol/L,糖 3.00 mmol/L,无色,清亮,无凝固物,红细胞(镜检)(−),有核细胞计数 10.00×10⁶/L,潘氏试验(＋)。

血液 TPPA 49.43,RPR 阴性,HIV 阴性。脑脊液 VDRL 提示梅毒螺旋体抗体阳性。

二、其他辅助检查

头颅 MRA:右侧大脑前动脉起始段略纤细。

颈椎 MRI 平扫:颈椎退行性改变,C3～C4 椎间盘膨出。

头颅 MRI 平扫:双侧侧脑室体旁及额顶叶多发腔梗灶及小缺血灶,双侧上颌窦、筛窦炎症(图 1-15,图 1-16,图 1-17)。

头颅 MRI 增强扫描:双侧侧脑室体旁及额顶叶多发腔梗死灶、小缺血灶;双侧上颌窦轻度炎症改变。

下肢动脉、椎动脉、颈动脉彩超:双侧下肢动脉点状斑块形成,双侧颈动脉、椎动脉血流参数未见明显异常。

脑电图:无特异性表现。

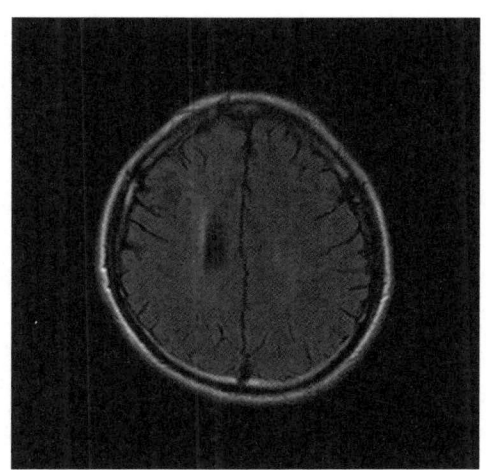

图 1-15　FLAIR 示双侧侧脑室体旁及额顶叶多发高信号

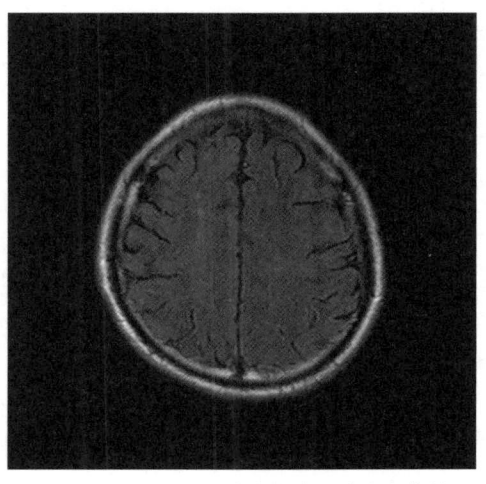

图 1-16　T_2WI 示双半卵圆中心多发高信号

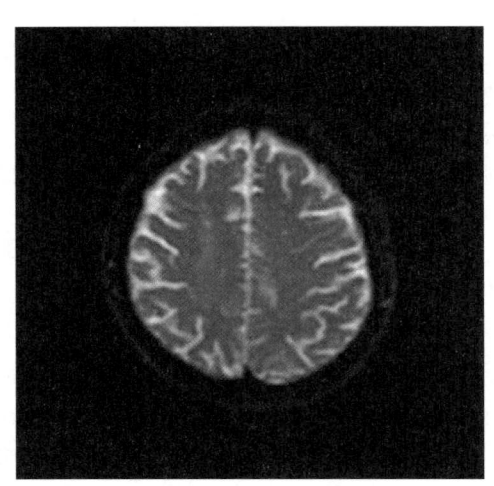

图 1-17 DWI 示双半卵圆中心多发高信号

● 诊断及讨论

一、定位诊断

（1）反复发作性左侧肢体无力，5 分钟左右自行缓解。

（2）查体：双侧巴氏征（＋），四肢肌张力正常，肌力 5 级。

（3）头颅 MR 平扫及增强扫描：均显示双侧侧脑室体旁及额顶叶多发腔梗灶及小缺血灶。

故定位在双侧皮质脊髓束，以右侧为主。

二、定性诊断

（1）患者 5 年前有冶游史，既往体健，否认高血压、糖尿病史。

（2）血液 TPPA 49.43，RPR 阴性，HIV 阴性。脑脊液 VDRL 提示梅毒螺旋体抗体阳性。

故定性为梅毒所致的脑动脉病变。

三、鉴别诊断

1. 多发性脑梗死：多有脑血管疾病的高危因素，常见动脉粥样硬化斑块形成，病灶符合脑血管的分布形态，病灶与体征密切相关。本例患者病灶散在并且轻微，不符合血管分布，而且脑脊液 VDRL 提示梅毒螺旋体抗体阳性，故排除。

2. 多发性硬化：多见于年青女性免疫功能异常者，临床症状多为复发和缓解交替出现，影像病灶多位于侧脑室周围呈垂直排列，脑脊液中可见寡克隆带。本例患者均不符合以上表现，且脑脊液 VDRL 提示梅毒螺旋体抗体阳性，故排除。

四、治疗及预后

2012 年 12 月 13 日行腰穿提示蛋白偏高，IgG 指数＋OB 阳性，TPPA49.43，梅毒 RPR（－），脑脊液 VDRL 阳性，诊断为神经梅毒，建议当地医院足量足疗程驱梅治疗。患者于当 12 月 28 日出现四肢抽搐，诊断为癫痫大发作，给予丙戊酸钠治疗，至今未有类似发作。同时给予青霉素抗梅毒治疗。以后患者头晕、肢体乏力明显好转，目前无特殊不适。

五、病例点评及疾病分析
（一）临床表现

梅毒是由梅毒螺旋体引起的一种慢性性传播疾病，可侵犯皮肤、黏膜、小血管及神经系统等重要器官。根据传染方式不同，临床上分为先天性梅毒（胎传）和后天性梅毒（获得性）。后天性梅毒多由不洁性生活直接传染，也可由输血或污染物等间接感染。而神经梅毒归于Ⅲ期梅毒感染，但梅毒的中枢神经系统损害可出现在梅毒感染的全过程中。神经梅毒一般按损害侵犯部位分为脑膜血管性神经梅毒、脑实质性梅毒，后者病变在脊髓者为脊髓痨，病变在脑部者为麻痹性痴呆。

1. 脑膜血管性神经梅毒：其病变主要发生在脑膜及血管，以软脑膜及蛛网膜多见。其症状分为：①脑底脑膜炎，常发于视交叉，故第二对脑神经麻痹、萎缩，有视野缺损，第八对脑神经麻痹也较多见，其余如第三、四、六、七对脑神经也可受累，当侵及下视丘时，可产生尿崩症、糖尿病与肥胖症等；②脑顶脑膜炎，有精神变化、智力降低、神经错乱、癫痫样发作、昏睡、失语、头痛、恶心、呕吐等，有时也可有脑神经及肢体麻痹现象；③颅压增高，以头痛为主，常在晚间加剧，伴有恶心、呕吐、视乳头凸起等；④脊髓症状少见，但可有风湿样疼痛及括约肌紊乱。

2. 脊髓痨：初为脊髓神经根及脊髓膜出现轻度炎症，然后其后根逐渐发生变性，且第二、三对脑神经常受累，由于脊神经后根及后根节受累，症状有：①疼痛，发生较早，经常为阵发，有闪痛、刺痛及神经痛等，部位即神经根支配区；②危象，即内脏疼痛，由于交感神经纤维受累所致，常突然发作，忽然停止，最常见为胃危象；③触觉及痛觉减退，部位常在支配区，如部位较低则患者常自觉如走在棉花上；④神经反射，一般膝反射及踝反射消失等。

3. 麻痹性痴呆：大脑皮质出现弥漫性损害，大脑皮质见萎缩、坏死。播散性损害除炎性反应外,尚有神经组织继发性软化。脑神经可发生变性,多见于视神经区、脊髓外侧索及后侧索发生变性。症状依病损部位及性质而异,大脑皮质的弥漫性病变可为精神症状;播散性局部病变可出现刺激及麻痹症状。精神方面的症状,初起为神经衰弱现象如头痛、头胀、情绪改变、兴奋、注意力不集中,喜怒无常等,其后症状逐渐明显,记忆力减退、健忘,人格改变,判断力、审美观均改变。典型的症状在临床可分:①夸大型:夸大妄想,对人对己有粗暴行为,对物有破坏行为;②狂躁型:可骤然发生躁狂;③抑郁型:运动缓慢,有虚无妄想,可有自杀行为;④痴呆型:病情急速进行,理智、兴趣消失,完全痴呆、卧床不起,大小便失禁,最后由于全身麻痹而死亡。

神经梅毒临床分为无症状型神经梅毒、梅毒性脑膜炎、血管型梅毒、脊髓痨和麻痹性痴呆5种类型。各型之间常常是连续并部分重叠,以精神症状、抽搐发作、记忆力减退、肢体无力、双下肢疼痛症状为主。

(二)诊断

目前神经梅毒的诊断尚无金标准,神经梅毒的诊断应将患者的病史、临床表现及医技检查等综合考虑。美国疾病控制中心关于神经梅毒的诊断标准如下:①有梅毒螺旋体引起中枢神经系统感染的证据;②一项 RPR 试验阳性和 CSF-VDRL 试验阳性;③可能的病例:任何阶段的梅毒,CSF 中 VDRL 试验阴性,并且有下列 2 条,无其他已知原因引起的 CSF 蛋白和白细胞升高;无其他已知原因所致的符合神经梅毒的临床症状和体征;④确诊病例:任何阶段的梅毒,符合神经梅毒的实验室诊断标准。

神经梅毒的影像学表现多种多样,缺乏特异性。脑膜血管梅毒患者 MRI 表现为 DWI 高信号、ADC 低信号,提示急性缺血性梗死,DSA 显示血管狭窄或闭塞。脑膜神经梅毒患者 MRI 平扫可见脑膜增厚,增强扫描后脑膜呈脑回样强化。麻痹性痴呆患者 MRI 常表现为位于额颞叶尤其是颞叶内侧岛叶的 T2WI 和 FLAIR 高信号,易误诊为病毒性脑炎。

神经梅毒诊断时,需要与以下几种疾病相鉴别:①短暂性脑缺血发作:可以突然发生的中枢神经系统功能障碍,通常在 1 小时内完全恢复,同时患者有高血压、糖尿病等高危因素,通常需要给予阿司匹林等抗血小板药物治疗;②癫痫:也可以有类似反复发作的情况,但不会留下阳性神经系统体征,脑电图可以见到痫样放电,抗癫痫治疗大多数有效,有一部分为继发性,治疗原发病为治疗首选。

本病的确诊依赖于血清和脑脊液的梅毒免疫学检查。因此对青壮年不明原因的脑梗死,特别是多部位同时伴有脑出血者,症状与临床或血管解剖不相符者,以及青壮年初发作癫痫、智力障碍者,在寻找病因时除考虑常见病因外,应仔细追问有无冶游史,尽早做血及脑脊液 RPR 和 TPHA 检测。对确诊患者,驱梅治疗必须按规定足量、足疗程并随访。

此例患者为中年男性,类似短暂性脑缺血发作样起病,临床症状和体征均较为轻微,但是患者较为年青,而且一向没有相关的高危因素,这引起了我们的重视。结合患者的影像学检查,我们发现其病灶呈不典型性,从脑梗死病因学上应该考虑为其他原因型。因此,我们想到了神经梅毒,进一步的病史采集、血液和脑脊液检查也证实了我们的诊断。由此可见,目前脑卒中的诊治已经完全进入了病因学阶段,如果发现患者的临床表现无法用相关的病因来解释的话,我们就应该拓展思路,从不同的角度去寻找病因。该例患者为我们训练临床思路提供了较好的范例。

参考文献 ···

[1] Castro K, Pricto ES, Aguas MJ, et al. Evaluation of the Treponema pallidum particle agglutination technique (TPHA) in the diagnosis of neurosyphilis [J]. Clin Lab Anal, 2006,20: 233 - 238.

[2] Jeong YM, Hwang HY, Kim HS. MRI of neurosyphilis presenting as mesiotemporal abnormalities: a case report [J]. Korean Journal of Radiology, 2009,10: 310 - 312.

[3] Marano E, Briganti F, Tortora F, et al. Neurosyphilis with complex partial status epilepticus and mesiotemporal MRI abnormalities mimicking herpes simplex encephalitis [J]. J Neurol Neurosurg Psychiatry, 2004,75: 833.

[4] Vieira Santos A, Matias S, Saraiva P, et al. Differential diagnosis of mesiotemporal lesions: ease report of neurosyphilis [J]. Neuroradiology, 2005,47: 664 - 667.

[5] Yu Y, Wei M, Huang Y, et al. Clinical presentation and imaging of general paresis due to neurosyphilis in patients negative for human immunodeficiency virus [J]. J Clin Neurosci, 2010,17: 308 - 310.

(郭正良 傅 毅)

病例 6 产后反复头痛 3 周,加重 3 天伴意识丧失 1 次

● 病史

现病史:女性,28 岁,患者于 2013 年 9 月中旬分娩后 2 周起无明显诱因下渐现头痛,始为阵发性左额部钝痛,后演变到右额部及后枕部胀痛,反复发作,程度逐渐加重,打喷嚏和头部转动时明显。期间无发热、无头晕、无呕吐。头颅 CT 检查未见明显异常。多次就诊分别按血管性头痛或紧张性头痛给予血府逐瘀胶囊、乙哌立松等治疗,症状改善不明显。23 日患者自觉头痛明显加重,呈全脑胀痛,弯腰、转头、头低位时加重,伴视物模糊、复视、恶心、呕吐,呕吐物为胃内容物。入院前晚 8:00 左右就医途中突发晕厥一次,四肢抽搐、意识不清,无大小便失禁。就诊后急查头颅 CT 未见明显异常,DIC、电解质正常,脑电图无明显异常,EKG 提示窦性心动过速,给予甘露醇降颅压、醒脑静、β-七叶皂苷治疗后意识转清,头痛缓解,于 26 日收治入院。病程中,患者因头痛反复发作,胃纳较差,夜眠可,二便无殊,体重无明显改变。

既往史:患者于发病前两周足月顺产一健康女婴。

个人史:无烟酒等不良嗜好。

家族史:其祖母及父亲有高血压史。

● 查体

一、内科系统体格检查

体温 36.8 ℃,脉搏 80 次/分,呼吸 20 次/分,血压 124/69 mmHg,心、肺、腹部无异常。

二、神经系统专科检查

精神智能状态:神志清楚,计算力、定向力正常。

脑神经:双眼各向活动自如,无眼震,双瞳等大圆形,直径 3 mm,直接和间接对光反应灵敏,两侧额纹对称,双侧鼻唇沟对称,伸舌居中,悬雍垂居中,双侧咽反射灵敏,腭弓上抬可,颈软,无抵抗。

运动系统:四肢肌张力正常,四肢肌力 5 级。

反射:四肢腱反射(++)。

感觉系统:全身针刺觉对称正常。

病理征:未引出。

共济运动:指鼻、跟膝胫试验稳准,Romberg 征阴性。

脑膜刺激征:阴性。

● 辅助检查

一、实验室检查

血常规:白细胞计数 4.92×10^9/L,中性粒细胞% 0.612,血红蛋白 88 g/L(↓)(参考值 110～150 g/L),平均红细胞体积 74.4 fl(↓)(参考值 80～100 fl),平均红细胞血红蛋白量 22.1 pg(↓)(参考值 26～38 pg),平均血红蛋白浓度 297 g/L(↓)(参考值 300～360 g/L),红细胞分布宽度 14.2%(↑)(参考值 11.6%～14%),血小板计数 218×10^9/L。

肝肾功能、电解质、血脂、凝血功能:未见明显异常。

肿瘤指标:阴性。

免疫球蛋白、补体:免疫球蛋白 IgG 10.3 g/L,免疫球蛋白 IgG 11.1 g/L,免疫球蛋白 IgA 1.01 g/L(101 mg/dl),补体 C3 1.06 g/L(106 mg/dl),补体 C4 0.21 g/L,免疫球蛋白 IgE 57.7 IU/ml,免疫球蛋白 IgM 0.135 g/L(135 mg/dl),循环免疫复合物 0.012(↓)。

抗心磷脂抗体、ENA、ANA:阴性。

HIV、RPR、TPPA:阴性。

脑脊液:蛋白质定量 218.00 mg/L(参考值<500 mg/L),氯化物 120.00 mmol/L(参考值 118～132 mmol/L),糖 3.00 mmol/L(参考值 2.2～3.9 mmol/L)。血清及脑脊液中均见异常 IgG 寡克隆带。

其他:红细胞沉降率 16 mm/h(↑)(参考值 0～15 mm/h),类风湿因子<20 IU/mL,抗链球菌溶血素 "O" 33 IU/mL,C-反应蛋白 2.8 mg/L(0.28 mg/dl)。

二、其他辅助检查

心电图、胸片、心脏超声、颈动脉椎动脉超声:未见明显异常。

头颅 MRI 检查:左侧乙状窦窦腔内充盈缺损,拟

静脉窦栓塞可能(图 1-18)。

头颅 MRV 检查:左侧乙状窦腔内充盈缺损,拟静脉窦血栓改变(图 1-19)。

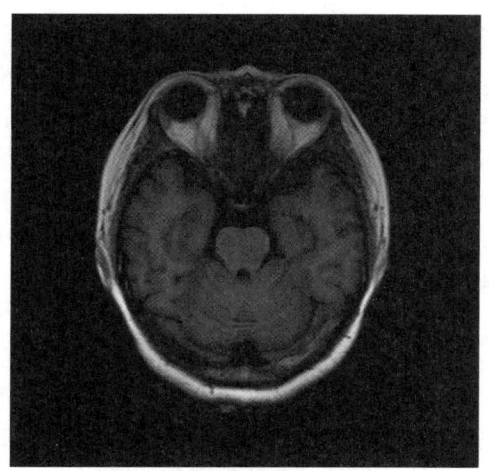

图 1-18 头颅 MRI 提示左侧乙状窦窦腔内充盈缺损,拟静脉窦栓塞可能

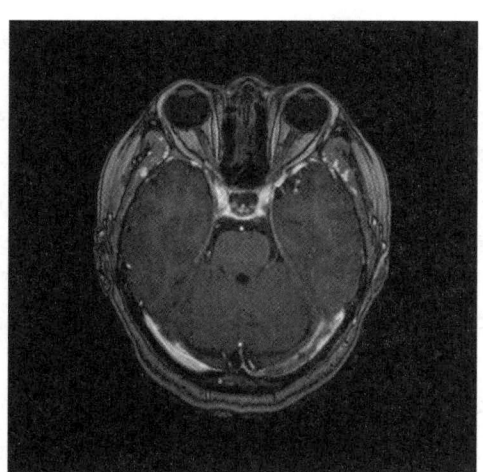

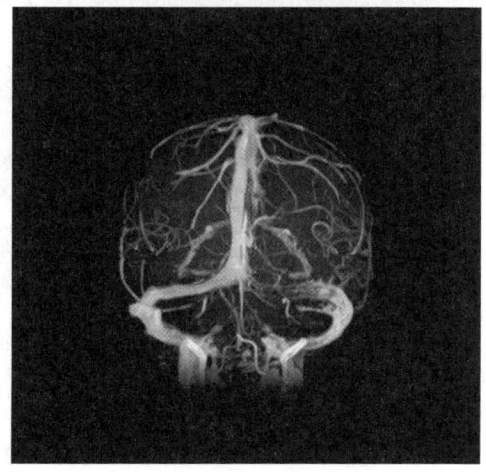

图 1-19 头颅 MRV 提示左侧乙状窦充盈缺损

● 诊断及讨论

一、定位诊断

患者为产褥期头痛,应考虑到高凝状态所致静脉窦血栓的可能,故初步定位于静脉窦系统,患者病情来势并未十分凶险,头痛程度亦未十分严重,不似矢状窦、横窦病变,故可能定位于乙状窦。

二、定性诊断

患者于产后出现头痛,初始症状并不严重,间歇性发作,但持续加重,结合产褥期高凝状态,患者无明显发热,排除感染性可能,应考虑到高凝所致静脉窦血栓形成,结合影像学检查得以证实。

三、鉴别诊断

1. 紧张性头痛:头痛多为持续性,程度不重,额、枕部多见,可伴头部重压感或紧箍感。无神经科定位体征,头颅影像学检查及腰穿测压、CSF 检查均无殊。肌松剂治疗有效。本患者疼痛程度较重,伴有呕吐,有继发性癫痫发作,不考虑紧张性头痛。

2. 血管性头痛:发作性病程,发作时可伴恶心、呕吐,发作间期完全正常。女性患者发作可与月经周期相关。颞部多见,可有血管搏动感。每次发作多持续数小时,睡眠可缓解。本例患者为非发作性病程,症状进行性加重,可基本排除血管性头痛。

四、治疗及预后

明确诊断后予低分子肝素 4 100 U 皮下注射,1 天 1 次,丹参活血化瘀,甘露醇脱水降颅压,头痛明显缓解,至 3 周出院时已无不适主诉。出院后继用华法林口服,监测 INR。随访半年未再复发。

五、病例点评及疾病分析

(一)病因和发病机制

颅内静脉窦血栓形成(cerebral venous sinus thrombosis,CVST)是一组以脑静脉回流受阻为发病核心环节的脑卒中特殊类型,可见于各个年龄组。国外流行病学的研究提示,CVST 的年发病率约(2~4)/100 万人,占所有脑卒中患者的 0.5%,其中女性发病率明显高于男性。

CVST 的病因包括感染性和非感染性两大类。感染性主要由鼻窦、乳突、颜面部、眼眶的感染引起。在发展中国家,感染性静脉窦血栓形成的发生率要高于发达国家,以细菌性感染最为常见。真菌、螺旋体、严重的病毒感染等均可导致CVST。高凝状态是非感染性CVST最重要的危险因素。此外,颅内静脉系统结构变异也可促进CVST的发生。高凝状态可见于某些血液系统疾病(如血小板增多症、原发性红细胞增多症、高纤维蛋白原血症、白血病等)、恶性肿瘤、自身免疫病(贝赫切特综合征、系统性红斑狼疮、甲状腺功能亢进)、肾病综合征、长期口服避孕药、妊娠期(尤其妊娠后3个月)、产褥期(尤其2~3周)等。本例年轻女性患者发病时恰值产后2周,乃产褥期静脉窦血栓的高发时期。高达80%的静脉窦血栓形成患者存在潜在危险因素。找出相应的危险因素并积极治疗对于缓解病情、预防再发具有重要意义。

1997年,Lanska及Kryscio的临床统计学研究提示,妊娠期和产褥期颅内静脉窦血栓的发生率高达8.9/10万人。在妊娠后期,母体为了适应分娩时的胎盘剥离,防止产后出血,凝血与抗凝血系统的制约平衡发生了微妙的变化,主要表现为凝血活力的增强和纤溶活力的削弱。凝血因子Ⅱ、Ⅴ、Ⅶ、Ⅷ、Ⅸ、Ⅹ表达上调。纤维蛋白原可较正常增加50%。纤溶酶原抑制物增加,抗凝蛋白S水平及活性下降,可降至正常水平的40%~60%。针对围生期CVST危险因素的分析提示:妊高征及剖宫产增加CVST的风险。妊高征可刺激小血管痉挛,损伤血管壁,促进内皮细胞释放组织因子,从而促进凝血。剖宫术造成的组织损伤触发凝血酶产生,大量消耗蛋白C,从而增加了血栓形成倾向。产褥期脱水也将增加CVST风险。结合本例患者,妊娠期及产褥期出现的持续头痛应考虑到静脉窦血栓的可能性。

(二)临床表现

临床症状和体征的非特异性增加了CVST的诊断难度,使其易被漏诊和误诊。头痛通常是首发症状,也是CVST最主要的症状,89%的CVST病人可有头痛主诉。而头痛的形式则是多种多样的,可以为肌紧张样痛、钝痛、霹雳样痛乃至头痛伴有先兆,部位亦无固定。除此以外,还可表现为视力障碍、视乳头水肿、呕吐、展神经麻痹、癫痫发作、局灶性神经功能缺失等。局灶性神经功能缺失多为轻偏瘫或单肢轻瘫,感觉障碍比较少见。上矢状窦血栓呈现双侧体征,左侧横窦血栓可致急性失语。癫痫可见于大约40%的病人,较动脉卒中更为多见。且约10%的静脉窦血栓患者可以癫痫为首发症状,对此我们在临床工作中应引起关注。

(三)诊断

神经影像学检查是诊断CVST的重要依据。CVST的典型头颅CT表现为致密三角征、空三角征以及直线征。所谓致密三角征,是指头颅CT平扫可见上失状窦后部新鲜血凝块呈现高密度的三角形。空三角征,是指上矢状窦、直窦或Galen静脉血栓时,在增强的头颅CT上呈中间低信号周围高信号的三角形强化环。但发病5天内的患者空三角征是阴性的。直线征是因为形成血栓的皮层静脉因血液回流受阻屈曲扩张,在增强头颅CT上呈高信号线条样变化。典型的头颅CT表现仅见于约1/3的CVST患者。在头颅MRI上,血栓信号表现随时间而变。3~5天 T_1 等信号 T_2 低信号,5天后 T_1、T_2 均为稍高信号,1月后 T_1、T_2 可能回归等信号。MRV是CVST最敏感的影像学检查。一些研究认为,DSA的诊断阳性率甚至低于头颅MRV。该患者头颅MRV提示乙状窦充盈缺损,为最终确诊静脉窦血栓提供了有力的支持。

(四)治疗

抗凝治疗是CVST的首选治疗。低分子肝素皮下注射,5 000 U/次,1~2次/天。根据APTT调整剂量,维持整个急性期或至症状消失。华法林的使用应当检测INR,维持INR在2.5~3.5,疗程3~6个月。高颅压患者应当酌情使用脱水剂。合并癫痫患者应给予抗癫痫治疗。该患者予以抗凝治疗后症状逐渐缓解,随访半年未再发作,且随着产褥期后高凝状态的改善,后期再发静脉窦血栓的概率很低。

参考文献

[1] 静脉和静脉窦血栓形成诊治的多中心专家共识组. 颅内静脉和静脉窦血栓形成诊治的中国专家共识[J]. 中华内科杂志,2013,12:1088-1091.

[2] Ferro JM, Canhão P. Cerebral venous sinus thrombosis: update on diagnosis and management [J]. Curr Cardiol Rep, 2014,16:523.

[3] Hovsepian DA, Sriram N, Kamel H, et al. Acute cerebrovascular disease occurring after hospital discharge for labor and delivery [J]. Stroke, 2014,45:1947-1950.

[4] Karadas S, Milanlioglu A, Gönüllü H, et al. Cerebral venous sinus thrombosis presentation in emergency department in Van, Turkey [J]. J Pak Med Assoc, 2014,64:370-374.

[5] Martinelli I, Passamonti SM, Bucciarelli P. Thrombophilic states [J]. Handb Clin Neurol, 2014,120:1061-1071.

(辛晓瑜 傅毅)

病例 7 口角歪斜伴左侧肢体乏力 2 天

● 病史

现病史：女,38 岁,于 2013 年 8 月 25 日早晨无明显诱因下突发口角向右侧歪斜、流涎、四肢乏力,左侧肢体活动不利,伴言语不清,讲话音量低,渐加重,次日出现行走困难,无明显头痛、头晕,无视物模糊,无饮水呛咳,遂至我院急诊,查心电图(EKG)示 T 波轻度变化,头 CT 示双侧基底节区、侧脑室旁及颞叶多发梗死灶,予丹参改善脑循环,泰嘉抗血小板聚集等治疗,拟"脑梗死"收治入院。

追问病史,患者于 7 月上旬突发口角歪斜、流涎,伴言语不清,肢体乏力,约 4 小时好转,至外院就诊,7 月 10 日头 MRI:左侧额叶皮层下及两侧半卵圆中心多发腔隙性脑梗死,予补液治疗,基本恢复,后予胞磷胆碱、辛伐他汀、脉血康、拜阿司匹林口服,用药 2 周余出现面部皮疹,后停药一周,单用拜阿司匹林,患者停药一周后自行单用脉血康至今。

既往史：无特殊既往病史。

个人史：长期生活于原籍,否认疫水疫区接触史,否认冶游史。无烟酒等不良嗜好。

家族史：否认家族遗传病史。

● 查体

一、内科系统体格检查

体温 37.7 ℃,脉搏 80 次/分,呼吸 18 次/分,血压 130/80 mmHg,心、肺、腹部无异常。

二、神经系统专科检查

精神智能状态：神志清楚,计算力、定向力正常,反应较淡漠。

脑神经：双眼各向活动自如,无眼震,双瞳等大圆形,直径 3 mm,直接和间接对光反应灵敏,两侧额纹对称,左侧鼻唇沟变浅,伸舌居中,悬雍垂居中,双侧咽反射灵敏,腭弓上抬可,颈软,无抵抗。

运动系统：左下肢肌张力高,左上肢三角肌、肱二头肌、肱三头肌 3 级,握力 4 级,左下肢髂腰肌、股四头肌、股后肌群肌力 4 级,胫前肌群、腓肠肌肌力 3 级,右侧肌力 5 级。

反射：四肢腱反射(++)。

感觉系统：双侧针刺痛觉正常对称。

病理征：未引出。

共济运动：左侧指鼻试验稍差、跟膝胫试验完成可。

脑膜刺激征：阴性。

● 辅助检查

一、实验室检查

血常规、肝肾功能、电解质、血脂、凝血功能：未见明显异常。

肿瘤指标：阴性。

免疫球蛋白、补体：免疫球蛋白 IgG 13.5 g/L (1 350 mg/dl),免疫球蛋白 IgA 1.97 g/L(197 mg/dl),补体 C3 0.86 g/L(86 mg/dl),补体 C4 0.26 g/L (26 mg/dl),免疫球蛋白 IgE 9.6 IU/ml,免疫球蛋白 IgM 1.46 g/L(146 mg/dl)。

免疫蛋白电泳、抗心磷脂抗体、ENA、ANA、P-ANCA、C-ANCA：阴性。

甲状腺功能：游离三碘甲腺原氨酸(FT3) 5.74 pmol/L (↑),三碘甲腺原氨酸(T3) 2.40 nmol/L,游离甲状腺素(FT4) 22.20 pmol/L(↑),甲状腺素(T4) 115.47 nmol/L,促甲状腺素(TSH) 0.262 μIU/ml(↓),甲状腺球蛋白抗体(TGAb) 0.96 IU/ml,反三碘甲腺原氨酸 129.70 ng/dl (↑),甲状腺球蛋白(TG) 11.68 ng/ml,甲状腺过氧化物酶抗体(TPOAb) 0.14 IU/ml。

HIV、RPR、TPPA、HBV、HCV：阴性。

其他：红细胞沉降率 10 mm/h,类风湿因子< 20 IU/ml,抗链球菌溶血素"O" 92 IU/ml,C 反应蛋白(高敏)(hsCRP) 1.07 mg/L。

二、其他辅助检查

心电图、胸片、心脏超声、颈动脉椎动脉超声：未见明显异常。

头颅 MRI：右侧基底节、侧脑室体旁及双侧额叶亚急性期脑梗死、以右侧为主；右额叶局部脑回肿胀、脑沟变浅伴 FLAIR 高信号，需排除蛛血可能；左侧额叶、侧脑室体旁及基底节区多发腔隙性脑梗死；老年性脑改变，双侧筛窦炎（图 1-20）。

脑血管造影：左侧 MCA 闭塞，双侧烟雾状血管形成（图 1-21）。

● 诊断及讨论

一、定位诊断

此次发病表现为左侧中枢性面舌瘫，伴左侧肢体上运动神经元性瘫痪，考虑为右侧皮质脑干束和皮质脊髓束受累，推测定位于右侧内囊膝部及内囊后肢前 2/3。患者反应较淡漠，可能还有额叶的受累。

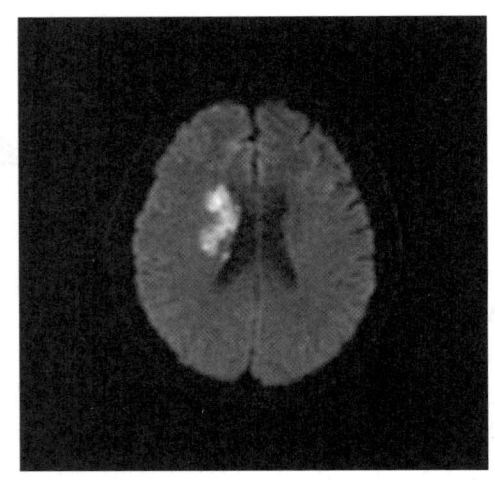

图 1-20　头颅 MRI 提示：右侧基底节、侧脑室体旁及双侧额叶亚急性期脑梗死、以右侧为主；右额叶局部脑回肿胀、脑沟变浅伴 FLAIR 高信号，需排除蛛血可能；左侧额叶、侧脑室体旁及基底节区多发腔隙性脑梗死；老年性脑改变，双侧筛窦炎

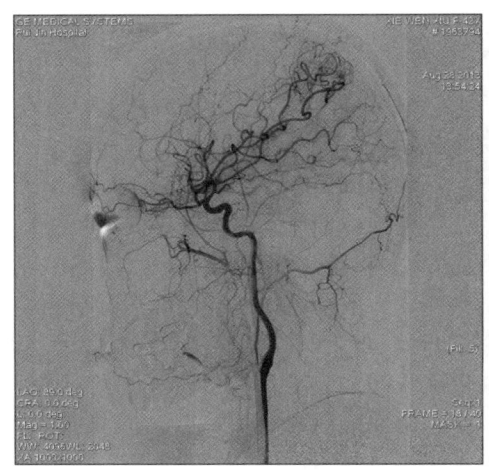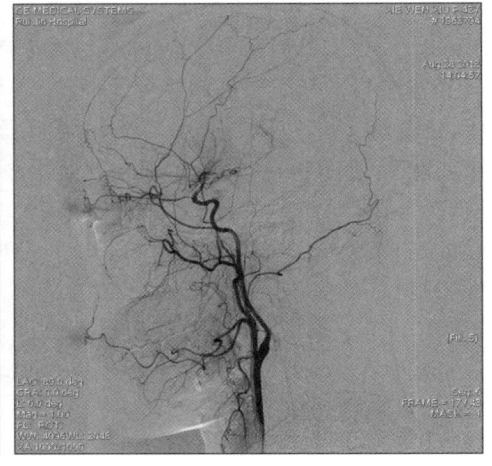

图 1-21　脑血管造影（DSA）提示：左侧 MCA 闭塞，双侧烟雾状血管形成

二、定性诊断

患者表现为急性起病的偏侧面舌瘫和肢体瘫痪，首先考虑血管性可能。该患者年龄较轻，无高血压、糖尿病、高脂血症等脑血管病危险因素，结合反复发作的病史，双侧半球大脑前动脉、大脑中动脉血管均有受累，需考虑到遗传相关的烟雾病及免疫介导的血管炎可能。但患者血沉正常，血管炎相关指标检测阴性，烟雾病可能性更大，应进一步行 DSA 检查。同时，患者免疫血清提示 FT3、FT4 升高，TSH 降低，符合甲亢的诊断。

三、鉴别诊断

1. 中枢神经系统血管炎：由于中枢神经系统血管壁发生炎性反应导致相应脑组织发生缺血或出血。男性发病率明显高于女性。大血管及中小血管都可能受累，与其病理机制有关。临床表现多样，以头痛、局灶性神经功能缺损、癫痫等最为常见。脑组织病理活检见血管周边大量炎性细胞浸润是诊断金标准。血液生化检查可以发现 ANCA 等血管炎相关抗体阳性。激素或免疫抑制剂敏感。该患者血液免疫学检查无阳性发现，且 DSA 所见异常血管主要分布于脑底部，故可基本排除血管炎的诊断。

2. 血管神经梅毒：梅毒螺旋体累及脑部中小动脉，出现梅毒性动脉内膜炎及相应脑组织软化。常见受损的动脉有大脑前动脉的分支回返动脉、大脑中动脉及其分支,主要累及区域包括尾状核头的前下部、壳核、内囊前肢的下余部分,内囊后支的背侧部及苍白球等。主要为缺血性病损,出血十分罕见。本例患者血清学检测未发现梅毒感染依据,故可排除。

四、治疗及预后

患者入院后予抗血小板及活血化瘀治疗,症状逐渐好转。行脑血管造影明确烟雾病后转入神经外科行血管吻合术。术后随访1年,未再复发。

五、病例点评及疾病分析

(一)病因和发病机制

烟雾病又称脑底异常血管网病,是一种以颈内动脉远端、大脑前动脉、大脑中动脉起始部狭窄乃至闭塞,脑底穿通动脉代偿性扩张、新生异常血管网形成为特征的慢性闭塞性脑血管病。因其在脑血管造影中多处呈现类似吸烟时喷出的烟雾,故称烟雾病。该病首先由日本学者 Takeuchi 与 Shimizu 于 1957 年提出。1967 年,Suzuki 与 Takaku 将该病命名为 Moyamoya 病。结合本例患者,对于多次发生脑血管意外的年轻患者应考虑到 Moyamoya 病的可能。

流行病学研究显示,烟雾病好发于黄种人,以日本的发病率最高,其次为中国、韩国以及其他一些东南亚国家。约 12% 的烟雾病患者有家族史,提示遗传机制在烟雾病的发病中具有重要意义。Mineharu 等发现,家族性烟雾病的遗传方式为外显不全的常染色体显性遗传。日本学者将家族性烟雾病的相关基因定位 3 号(3p24.2-26)、6 号(6q25)、8 号(8q23)、12 号(12p12)、17 号(17q25)染色体。并且,HLA-DRBI* 0405、HLA-DQBI* 0502、HLA-DQBI* 0401、HLA-B35 等位基因也被认为与烟雾病发病显著相关。除遗传以外,烟雾病的发病还与自身免疫相关。烟雾病受累血管有大量巨噬细胞及 T 淋巴细胞浸润,IL-1、IL-8 等炎症因子的释放增加。Kitaharal 等还在烟雾病患者的体内发现了双链脱氧核苷酸的自身抗体和抗自然 T 细胞抗体。许多自身免疫性疾病,如甲状腺功能亢进、系统性红斑狼疮、成人 Still 病、Wegener 肉芽肿病都可能并发烟雾病。因此,对于烟雾病患者不要遗漏了甲状腺功能、免疫球蛋白、补体、dsDNA 等免疫相关检查,以及早发现潜在有关疾病,及早治疗。

目前对于甲亢合并烟雾病的具体机制还不明确,主要存在以下几种分析:①甲亢与烟雾病可能存在共同的遗传基础;②自身免疫异常及 T 细胞失调是甲亢

和烟雾病的共同病理生理机制。Uktu 等报道甲亢患者联合激素和血浆置换治疗后烟雾状血管改变逐渐改善,提示异常免疫调节所致的血管壁炎症可能是联系这两种疾病的关键;③甲亢患者激素失调、代谢紊乱、血流动力学的改变促进了烟雾病的发生。甲状腺素毒性作用增加了血浆内皮素的分泌,血管收缩。甲亢患者心房钠尿肽分泌减少,心搏量下降,心律失常,易形成附壁血栓。Colleran 等证实血浆游离甲状腺素水平与高同型半胱氨酸水平呈正相关,而高同型半胱氨酸血症是缺血性卒中的重要危险因素。颈上交感神经节的交感神经恰分布于颈动脉分叉、脑底动脉等烟雾病主要病变部位,因此,甲状腺素刺激颈上交感神经节可能与颈动脉管腔狭窄、内膜纤维性增厚及弹力层扭曲等烟雾病的病理改变有关。

(二)临床表现

烟雾病的发病年龄有两个高峰,其一为 4~10 岁,其二为 35~45 岁。儿童与成人发病率之比为 5:2。本例患者的发病年龄恰属第二个发病高峰。成年患者以女性居多。其临床表现包括缺血性和出血性两类,儿童烟雾病以缺血性症状为主,包括短暂性脑缺血发作和缺血性卒中,可表现为肢体无力、感觉障碍、言语障碍、不自主运动等,反复头痛及癫痫发作亦不少见。儿童患者的反复发作可能影响智力。成人烟雾病以出血性症状为主,包括侧脑室出血、脑内血肿和蛛网膜下腔出血,以侧脑室出血最为常见。该例患者在缺血性病损的同时伴有微出血改变,在头颅 MRI 的 FLAIR 序列上有所反映。而缺血性病灶与出血性病灶是许多烟雾病患者共有的重要的特征性影像学表现。造成出血的原因主要为:①烟雾状血管网形成微小动脉瘤;②局部血流动力学的改变致脉络膜前动脉及其分支负荷增加,破裂出血;③异常增生的血管网长期压力过高,破裂出血。但甲亢合并烟雾病的患者却以缺血性事件多见,可能与其特殊的发病机制有关。

(三)诊断

就诊断而言,头颅增强 MRI 上的"长春藤征(ivy sign)"对于烟雾病的诊断具有提示意义,表现为软脑膜上点状或细条状强化影,像爬在石头上的常春藤,由 Ohta 于 1995 年命名,主要是由于组成皮质软脑膜侧支吻合网的软脑膜动脉扩张所致。目前国际上通用的是日本厚生省 Moyamoya 病研究委员会 1997 年制订的诊断标准。DSA 是烟雾病诊断的金标准,需满足:①颈内动脉末端及大脑中动脉/大脑前动脉起始段的狭窄

或闭塞;②颅底动脉充盈相可见异常血管网。DSA 对烟雾病的铃木分期标准如下:Ⅰ期,双侧颈内动脉虹吸段狭窄,无烟雾状血管;Ⅱ期:烟雾状血管开始出现;Ⅲ期:烟雾状血管开始增加;Ⅳ期:烟雾状血管开始减少;Ⅴ期:烟雾状血管明显减少;Ⅵ期:烟雾状血管消失。

(四)治疗

在治疗上,对于甲亢合并烟雾病的患者,首先应当控制甲亢。但作为一种进展性疾病,目前尚无治疗方法能够完全逆转烟雾病的自然进程。对于缺血型患者,可以使用抗血小板药、抗凝药、钙通道阻滞剂及改善脑代谢的药物,但其疗效并不确定。亦有报道认为针对甲亢的治疗有助于改善神经功能。手术治疗对于能够耐受的缺血型烟雾病患者具有十分重要的意义,包括直接血管重建术和间接血管重建术。出血型烟雾病的治疗原则上类似普通的脑出血,出血量较小的情况下可以内科保守治疗,出血量较大时倾向于手术治疗,但治疗措施与再出血率无关。最终转归取决于患者的初发严重程度、治疗方式、手术时机等。该例患者DSA 提示血管病损并未十分严重,予手术治疗效果相对满意,随访一年未再发作。

参考文献

[1] Ahn IM, Park DH, Hann HJ, et al. Incidence, prevalence, and survival of moyamoya disease in Korea: a nationwide, population-based study [J]. Stroke, 2014,45: 1090 - 1095.

[2] Arias EJ, Derdeyn CP, Dacey RG Jr, et al. Advances and surgical considerations in the treatment of moyamoya disease [J]. Neurosurgery, 2014,74 Suppl 1: S116 - 125.

[3] Kamasaki H, Takeuchi T, Mikami T, et al. A case of graves' disease diagnosed in the course of bilateral carotid artery stenoses (moyamoya disease): a case report and review of the literature [J]. Clin Pediatr Endocrinol, 2013,22: 39 - 44.

[4] Ishigami A, Toyoda K, Suzuki R, et al. Neurologic improvement without angiographic improvement after antithyroid therapy in a patient with Moyamoya syndrome [J]. J Stroke Cerebrovasc Dis, 2014,23: 1256 - 1258.

[5] Srivastava T, Sannegowda RB, Satija V, et al. Primary intraventricular hemorrhage: clinical features, risk factors, etiology, and yield of diagnostic cerebral angiography [J]. Neurol India, 2014,62: 144 - 148.

(辛晓瑜 傅 毅)

病例8 右眼眶条索状肿块数月

● 病史

现病史:女,58 岁,患者于 2014 年 2 月在无明显诱因下,自行发现右上方眼眶边缘可及条索状肿块,质软,可压缩,无压痛。外院眼眶 CT 检查:右眼球突出;右侧球后间隙及眼球前内缘条形及小类圆形稍高密度灶,考虑曲张血管可能;筛窦炎。3 月拟"右眶肿块,考虑动静脉瘘"收治入院。发病以来,患者神智清楚,胃纳、睡眠可,二便如常,体重无明显下降。

既往史:糖尿病史 10 余年。

个人史:长期生活于原籍,否认疫水疫区接触史,否认冶游史。无烟酒等不良嗜好。

家族史:否认家族遗传病史。

● 查体

一、内科系统体格检查

体温 36.8 ℃,脉搏 78 次/分,呼吸 18 次/分,血压 140/80 mmHg,心、肺、腹部无异常。

二、神经系统专科检查

精神智能状态:神志清楚,计算力、定向力正常。

脑神经:双眼各向活动自如,无眼震,双瞳等大圆形,直径 3 mm,直接和间接对光反应灵敏。右上方眼眶边缘可及条索状肿块,质软,可压缩,无压痛,右眼结膜充血。两侧额纹对称,双侧鼻唇沟对称,伸舌居中,悬雍垂居中,双侧咽反射灵敏,腭弓上抬可,颈软,无抵抗。

运动系统:四肢肌张力正常,四肢肌力 5 级。

反射:四肢腱反射(++)。

感觉系统：双侧针刺痛觉正常对称。

病理征：未引出。

共济运动：指鼻试验、跟膝胫试验完成可。

脑膜刺激征：阴性。

● 辅助检查

一、实验室检查

血常规、肝肾功能、电解质、血脂、凝血功能：未见明显异常。

HIV、RPR、TPPA、HBV、HCV：阴性。

二、其他辅助检查

心电图、胸片：未见明显异常。

脑血管造影：右侧海绵窦区动静脉瘘（DAVF）（图1-22）。

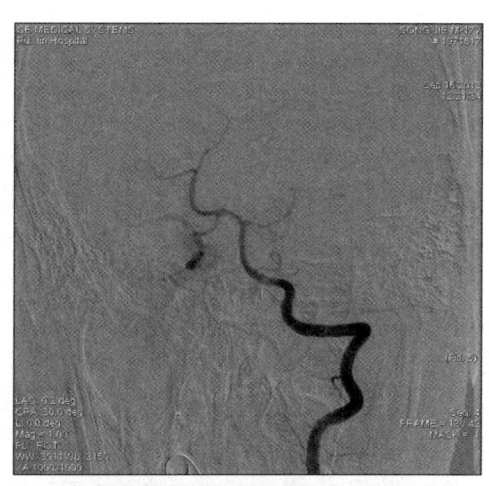

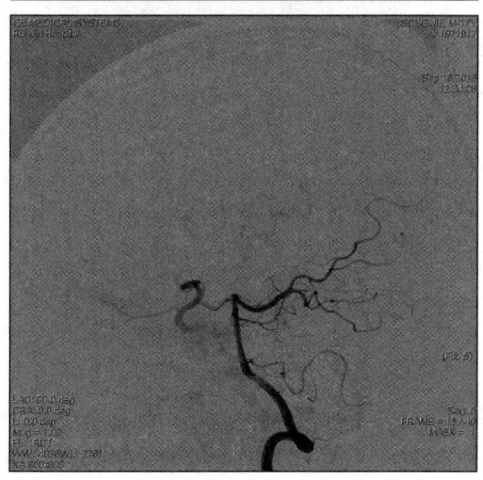

图1-22 脑血管造影提示右侧海绵窦区动静脉瘘（DAVF）

● 诊断及讨论

一、定位诊断

依据右眼球突出，右眼结膜充血，提示右眼静脉回流障碍，眼内压增高。眼静脉引流至海绵窦，右侧海绵窦压力增高可能引起右眼静脉回流障碍。

二、定性诊断

造成眼静脉回流障碍的海绵窦压力增高的最常见原因为颈动脉海绵窦瘘，通常不伴有脑神经受累，需行DSA进一步明确。

三、鉴别诊断

1. 眶内血管瘤：是一种常见的眶占位性病变，以海绵状血管瘤最为常见，其次为毛血管瘤。主要临床表现为单眼缓慢进展的无痛性眼球突出，视力障碍，复视少见。影像学检查可见眶内占位。

2. 海绵窦血栓形成：常由于耳源性、鼻窦和眶面部化脓性感染（如中耳炎、乳突炎、鼻窦炎）或严重全身性感染所致。通常起病急骤，表现为高热、剧烈头痛、眶部疼痛、恶心、呕吐。眼静脉回流受阻使球结膜水肿，患侧眼球突出、眼睑不能闭合、眼周软组织红肿。常常累及动眼神经、滑车神经、展神经及三叉神经第1支，有时三叉神经第2支亦可受累，表现为眼睑下垂、眼球运动受限、眼球固定和复视等。病情危重者可出现意识障碍。抗感染治疗有效。该患者无感染征象，且DSA检查不支持海绵窦血栓形成。

四、治疗及预后

患者入院后，予DSA检查显示右侧海绵窦区动静脉瘘（DAVF），并在DSA引导下行栓塞治疗，手术顺利。术后随访半年未再复发。

五、病例点评及疾病分析

（一）病因

颈动脉海绵窦瘘（carotid-cavernous sinus fistula，CCF）是颈动脉及其分支与海绵窦之间形成异常的动静脉交通所致的一组临床综合征。根据病因，CCF可以分为外伤性和自发性，前者约占75%以上。外伤性多由于颅底骨折刺破颈内动脉或其分支、动脉壁挫伤形成的动脉瘤破裂所致。研究发现，颅中窝骨折后CCF的相对发生率高达8.3%，尤其是涉及颞骨岩部的骨折,极易造成颈动脉管的损伤。自发性的病因尚不明确,常见的危险因素包括先天性血管发育异常、海绵窦段动脉瘤、病毒感染、严重动脉硬化等。

(二)分型

海绵窦位于颅中窝,是由两层硬脑膜构成的硬脑膜窦,眼上静脉、眼下静脉、蝶顶窦、外侧裂静脉、基底静脉汇入其中,颈内动脉穿行其间。海绵窦主要汇入岩上窦、岩下窦、基底丛及翼丛的硬膜静脉。CCF 发生后,高压的动脉血涌入海绵窦。根据动脉血解剖来源的不同,CCF 可以分为四型:A 型:颈内动脉和海绵窦交通,又称为直接型;B 型:颈内动脉脑膜支与海绵窦交通;C 型:颈外动脉脑膜支与海绵窦交通;D 型:颈内动脉、颈外动脉脑膜支共同与海绵窦交通。后三者统称为间接型。

(三)临床表现

颈动脉海绵窦瘘的主要临床表现如下。

1. 颅内血管杂音:为高压的动脉血流冲击静脉形成涡流所致,杂音的部位、强度与静脉的引流方向有关。经眼静脉及内眦静脉引流入面静脉者,眶部及额部杂音最为明显;经由岩上窦或岩下窦、横窦、乙状窦汇入颈内静脉者,耳后杂音最为明显;经外侧裂静脉、Trolard 额顶吻合静脉流入上矢状窦者,颞部杂音最为明显;经吻合静脉、基底静脉、大脑大静脉汇入直窦者,颞部、耳后杂音明显。

2. 眼部症状:如搏动性突眼、眼压增高、眼睑和球结膜水肿、眶区血管杂音、眼球运动障碍、视力下降等。可为 CCF 的首发症状,在自发性患者中易漏诊、误诊。该病例中的患者正以眼部症状为首发和最突出的症状。

(1)眼球突出及搏动性突眼:由于眶内静脉扩张,眶内脂肪和眼外肌水肿所致。当回流静脉主要为患侧眼静脉时,患侧眼球突出明显。如果环窦发达,瘘口较大,一侧 CCF 的动脉血向双侧海绵窦眼静脉引流可引起双侧搏动性突眼;如果 CCF 的动脉血主要经环窦向对侧海绵窦眼静脉引流,则可造成对侧搏动性突眼。高流窦患者的搏动性眼球突出明显。突出方向多为轴性,搏动与心跳同步,主观及客观均可闻及杂音,压迫同侧颈动脉搏动及杂音消失。

(2)结膜水肿及静脉扩张:可为首发症状,早期易误诊为结膜炎,尤其在症状缓慢进展的低流窦患者。血管高度迂曲扩张,以角膜为中心,呈放射状,色鲜红或紫红。

(3)眼内压增高及青光眼:通常情况下房水静脉经前睫状静脉、眼静脉汇至海绵窦。颈动脉海绵窦瘘时,静脉血逆流,经房水静脉流入巩膜静脉窦。虹膜角膜角镜检查可观察到房水静脉反流、巩膜静脉窦增宽、充血。巩膜静脉压的增高造成眼内压的增高,一般为轻到中度高眼压。若巩膜静脉窦管阻塞则造成青光眼。

(4)眼外肌麻痹及复视:不完全展神经麻痹最为多见,动眼神经、滑车神经也可受累。

(5)眼底:视网膜静脉迂曲或眼底出血,压迫眼球可见视网膜中央静脉搏动。长期眼压增高者可见视神经萎缩。

(6)视力减退:眼压增高、眼底病变、视神经萎缩均可影响视力。

(四)诊断与鉴别诊断

在临床上,海绵窦动静脉瘘需与以下疾病相鉴别:①突眼性甲状腺肿:甲状腺功能亢进所致,突眼多为双侧。睑裂明显增大,眼睑肿胀肥厚,上睑翻转困难。当病人下视时,上睑不随眼球下垂,角膜上缘和上部巩膜暴露。瞬目次数减少。辐辏功能减弱。无眼球搏动和血管杂音。甲状腺功能检查可予鉴别。②眶内血管瘤:属良性中胚叶眼眶肿瘤,占眶内占位性病变的第二位。通常表现为单眼缓慢进展的无痛性眼球突出,约半数患者伴发不同程度的视力障碍。可存在搏动性突眼。影像检查提示眶内或眶周占位性病变。DSA 检查可资鉴别。③海绵窦血栓形成:常由耳部、鼻窦、眶面部化脓性感染(中耳炎、乳突炎、鼻窦炎等)或全身严重感染所致,肿瘤、外伤、动静脉畸形等非感染性病因少见。感染性海绵窦血栓形成可出现高热、剧烈头痛、眶部疼痛、恶心和呕吐。眼静脉回流受阻使球结膜水肿、患侧眼球突出、眼睑不能闭合和眼周软组织红肿等。可伴动眼神经、滑车神经、展神经、三叉神经(第 1 支或第 1、2 支)受累。无眼球搏动和血管杂音。DSA 检查可予以鉴别。

影像学检查对于颈动脉海绵窦瘘的诊断具有重要意义,包括眼部超声、CT、MRI、MRA、DSA 等。眼部超声可发现增粗的眼上静脉,并检测血流频谱。头颅 CT 可发现增粗的眼上静脉及扩大的海绵窦。在 MRI 上,颈动脉海绵窦瘘可表现为扩张、扭曲的流空信号,由眼球内后绕向外后再达眶尖呈"S"形。在 MRA 上,迂曲的眼上静脉及扩张的海绵窦呈高信号,能够显示较大分支血管与海绵窦的短路。DSA 是诊断颈动脉海绵窦瘘的金标准,其检测阳性率高达 100%,可以清晰显示供血动脉的来源、瘘口的位置和大小、静脉的引流方向及脑动脉的盗血情况等,对于决策手术方案具有重要意义,是介入治疗前的必需检查。在我们的病例中,该患者正是通过 DSA 明确了诊断,并为手术方案的决策提供了必要依据。

(五) 治疗

颈动脉海绵窦瘘治疗的基本原则是及早封闭瘘口,以改善脑部供血,保护视力、促进突眼回缩。目前主要的介入材料包括微弹簧圈、Onyx 胶、覆膜支架等,可根据术中情况单独或联合应用。对于瘘口较大、临床表现严重且供血动脉较为单一者,DSA 引导下的栓塞治疗为首选方案。本例患者通过栓塞手术症状明显改善,随访半年未再发作。对于瘘口小,流速低、显示不清栓塞困难者可采取 Mata 压颈法治疗,用手指压迫颈总动脉,30 分钟/次,每天数次,10 天～1 个月见效,但有引起臂丛神经和锁骨上神经损伤以及单眼失明的报道。

参考文献

[1] Ellis JA, Goldstein H, Connolly ES Jr, et al. Carotid-cavernous fistulas [J]. Neurosurg Focus, 2012,32: E9.
[2] Eswar A, Pomeranz HD, Vishnubhakat SM, et al. Carotid-cavernous fistula as a mimicker of myasthenia gravis [J]. Surg Neurol Int, 2014,5: 140.
[3] Miller NR. Dural carotid-cavernous fistulas: epidemiology, clinical presentation, and management [J]. Neurosurg Clin N Am, 2012,23: 179-192.
[4] Sobin L, Jones K, Tatum S. Spontaneous carotid-cavernous fistula: challenges in clinical and radiologic diagnosis [J]. Am J Emerg Med, 2014,32: 691. e3-5.
[5] Zanaty M, Chalouhi N, Tjoumakaris SI, et al. Endovascular treatment of carotid-cavernous fistulas [J]. Neurosurg Clin N Am, 2014,25: 551-563.

(辛晓瑜 傅 毅)

病例 9　右侧肢体麻木乏力 1 天,DSA 术后视力减退

● **病史**

现病史:男,68 岁,于 2013 年 6 月 9 日早晨 6 点多起床后出现右侧肢体麻木乏力,持续 10 分钟左右自行缓解,当日上午又有类似发作两次。外院诊断 TIA,给予阿司匹林、丹参等治疗两周,病情稳定后至我院行 DSA 检查。患者自发病以来,精神一般,饮食、睡眠可,大小便正常。

既往史:高血压史,血压最高达 180/100 mmHg,长期口服络活喜(氨氯地平)、博苏(比索洛尔)、代文(缬沙坦)、洛丁新(贝那普利)。糖尿病史,未规则用药;2009 年发现尿蛋白阳性,行肾穿刺检查。

个人史:长期生活于原籍,否认疫水疫区接触史,否认冶游史。无烟酒等不良嗜好。

家族史:否认家族遗传病史。

● **查体**

一、内科系统体格检查

体温 36.8 ℃,脉搏 88 次/分,呼吸 19 次/分,血压 145/80 mmHg,心、肺、腹部无异常。

二、神经系统专科检查

精神智能状态:神志清楚,对答切题,计算力、定向力正常。

脑神经:言语欠利,双眼各向活动自如,无眼震,双瞳等大圆形,直径 3 mm,直接和间接对光反应灵敏。两侧额纹对称,右侧鼻唇沟变浅,伸舌右偏,悬雍垂居中,双侧咽反射灵敏,腭弓上抬可,颈软,无抵抗。

运动系统:四肢肌张力正常,左侧肢体肌力 5 级,右侧三角肌、肱二头肌、股四头肌、握力肌力 3 级,右侧髂腰肌、股四头肌、股后肌群、胫前肌群、腓肠肌肌力 4 级。

反射:右侧上下肢腱反射(＋),左侧上下肢腱反射(＋＋)。

感觉系统:双侧针刺觉正常对称。

病理征:右侧巴氏征(＋)。

共济运动:右侧指鼻试验不能完成,左侧指鼻试验及跟膝胫试验完成可。

脑膜刺激征:阴性。

● 辅助检查

一、实验室检查

血常规、肝肾功能、电解质：未见明显异常。

血糖：糖 9.04 mmol/L（↑），2 小时血糖 9.91 mmol/L，糖化血红蛋白（HbA1C）7.7%（↑）。

血脂：三酰甘油 6.64 mmol/L（↑），胆固醇 6.04 mmol/L（↑），高密度脂蛋白 0.80 mmol/L，低密度脂蛋白 4.07 mmol/L。

血黏度：低切 10（1/s）10.84 mPa. s（↑），中切 60（1/s）5.95 mPa. s（↑），高切 150（1/s）5.08 mPa. s（↑）。

肿瘤指标：阴性。

C-反应蛋白 4.3 mg/L（0.43 mg/dl），狼疮抗凝物测定 1.07，类风湿因子 62 IU/ml（↑），抗链球菌溶血素"O"＜25 IU/ml。

P-ANCA、C-ANCA、抗心磷脂抗体、ENA、ANA：阴性。

凝血功能：蛋白 C 活性 88.00%，血浆纤溶酶原 99.00%，抗凝血酶Ⅲ活性 65%（↓），蛋白 S 活性 72.00%，纤溶酶抑制物 70.00%（↓）。

RPR、TPPA、HIV：阴性。

二、其他辅助检查

心电图：未见明显异常。

胸片：两肺纹理增多模糊；心影增大。

心超：左房偏大主动脉根部增宽。

头颅 MRI 检查：双侧侧脑室体旁及额顶叶白质多发腔隙性脑梗死。

头颅 MRA 检查：左侧大脑中动脉多发狭窄。

● 住院治疗经过

患者入神经外科行脑血管造影。造影前以 2% 利多卡因局部浸润麻醉。造影采用 Seldinger 技术行股动脉穿刺，经动脉鞘置入 5 F MP-A1 导管行双侧颈动脉、双侧椎动脉造影。以碘海醇（欧乃派克）为对比剂，剂量 72 ml。造影过程顺利，手术持续约 50 分钟，未诉明显不适。术后 1 小时，患者出现视物模糊，伴头晕，症状进行性加重，至晚间已无光感。查体：神智清楚，眼球各向活动好，双瞳等大，直径 3 mm，对光反应灵敏，肌力及病理征检查结果同术前。眼科会诊：眼底视网膜

结构正常，未见动脉栓塞及出血。

● 诊断及讨论

一、定位诊断

患者老年男性，反复发作性右侧肢体麻木乏力，考虑为左侧颈内动脉系统 TIA，具备进一步 DSA 检查指征以评判颅内血管狭窄程度。DSA 术后患者双眼视力急剧下降，双侧瞳孔对光反射正常可排除视神经病变，眼底检查无异常发现，考虑定位于双侧枕叶视觉皮质中枢，即 Brodmann17 区附近。

二、定性诊断

患者于造影后迅速出现皮质盲，考虑与对比剂的使用及造影操作过程相关的造影后皮质盲。

三、鉴别诊断

1. 视神经损害：通常单眼受累，明显视力下降，受累侧直接对光反射消失，间接对光反射存在，无黄斑回避现象。眼底检查可见视神经病损，常伴视神经邻近结构如第Ⅲ、Ⅳ、Ⅴ、Ⅵ脑神经受损症状。本例患者眼底检查无殊，可排除。

2. Balint 综合征：见于顶枕区皮质病变。表现为眼球随意运动消失、眼动失调、视觉注意障碍。但保存自发性与反射性眼球运动，常伴言语困难、失写、意念运动性失用症状。血管性或占位性病变均可导致。由于皮质各视觉中枢相互联系，所以一侧皮质损害所致的视觉注意麻痹时间很短，约数小时到 3 天恢复，双侧皮质损害所致的视觉注意麻痹多为恒久性。严格来说，并不伴有视力的减退，故可鉴别。

四、治疗及预后

患者予低分子右旋糖酐扩容，甘露醇、地塞米松减轻水肿，丹参改善循环，胞磷胆碱营养神经，尼莫同扩张血管，12 小时后视力逐渐恢复，48 小时后恢复正常，随访 3 个月未再出现视力障碍。

五、病例点评及疾病分析

1950 年，Lindgren 首先报道了动脉造影后皮质盲。作为血管造影及介入术后的少见并发症，一过性皮质盲可见于脑、脊髓、臂丛、主动脉、冠状动脉造影和介入术后。据文献报道，脑血管造影术后皮质盲的发病率为 0.3%～1%。所谓皮质盲，是指由于双侧外侧膝状

体、内囊后支、视辐射或枕叶视皮质病变引起的双眼视力丧失。典型皮质盲具有以下临床特点：①视力消失，强光照射及恐吓不引起眼睑闭合反射；②眼球各向活动正常，辐辏反射存在，瞳孔对光反射存在；③视网膜结构正常。脑血管造影后的皮质盲还可能伴有头痛、头晕、精神症状，以及偏瘫、偏身感觉障碍、病理征等定位体征。有的患者甚至可出现失明，却否认失明的存在。除非伴有原发疾病所致的血管痉挛或枕叶梗死，单纯造影所致的皮质盲一般出现于造影后 12 小时以内，多在 3～7 天恢复，预后较好。该例患者短期内出现双眼视力迅速减退，眼球活动不受影响，眼底检查无异常发现，考虑非视神经传导受损，而定位于枕叶皮质。结合发生于 DSA 术后短期内，故考虑为造影相关皮质盲。

造影后皮质盲的影像学检查常常提示双侧枕叶皮质的水肿。头颅 CT 上表现为枕叶脑回肿胀，密度可降低。头颅 MRI 上枕叶病灶在 T_1 加权多为低或等信号，T_2 加权及 Flair 为高信号，弥散加权有时较为敏感。随着时间的推移，病灶范围逐渐缩小，信号也逐渐减弱。

目前，有关脑血管造影后皮质盲的病因尚未完全明确，通常认为与两方面的原因有关：①获得大多数学者认同的假说是含碘对比剂破坏血脑屏障，对比剂的渗漏损害视皮质神经元。枕叶血脑屏障薄弱，在脑血管造影术中所使用的对比剂渗透压为 1.2～1.8 Osm，远高于正常血液的 0.3 Osm。相较于非离子型对比剂，造影中使用的高分子离子型对比剂更易通过血脑屏障，不仅引起小血管的痉挛、微血栓形成，启动炎性反应，还将造成皮质细胞的损害。因此，等渗对比剂的神经损害小于高渗对比剂，非离子型对比剂优于离子型对比剂。Akhtar 等在造影后即刻行影像学检查发现枕叶皮质有对比剂沉积，进一步证实了该假说。②造影造成脑血管痉挛，导致枕叶皮质短暂性缺血。发生皮质盲的患者通常血管基础条件较差，严重的动脉硬化等颅内血管基础病变易在造影术后加重血管痉挛。大脑后动脉是基底动脉的终末支，在高压注射器快速注射对比剂后易造成血流动力学的改变，发生血管痉挛，从而导致枕叶皮质缺血。不支持该假说的依据主要体现在两个方面：①皮质盲发生后复查脑血管造影未发现枕叶血管的痉挛。②在冠状动脉或 CT 增强扫描等非脑血管造影后亦有一过性皮质盲的报道，而这些操作对比剂注射的过程不可能造成大脑后动脉血流动力学的改变。

虽然造影后皮质盲是一个自限性的过程，但大多数的学者仍主张在皮质盲发生后进行积极的治疗，主要措施包括：①增加补液量，促进对比剂的排出。②扩容、扩血管、改善循环，包括低分子右旋糖酐、尼莫地平、罂粟碱、丹参、灯盏花素等。③脱水剂减轻水肿。④糖皮质激素，短期静脉使用，有利于稳定血脑屏障。⑤神经营养剂，胞磷胆碱等。⑥高压氧治疗。所幸该患者在给予积极的扩容、扩血管、脱水剂、糖皮质激素及神经营养剂治疗后症状逐渐恢复，在后期随访中亦未复发。

综上所述，为减少造影后皮质盲的发生，应着重关注以下几点：①熟练置管术，避免造影过程中的粗暴操作，缩短造影时间；②尽可能使用低渗透压的非离子型对比剂，控制使用剂量；③必要时可以生理盐水稀释对比剂；④术中高压注射器的压力不应设置过高；⑤造影过程中随时与患者沟通，一旦发现异常即停止注射对比剂。

参考文献

[1] Cereda C, Carrera E. Posterior cerebral artery territory infarctions [J]. Front Neurol Neurosci, 2012,30：128 - 131.

[2] Haussen DC, Modir R, Yavagal DR. Unilateral contrast neurotoxicity as a stroke mimic after cerebral angiogram [J]. J Neuroimaging, 2013,23：231 - 233.

[3] Kahana A, Rowley HA, Weinstein JM. Cortical blindness: clinical and radiologic findings in reversible posterior leukoencephalopathy syndrome: case report and review of the literature [J]. Ophthalmology, 2005,112：e7 - e11.

[4] Merchut MP, Richie B. Transient visuospatial disorder from angiographic contrast [J]. Arch Neurol, 2002,59：851 - 854.

[5] Roccatagliata L, Taveira-Lopes L, Rossignol MD, et al. Cortical blindness and retrograde amnesia following cerebral angiography studied by early diffusion weighted MR imaging. A Case Report [J]. Neuroradiol J, 2009,22：600 - 604.

（辛晓瑜 傅 毅）

病例 10　头晕、头痛伴恶心、呕吐、双眼酸痛 5 天

● 病史

现病史：女性，57 岁，于 2015 年 10 月 16 日无明显诱因下出现头痛伴恶心、呕吐、双眼酸痛，至当地医院就诊，诊断高血压，予呋塞米（速尿）、硝酸异山梨酯喷雾剂（异舒吉）等药物治疗后症状不缓解。2015 年 10 月 21 日至我院急诊，头颅 MR 示："右丘脑、右枕叶、右小脑异常信号灶，拟急性脑梗死；右额少许硬膜下积血可能，左小脑半球、脑干、双基底节、侧脑室旁及额顶叶、颞叶多发腔隙灶及腔梗灶，脑白质变性；颅骨多发异常信号"。诊断为"右枕叶梗死"，予甘露醇降颅压以及依达拉奉、头孢呋辛、泮托拉唑（泮立苏）、呋塞米（速尿）、丁苯酞（恩必普）等药物治疗，稍缓解，收治入院。自发病以来饮食稍差，大小便正常，睡眠稍差，近期体重无明显改变。

入院后给予脑梗死相关治疗，病情尚平稳，但一直诉有头痛，给予对症治疗效果不明显，进一步检查头颅 MRA、MRV 和腰穿均无特殊发现。11 月 9 日出现对答不切题，时有答非所问，能认识家人，对自己名字不能准确说出，精神萎靡，考虑再发脑梗死。之后发现患者血小板进行性下降，凝血功能异常，骨扫描提示全身多处骨转移，给予输血小板等支持治疗。

既往史：高血压史 10 年，不规律口服降压药，血压控制差，入院血压 201/110 mmHg。6 年前因胃癌行根治术，术后化疗。16 年前因胆结石行胆囊切除术。否认糖尿病等其他基础疾病史，否认肝炎结核等传染病史，否认食物药物过敏史。

个人史：否认烟酒嗜好，无疫水接触史。
家族史：否认家族遗传病史。

● 查体

一、内科系统体格检查

体温 36.9 ℃，脉搏 78 次/分，呼吸 18 次/分，血压 201/110 mmHg，心、肺、腹部无异常。

二、神经系统专科检查

精神智能状态：神志清楚，对答切题，计算力、定向力正常。

脑神经：双侧额纹对称，双侧瞳孔等大等圆，直径 2.0 mm，光反应敏感，眼球运动正常，双侧鼻唇沟对称，伸舌居中。

运动系统：四肢肌张力正常，双上肢肌力 5 级，双下肢肌力 4 级。

反射：双侧肱二头肌、肱三头肌腱反射（＋＋），双侧膝反射（－）。

感觉系统：针刺觉正常对称。

病理征：未引出。

共济运动：正常。

脑膜刺激征：阴性。

● 辅助检查

一、实验室检查

表 1-1　血常规和 DIC 动态变化

日期	WBC(×10⁹/L)	RBC(×10⁹/L)	PLT(×10⁹/L)	APTT(s)	PT(s)	TT(s)	FG(g/L)	FDP(mg/L)	D-D(mg/L)
2015-10-24	7.73	4.51	109	31	13.2	19.9	2.0	25.4↑	4.31↑
2015-11-09	7.91	4.11	69↓	31.6	14.1	18.10	2.4	34.2↑	4.57↑
2015-11-13	7.18	4.11	42↓	27.7	13.0	18.8	2.3	33.6↑	4.85↑
2015-11-15	8.43	4.0	30↓	34.2	13.9	19.0	2.4	31.0↑	5.53↑
2015-11-17	6.0	3.62↓	20↓	32	13.7	17.2	2.1	41.2↑	6.30↑
2015-11-18	8.31	3.59↓	19↓	29	13.9	17.6	1.9	38.4↑	3.88↑
2015-11-19	6.87	3.48↓	14↓	28.2	13.8	19.4	1.8	35.7↑	3.79↑

2015-10-24 血糖 8.84 mmol/L(↑),三酰甘油 11.43 mmol/L(↑),胆固醇 3.77 mmol/L,高密度脂蛋白 0.81 mmol/L,低密度脂蛋白 2.22 mmol/L。前白蛋白 293 mg/L,谷丙转氨酶 29 IU/L,谷草转氨酶 25 IU/L,碱性磷酸酶 1 230 IU/L(↑),γ-谷氨酰转肽酶 37 IU/L,总胆红素 14.0 μmol/L,直接胆红素 1.7 μmol/L,总蛋白 71 g/L,白蛋白 39 g/L,白球比例 1.22(↓),胆汁酸 2.7 μmol/L,尿素 3.4 mmol/L,肌酐 49 μmol/L(↓),尿酸 303 μmol/L,钾 2.50 mmol/L(↓),钠 137 mmol/L,氯 98 mmol/L,钙 2.32 mmol/L,磷 1.15 mmol/L,二氧化碳 27.0 mmol/L。氨基末端 B 型利钠肽前体 309.0 pg/ml(↑)。

心肌酶谱：谷草转氨酶 26 IU/L,乳酸脱氢酶 163 IU/L,肌酸激酶 29 IU/L,CK-MB 定量 0.4 ng/mL,肌红蛋白定量 11.9 ng/mL,肌钙蛋白 10.02 ng/mL。

2015-11-5 **脑脊液** 压力 218 mmH$_2$O,红细胞 (一),有核细胞计数 1.00×10^6/L,潘氏试验阴性(一),蛋白质定量 465.00 mg/L,氯化物 111.00 mmol/L(↓),糖 3.00 mmol/L,涂片未找见新型隐球菌、真菌。同步血糖 6.48 mmol/L(↑),总蛋白 70 g/L,氯 92 mmol/L(↓)。

2015-10-27 糖类抗原 199：114.6 U/ml(↑),癌胚抗原：7.54 ng/ml(↑)。

2015-11-12 糖类抗原 199：347.80 U/ml(↑),癌胚抗原：103.81 ng/ml(↑)。

二、其他检查

头颅 MR(2015-10-23)：右丘脑、右枕叶、右小脑异常信号灶,拟急性脑梗死;右额少许硬膜下积血可能,左小脑半球、脑干、双基底节、侧脑室旁及额顶叶、颞叶多发腔隙灶及腔梗死灶,脑白质变性;颅骨多发异常信号(图 1-23)。

心电图(2015-10-23)：正常。

头颅 MR(2015-11-09)：右枕叶高信号灶,建议增强检查。左小脑半球、双侧基底节区、侧脑室体旁及额顶叶白质多发腔隙性脑梗死,部分考虑亚急性脑梗死灶(图 1-24)。

骨扫描(2015-11-13)：全身多处骨转移(图 1-25)。

PET/CT(2015-11-16)：①胃癌术后,残胃壁稍厚,代谢稍高,建议随访,必要时胃镜检查。双侧肱骨、骨盆、脊柱及双侧股骨代谢不均匀性异常增高,结合病史考虑转移性病变可能性大。②右枕叶低密度灶,代谢不高,考虑梗死灶,建议 MR 检查。③残胃充盈欠佳,胃壁稍厚,代谢稍高,考虑炎症,建议随访,必要时胃镜检查(图 1-26)。

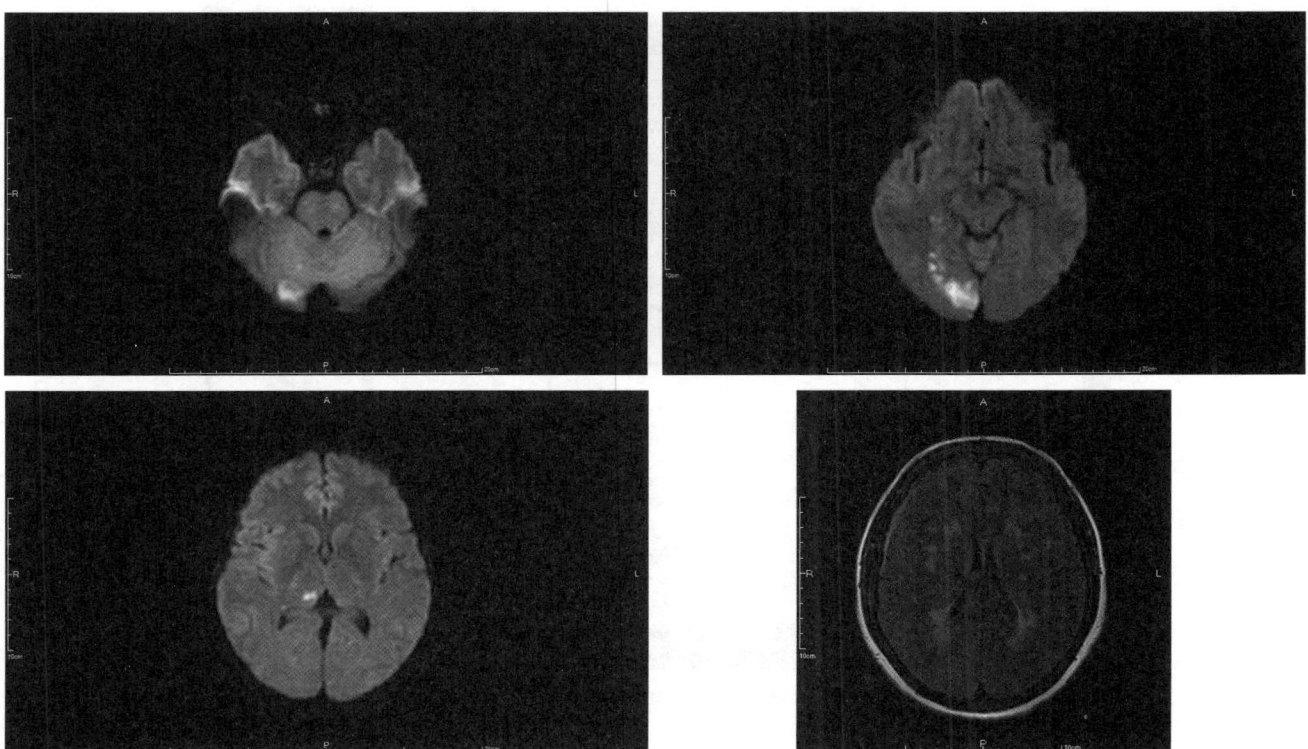

图 1-23 右侧小脑、右侧枕叶、右侧丘脑 DWI 呈高信号,颅骨多发异常信号

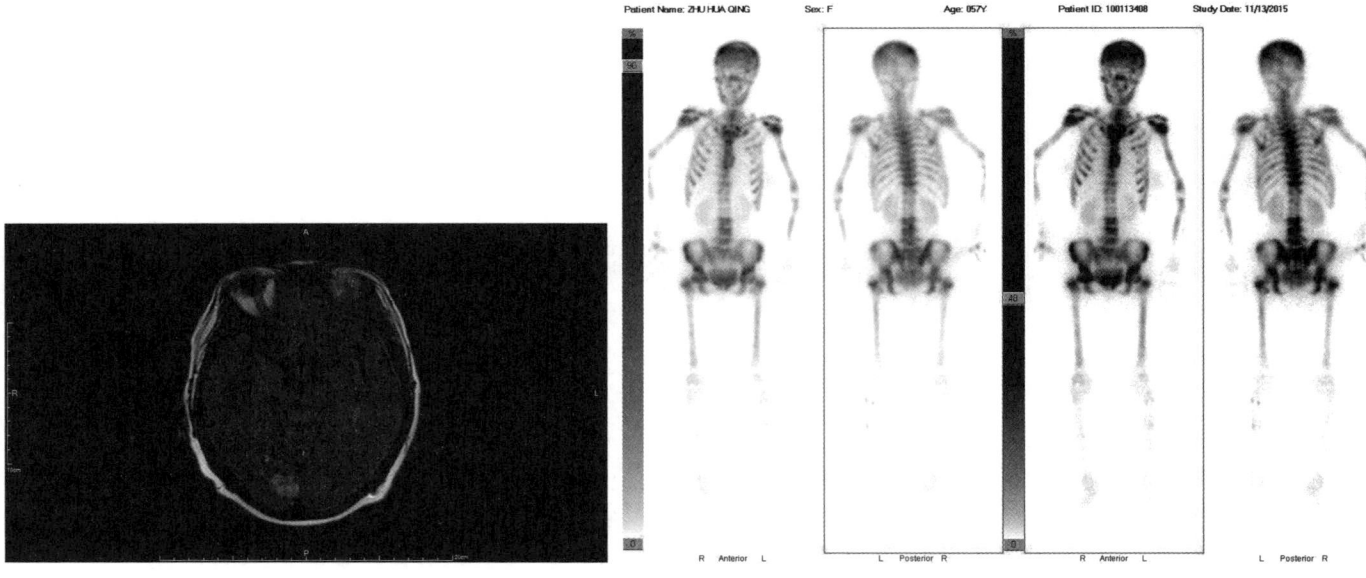

图 1-24　FLAIR 示右枕叶可见片状高信号

图 1-25　骨扫描提示全身多处骨转移

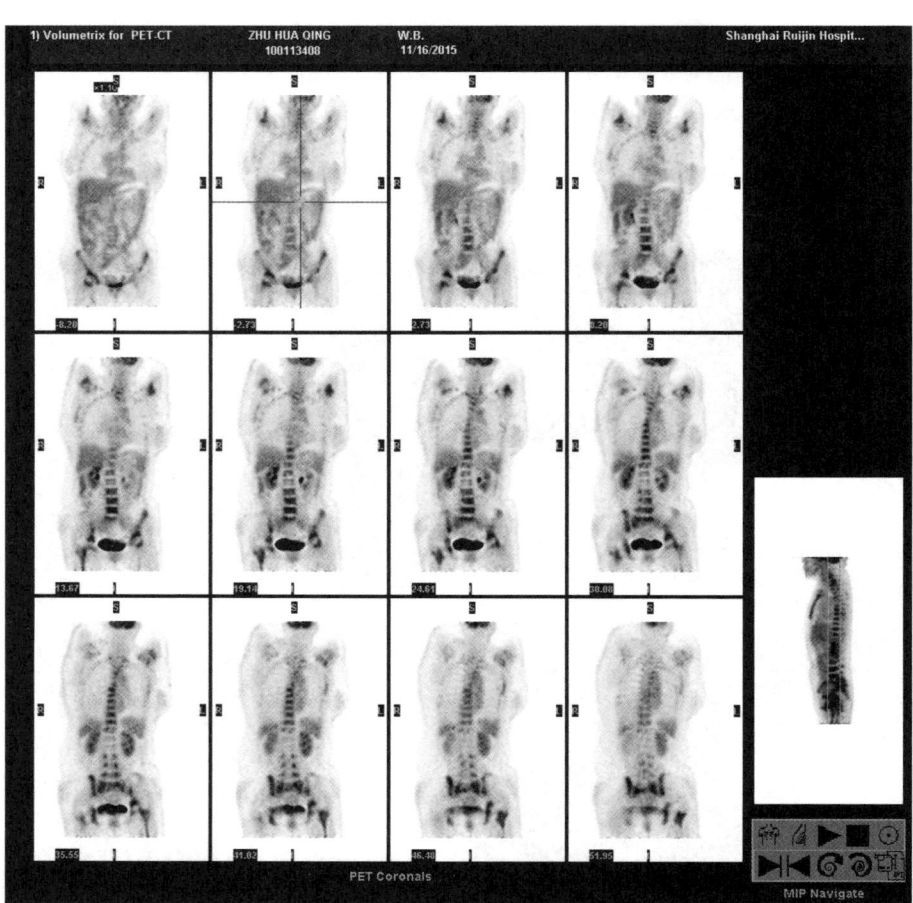

图 1-26　PET/CT 示双侧肱骨、骨盆、脊柱及双侧股骨代谢不均匀性异常增高,结合病史考虑转
　　　　移性病变可能性大

● 诊断及讨论

一、定位诊断
（1）头痛伴恶心、呕吐、双眼酸痛。
（2）头颅 MR：右丘脑、右枕叶、右小脑异常信号灶；颅骨多发异常信号。
（3）骨扫描提示全身多处骨转移。
故定位在右丘脑、右枕叶、右小脑及全身骨骼。

二、定性诊断
（1）亚急性起病，体征和影像学符合血管性疾病。
（2）6 年前因胃癌行根治术。
（3）骨扫描和 PET 均提示全身多处骨转移。
（4）血小板进行性下降，在院和出院时有多次再发脑梗死，并且导致死亡。
故定性恶性肿瘤导致凝血功能异常。

三、鉴别诊断
1. 瘤卒中：有脑瘤或全身肿瘤病史，病灶呈多发性，影像学可见周围明显的水肿带和异常增强。本例患者虽然有胃癌病史，但脑内病灶没有明显的占位效应，并且血液系统处于高凝状态，故排除转移性脑肿瘤。
2. 多发性脑梗死：多有脑血管疾病的高危因素，常见动脉粥样硬化斑块形成，病灶符合脑血管的分布形态，病灶与体征密切相关。本例患者病灶散在且不符合大的血管分布，并且血液系统处于高凝状态，故排除。

四、治疗及预后
患者对症处理后自动出院，4 天后再发脑梗死导致死亡。

五、病例点评及疾病分析
恶性肿瘤可通过多种机制破坏机体的凝血、抗凝系统，导致患者凝血功能异常。凝血功能紊乱是恶性肿瘤的第二大并发症，患者可能在血栓栓塞性疾病发生时或数月、数年后发生恶性肿瘤。1865 年法国 Armand Troussean 教授首次报道静脉血栓与肿瘤之间存在联系。

DIC 和血小板减少是引起实体瘤出血的二大主要原因。后者往往是由于骨髓被浸润的缘故。实体瘤并发 DIC 的机制：①癌组织或细胞大量增殖后发生坏死，释放组织因子激活外源性凝血系统；②肿瘤转移，一定数量的癌细胞进入血液，可以通过表面接触，使因子Ⅻ活化，从而激活内源性凝血系统引起凝血；③有的腺癌能分泌一种含有涎酸的黏蛋白，可激活 X 因子导致 DIC。本例患者就是以血小板进行性下降和 DIC 指标持续恶化为主要表现的。

通过对胃肠道恶性肿瘤患者血小板活化、凝血、抗凝血系统各分子标志物的检测，发现在所有患者中均存在组织因子（tissue factor，TF）、凝血酶-抗凝血酶（thrombin-antithrombin，TAT）的升高，在肿瘤复发转移组中更加明显，同时在这一时期又存在着 GMP-140（granular membrane protein 140）的升高和抗凝血酶（antithrombin，AT）活性的降低。近来众多临床观察及体内外实验均证实 FVIIa/TF 尚具有促进肿瘤生长、浸润、转移的作用。FVIIa/TF 通过复杂的信号传导机制影响肿瘤细胞的细胞骨架系统及基因表达，而介入细胞-基质、细胞-细胞间相互作用，并以此在肿瘤生长、黏附、播散、迁移中发挥作用。此外癌症患者血小板释放微颗粒到血浆也与促凝血活性（procoagulant activity，PCA）有关，已有报道肿瘤细胞可激活血小板，使血小板聚集和释放活性物质。肿瘤细胞还可产生不同的炎性细胞因子，其中有些能影响内皮细胞抗凝特性，在转移性肿瘤中，这些抗凝物的肝脏合成降低明显。

由此可见，恶性肿瘤患者易形成血栓的病理机制主要包括高凝状态、血管损伤和血流淤滞等。恶性肿瘤引发高凝状态的机制是复杂的，涉及多种可变因素的相互作用，打破了促凝与抗凝之间的平衡。血流异常常见于长期卧床的恶性肿瘤患者，由于活动减少或血管被巨大肿块压迫等均可导致静脉血流淤滞，缓慢的血流可活化凝血因子，延迟清除凝血因子，而内皮缺氧受损等易发生血栓栓塞。癌细胞可使机体血液成分发生改变，完整的癌细胞和其脱落的膜泡均显示促凝活性，并直接形成凝血酶，促凝物质主要有组织因子（TF）和癌性促凝物质（CP）。尽管有 30%～60% 的肿瘤患者血小板增多，但血小板数目的增多并不增加血栓形成的危险。而由于肿瘤细胞诱发凝血酶生成和产生二磷酸腺苷（adenosine diphosphate，ADP）可使血小板活性增加引起高凝状态。此外，癌细胞浸润使血管断裂及癌细胞本身分泌一种血管渗透因子使微血管渗透性增高等原因使血管壁异常，血液在促凝物质的作用下很快凝固。肿瘤细胞可直接活化凝血系统，促进血栓形成，或通过与机体细胞相互作用而产生或表达促凝血因子。肿瘤产生的促凝血因子也可导致 DIC。腺癌分泌黏液中富含的唾液酸分子可引起 X 因子的非酶性激活。研究表明，肿瘤患者与深静脉血栓（deep vein thrombosis，DVT）患者相似均处于高凝状态，肿瘤伴 DVT 患者的程度更重。肿瘤细胞可直接侵犯血管或通过分泌血管穿透性因子而损伤内皮细胞。血液流变学的异常和留置导管也容易对血管内皮细胞产生损伤。化疗药物也可直接损伤内皮细胞。手术患者比非手术患者发生血栓的危险性高 3 倍，除术后需卧床外，手术本身能激活凝血途径。一些治疗肿瘤相关的药物如雌激素、抗血管生成靶向药物、集落刺激因子也增加了栓塞的危险。

总之，该疾病预后很差。Yeh 等的资料提示未经有效治疗，大部分患者在 1～3 周内死亡。Chao 等的经验是：即使化疗后中位生存期也仅 28 周，所有患者在初治成功后均经历了 DIC 复发，在 DIC 复发后 30 天内病死率高。早期发现，及时对这些患者的高凝状态或易栓状态进行干预，不仅可以避免或减少血栓形成或 DIC，或许还可能减缓肿瘤的生长和转移，并可能提高肿瘤治疗效果，延长患者的生存期。

此例患者为中年女性，临床表现呈非特征性，体征上双侧均有受累，呈现多发的趋势，进一步影像学检查也发现不同脑供血区的病灶，这就引起了我们的重视。患者虽然有高血压控制欠佳的高危因素，但是无法很好地解释其急性多发性病灶，再结合病患有胃癌病史，

我们自然推导出其中的相关性，在进一步的检查中患者血小板和凝血功能进行性恶化，骨扫描提示有多处转移病灶，这提供了我们诊断其为恶性肿瘤所致凝血功能异常的依据，虽然治疗上主要是对症处理，但病原学的明确也为病患家属提供了一些安慰。由此可见，临床上的仔细观察和用心分析才是提高临床技能的不二法门。

参考文献

[1] Cunningham MS，White B，O'Donnell J. Prevention and management of venous thromboembolism in people with cancer：a review of the evidence [J]. Clin Oncol，2006，18：145 - 151.

[2] Vlodavsky I，Ilan N，Nadir Y，et al. Heparanase，heparin and the coagulation system in cancer progression [J]. Thromb Res，2007，120：S112 - 120.

[3] Rickles FR，Shoji M，Abe K. The role of the hemostatic system in tumor growth，metastasis，and angiogenesis：tissue factor is a bifunctional molecule capable of inducing both fibrin deposition and angiogenesis in cancer [J]. Inter J Hematol，2001，73：145 - 150.

[4] Kim HK，Song KS，Park YS，et al. Elevated levels of circulating platelet microparticles，VEGF，IL-6 and RANTES in patients with gastric cancer：possible role of a metastasis predictor [J]. Eur J Cancer，2003，39：184 - 191.

[5] Varon D，Brill A. Platelets cross-talk with tumor cells [J]. Haemostasis，2001，31：64 - 66.

（郭正良　傅　毅）

病例 11　左侧脐以下感觉减退，伴双下肢乏力 3 日

● 病史

现病史：女性，34 岁，患者于 2015 年 10 月 9 日晨起时感左侧脐以下麻木及感觉减退，伴有双下肢乏力，无明显前驱感染史，无发热，无大小便功能障碍，症状逐渐加重，次日外院胸椎 MRI 检查未见明显异常。于 12 日收入我院。

既往史：2009 年 5 月因"咳嗽、发热、蛋白尿、关节疼痛"等不适确诊为系统性红斑狼疮（SLE），给予泼尼松、吗替麦考酚酯（骁悉）口服治疗。2012 年停用泼尼松。2015 年 4 月，因膝关节疼痛，考虑 SLE 复发，继续

口服泼尼松至今，现口服泼尼松 6 片/日。否认高血压、糖尿病病史，否认毒物接触史。

个人史：上海人，出生居住在原籍；无特殊不良嗜好；适龄结婚，配偶体健。

家族史：否认家族脑血管疾病史。

● 查体

一、内科系统体格检查

体温 36.3 ℃，脉搏 80 次/分，呼吸 19 次/分，血压 120/80 mmHg，心、肺、腹部无异常。

二、神经系统专科检查(入院时)

精神智能状态: 神智清楚,精神可,言语清楚,查体合作,对答切题。

脑神经: 双侧额纹对称,双侧瞳孔等大等圆,直径3 mm,光反应敏感,眼球运动正常,双侧鼻唇沟对称,伸舌居中。

运动系统: 四肢肌张力正常,双上肢肌力5级,双下肢肌力4⁺级。患者足部皮损(图1-27)。

反射: 双侧上肢腱反射(++),双侧下肢腱反射(+)。

感觉系统: 左侧脐以下针刺觉减退,双下肢位置觉、运动觉正常。

病理征: 双侧 Hoffmann 征(+)。

共济运动: 双侧指鼻、快速轮替完成可。

● 入院后病情变化

10月20日凌晨3时30分突然出现头痛,伴有恶心、呕吐,约10分钟后出现意识丧失,无肢体抽搐。查体:呈昏迷状态,呼之无反应,疼痛刺激有反应,双瞳孔不等大,右侧瞳孔4.0 mm,左侧瞳孔4.5 mm,对光反射消失,双侧巴氏征阳性,GCS 7分。测血压190/90 mmHg,测末梢血糖7.3 mmol/L,急行头颅CT示:左侧额叶出血,伴左侧硬膜下出血及蛛网膜下腔出血,中线偏移<1 cm。急予甘露醇、甘油果糖脱水降颅压,止血芳酸、酚磺乙胺止血,尼莫地平(尼莫同)预防继发性血管痉挛,神经细胞营养药改善脑功能。至中午12时,患者意识水平较前有所改善,呈昏睡状态,呼之稍有回应,可遵嘱伸舌,四肢有不自主活动,GCS 9分。双瞳等大,直径3 mm,对光反应(+),生命体征趋平稳。至晚上6时,意识进一步改善,呈嗜睡状态,呼之有应答,四肢能遵嘱活动,GCS 13分。至10月23日,患者神志转清,呼之可应,GCS 15分。以后出院门诊随访。12月21日患者在无明显诱因下再次突然出现言语含糊、右侧肢体活动不利、视物模糊后入院。头颅MRI提示:"左额顶叶、左基底节、右顶叶、左侧小脑半球多发急性脑梗死",后合并继发性癫痫、肺部感染、房颤,右足溃破(图1-27),家属放弃积极抢救,于12月30日死亡。

● 辅助检查

一、实验室检查

血常规,肝肾功能(2015-10-13):正常。

血清免疫学指标(2015-10-13):红细胞沉降率81 mm/h(↑),类风湿因子23 IU/ml(↑),抗链球菌溶血素"O"<25 IU/ml,免疫球蛋白IgG 1 680 mg/dl(↑),免疫球蛋白IgA 322 mg/dl,补体C3 390 mg/L(39 mg/dl)(↓),补体C4 110 mg/L(11 mg/dl)(↓),免疫球蛋白IgE 25.7 IU/ml,免疫球蛋白IgM 2.2 g/L(220 mg/dl),补体50 25.0 U/ml。

脑脊液(2015-10-13):外观无色清亮,有核细胞计数20.00×10⁶/L,蛋白质定量715.00 mg/L(↑),氯化物119.00 mmol/L,寡克隆带(−),糖2.00 mmol/L(↓)。同步血糖5.45 mmol/L。

尿六联(2015-10-14):尿视黄醇结合蛋白10.53 mg/L(↑),尿液肌酐11.24 mmol/L,尿免疫球蛋白G 9.09 mg/dl(↑),尿转铁蛋白3.12 mg/dl(↑),尿微量白蛋白64.30 mg/dl(↑),尿α1微球蛋白1.89 mg/dl(↑),NAG活性10.30 U/L,尿白蛋白比肌酐57.21(↑)。

免疫相关指标(2015-10-16):RNP/Sm抗体阳性(++),抗Sm抗体阳性(+),抗SSA抗体阳性(++),抗Ro-52抗体阳性(++),抗SSB抗体阴性,抗SCL-70抗体阴性,抗PM-Scl抗体阴性,抗Jo-1抗体阴性,抗着丝点蛋白B抗体阴性,抗增殖细胞核抗原抗体阴性,抗双链DNA抗体(定性)阳性(+),抗核小体抗体阳性(++),抗组蛋白抗体阴性,抗核糖体P蛋白抗体阳性(+),抗线粒体-M2抗体弱阳性(±),抗环瓜氨酸肽抗体(−),抗心磷脂抗体(−)。

二、影像学检查

胸部正位片(2015-10-15):两肺未见活动性病变。

头颅MRI增强(2015-10-17):右侧额叶、双侧半卵

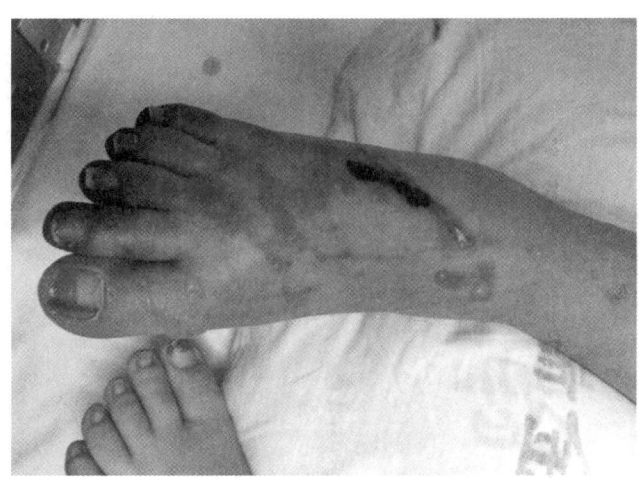

图1-27 患者足部皮损

圆中心、右侧颞叶、左侧丘脑及右侧枕叶斑片状异常信号，增强扫描提示：左侧丘脑及右侧枕叶病灶见小片状强化，余病灶未见强化（图1-28）。

头颅CT平扫（2015-10-20）：左侧额颞顶部硬膜下血肿，左侧额叶血肿，脑疝形成，脑实质肿胀，右侧小脑半球及颞枕叶散在斑片状低密度影（图1-29）。

头颅CTA（2015-11-9）：颅内血管多发粗细不均，局部瘤样扩张，拟血管炎改变可能（图1-30）。

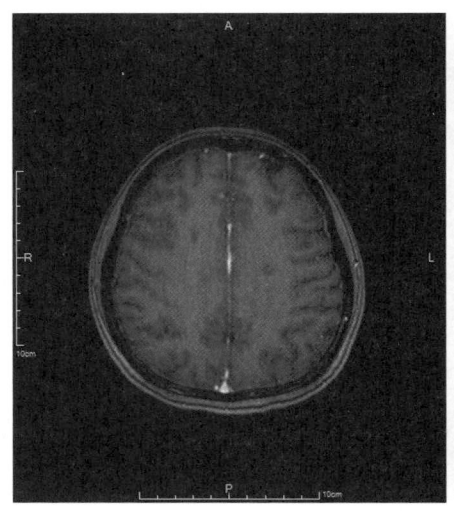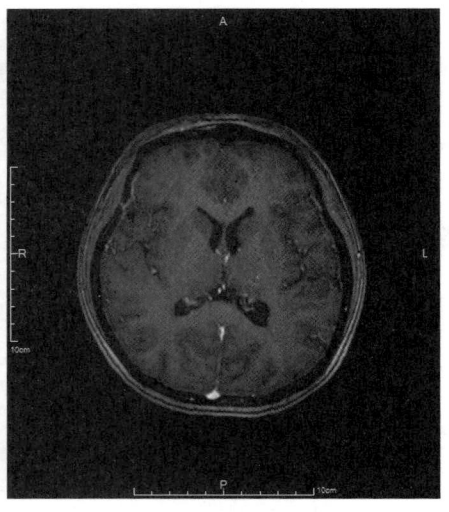

图1-28　头颅MRI增强提示颅内多发异常信号及左侧丘脑强化病灶

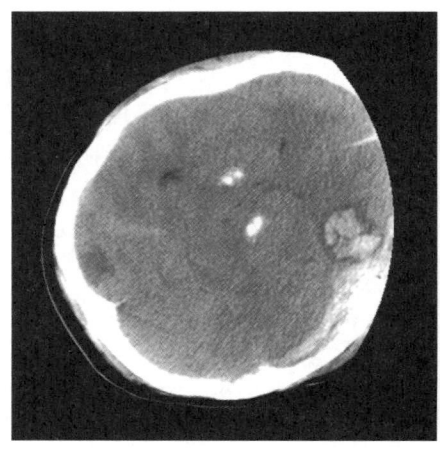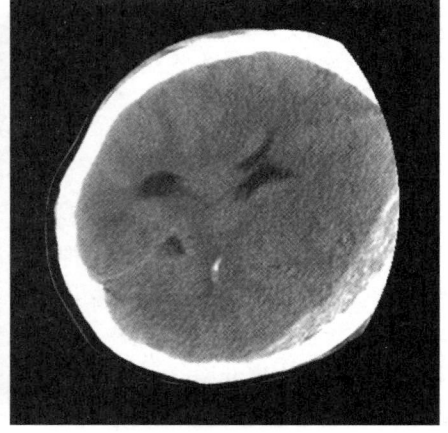

图1-29　头颅CT提示左侧额叶血肿，左侧额颞顶部硬膜下血肿，蛛网膜下腔出血，脑疝形成

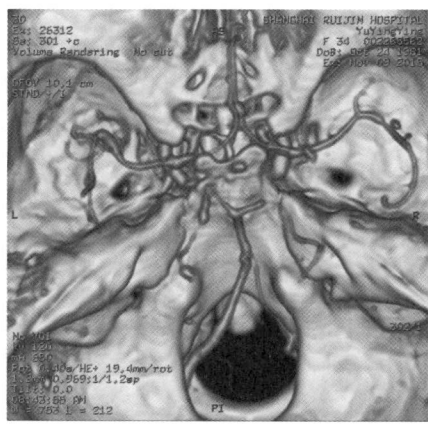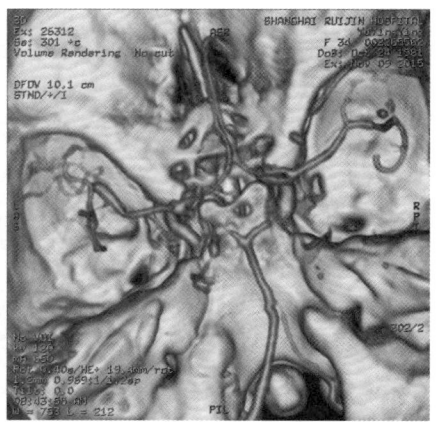

图1-30　头颅CTA提示颅内血管多发粗细不均，局部瘤样扩张，拟血管炎改变可能

头颅 CT(2015-11-9)：左侧额颞顶部硬膜下血肿，左侧额叶血肿，较前片 2015-10-29 有所吸收，脑疝形成，脑实质肿胀较前稍减少，右侧小脑半球及颞枕叶散在斑片状低密度影（图 1-31）。

头颅 MRI(2015-12-22)：①右额顶叶、左侧基底节区及侧脑室体旁、右枕叶及左侧小脑半球急性脑梗死，右枕叶脑梗死周围可见软化灶；②左额叶血肿，部分吸收；③左侧基底节区及额颞叶多发腔隙性脑梗死（图 1-32）。

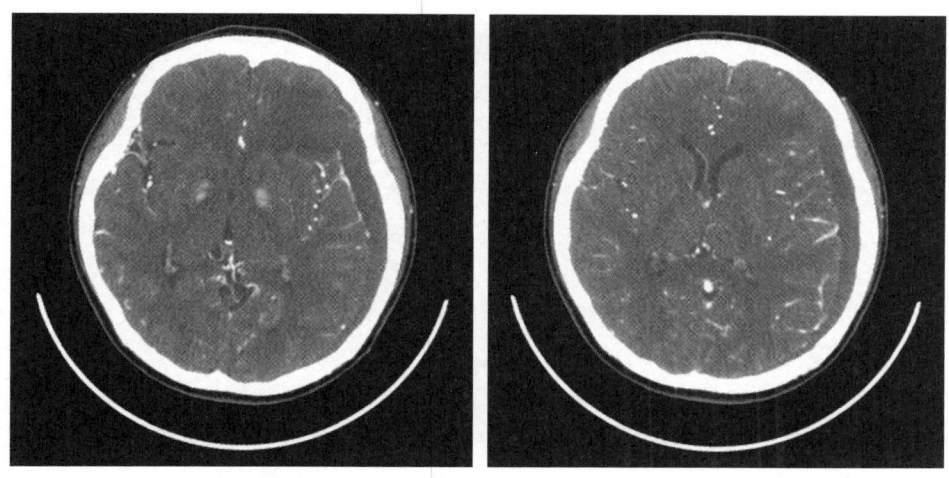

图 1-31　头颅 CT 提示左侧额颞顶部硬膜下血肿，左侧额叶血肿，较前片 2015-10-29 有所吸收

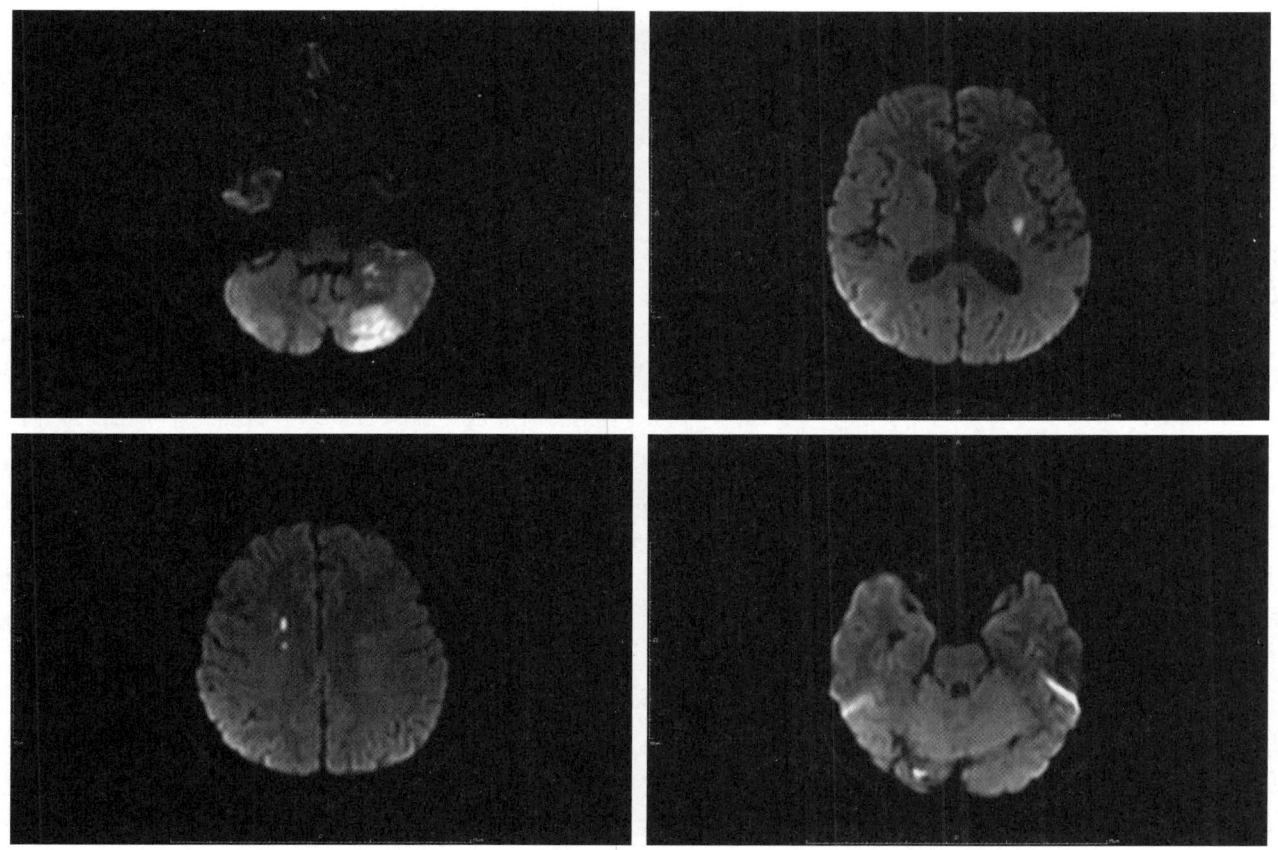

图 1-32　头颅 MRI 示右额顶叶、左侧基底节区及侧脑室体旁、右枕叶及左侧小脑半球多发急性脑梗死

● 诊断及讨论

一、定位诊断

根据患者表现为：①左侧脐以下麻木，针刺觉减退，伴双下肢乏力；②突发意识不清，头颅 CT 提示左侧额叶血肿、硬膜下血肿、蛛网膜下腔出血；③头颅 CTA 提示颅内血管多发粗细不均，局部瘤样扩张，血管炎改变可能，故定位于胸段脊髓、颅内血管。

二、定性诊断

青年女性，SLE 病史 6 年，急性起病，以"左侧脐以下麻木，伴双下肢乏力 3 天"收入院，查体发现左侧脐以下针刺觉减退，双下肢肌力减退。腰穿脑脊液检查有核细胞计数 20.00×10⁶/L，蛋白质定量 715.00 mg/L（↑），考虑中枢神经系统狼疮。住院期间患者突发意识不清，颅内出血，头颅 CTA 提示颅内血管多发粗细不均，血管炎可能，故诊断考虑系统性红斑狼疮（SLE）、狼疮性脊髓病、狼疮性脑病（脑血管病）。

三、鉴别诊断

1. 脱髓鞘性脊髓病：多有前驱感染史或疫苗接种史，脊髓 MRI 通常能够发现病灶，脑脊液检查寡克隆区带阳性，亦可出现细胞和蛋白质的增高。该患者无前驱感染史，胸椎 MRI 未发现病灶，故暂不考虑。

2. 原发性中枢神经系统血管炎：病变仅局限于中枢神经系统，头痛为最常见的症状，可有偏瘫、偏身感觉障碍等神经系统定位体征，影像学以缺血性改变为主，病理学特征为肉芽肿性血管炎。该患者有 SLE 病史，有中枢神经系统以外症状体征，故应首先考虑 SLE 相关血管炎。

四、治疗及预后

患者入院前，口服泼尼松 30 mg/d。10 月 14 日—16 日，甲泼尼龙 500 mg/d 冲击治疗。10 月 17 日减为 240 mg/d，10 月 19 日减为 120 mg。突发颅内出血后，予甘露醇、甘油果糖脱水降颅压，止血芳酸、酚磺乙胺止血，尼莫同预防继发性血管痉挛，神经细胞营养药改善脑功能。10 月 24 日甲泼尼龙减为 80 mg/d，29 日减为 40 mg/d，11 月 11 日改为泼尼松 40 mg 口服，门诊随访减量。12 月 21 日患者再次出现言语含糊、右侧肢体活动不利、视物模糊后入院，后合并继发性癫痫、肺部感染、房颤，家属放弃积极抢救，于 12 月 30 日死亡。

五、病例点评及疾病分析

系统性红斑狼疮（systemic lupus erythematosus, SLE）是一种自身免疫介导的，以免疫性炎症反应为突出表现累及多脏器的弥漫性结缔组织病。在遗传、环境、雌激素水平等各种因素相互作用下，导致 T 淋巴细胞减少、T 抑制细胞功能降低、B 细胞过度增生，产生以抗核抗体为代表的多种自身抗体，与体内相应的自身抗原结合形成相应的免疫复合物，沉积在皮肤、关节、血管壁、肾小球等部位，在补体的参与下，引起急慢性炎症及组织坏死。临床上以多系统受累以及周期性的静止和加重为特征。

血管炎是 SLE 最常见的病理改变，也是判断 SLE 患者病情活动性和严重程度的重要指标。约 11%～36% 的 SLE 患者可出现各种类型的血管炎。最常见的 SLE 相关血管炎为皮肤血管炎，发生率高达 90%，表现为瘀点、紫癜、荨麻疹、丘疹、水疱、皮肤坏死、浅表性溃疡等病损。内脏血管炎的发生率仅为 10%。在血管炎的病理改变中，86% 为小血管炎，14% 为中或大血管炎，可表现出淋巴细胞性血管炎、白细胞碎裂性血管炎、荨麻疹性血管炎、青斑样血管炎和抗磷脂抗体相关血管炎的病理学特征。

中枢神经系统有着复杂血供网络，包含从大动脉到微血管几乎各种类型的血管。累及中枢神经系统的炎症性血管病按病因主要可分为以下几种：①感染性血管炎，如梅毒性血管炎、细菌性血管炎、真菌性血管炎和病毒性血管炎；②原发性血管炎，仅累及中枢神经系统，如结节性动脉炎、过敏性肉芽肿、Takayasu 综合征、Wegner 肉芽肿、过敏性动脉炎等；③继发性血管炎，如 SLE、风湿性关节炎、硬皮病、皮肌炎、干燥综合征等自身免疫疾病合并的血管炎，以及感染、药物和肿瘤相关的过敏性血管炎。结合该例患者，SLE 合并的中枢神经系统血管炎是免疫介导的继发性中枢神经系统血管炎中最常见的一类，也是导致 SLE 患者致残致死的主要元凶。④无法分类的血管炎，如血栓闭塞性血管炎、烟雾病、Sneddon 综合征、Cogan 综合征、孤立性中枢神经系统血管炎等。头颅 CTA、MRA 和脑血管造影可发现多发性的血管交替狭窄和扩张。临床上，缺血性事件的发生概率要明显高于出血性事件。

在国内外的文献报道中，SLE 出现中枢神经系统受累的比例从 14%～75% 不等，可能与统计标准的差异有关。中枢神经系统受累往往提示 SLE 的预后不良。SLE 中枢神经系统受累的表现可包括癫痫、精神障碍、狼疮性头痛、脑神经病变、器质性脑病、脑血管意外、视觉异常等。在该病例中,患者中枢神经系统的受累先后波及脊髓和脑,提示病情十分危重。在 SLE 脑病患者的脑组织中,可以发现典型的小血管病变,包括内膜增生、透明变性、血管周围炎细胞浸润、纤维素样坏死等,在血管周围,往往可以发现微量出血或小片状缺血性组织损伤。在我们的病例中,该患者身上确实出现了缺血性病变和出血性病变的并存。大血管的病变可以发生动脉粥样硬化、纤维肌性发育不良或动脉夹层等,曾有 SLE 伴发蛛网膜下腔出血的病例报道。静脉系统的病变较少,但也可发现静脉壁炎性细胞浸润以及静脉周围的凝固性坏死。该患者头颅 CTA 提示颅内血管多发粗细不均,局部瘤样扩张,具有血管炎病变特征,抗心磷脂抗体(一),抗核小体抗体(++),SLE诊断明确。考虑 SLE 所致中枢神经系统血管炎,可能以大血管的病变为主。

在 SLE 的治疗方面,包括中枢神经系统受累的SLE,早期、合理应用肾上腺糖皮质激素和免疫抑制剂将有利于改善预后。对于重症患者,可采用甲泼尼龙与大剂量糖皮质激素的联合治疗或血浆置换。但对于伴有局灶性神经功能缺损的患者,却不建议早期使用大剂量激素。累及中枢神经系统的 SLE,往往预后较差。

参考文献

[1] Ghodke-Puranik Y, Niewold TB. Immunogenetics of systemic lupus erythematosus: A comprehensive review [J]. J Autoimmun, 2015,64: 125 – 136.

[2] Cozzani E, Gasparini G, Papini M, et al. Vasculitis associated with connective tissue diseases [J]. G Ital Dermatol Venereol, 2015,150: 221 – 232.

[3] Timlin H, Petri M. Transient ischemic attack and stroke in systemic lupus erythema-tosus [J]. Lupus, 2013,22: 1251 – 1258.

[4] Torné R, Rodríguez-Hernández A, Bernard T, et al. Subarachnoid hemorrhage in systemic lupus erythematosus: systematic review and report of three cases [J]. Clin Neurol Neurosurg, 2015,128: 17 – 24.

[5] Kronbichler A, Brezina B, Quintana LF, et al. Efficacy of plasma exchange and immunoadsorption in systemic lupus erythematosus and antiphospholipid syndrome: A systematic review [J]. Autoimmun Rev, 2016,15: 38 – 49.

(辛晓瑜 傅 毅)

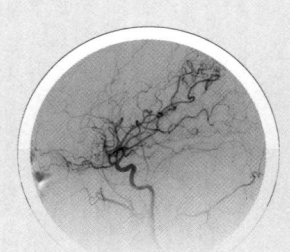

病例 1　头颈部、四肢不自主运动 5 年,伴性格改变 1 年

● **病史**

现病史:患者女性,59 岁,于 2009 年初无明显诱因下出现不自主点头、不自主张口及眨眼动作,吐字欠清,但咀嚼功能基本正常,不伴有进食困难。上述症状在情绪紧张、激动时加重、放松时减轻、睡眠时消失。当时未就诊,6 个月后症状加重,出现双手不自主抖动,于外院就诊,考虑"帕金森病"可能,予以相关药物治疗,症状无明显改善。2010 年春节期间发生左侧肢体乏力,外院考虑"脑梗死可能",治疗后左侧肢体乏力逐渐好转。3 月 25 日至我院就诊,行头颅 MRI 检查示:"左侧额叶白质内见少许斑点状异常信号,T_1 等信号,FLAIR 高信号。各脑室、脑池及脑沟轻度增宽扩大,轻度脑萎缩可能",诊断为"肌张力障碍",给予辅酶 Q_{10}、硫必利治疗,头部不自主运动稍改善。12 月左右出现走路不稳,走路时身体前屈,性格改变,过分干净、常反复洗手。2013 年 7 月,家属发现患者做饭时不知道先放什么后放什么。10 月头部、四肢不自主运动明显加重,伴咬牙、晃肩、耸肩等动作,颈部僵硬,活动受限,性格改变,爱发脾气,但外出后能返家,仍认识家人。为求进一步诊治收入院。病程中,患者饮食可,睡眠可,二便如常,发病至现在体重下降约 20 斤。

既往史:否认糖尿病、高血压、高脂血症等病史。

个人史:出生生长于原籍,否认疫水接触史,否认烟酒嗜好史。20 年前,每周喷洒农药一次,共 10 余年。

婚育史:已婚已育。

月经史:已绝经。

家族史:其父有晃头,无智能变化,未曾诊治。

● **查体**

一、内科系统体格检查

体温 37 ℃,脉搏 93 次/分,呼吸 20 次/分,血压 111/66 mmHg,心、肺、腹部无异常。

二、神经系统专科检查

精神智能状态:神志清,精神可,理解力差,近事记忆差,言语欠清,基本对答可。

脑神经:双瞳孔等大等圆,直径约 3 mm,直接间接对光反射正常,双额纹、鼻唇沟对称,伸舌居中。

运动系统:双上肢肌力 5 级,双下肢肌力 5⁻级(欠配合),颈肌张力增高,双上肢肌张力检查不配合,可疑增高。

反射:双侧肱二头肌、桡骨膜、膝反射(＋＋＋),双侧踝反射(＋＋),双侧 Hoffmann 征(－),双侧掌颌反射(＋)。

感觉系统:深、浅感觉正常。

病理征:右侧巴氏征(＋),Chaddock 征加强(＋)。

共济运动:双侧指鼻试验稳准,跟膝胫试验欠配合。闭目难立征可疑阳性。

步态:行走时左下肢拖曳步态,谨慎状、步距小,上肢联动少,左足外翻位(图 2-1)。

其他体征:可见不自主眨眼、噘嘴动作,形式不固

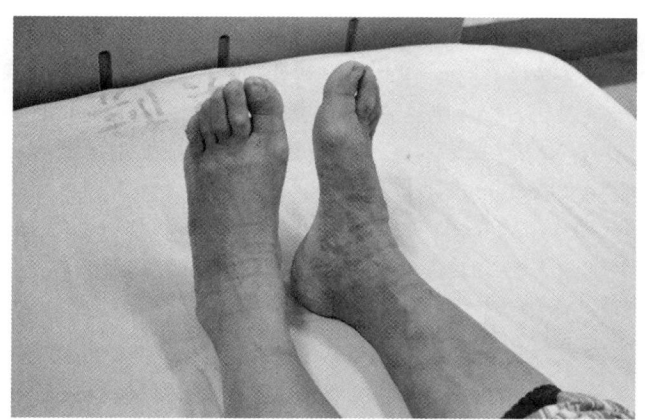

图 2-1　左足外翻位

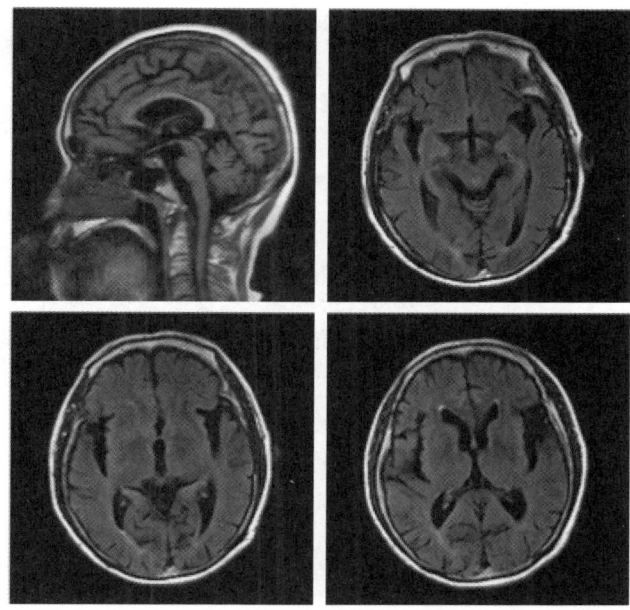

图 2-2　头颅 MRI 提示双侧额顶叶腔隙灶,脑萎缩,其中以脑干及小脑明显

定。不自主点头,耸肩动作,较刻板,且靠墙站立后动作幅度和频率减少。

● **辅助检查**

一、实验室检查

血常规:正常

血生化:空腹血糖、肝肾功能、血脂、电解质均正常。

铁代谢:血清铁 21.6 μmol/L;铁饱和度 45.5%;总铁结合力 47.5 μmol/L;铁蛋白 107.7 ng/ml;转铁蛋白 2.53 g/L;铜蓝蛋白 308.0 mg/L。

甲状腺功能:反三碘甲腺原氨酸(rT3) 111.90 ng/dl(↑),余(—)。

外周血异常细胞:红细胞大小不一,部分细胞中央淡染区扩大,偶见破碎红细胞。

血、尿质谱分析:正常。

二、其他辅助检查

肌电图:头面、颈项、躯干肌肌张力障碍改变。

头颅 MRI 平扫:双侧额顶叶腔隙灶,脑萎缩,其中以脑干及小脑明显(图 2-2)。

肝、胆、胰、脾、肾、输尿管、膀胱超声:肝、胆囊、胰腺、肾未见明显异常;双侧输尿管未见明显扩张。

● **诊断及讨论**

一、定位诊断

(1) 患者存在不自主眨眼、噘嘴动作,形式不固定,考虑为舞蹈样动作。不自主点头,耸肩动作,较刻板,且靠墙站立后动作幅度和频率减少,考虑为肌张力障碍。行走时左下肢拖曳步态,谨慎状、步距小,上肢联

动少,左足外翻位,考虑为帕金森病。这三种不自主动作定位于锥体外系。

(2) 因患者言语不清,理解力差,无法完成认知功能量表评定。但结合病史,可以判断其认知功能下降,记忆减退,执行能力下降,性格改变,且有明显脑萎缩,因此定位在皮质。

(3) 双侧掌颌反射(+),右侧巴氏征(+),Chaddock 征加强(+),定位在锥体系。

二、定性诊断

通过定位分析,可以看到该患者突出表现在肌张力障碍/舞蹈和痴呆两方面。对于兼具舞蹈/肌张力障碍和早发痴呆的患者,首先考虑亨廷顿病。基因诊断:*IT15* 基因的 CAG 拷贝数>42(图 2-3)。

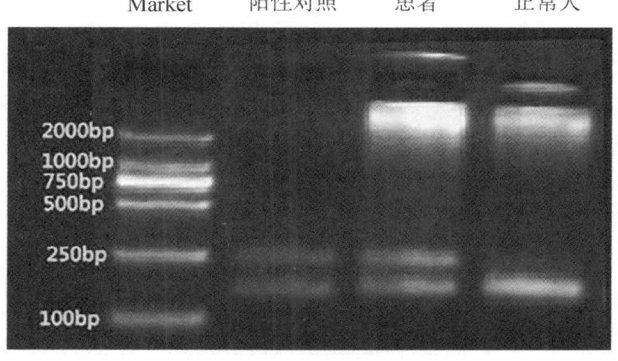

图 2-3　IT15 基因检测提示患者的 CAG 拷贝数>42

三、鉴别诊断

1. 肝豆状核变性：是一种常染色体隐性遗传的铜代谢障碍性疾病，以铜代谢障碍引起的肝硬化、基底节损害为主的脑变性疾病为特点。神经症状以锥体外系损害为突出表现，以舞蹈样动作、手足徐动和肌张力障碍为主，并有面部怪容、张口流涎、吞咽困难、构音障碍、运动迟缓、震颤、肌强直等。精神症状表现为注意力和记忆力减退、智能障碍、反应迟钝、情绪不稳，常伴有强笑、傻笑，也可伴有冲动行为或人格改变。该患者在临床表现上需要与肝豆状核变性鉴别，但绝大多数肝豆状核变性患者的角膜色素环 K-F 环阳性、血铜蓝蛋白降低、通常有肝病症状体征、头颅 MRI 也有特征性表现。该患者以上特征性指标均阴性，故肝豆状核变性不作为首先考虑，最终可行基因检测诊断。

2. 棘红细胞增多症：是一种罕见病，以口面部不自主运动、肢体舞蹈症（酷似慢性进行性舞蹈病）最常见。常表现为进食困难，步态不稳，时有自咬唇、舌等。其他运动障碍有肌张力障碍、运动不能性肌强直、抽动症、帕金森综合征等。约半数患者可有进行性智能减退。该患者的临床表现也需要考虑该病的鉴别，但该病的重要诊断依据是周围血棘红细胞计数大于 3%。该患者周围血未见明显异常细胞。故不作为首先考虑疾病。

四、治疗及预后

曾尝试各种改善肌张力障碍的药物，但效果差，病情仍进行性发展，预后差。

五、病例点评及疾病分析

该患者曾多次就诊于上海交通大学医学院附属瑞金医院神经内科，也曾住院治疗，但均未明确诊断，分析其原因可能是因为该患者的肌张力障碍症状过于突出，舞蹈样动作不明显，而且认知障碍相对隐匿，因此在病程早期只关注了肌张力障碍，诊断为"继发性肌张力障碍"。因为未发现其他特殊体征和线索，所以未能进一步探究继发性肌张力障碍的病因。而在病程后期，痴呆的症状愈加显著，结合这两者共存的现象，尤其也注意到了患者面部的舞蹈样动作，首先要考虑亨廷顿病（HD）。经过基因检测，最终确诊。在鉴别诊断过程中，也考虑了肝豆状核变性、棘红细胞增多症、泛酸激酶依赖型神经退行性疾病（pantothenate kinase associated neurodegeneration，PKAN）、神经元蜡样脂褐脂沉积症、齿状核红核苍白球路易体萎缩症（dentatorubral-pallidoluysian atrophy，DRPLA）、神经铁蛋白病、抗 N-甲基-D-天冬氨酸（N-methyl-D-aspartic acid，NMDA）受体介导的边缘叶脑炎以及变异型克-雅病（Creutzfeldt-Jakob disease，CJD）。

HD 是一种常染色体显性遗传的神经变性病。西方国家人群中 HD 患病率约为（10.6～13.7）/10 万人。好发于 30～50 岁，一部分见于儿童和青少年。多数有阳性家族史，但老年人群中晚发型 HD 通常无家族史。本例患者属晚发型，也没有家族史。病程呈缓慢进展进行性加重，以慢性进行性舞蹈样动作、认知障碍和精神行为异常三联征为典型特点，一般病程在 15～20 年，临床上头颅 CT 和 MRI 提示基底节萎缩，以尾状核头部萎缩最明显，双侧侧脑室前角扩大，但无特异性，且早期 HD 的影像学结果多正常，确诊须靠 IT15 基因检测。

HD 的发病与负责编码亨廷顿蛋白的 HTT 基因，也称 IT15 基因相关，HTT 基因有一个 PolyQ 部分，而这一部分是由重复 CAG 三核苷酸重复序列所编码。正常人群中这一重复序列的长度为 6～35 个重复；如果在 36～39 之间，则一部分患者会发病，另一部分患者会继续保持无症状状态。如果扩增超过 40 个重复序列，则会发病，出现运动症状。

阳性家族史对 HD 的诊断具有关键意义。但详细的神经系统检查和认知功能、精神状态的评估也是诊断所必需的。HD 特征性的舞蹈样症状最具诊断价值。影像学检查不可单独作为诊断依据，但阳性发现具有参考价值。根据阳性家族史和特征性的运动、认知和精神症状，可对本病做出临床诊断。如果没有阳性家族史，或者临床症状不典型，需要通过基因测试确诊，本例患者即属于不典型病例，最终通过基因测试确诊。但也应该注意到，在极少数情况下，可能出现基因测试假阴性。

目前 HD 的临床治疗仍以经验性治疗为主，治疗目标为控制症状和改善生活质量。目前仍缺乏有效的疾病修饰治疗药物。唯一被 FDA 批准的治疗药物是突触囊泡单胺转运体抑制剂丁苯那嗪，其他在研的治疗方法包括脑深部电刺激术（DBS）治疗和氘化丁苯那嗪分子。

参考文献

[1] Walker FO. Huntington's disease [J]. Lancet, 2007, 369: 218-228.

［2］中华医学会神经病学分会帕金森病及运动障碍学组.亨廷顿病的诊断与治疗指南［J］.中华神经科杂志,2011,44(9):638－641.

［3］Bates GP, Dorsey R, Gusella JF, et al. Huntington disease [J]. Nat Rev Dis Primers, 2015,1:15005.

（周海燕 刘 军 陈生弟）

病例2 全身不自主运动4年,记忆力减退半年

● 病史

现病史: 女性,52 岁,4 年前(2006 年)无明显诱因下出现双足部不自主运动,主要表现为踝关节不自主"扭曲样"动作,幅度小,紧张时加重,休息后缓解,不伴有肢体抽动和意识丧失;不影响正常生活和工作,未予关注。1 年后上述症状逐渐加重,双下肢开始出现不自主舞动,表现为持续性幅度较大的"舞蹈样"动作,精神紧张时加重,睡眠时消失,当时尚无明显性格改变,可进行日常工作和活动,未予特殊处理。1 年前上述"舞蹈样"不自主动作进展至躯干和双上肢,双上肢舞蹈样动作表现为阵发性、大幅度的肩关节扭动,模式不固定;有时呈持续性扭动并出现肩关节"内收样"怪异姿势。与此同时,出现了面部表情增多(做"鬼脸"状的皱眉张口),严重时影响患者进食。半年前,开始出现记忆力和智能下降,主要为无法回忆近期事物和计算力减退,严重影响患者生活和工作。家属亦诉患者脾气易激惹,近半年尤为显著。患者曾在外院行头 MRI、EEG 等相关检查均未见明显异常。发病以来,患者睡眠明显减少,平均每日 3~4 小时,体重减轻 10 kg 左右。

既往史: 既往体健,无其他慢性病史,有剖宫产手术病史。

个人史: 生长于安徽,无特殊嗜好。否认特殊药物毒物接触史。

婚育史: 已婚已育。

月经史: 平素月经不规律,末次月经距今 3 个月。

家族史: 患者父亲有类似"舞蹈样动作"病史,发病后 5 年因肺部感染去世。

● 查体

一、内科系统体格检查

体温 36 ℃,脉搏 88 次/分,呼吸 16 次/分,血压 105/65 mmHg,心、肺、腹部无异常。

二、神经系统专科检查

精神智能状态: 神智清楚,精神可,口齿欠清,对答尚切题,查体合作,计算能力下降。短期记忆力下降,远期记忆力尚可;MMSE 评分 16 分,MOCA 评分:9 分。

脑神经: 双眼各向运动正常,双瞳等大等圆,直径 3 mm,对光反射灵敏,未见 K-F 环,面部感觉正常,下颌反射(－)。双侧鼻唇沟对称,伸舌居中,无舌肌萎缩、纤颤。

眼底检查: 无视网膜色素变性。

感觉系统: 浅、深感觉及皮质复合感觉正常。

运动系统: 可见口面部、头颈部不自主扭动,双上肢扭动不规则,幅度较大,模式不固定;偶见在扭动中双上肢肩关节呈"内收位"固定姿势。双下肢也有不规则的扭动,主要表现为踝关节不自主"外翻"样动作,影响患者行走。四肢肌张力稍低,肌力 5 级。

反射: 双侧肱二头肌、肱三头肌、桡骨膜、膝、踝反射均(＋＋＋)。

病理征: 未引出。

共济运动: 双侧指鼻试验、跟膝胫试验完成可,在完成过程中可见到四肢不自主幅度较大的异常运动。

步态: 直线行走不能完成。

脑膜刺激征: 阴性。

● 辅助检查

一、实验室检查

血浆生化: 血常规,肝肾功能,电解质,血糖,血脂、血清铁,尿常规,铜蓝蛋白,甲状腺功能基本正常。

免疫学检查: P-ANCA 阴性(－),C-ANCA 阴性(－),Ⅰ型胶原羧基端肽 β 特殊序列,总Ⅰ型前胶原氨基末端肽,铁蛋白,CA125,CA153,CA199,癌胚抗原,

甲胎蛋白(AFP),神经元特异性烯醇化酶(NSE),细胞角蛋白,甲状旁腺素,促黄体生成激素,促卵泡成熟激素,雌二醇,骨钙素均为正常范围。抗核抗体阴性,抗RNP/Sm抗体阴性,抗 Sm 抗体阴性,抗 SSA 抗体阴性,抗 SSB 抗体阴性,抗 SCL-70 抗体阴性,抗 Jo-1 抗体阴性。循环免疫复合物,类风湿因子,抗链球菌溶血素"O",IgG,IgA,IgM,转铁蛋白,甲状旁腺素,C-反应蛋白均正常。HIV 抗体阴性,梅毒螺旋体 RPR 阴性。

外周血涂片 未见棘红细胞。

二、其他辅助检查

心电图:正常。

脑电图:正常。

头颅 MR 平扫＋弥散成像:双侧额叶小缺血灶,双侧尾状核头部萎缩(图 2-4)。

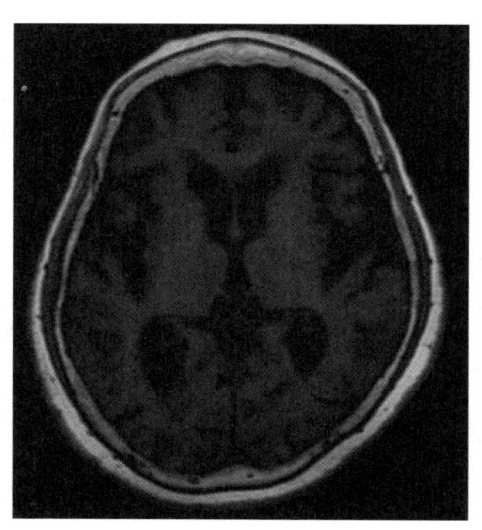

图 2-4 患者头颅 MRI 提示双侧尾状核头部萎缩

● 诊断及讨论

一、定位诊断

根据患者不自主动作主要表现为突然发生、幅度较大,模式不固定的运动,符合舞蹈样动作的特征;同时,偶见在扭动中双肩关节呈"内收位"固定姿势,符合肌张力障碍的特征;故考虑不自主运动为舞蹈样动作和肌张力障碍。另有认知减退,而无其他锥体系、小脑等异常。故定位于锥体外系,皮质。

二、定性诊断

患者隐匿起病,缓慢加重的舞蹈样动作和肌张力

障碍伴认知减退和人格改变,有明确的家族史,MRI 示有尾状核头部萎缩,基因学检测:IT15 基因上(CAG)n 扩增 48,诊断为亨廷顿病。

三、鉴别诊断

1. **肝豆状核变性** 由铜代谢障碍引起的基底节变性和肝功能损伤,通常发生于儿童期或青少年,少数可到成年期发病,缓慢进展,症状有震颤、肢体舞蹈或手足徐动症、构音障碍、异常姿势和慌张步态等;精神异常包括痴呆、记忆力减退等,有一定的相似之处。但是体检可见眼部 K-F 环,肝脏受累导致慢性肝硬化,可有脾肿大、溶血性贫血及血小板减少等;辅助检查血清铜蓝蛋白水平降低,CT 显示双侧豆状核低密度,与该患者明显不符。

2. **原发性肌张力障碍** 原发性肌张力障碍多见于青少年,也可见于成人。少年起病的原发性肌张力障碍表现为局灶起病的肌张力障碍渐波及全身;成人起病的原发性肌张力障碍多表现为局灶性肌张力障碍;两者都为纯肌张力障碍,即除了肌张力障碍外,没有其他症状和体征;该患者有显著的认知功能减退,与之不符。

四、治疗及预后

亨廷顿病无特殊治疗,预后不佳;主要是对症治疗,控制舞蹈动作可采用多巴胺受体拮抗剂如氟哌啶醇、硫必利等;多巴胺递质耗竭剂如丁苯那嗪;改善认知可以采用胆碱酯酶抑制剂。进行家庭和父母的遗传咨询尤为重要。

五、病例点评及疾病分析

对于典型病例诊断不难。但是,对于仅有舞蹈样表现的患者,初来就诊时,诊断思路又是如何呢?

可以通过疾病的缓急程度和一些特征首先大致鉴别。

(1)急性起病的偏侧舞蹈样动作伴或不伴肌张力障碍的患者多见于对侧基底节的脑血管意外,也可见于高血糖非酮症性舞蹈病;对于这类患者,应当及时行影像学检查及血糖测定。少见的情况是自身免疫性脑炎如抗 NMDA 受体脑炎,可以表现为急性起病的一侧肢体刻板样或肌张力障碍动作。

(2)急性或亚急性起病的全身性舞蹈样动作伴或不伴肌张力障碍的患者要考虑:①药物诱发,询问近期药物服用史,尤其是抗精神病药物;②全身代谢性疾

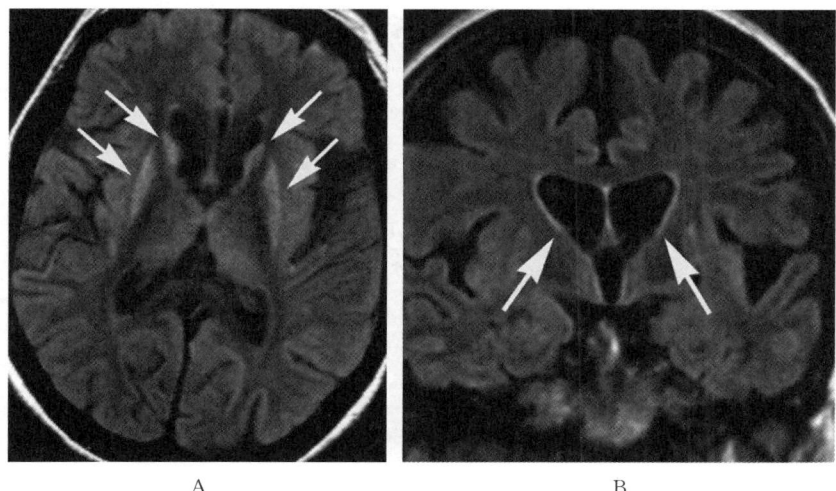

图 2-5　亨廷顿病。A. FLAIR 可以显示尾状核壳核高信号；B. 侧脑室扩大，尾状核萎缩
（引自 Fauci AS et al. Harrison's Principles of Internal Medicine，17th Edition）

病：桥本脑病、其他自身免疫性疾病如系统性红斑狼疮、Wernicke 脑病、肝性脑病、尿毒症、缺氧性脑病、一氧化碳中毒后、重金属中毒等，这类患者需要筛查代谢指标，年轻女性需要筛查自身免疫指标排除系统性红斑狼疮等。

（3）慢性起病的全身性舞蹈样动作伴或不伴肌张力障碍的患者多是由于遗传变性疾病所致，如亨廷顿病、肝豆状核变性、泛酸盐激酶相关神经变性（pantothenate kinase-associatneurodegeneration，PKAN）（又称 Hallervorden-Spatz 病）、神经棘红细胞增多症、家族性基底节钙化等，需要进一步行影像学、外周血涂片（排除神经棘红细胞增多症）和必要的基因学检测。也有一些良性疾病，如儿童的全身性舞蹈样动作考虑小舞蹈病，老年的舞蹈样动作考虑老年性舞蹈病等。

亨廷顿病是常染色体显性遗传病，病理特征为基底节及大脑皮质变性，临床表现为慢性进行性舞蹈样动作、精神症状和痴呆等。青少年型亨廷顿病在儿童及青少年期起病，常于 20 岁之前发病，临床表现与成人型不同，病程进展较快，肌张力障碍是突出表现。亨廷顿病为 4 号染色体短臂 4p16.3 的 Huntington 基因突变所致，基因产物是 CAG 三核苷酸重复扩增产生的 Huntington 蛋白，正常人为 11～34 个 CAG 重复序列，患者为 40 个以上。本病遗传特点有早发现象，父系遗传早发现象则更明显，提示与 Huntington 基因突变的不稳定性有关。临床特点：①常见于 30～50 岁，隐匿起病；②首发症状常为人格和行为改变或舞蹈样动作，异常动作因情绪紧张而加重；③局灶性肌张力障碍可见于部分患者（尤其是年轻的患者）；④多数患者有情感障碍、人格改变和不同程度智力减退，最终导致痴呆；⑤部分患者可有癫痫和小脑性共济失调；⑥头颅 MRI 提示侧脑室扩大和尾状核头部的萎缩，FLAIR 可以显示尾状核壳核高信号，提示神经元变性和胶质细胞增生（见图 2-5）；⑦脑电图可见弥漫性慢波，非特异性；⑧基因学确诊。

参考文献

［1］刘振国，王文安. 慢性进行性舞蹈病的临床特点及治疗进展［J］. 中国现代神经疾病杂志，2007，7：25 - 28.
［2］Bordelon YM. Clinical neurogenetics：Huntington disease［J］. Neurol Clin, 2013,31：1085 - 1094.
［3］Franciosi S, Shim Y, Lau M, et al. A systematic review and meta-analysis of clinical variables used in Huntington disease research［J］. Mov Disord, 2013,28：1987 - 1994.
［4］Loy CT, Schofield PR, Turner AM, et al. Genetics of dementia［J］. Lancet, 2014,383：828 - 840.

（陈　晟　刘　军　陈生弟）

病例 3　左侧上肢不自主运动 2 个月

● 病史

现病史：男性，69 岁。2012 年 5 月无明显诱因出现左侧肩部及上肢不自主运动，表现为左上肢不自主扭动，肘关节不自主屈曲，前臂不断旋前旋后样运动，肩关节间断性的外展和屈伸动作；出现左上肢"怪异"的姿势，同时出现头部晃动及口部不自主噘嘴样动作，这些不自主运动紧张时加重，安静时减轻，睡眠时消失。于 2012 年 7 月收治入院。追问病史，2011 年 3 月 14 日患者无明显诱因突然出现左侧肢体无力，言语含糊，呼之不应收入当地医院诊治，CT 示两侧脑桥被盖部出血，量约 8.7 ml，诊断"脑出血"，治疗后症状好转，但遗留有行走不稳、言语含糊、视物重影等症状。发病以来，饮食可，夜眠尚可，偶有便秘，体重无明显减轻。

既往史：2007 年查出患酒精性肝硬化，多次住院治疗。否认高血压、糖尿病等病史。

个人史：饮酒 20 年，每天 8 两白酒，吸烟 20 年，每天半包。现戒烟酒 2 年。

家族史：否认家族性遗传性疾病史。

● 查体

一、内科系统体格检查

体温 36.8 ℃，脉搏 88 次/分，呼吸 20 次/分，血压 124/28 mmHg，上胸部可见数个蜘蛛痣，无肝掌，腹壁静脉曲张，无黄疸。

二、神经系统专科检查

精神智能状态：神志清，精神可，言语欠清，对答尚切题，查体合作。

脑神经：双瞳等大等圆，直径 2.5 mm，对光反应灵敏，右眼外展露白约 1 mm，双侧眼球上下视可，向左侧视时可见左眼水平眼震；双侧额纹对称，双侧眼轮匝肌肌力差，右侧鼻唇沟浅，示齿动作略差，咽反射消失。

运动系统：左上肢肌张力略高，四肢肌力 5 级。

反射：上肢腱反射（＋＋），下肢腱反射（＋）。

病理征：未引出。

共济运动：双侧指鼻试验、跟膝胫试验、轮替试验完成欠佳，闭目难立征（＋）。

感觉系统：左侧肢体针刺觉减退。

步态：无法自行站立及行走。

脑膜刺激征：阴性。

其他体征：左上肢肘关节和肩关节不自主舞蹈样扭动，幅度较大；头部不自主晃动，嘴部不自主噘嘴样动作；无软腭震颤或阵挛样动作，双手平举时无扑翼样震颤。

● 辅助检查

一、实验室检查

血常规：白细胞计数 7.91×10⁹/L，中性粒细胞 0.505，红细胞计数 5.53×10¹²/L，血红蛋白 167 g/L，血小板计数 187×10⁹/L。

血生化：血糖、肾功能、电解质、血氨水平正常；肝功能除 γ-谷氨氨转移酶和直接胆红素轻度增高外基本正常；叶酸＞20.00 ng/ml（↑）；维生素 B₁₂ 590.0 pg/ml。

尿常规：胆红素（＋），余正常。

脑脊液：有核细胞计数 6.00×10⁶/L，脑脊液蛋白质 136.00 mg/L，氯化物 121.00 mmol/L，糖 4.00 mmol/L（↑）。

二、其他辅助检查

头颅 MRA：右侧大脑中动脉局限性狭窄，右侧椎动脉远端略窄。

头颅 MR 平扫＋增强：双侧橄榄核肥大（图 2-6）。

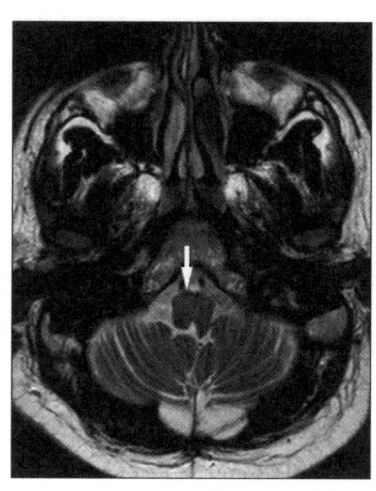

图 2-6　双侧橄榄核肥大（白色箭头）

电生理：双侧 BAEP 异常；双侧 Pr-VEP 异常；正常范围 SEP。

脑电图：正常。

● 诊断及讨论

一、定位诊断

患者此次发病 1 年前有两侧脑桥被盖部出血,此次以头部、嘴唇及左上肢不自主舞蹈样动作和怪异姿势为主要表现,查体除了脑干出血后遗的神经系统体征外还有左上肢肌张力高,定位在右侧锥体外系。

二、定性诊断

患者脑干被盖部出血后 1 年出现肢体、头部不自主动作,结合 MRI 考虑继发性肌张力障碍,脑桥被盖部出血后,诊断考虑肥厚性橄榄体变性(hypertrophic olivary degeneration,HOD)。

三、鉴别诊断

该患者有脑血管意外病史,康复期发生左侧肢体及头部异常的不自主运动,很容易让人联想异常的肢体运动是否与脑干出血有关还是另有其他原因。由于患者是偏急性发病的一侧上肢的肌张力异常,我们首先需要排除其他原因：①急性对侧基底节卒中;②代谢性因素,如高血糖等;③局灶性癫痫发作。④代谢性脑病：患者尽管有肝功能失代偿的一些体征如蜘蛛痣,但肝功能基本正常,也没有扑翼样震颤,脑电图和血氨检查也正常;最关键的是患者本次是单侧上肢起病,与代谢性因素多同时累及双侧不同,所以代谢性因素引起的异常肢体运动的可能也被排除。

四、治疗及预后

采用苯海索、巴氯芬和氟哌啶醇治疗,症状有所改善。

五、病例点评及疾病分析

该病例的诊断思路是针对肌张力障碍的：肌张力障碍的诊断应该遵循一定步骤,循序渐进。通常可以按照三步走的思路来进行诊断,首先要确定患者的表现是否是肌张力障碍;其次,要判断肌张力障碍是属于原发性肌张力障碍、肌张力障碍叠加综合征、遗传变性肌张力障碍还是继发性或症状性肌张力障碍,也就是将肌张力障碍归类;最后就是明确肌张力障碍的病因。原发性肌张力障碍的患者可以通过基因检测判断具体分型。肌张力障碍叠加综合征的患者则要进一步判断是否是多巴反应性肌张力障碍、肌阵挛性肌张力障碍或是快速起病的肌张力障碍-帕金森征。考虑倾向于遗传变性肌张力障碍的,则要进一步寻找遗传变性疾病的证据。考虑继发性或症状性肌张力障碍的,可以通过影像学等辅助检查手段寻找颅内器质性病变的证据,同时还要排除药物源性肌张力障碍。

继发性肌张力障碍的常见病因包括各种外界环境因素造成的器质性脑部损伤,尤其当损伤累及基底节区域时,常可导致继发性肌张力障碍。当然在基底节区以外也可以诱发肌张力障碍。常见的外界环境因素有外伤、感染、金属或某些化学品中毒、某些药物和颅脑手术等。脑部本身的病变如脑血管意外、脑肿瘤、脑血管畸形和全身性病变如某些代谢性疾病、结缔组织疾病也是继发性肌张力障碍的病因。美国哥伦比亚大学帕金森病及其他运动障碍病研究中心统计显示,在 2 398 例扭转性肌张力障碍患者中,原发性肌张力障碍 1 762 例,迟发性肌张力障碍 184 例,仅次于原发性肌张力障碍,出生时外伤导致肌张力障碍 83 例,心因性肌张力障碍 64 例,外周损伤 51 例,颅脑外伤 39 例,卒中 27 例,脑炎 24 例,其他原因 164 例,提示各种原因导致的继发性肌张力障碍所占的比重并不低。在诊断原发性肌张力障碍前,要排除各种原因导致的继发性肌张力障碍。以下临床线索的出现常提示继发性肌张力障碍：①有过脑外伤、脑炎、毒物暴露史、围生期缺氧等;②突然起病、病程早期进展迅速(该患者具备此特征);③同时存在其他神经系统体征如痴呆、癫痫发作、眼外肌麻痹、共济失调、痉挛、肌萎缩、感觉异常、锥体束征等;④以静止性肌张力障碍而非运动性肌张力障碍起病;⑤持续性偏侧肌张力障碍;⑥早期出现固定的姿势异常;⑦早期出现延髓功能障碍如构音障碍、吞咽困难等;⑧成人单个肢体进展性肌张力障碍(该患者具备此特征);⑨成人发病全身性肌张力障碍;⑩头颅影像学检查有异常发现并能够解释肌张力障碍症状(责任病灶);⑪异常的实验室检查。

尽管绝大多数的肌张力障碍是继发于基底节区的病变,但一部分肌张力障碍可以发生在基底节区以外部位的病变基础上,例如脑干。已知 Guillain-Mollaret 三角的病变可以导致软腭阵挛,该三角的组成包括脑干的橄榄核、小脑齿状核和红核。已有报道,脑干出血或梗死累及这个部位后可出现肌张力障碍或舞蹈样动作。一个较为特征但少见的表现是肥厚性橄榄体变性,在 MRI 上表现为橄榄体的增大和异常信号。这种橄榄核的变性肥大可能与脑干卒中后延迟的神经功能恶化有关(即在康复期,患者的神经功能再次恶化,可以表现为再次出现构音障碍,共济失调,新出现的红核性震颤,软腭震颤,也可以出现局部或全身的肌张力障碍)。过去,HOD 被认为是引起软腭震颤的病理学变化之一,目前研究认为,HOD 并非总是和软腭震颤相关联,有些软腭震颤的患者没有 HOD,存在 HOD 表现的患者也并非都有软腭震颤。进一步研究发现,HOD 也可以和除软腭震颤以外的其他运动障碍相关,例如红核震颤以及肌张力障碍。正常情况下,下橄榄核接受对侧小脑齿状核抑制性递质 GABA 的支配,失支配后能够导致下橄榄核肥大和变性。此外,Loher 等总结了由脑干病变诱发的肌张力障碍病例。原发性疾病包括脑干出血、梗死和外伤,病变部位为脑桥被盖部、小脑上脚,脑桥被盖部位的损伤可能导致 Guillain-Mollaret 三角通路的中断而产生不自主运动,也可继发 HOD;小脑上脚的病变可能损伤小脑向中脑及丘脑传递的纤维,临床上可以表现为偏侧肌张力障碍、局灶性肢体肌张力障碍、颈肌张力障碍、红核性震颤等。Kim 等报道了 1 例 74 岁左侧脑桥被盖部急性脑出血的患者,尽管恢复良好,但 1 年后出现了右侧肢体舞蹈样动作和肌张力障碍,复查头颅 MRI 发现左侧延髓前下部位异常信号提示 HOD。这些病例中发生的继发性肌张力障碍多在原发病发生后 1～14 个月发生,而且几乎所有患者都表现为延迟发生的肌张力障碍,而并非损伤同时即发生,这种延迟发生现象提示了产生病理环路的时限以及产生 HOD 的时限。

脑干病变导致的肌张力障碍和其他不自主运动尽管并非常见,但也绝非罕见,随着对于脑干解剖和生理的不断认识,这种"特殊"肌张力障碍的病因和机制将被阐明。

参考文献

[1] Kim MK, Cho BM, Park SH, et al. Holmes' tremor associated with bilateral hypertrophic olivary degeneration following brain stem hemorrhage: a case report [J]. J Cerebrovasc Endovasc Neurosurg, 2014,16: 299 - 302.

[2] Kim HJ, Cho YJ, Cho JY, et al. Choreodystonia in a patient with hypertrophic olivary degeneration after pontine tegmental hemorrhage [J]. Mov Disord, 2008,23: 920 - 922.

[3] Loher TJ, Krauss JK. Dystonia associated with pontomesencephalic lesions [J]. Mov Disord, 2009,24: 157 - 167.

[4] Cordeiro IM⁻, Tavares JB, Reimāo S, et al. Hypertrophic olivary degeneration after pontine hemorrhage: a cause of delayed neurological deterioration [J]. Cerebrovasc Dis, 2013, 36: 153 - 154.

[5] Lim CC, Lim SA. Images in clinical medicine. Pendular nystagmus and palatomyoclonus from hypertrophic olivary degeneration [J]. N Engl J Med, 2009,360: e12.

(陈 晟 刘 军 陈生弟)

病例 4　言语不清、右手震颤伴右侧肢体远端不自主扭动 5 年,加重伴面部不自主运动 2 年

● 病史

现病史:男性,25 岁,2001 年出现言语不清,口齿含糊,情绪紧张时加重,1 年后逐渐出现右手不自主颤抖,右侧肢体远端异常扭动和怪异的姿势,书写速度减慢,书写困难但字迹仍可辨认。曾于多家医院就诊,行头颅 CT 检查未见明显异常,曾分别考虑为"帕金森病"、"线粒体脑肌病"和"肌张力障碍"等,开始服用左旋多巴、苯海索等药物治疗,效果欠佳。入院前 2 年出现面部不自主运动,如挤眉弄眼、噘嘴、伸舌扭舌、吞咽及咀嚼困难、头颈不自主扭转等;继而出现左手抖动,自觉四肢发僵,右侧较为明显,并逐渐出现行走困难,全身肌肉不自主扭动,步态拖曳等症状。于 2006 年 9 月收入院。

既往史:无特殊异常。

个人史:足月产,无新生儿窒息史,无烟酒嗜好,其母孕期无异常。

家族史:无遗传疾病史。

● 查体

一、内科系统体格检查

体温 37 ℃,呼吸 16 次/分,脉搏 82 次/分,律齐;血

压 130/80 mmHg,心、肺、腹部、生殖系统无异常。

二、神经系统专科检查

精神智能状态:体形消瘦;认知功能正常,MMSE评分 28 分;计算力、理解力、定向力正常。

脑神经:眼球各向运动充分,眼震(一),裂隙灯下未见 K-F 环;眼轮匝肌、咬肌肌张力增高;构音不清,口角、舌部不自主扭动如同卷曲样动作,舌肌无萎缩及纤颤;咽反射存在,下颌反射无亢进,颈肌肌张力增高。眼底检查:未见视网膜色素变性。

运动系统:四肢肌力 5 级,右上肢肌张力齿轮样增高,右上肢静止性震颤,左上肢肌张力略增高,右下肢肌张力增高。

反射:双肱二头肌、肱三头肌反射(+),双侧膝反射(+++),右下肢踝阵挛(+)。

感觉系统:深浅感觉正常。

病理征:未引出。

共济运动:指鼻、跟膝胫试验完成可,双手轮替动作略差,右侧显著。闭目难立征(一)。

步态:拖曳,直线行走无法完成。

● 辅助检查

一、实验室检查

血生化:血常规、肝肾功能、血沉、抗"O"、血钙、铁、铁结合力、铜蓝蛋白、铜氧化酶吸光度、血乳酸、丙酮酸均正常。

其他:腰穿脑脊液常规与生化、肌电图与神经传导速度测定、视听诱发电位未见异常。外周血涂片未见棘红细胞。β脂蛋白测定正常。

二、其他辅助检查

脑电图检查:正常。

头颅 MRI:T_2 FLAIR 显示苍白球区信号减低影,伴有小区域高信号(图 2-7)。

肌肉活检(外院):"未见异常"。

● 诊断及讨论

一、定位诊断

依据患者言语不清、肢体震颤、肢体远端不自主扭动以及头面部和颈部的不自主运动,表现类似多灶性肌张力障碍;结合查体发现肢体震颤,肌张力增高;考

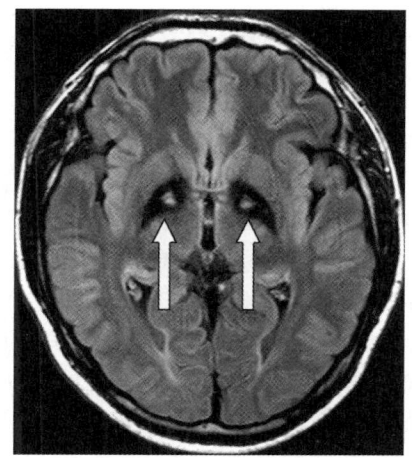

图 2-7　头颅 MRI 提示苍白球区信号减低影,伴有小区域高信号

虑定位在锥体外系。患者下肢反射活跃同时存在踝阵挛阳性,锥体系亦有影响。

二、定性诊断

根据患者起病隐匿,缓慢进展,以及临床特征,考虑遗传变性疾病或代谢性疾病可能大。结合该患者头颅 MRI T_2 FLAIR 显示苍白球区信号减低影,伴有小区域高信号,形似"虎眼征",故考虑哈勒沃登-施帕茨病(Hallervorden-Spatz disease, HSD),也称苍白球黑质变性(pallidonigral degeneration)或泛酸盐激酶相关神经变性(pantothenate kinase-associatneurodegeneration, PKAN)可能大。此病是儿童与青少年的运动障碍性疾病,呈常染色体隐性遗传。最终通过基因检测发现 *PKAN2* 基因 4 号外显子错义突变而明确诊断。

三、鉴别诊断

该病早期诊断较为困难,应与原发性肌张力障碍、青少年帕金森病、帕金森综合征、线粒体脑肌病、脑白质营养不良及多种类型的溶酶体贮积病包括神经节苷脂累积症、神经鞘脂累积症等相鉴别,影像学和治疗效果等都不符合。

四、治疗及预后

目前尚无有效治疗药物,主要是对症治疗,对于肌张力增高-运动迟缓者,左旋多巴有一定效果;以舞蹈运动-徐动症为主要表现者可选用多巴胺受体拮抗剂;铁螯合剂治疗尚未证实有效。抗抑郁药物可用于改善患者情绪,神经营养药物效果不明显。近期有研究发现脑深部电刺激(DBS)尤其是选择双

侧丘脑底核（STN）对于缓解运动症状有一定的作用。

五、病例点评及疾病分析

对于青少年起病的肢体不自主动作，首先需要识别属于何种类型，结合该病例，同时存在多灶性肌张力障碍，以及手足徐动症，鉴别诊断思路就可以针对青少年起病的以肌张力障碍为主要表现的疾病。这是一个庞大的疾病谱，显然这个患者不是原发性肌张力障碍，因为他有锥体系受累以及头颅 MRI 提示苍白球的异常信号。该患者的临床表现更多倾向于肌张力障碍叠加综合征或遗传变性性肌张力障碍谱系中。目前发现的肌张力障碍综合征包括多巴反应性肌张力障碍（dopa-responsive dystonia, DRD）、多巴胺激动剂反应性肌张力障碍（dopamine agonist-responsive dystonia）、快速起病的肌张力障碍-帕金森症（rapid-onset dystonia Parkinsonism, RDP）和肌阵挛性肌张力障碍（myoclonus dystonia, MD）四种。在我国，多巴反应性肌张力障碍相对多见；而快速起病的肌张力障碍-帕金森症和肌阵挛性肌张力障碍少见。显然，该患者对于左旋多巴治疗不敏感使得 DRD 的可能性微乎其微。而遗传变性性肌张力障碍的诊断常提示有进行性神经变性的基础，其病理变化常有基底节区、小脑甚至大脑皮质神经元进行性变性、丢失和胶质细胞增生，这些病理过程可以原发，也可由遗传因素导致金属离子的沉积如铁和铜沉积所致。遗传性变性性肌张力障碍所涉及的病种十分宽泛，肌张力障碍在多数情况下仅仅是疾病的一种表现，甚至并不是主要症状，其他神经系统变性体征如锥体束征、小脑共济失调、帕金森综合征、智能减退、自主神经功能紊乱、视网膜变性，以及神经系统以外各系统的症状如内分泌功能紊乱、骨骼发育异常、眼部异常、皮损表现等症状在遗传变性性肌张力障碍中时常可以见到，甚至可以掩盖肌张力障碍的表现；但在大多数情况下是和肌张力障碍症状重叠在一起，错综复杂。脑电图、神经影像学、诱发电位、眼底甚至脑脊液检查和组织活检对诊断遗传变性性肌张力障碍是必要的，尤其是前三者，能够迅捷发现存在神经系统受损变性的证据。对于高度提示某一种类疾病的患者，基因学检查能够提供诊断依据；若只是茫然筛查，大部分情况下则会陷入大海捞针般的困窘。遗传变性性肌张力障碍的常见原因主要有肝豆状核变性、HSD、神经棘红细胞增多症、线粒体疾病、戊二酸尿症、甲基丙二酸尿症、亨廷顿病、家族性基底节钙化、青少年帕金森病等原因。我们首先筛查了肝豆状核变性、神经棘红细胞增多症和亨廷顿病，这些疾病在该年龄段相对多见，但检查结果不支持这些诊断。结合该患者头颅 MRI 的特征性表现，我们进一步考虑了泛酸激酶相关神经变性的可能并最终诊断。

还需要提一点，当考虑了 HSD 时，还需要进一步排除 HARP 综合征（低前 β 脂蛋白血症-棘红细胞增多症-视网膜色素变性-苍白球变性综合征）的可能，该病系泛酸激酶相关神经变性病少见的临床亚型，其表现除了传统 HSD 表现外，还有血前 β 脂蛋白减少或缺如和棘红细胞增多症等表现，我们也通过血清检测、外周血涂片和眼底检查排除了 HARP 的可能。

HSD 是儿童与青少年的运动障碍性疾病，呈常染色体隐性遗传。本病由 Hallervorden 和 Spatz 在 1922 年首先报道。临床特点为缓慢进展的肌张力增高、运动减少，也可表现为舞蹈运动、肌张力障碍、手足徐动等症状，与铁代谢障碍有关。HSD 病理学改变主要位于黑质-纹状体系统，以苍白球的中央部和黑质的网状区最严重，其内有脂褐素沉着和神经突触变性，有时还发现在黑质存在神经原纤维缠结和 Lewy 小体，电镜下发现除铁和钙沉积外，脂褐色素内有各种细胞器，如线粒体、微管、神经原纤维等。

HSD 是由于缺乏辅酶 A 生物合成中关键调节酶泛酸盐激酶 2（PANK2）所导致的罕见的常染色体隐性青少年神经变性疾病。PANK2 位于 20 号染色体 20p12.3，其点突变或缺失突变会导致泛酸盐激酶 2 功能失调，铁代谢异常进而导致疾病发生。目前已有数十种不同的突变位点被发现。一般认为，PANK2 水平直接与病情严重程度及进展速度相关。双侧苍白球、黑质对称含铁脂色素的沉积是本病病理诊断的金标准。

HSD 多见于青少年，但也存在成年发病者。临床上可有锥体外系、锥体系同时受累，表现为步态异常，肢体远端肌张力障碍、震颤、手足徐动、舞蹈样动作等症状。早期出现构音障碍且较严重是本病一个特点，部分患者可伴有智能减退，共济异常提示皮质、小脑受累。晚期不能起床，多数患者于起病 10 年内死亡。HSD 按其发病年龄、临床表现及基因突变可分为典型性和非典型性，前者多是由于缺乏 PANK2 所致，较非典型患者而言，典型患者多在 10 岁前起病，病情进展较快，常伴有视网膜色素变性及 PANK2 基因突变；而非典型 HSD 中 PANK2 突变者仅占 1/3。头颅 MRI T₂ 加权显示双侧苍白球对称高信号"虎眼征"(eye of the tiger)是本病最具特征性的表现,几乎见于所有 *PANK2* 基因突变的典型患者中;但也有报道称病程中"虎眼征"亦可消失。HSD 应与原发性肌张力障碍、青少年帕金森病、帕金森综合征、线粒体脑肌病、脑白质营养不良及多种类型的溶酶体贮积病包括神经节苷脂累积症、神经鞘脂累积症等相鉴别。

　　HARP 综合征(低前 β 脂蛋白血症-棘红细胞增多症-视网膜色素变性-苍白球变性综合征)系少见的临床亚型,其表现除了传统 HSD 表现外,还有血前 β 脂蛋白减少或缺如和棘红细胞增多症等表现。因此,对临床怀疑 HSD 的患者可进行血棘红细胞和血清蛋白电泳等检查。

参考文献

［1］陈晟,张晓洁,孙伯民等. Hallervorden-Spatz 病一例报道［J］. 上海交通大学学报(医学版),2007,27:360.

［2］Hayflick SJ. Unraveling the Hallervorden-Spatz syndrome: pantothenate kinase-associated neurodegeneration is the name［J］. Curr Opin Pediatr, 2003,15:572 - 577.

［3］Hayflick SJ. Pantothenate kinase-associated neurodegeneration (formerly Hallervorden-Spatz syndrome)［J］. Neurol Sci, 2003,207:106 - 107.

［4］Lechner C, Meisenzahl EM, Uhlemann H, et al. Hallervorden-Spatz syndrome. Differential diagnosis of early onset dementia［J］. Nervenarzt, 1999,70:471 - 475.

［5］Ostergaard JR, Christensen T, Hansen KN. In vivo diagnosis of Hallervorden-Spatz disease［J］. Dev Med Child Neurol, 1995,37:827 - 833.

（陈　晟　刘　军　陈生弟）

病例 5　右手书写困难 3 年余,左手不自主抖动 2 年,口齿不清 1 个月

● 病史

　　现病史:男性,15 岁,自 2009 年(3 年前)无明显诱因下出现右手不自主运动,表现为写字时手部不灵活伴手部不自主扭转动作(图 2-8、图 2-9)。2 年前出现左手不自主抖动,平举、紧张、用力时加剧,左手抖动在特殊姿势时消失。1 个月前手部震颤加重,频率及持续时间明显增加,并开始出现口齿不清,无饮水呛咳,无吞咽困难。半月前,查甲状腺功能示 TGAb 5.96 IU/ml (参考值<4.11 IU/ml),1 周查头颅 MRI,未见异常。2012 年 6 月收入院。追问病史,患者于 1 年前因摔倒后左侧膝盖受伤,其后出现走路时左膝无法弯曲,行走时姿势步态出现异常,但平卧时左膝仍可弯曲。自发病以来,精神可,胃纳可,两便正常,体重无明显下降。

　　既往史:无殊。

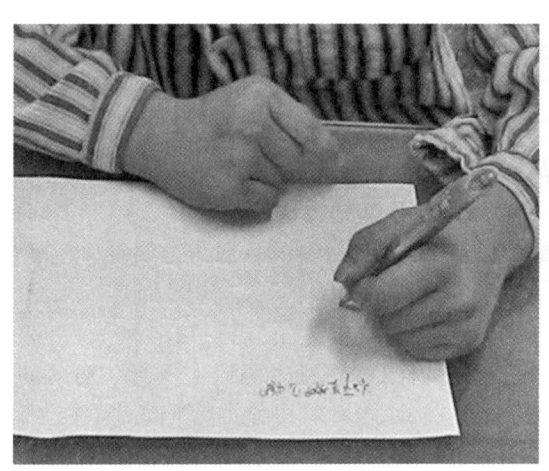

图 2-8　患者左手书写时右手有不自主痉挛

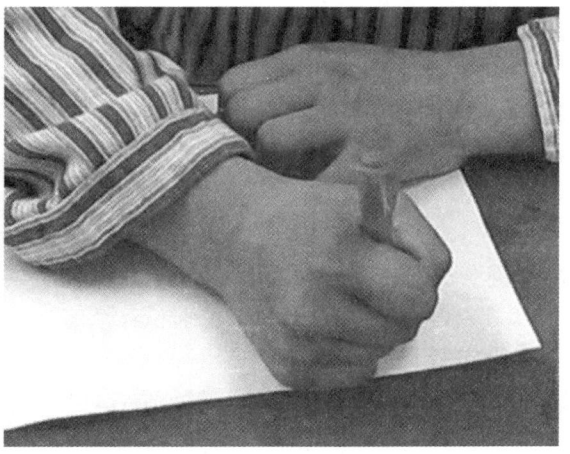

图 2-9　患者右手书写时手腕内收不自主扭动

个人史：长期居住生活于原籍，否认疫区疫水接触史。足月产，出生评分好，既往学习成绩可，诉3年前因改为左手写字成绩变差。

家族史：无家族相关性疾病史。

● 查体

一、内科系统体格检查

体温36.8 ℃，脉搏70次/分，呼吸18次/分，血压110/70 mmHg，心、肺、腹部无异常。

二、神经系统专科检查

精神智能状态：神智清楚，精神可，定向力可，对答切题，查体合作，MMSE评分30，MoCA评分30。

脑神经：额纹对称，双眼球活动自如，可见短暂水平相细微眼震。双侧瞳孔直径3.0 mm等大等圆，鼻唇沟对称，伸舌居中，双侧咽反射略迟钝。

运动系统：四肢肌力5级，肌张力正常。

反射：双肱二头肌、肱三头肌、桡骨膜反射（＋），左桡骨膜转化（＋），右膝反射（＋＋＋），左膝反射（＋＋），踝反射（＋）。

感觉系统：深浅感觉正常。

病理征：未引出。

共济运动：右上肢快复轮替动作略差，指鼻、跟膝胫试验稳准，Romberg征阴性。

步态：向前行走时右下肢拖曳，内翻；向后行走时，右下肢拖曳内翻完全消失。

脑膜刺激征：阴性。

其他体征：静息状态下，右手可见扭转样动作，左手可见震颤（但特定姿势时震颤消失）。平举时可见双上肢远端震颤，右手震颤甚于左侧并伴有抽动，特定姿势时震颤可减轻甚至消失。左手持笔书写时略显不灵活，同时右手出现痉挛样动作（图2-8）；右手握笔写字出现扭转样动作，右上手腕伴有屈曲内收样姿势异常，且同时左手出现不自主扭曲（图2-9）。双足可见高弓足。

● 辅助检查

一、实验室检查

血生化：血常规、肝肾功能、电解质、血脂、血糖，均正常。

铜蓝蛋白测定：230.0 mg/L（23.00 mg/dl）（参考值22.00～58.00 mg/dl）。

性激素全套：催乳素（PRL）49.07 ng/ml（↑）（成年男子参考值3.46～19.40 ng/ml），黄体生成素、卵泡刺激素、雌二醇、孕酮、睾酮均正常。

乳酸测定：静息状态1.65 mmol/L，运动后15分钟2.05 mmol/L（参考值0.70～2.70 mmol/L）。

外周血涂片检查：未见异常。

二、其他辅助检查

心电图、胸片、心脏超声：正常。

眼底裂隙灯检查：未见K-F环。

脑电图：双侧后半球轻度慢波增多。

肌电图：NCV正常，右侧伸指总肌、第一骨间肌EMG提示肌张力障碍，BAEP常规刺激左侧Ⅴ波分化较差，双侧Pr-VEP异常，胫神经SEP正常。

颈椎MRI：颈椎退行性改变；C3～C4、C4～C5椎间盘轻度膨出。

头颅MRI：未见明显异常。

● 诊断及讨论

一、症状学及定位诊断

早发性全身性肌张力障碍，定位在锥体外系。

1. 肌张力障碍：患者表现为双侧肢体的不自主扭转，行走时姿势异常伴左下肢内翻。从症状学角度符合肌张力障碍的经典定义，即一种不自主、持续性肌肉收缩引起的扭曲、重复运动或姿势异常综合征（伴或不伴有震颤）。左手的震颤在某种特殊位置时消失，是典型的肌张力障碍震颤"零点位"的表现，即在特定位置时主动肌和拮抗肌达到平衡，震颤消失。患者在用左手书写的时候，右手同时出现扭转这一症状属于肌张力障碍的"镜像运动"。

2. 全身性肌张力障碍：患者的姿势异常累及躯干、一侧下肢、双侧上肢、口咽部，故为全身性肌张力障碍。

3. 早发性肌张力障碍：患者为青少年期起病，起病年龄<26岁，符合早发性肌张力障碍诊断标准。

二、定性诊断

就病因而言，肌张力障碍主要可以分为以下五大类：原发性、肌张力障碍叠加综合征、发作性肌张力障碍、继发性（环境因素）及遗传变性疾病。在这五类病因中我们首先采取排除法进行推断，思路如下：①该患

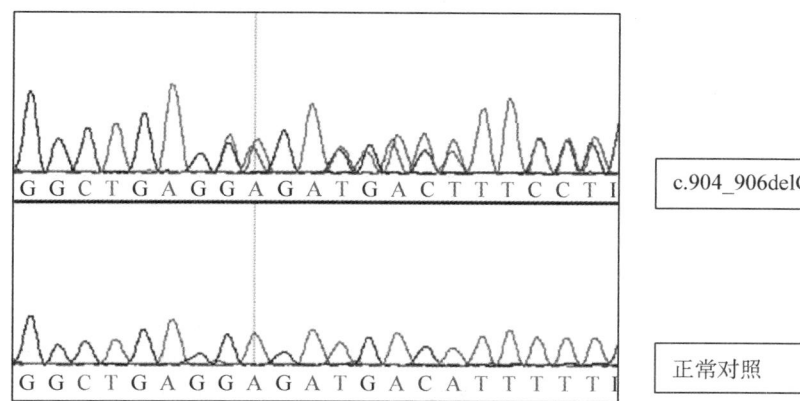

图 2-10　DYT1 基因(*TOR1A*)的 GAG 三联密码子缺失突变

者的症状为持续存在,症状非"发作性",首先排除发作性肌张力障碍;②患者除合并有肌张力障碍性震颤外,不伴有其他锥体外系症状,如共济失调、肌张力增高、舞蹈样动作等,且高级皮质功能无受损,故肌张力障碍叠加综合征及遗传变性疾病的可能性也不大;③该患者同样不具备继发性肌张力障碍的一些要素提示:如起病突然、早期姿势固定、偏侧肌张力障碍、成人起病的全身性肌张力障碍等。结合患者为青少年起病的全身型肌张力障碍、辅助检查无特殊异常,该患者为原发性扭转性肌张力障碍的可能性较大。进一步基因检测发现该患者 DYT1 基因存在外显子 5 上的 GAG 三联体的缺失(图 2-10),最终诊断为原发性扭转性肌张力障碍——Oppenheim 肌张力障碍(DYT1)。

三、鉴别诊断

1. 多巴反应性肌张力障碍(DRD):该病可各年龄均可发生,常在 6～16 岁起病,与原发性扭转痉挛性肌张力障碍最大的鉴别点在于:该病会出现较为轻微的帕金森症,且症状具有昼夜波动(白天加重,睡眠时减轻);患者常呈现用足尖行走的"痉挛性"步态;神经系统体检可发现反射亢进、Babinski 征阳性等;小剂量左旋多巴治疗特别有效,且疗效持续。

2. 心因性肌张力障碍:特点为常与感觉不适同时出现,固定姿势,没有"感觉诡计"效用,无人观察时好转,心理治疗、自我放松及明确疾病性质后可好转甚至痊愈。该患者为渐进起病,症状逐步累及上肢、下肢、躯干、口咽部,且有明确的"感觉诡计"和肌张力障碍性震颤的特征性"零点位",所以心因性肌张力障碍在未行基因检测前已可排除。

四、治疗及预后

患者对于脑深部电刺激术存在顾虑,故首先予以口服苯海索治疗,剂量从 1 mg 每天 3 次开始,渐进加量至 4 mg 每天 3 次口服,自觉症状有所好转,口齿不清略有好转(可读报,旁人可听懂其读报内容),右手写字仍然困难,左手写字稍好转,可自如打游戏。一年后电话随访,目前仍然口服苯海索 4 mg 每天 3 次。

五、病例点评及疾病分析

Oppenheim 肌张力障碍属于原发性扭转性肌张力障碍中的一种,多发生于儿童或青少年,平均发病年龄为 13 岁,26 岁以后发病者极少。多数患者的症状从手臂或腿部开始,极少数起自颈部或脑神经支配肌。65% 的 DYT1 患者逐渐进展到全身或呈多灶性,儿童起病进展的比例较高,症状如不波及全身则可表现为节段性肌张力障碍和局灶性肌张力障碍,如书写痉挛。该病家系内可以有很大变异,可表现为从没有肌张力障碍(70% 基因携带者没有肌张力障碍)到轻度书写痉挛到严重的全身肌张力障碍。肌张力障碍若从腿部开始,初始时常为动作性肌张力障碍,使得患儿前行时腿部出现特殊的扭曲动作,而后退、跑步或跳舞时仍可保持正常。当累及腿部近端肌肉时,可出现奇特的踏步或鞠躬步态,远端肌的受累使足后跟不易着地。随着疾病进展,腿部不活动时也会出现异常运动,足跖屈、踝内翻或外翻,膝盖和髋部常处于屈曲位。手臂受累时,动作性肌张力障碍可影响书写,患者手指屈曲,手腕屈曲旋前,三头肌收缩,肘部上抬。常见手臂肌张力障碍性震颤,为姿势性和动作性震颤。随着病情进展,手臂的其他活动也受影响,当患者行走时,手臂常移向背后,随后,手臂不活动时也会出现肌张力障碍。肌张力障碍加重时,肌肉收缩变成持续性,使得身体保持一个固定的扭曲姿势,影响运动。躯干出现摆动运动,引起脊柱侧凸、前凸及骨盆扭转。颈部受累出现斜颈、颈前倾、颈后倾或头部倾斜等姿势,做鬼脸及言语困难较少见。尽管肌张力、肌力正常,但不自主运动可干扰肌肉的随意活动。智能一般正常,腱反射及感觉无改变。

Oppenheim 肌张力障碍属常染色体显性遗传,外显率为 30%~40%。DYT1 基因定位于染色体 3q34.1,编码 Torsin A 蛋白。目前,所有已知的 DYT1 基因突变位点都位于 Torsin A 基因的第 5 外显子和 1 个第 3 外显子的突变。就临床检测而言,检测 302/303 位的 GAG 缺失已足够。迄今,仅发现 2 例原发性单纯性肌张力障碍(primary pure dystonia, PPD)患者有外显子 3(P. F2051)和外显子 5(p. R288Q)的错义突变,其致病机制还未明确,也没有发现家族共分离现象。2006 年,欧洲神经病协会联盟(European federation of neurological societies, EFNS)发表的《原发性肌张力障碍诊断和治疗指南》中明确指出遗传学检测应在临床确诊后进行,如果没有临床相关症状,仅有基因检测结果尚不能诊断为肌张力障碍,再次强调了肌张力障碍的诊断以症状学为基础和前提的重要观念。就基因检测而言,目前学界也不支持在临床工作中盲目筛查,当碰到下列情况才推荐进行基因检测:①30 岁之前肢体首发的原发性肌张力障碍推荐进行 DYT1 基因检测;②对 30 岁后发病且有早发性肌张力障碍亲戚的患者也推荐进行检测。

由于致病基因的发现,DYT1 的发病机制研究也取得了重大进展。目前认为,DYT1 基因 5 号外显子上的 GAG 三联体的缺失可导致含 332 氨基酸蛋白的 302 或 303 位点上谷氨酸残基丢失。Torsin A 还有其他数个编码变异体,其中一个 SNP 在 216 位点编码天门冬氨酸或组氨酸,可改变 DYT1 GAG 突变携带者的临床表现。12% 人有此组氨酸等位基因,若反向遗传,则可保护携带 GAG 缺失的个体不发生肌张力障碍。Torsin A 是 AAA+ 超家族(与一系列细胞活动相关的 ATP 酶)一员,Torsin A 在脑内广泛表达,通常在神经元中,与内质网(ER)关联。在细胞模型中,突变的 Torsin A 从内质网移到核膜(NE),Torsin A 表达改变引起形态异常,NE 明显增厚,内外膜之间的联系改变,产生轮状膜包涵体,好像是 ER/NE 的副产品。其部位和相互作用的异常可导致应激诱发的异常,包括多巴胺释放减少。突变的 Torsin A 可干扰细胞骨架活动,从而影响脑部神经通路的发育。

原发性扭转痉挛型肌张力障碍进展速度差异较大,多数病人在最初 5~10 年内进展至全身,之后处于静止期。严重者可出现受累部位的强烈收缩导致肢体及躯干严重扭曲变形。目前,由于治疗技术的进展,上述严重情况已较为少见。治疗方面,从肌张力障碍的治疗策略而言,儿童或成人起病的节段性及全身性肌张力障碍都应该在最初试用大剂量复方左旋多巴/卡比多巴(最高达 1 000 mg/d),如果症状有所改善,则可考虑以最低有效剂量作为患者的长期治疗方案。但如果患者在每日服用左旋多巴/卡比多巴 1 000 mg 3 个月后,症状仍然无改善,就应该考虑使用抗胆碱能药,剂量增加应非常缓慢,以防止出现副作用,一般而言需要较大剂量的抗胆碱能药物才能改善症状。如果效果仍然不明显,可考虑试用巴氯芬、苯二氮䓬类、卡马西平、丁苯那嗪等药物。肉毒毒素注射治疗也可用于治疗全身性肌张力障碍,注射部位限于受累最严重处,可以改善疼痛、纠正姿势等,但由于 Oppenheim 肌张力障碍往往是全身性肌张力障碍,肉毒毒素注射治疗并不能完全改善患者的症状。药物治疗无效的致残性肌张力障碍,可采用中枢手术包括丘脑切开术、苍白球切开术以及内侧苍白球深部电刺激。双侧苍白球深部电刺激对全身性原发性肌张力障碍有较好疗效。

参考文献

[1] 中华医学会神经病学分会帕金森病及运动障碍学组. 肌张力障碍诊断与治疗指南[J]. 中华神经科杂志,2008,41:571-573.
[2] Fahn S, Marsden CD, Calne DB. Concept and classification of dystonia. Advances in neurology [M]. New York: Raven Press, 1988:1-8.
[3] Skogseid IM. Dystonia-new advances in classification, genetics, pathophysiology and treatment [J]. Acta Neurol Scand Suppl, 2014,129(Supplement s198):13-19.

(吴逸雯 陈生弟)

病例 6　行走困难伴不自主运动 3 年

● 病史

现病史：男性，25 岁，2010 年 1 月无明显诱因下出现头昏、头沉感，3 月中旬就诊于当地医院，予以黛力新 1 片 bid 口服，第二天出现行走困难，服药一周后自行停药。3 月底行走困难加重，并出现言语不清。5 月初症状曾出现短暂改善，之后进一步加重，于当地医院行头颅 MRI 未见异常。患者常感心慌，出汗，紧张时发抖，睡眠差，口服劳拉西泮、西酞普兰（喜普妙）、丁螺环酮 6 个月无效，行走困难进一步加重，出现脚尖走路、双小腿抽筋。2011 年初逐渐出现眼睑、口唇及肢体抖动，以左侧为主，走路易摔跤。就诊北京某医院，行头颅 MRI 示小脑萎缩，诊断为"帕金森综合征"，口服美多芭（左旋多巴）1/2 片每天 3 次，自感行走费力明显缓解，但两周后又无效，加大美多芭剂量至每天 4 片仍无效。患者自述服药时间不规律，常于饭前或饭后半小时服药。之后回当地医院继续按"帕金森综合征"治疗，服用普拉克索、苯海索等症状曾明显好转，但之后又加重。2011 年 10 月就诊于上海某医院口服硫必利、氟哌啶醇等药物，患者出现头颈僵硬、歪斜、不自主眨眼及噘嘴动作。1 个月后在当地医院诊断为"僵人综合征，面肌痉挛，焦虑状态，早期复极综合征"，予地塞米松治疗，自觉用药 2～3 天后症状明显改善，1 周后又无效。2 个月后因眨眼、噘嘴分别给予肉毒素治疗，但患者出现双眼紧闭，至 2012 年 3 月才开始能睁眼。后先后两次在北京某医院诊断为"帕金森综合征"。2012 年 7 月再次予肉毒素治疗，但出现双眼视物模糊，并有双耳听力下降。患者于 2013 年 1 月 16 日收治入院。自发病以来，精神一般，饮水呛咳，小便困难，大便可。

既往史：患者自幼紧张时双上肢僵硬、抖动，小学五年级、初二、初三、高三曾有头昏持续 3～6 个月不等。

个人史：否认疫区疫水接触史。否认饮酒史。

婚育史：未婚。

家族史：否认家族遗传病史。

● 查体

一、内科系统体格检查

体温 36.5 ℃，脉搏 80 次/分，呼吸 20 次/分，血压 110/70 mmHg，心、肺、腹部无异常。

二、神经系统专科检查

精神智能状态：神志清楚，对答切题，计算力、定向力正常。

脑神经：双侧眼睑下垂，不时闭眼。双侧瞳孔等大等圆，直径 2.5 mm，直接及间接对光反射存在，双眼各向运动充分，无眼震及复视。额纹对称，鼻唇沟对称，伸舌略左偏，嘴角抽动，眉心征（＋）。

运动系统：四肢肌张力增高，右侧明显，四肢肌力 5 级。

反射：四肢腱反射（＋＋）。

感觉系统：四肢远端针刺觉略差，余正常。

病理征：未引出。

共济运动：轮替试验缓慢，左侧慢于右侧。指鼻可，跟膝胫试验欠稳准。

步态：行走缓慢，步距偏小，双上肢联动减少，右侧明显。

脑膜刺激征：阴性。

其他体征：四肢不自主抖动，姿势性震颤，左侧明显。

● 辅助检查

一、实验室检查

血常规、尿常规、粪常规：未见异常。

血糖、生化、电解质、DIC、肿瘤指标、甲状腺功能：未见异常。

铁代谢：血清铁蛋白 210.61 ng/ml，转铁蛋白 1.6 g/L，血清铁 1.12 mg/L。

血清维生素 B_{12}：228.00 pg/ml 正常。

血清叶酸：2.54 ng/ml（↓）。

球蛋白：IgG(↓)；IgA(↓)；IgM(↓)。

血乳酸：2.69 mmol/l(↑)。

铜蓝蛋白：0.18 g/L。

尿有机酸谱、血酰基肉碱谱：基本正常。

血液重金属含量：汞 3.0 ng/ml(↑)，砷 17.0 ng/ml，铬 37.5 ng/ml，镉 0.2 ng/ml，铊 0.03 ng/ml，铅 17.7 ng/ml。

尿液重金属含量：汞 1.8 ng/ml。

送检尿液、血液未检得其他毒物。

脑脊液涂片：镜下可见多量红细胞，散在淋巴细胞及中性粒细胞，细胞总数 89×10^6/L，白细胞计数 0×10^6/L，蛋白质 340 mg/L，氯 106 mmol/L(↓)，葡萄糖 700 mg/L。

脑脊液寡克隆区带(−)；血寡克隆区带(−)；脑脊液 IgG 鞘内合成率(IgG-Syn)＝2.4 mg/24 h (<7.0 mg/24 h)；IgG 指数＝0.77(<0.85)；BBB 通透性＝5.82×10^{-3}(↑)(5.0×10^{-3})；脑脊液髓鞘碱性蛋白(MBP)＝1.42 μg/L(<3.5 μg/L)；血髓鞘碱性蛋白(MBP)＝1.91 μg/L(<2.5 μg/L)；脑脊液髓鞘碱性蛋白自身抗体(MBP. Ab)＝0.667(↑)(<0.650)；血髓鞘碱性蛋白自身抗体(MBP. Ab)＝0.596(<0.750)；脑脊液抗髓鞘少突角质细胞糖蛋白抗体(MOG. Ab)＝0.552(<0.560)；血抗髓鞘少突角质细胞糖蛋白抗体(MOG. Ab)＝0.593(<0.640)。

二、其他辅助检查

头颅 SWI(外院)：双侧基底节区对称小片状低信号区，考虑铁质沉着。

肝胆胰脾肾 B 超：未见明显异常。

MRS：右侧丘脑水平 NAA 浓度(NAA/Cr：1.3)，左侧相应部位(NAA/Cr：1.6)；右侧丘脑水平 CHo 浓度(CHo/Cr：0.8)，左侧相应部位(CHo/Cr：1.0)。

头颅 MRI 平扫＋增强：小脑轻度萎缩(图 2-11)。

● 诊断及讨论

一、定位诊断

(1)患者以步态障碍为首发症状，主要表现为行走困难、脚尖走路、易摔跤等，提示可能存在锥体外系损害。后患者出现肢体抖动，查体四肢肌张力增高，联动减少，步距偏小，轮替动作缓慢，眉心征(＋)，为帕金森样临床表现。继而出现头颈歪斜、僵硬，不自主眨眼，嘴角抽动、噘嘴等肌张力障碍的表现。以上提示患者存在明显的锥体外系损害。

(2)患者虽然没有明显共济失调的临床表现，但是头颅影像显示小脑存在较明显的萎缩。病程中有心慌、出汗等自主神经症状。综上分析，患者以锥体外系症状为主，可能累及小脑及自主神经。

二、定性诊断

男性，25 岁，青年期，亚急性起病，逐渐进展病程，主要临床症状与体征表现为锥体外系症状，包括步态障碍、帕金森症和肌张力障碍，其中以步态障碍为首发，帕金森样表现及肌张力障碍为主要症状，对左旋多巴有反应，但不持久。定性诊断考虑青少年起病的帕金森综合征，这是一大类的疾病，多为基因突变导致。

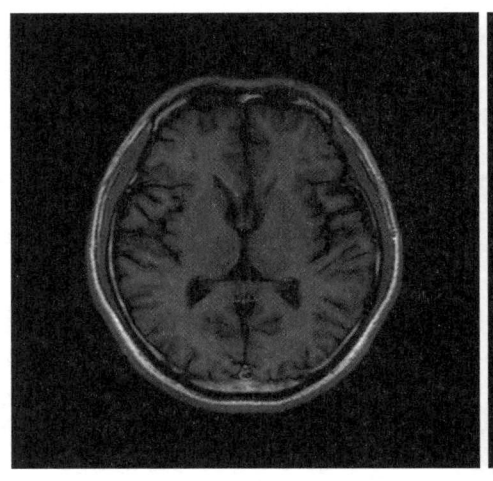
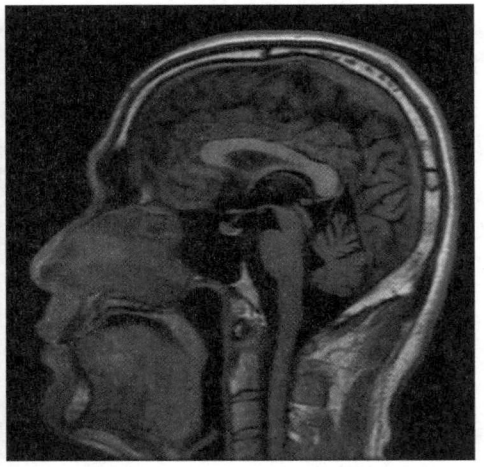

图 2-11　头颅 MRI 提示小脑轻度萎缩

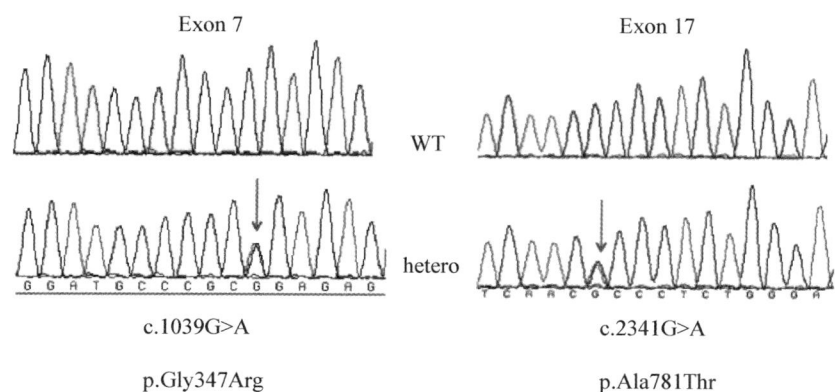

图 2-12　PLA2G6 基因检测提示 Exon 7 和 Exon 17 存在复合杂合突变

经过基因检测（图 2-12）为 PLA2G6 基因复合杂合突变。故诊断为非钙依赖型磷脂酶 A2 相关性神经变性病（phospholipase A2 associated neurodegeneration, PLAN）中的一个亚型：PLA2G6 相关性肌张力障碍-帕金森综合征（PLA2G6-associated dystonia-Parkinsonism, PLAN-DP）。

三、鉴别诊断

1. Kufor-Rakeb 综合征：是一种常染色体隐性遗传的青少年帕金森病，主要表现为青少年起病的帕金森综合征、痴呆、锥体束征、核上性麻痹、面-喉-手肌阵挛、视幻觉和眼动肌张力障碍性痉挛，该病是由 ATP13A2 基因的隐性突变导致。该患者的临床表现主要是帕金森综合征和肌张力障碍，与 Kufor-Rakeb 综合征的临床表现不尽相同，故暂不考虑。

2. 帕金森-锥体束综合征（Parkinsonian-pyramidal syndrome, PPS）：是一种常染色体隐性遗传的青少年帕金森病，也被称为或苍白球-锥体束病（pallido-pyramidal disease, PPD），患者除帕金森样表现外，还会合并有痉挛、腱反射亢进、病理征阳性等锥体束征，该病是 FBXO7 基因的隐性突变所导致，该患者的临床表现主要是帕金森综合征和肌张力障碍，与 PPS 的临床表现不尽相同，故暂不考虑。

四、治疗及预后

该患者对左旋多巴制剂治疗初始有明显反应，但反应不持久；加用多巴胺受体激动剂改善不明显。眼睑痉挛采用肉毒毒素注射，效果不明显。

五、病例点评及疾病分析

患者 22 岁发病，经历 3 年辗转就诊于全国各大医院，虽然得到了"帕金森综合征"的诊断，但始终未明确病因。究其原因可能在于：①该患者以步态障碍为首发症状，随后出现明显的帕金森病症状和肌张力障碍的锥体外系表现。这两方面表现都比较突出，因此在鉴别诊断方面涉及的面比较广，究竟是从帕金森病症状方面来鉴别还是从肌张力障碍方面来鉴别确实有一定的争议和疑惑。②该患者发病年龄轻，无论是考虑"帕金森叠加综合征"还是"肌张力障碍叠加综合征"，病因都需要考虑是遗传因素。而导致这两类疾病的突变基因很多，寻找致病基因如同"大海捞针"，如何缩短进程，更快捷锁定目标基因的确具有一定挑战性。③该患者的头颅 MRI 没有给予很好地提示，虽然有医院认为存在"铁沉积"，但不典型。

在我科就诊后，科室讨论一致认为患者的临床症状和体征中以帕金森病最为突出，且早于肌张力障碍，所以明确了从"青少年帕金森病"这条线上来鉴别。结合他的阴性家族史，锁定为常染色体隐性遗传方式可能性大。在常染色体隐性遗传的青少年帕金森病中，目前已经确定致病基因的共有 6 个，其中 Parkin、PINK1 和 DJ-1 突变所致的帕金森表型相对典型，而且对左旋多巴反应持续，而 ATP13A2、PLA2G6 和 FBXO7 突变常常表现为快速进展的帕金森症以及其他额外的特征包括锥体束征、认知功能下降和持续左旋多巴反应的丧失。

ATP13A2 基因的隐性突变可导致 Kufor-Rakeb 综合征，主要表现为青少年起病的帕金森综合征、痴呆、锥体束征、核上性麻痹、面-喉-手肌阵挛、视幻觉和眼动肌张力障碍性痉挛。FBXO7 基因的隐性突变所导致的青少年帕金森病也被称为帕金森-锥体束综合征或苍白球-锥体束病，患者除帕金森样表现外尚合并有痉挛、腱反射亢进、病理征阳性等锥体束征。

本病例从临床表型与上述两种基因突变的表型不尽相同,因此锁定了 *PLA2G6* 基因。

PLA2G6 基因的隐性突变所导致的临床表现比较广谱,主要包括经典型、非经典型以及 PLA2G6 相关的肌张力障碍-帕金森综合征。经典型的临床表现为婴幼儿发病,通常在 2 岁前,最主要特点是幼儿神经轴索性营养不良(infantile neuroaxonal dystrophy, INAD),早期有躯干张力减低,然后发展为四肢轻瘫,共济失调和步态失稳,伴视神经萎缩和癫痫发作,患儿通常最多能存活到 10 多岁。非经典型表现为发病较晚,通常在 4~5 岁,临床特点与典型 INAD 相类似,但病程进展较慢。而 PLA2G6 相关的肌张力障碍-帕金森综合征表现为青春期或成年早期亚急性起病的肌张力障碍帕金森综合征,发病年龄在 10~26 岁,首发症状表现多样,可以是步态障碍起病,也可以是肌张力障碍、帕金森样表现起病,甚至以语言障碍,或抑郁焦虑、精神症状、认知减退等精神症状起病。但随着疾病进展,行动迟缓及肌强直等帕金森症状以及肌张力障碍是最常见和突出的临床表现,也可以出现锥体束症、肌阵挛、自主神经功能障碍、癫痫等临床表现,但相对少见。头颅影像多正常,有报道约 33% 的患者可有基底节部位的铁沉积,采用磁敏感序列可能更易发现,如梯度回波序列(GRE)和磁敏感加权成像(SWI)。少数患者可能存在大脑及小脑萎缩。治疗上对左旋多巴的反应不持续,大部分患者在发病 3 年内丧失活动能力。此例患者发病年龄和临床特征基本与之相符,通过基因检测也最终证实了这一诊断。

参考文献

[1] Khateeb S, Flusser H, Ofir R, et al. PLA2G6 mutation underlies infantile neuroaxonal dystrophy [J]. Am J Hum Genet, 2006,79: 942 - 948.

[2] Lu CS, Lai SC, Wu RM, et al. PLA2G6 mutations in PARK14-linked young-onset parkinsonism and sporadic Parkinson's disease [J]. Am J Med Genet B Neuropsychiatr Genet, 2012,159B: 183 - 191.

[3] Morgan NV, Westaway SK, Morton JE, et al. PLA2G6, encoding a phospholipase A2, is mutated in neurodegenerative disorders with high brain iron [J]. Nat Genet, 2006, 38: 752 -754.

[4] Paisan-Ruiz C, Bhatia KP, Li A, et al. Characterization of PLA2G6 as a locus for dystonia-parkinsonism [J]. Ann Neurol, 2009,65: 19 - 23.

[5] Shi CH, Tang BS, Wang L, et al. PLA2G6 gene mutation in autosomal recessive early-onset parkinsonism in a Chinese cohort [J]. Neurology, 2011,77: 75 - 81.

[6] Sina F, Shojaee S, Elahi E, et al. R632W mutation in PLA2G6 segregates with dystonia-parkinsonism in a consanguineous Iranian family [J]. Eur J Neurol, 2009,16: 101 - 104.

(周海燕 刘 军 陈生弟)

病例 7 肢体抖动伴行动缓慢 12 年,持续性不自主活动半天

● 病史

现病史: 女性,68 岁,2000 年开始出现右手写字时抖动,被人发现行走时右下肢摇晃。1 年后右手抖动逐渐加重,静止时也出现,并感右上肢有僵硬感。在我院诊断为"帕金森病",给予金刚烷胺 25 mg 每天 3 次,症状缓解。后症状加重,金刚烷胺加至 100 mg 每天 3 次仍不能控制抖动,加用美多芭 62.5 mg 每天 3 次可以缓解。此后,右上肢抖动及僵硬症状有加重,并逐渐出现全身乏力及僵硬感,同时左上肢也出现静止性抖动,患者自行加大美多芭剂量至 250 mg 每天 3 次、息宁(卡比多巴)125 mg 每天 3 次以控制症状,生活基本自理。近 5 年来患者自觉药物疗效逐渐减退,服用美多芭和息宁后疗效仅持续 2~3 小时,疗效减退时感肢体僵硬,上肢抖动。来我院诊治,调整药物用法如下:息宁: 62.5 mg-62.5 mg-125 mg-125 mg;美多芭: 250 mg-250 mg-250 mg;金刚烷胺: 50 mg-50 mg-50 mg;珂丹: 100 mg-100 mg-100 mg,自觉症状控制一般。入院前半天,患者服用美多芭、金刚烷胺后半小时出现头部及四肢舞蹈样动作,颈部晃动,无法控制,持续且幅度大,约 2.5 小时后逐渐缓解。遂于 2012 年 11 月收入院。

既往史: 无"高血压"、"糖尿病"、"心脏病"病史。

个人史: 无长期外地居住史,无疫水疫区接触史,无烟酒不良嗜好。

婚育史: 已婚已育。

家族史：否认家族性遗传病病史。

● 查体

一、内科系统体格检查

体温 37.0 ℃，脉搏 85 次/分，呼吸 20 次/分，血压 145/70 mmHg，心、肺听诊无异常。

二、神经系统专科检查

精神智能状态：神智清楚，精神差，对答可，时间、空间定向力正常，计算力、理解力尚可。

脑神经：双侧瞳孔等大等圆，直径约 4 mm，对光反射存在，眼球运动正常，伸舌居中，颈肌张力略高，面具脸。

运动系统：四肢肌力 5 级，双上肢肌张力增高呈齿轮样，右侧显著，可见 4～6 Hz 搓丸样静止性震颤。

反射：四肢腱反射（＋＋）。

病理征：未引出。

感觉、共济运动：正常。

步态：步距小，步态前冲，姿势稳定性差。

脑膜刺激征：阴性。

● 辅助检查

一、实验室检查

血常规：白细胞计数 10.40×10^9/L（↑），中性粒细胞 0.837，红细胞计数 3.94×10^{12}/L，血红蛋白 135 g/L。

血液生化：血钾 3.43 mmol/L（↓），钠 149 mmol/L，谷草转氨酶 145 IU/L（↑），乳酸脱氢酶 649 IU/L（↑），肌酸激酶 4 842 IU/L（↑），肌红蛋白定量 1 433.7 ng/ml（↑），空腹血糖 5.9 mmol/L。

二、其他辅助检查

头颅 MRI：未见异常。

● 诊断及讨论

一、定位诊断

患者以右上肢静止性震颤起病，逐渐波及左侧肢体。本次入院前发生头部及四肢舞蹈样动作。神经科查体发现四肢肌张力增高，双上肢静止性震颤，无共济运动障碍，无锥体束征，定位在锥体外系。

二、定性诊断

结合静止性震颤、运动迟缓和肌张力增高，以及起初对左旋多巴治疗有效，考虑原发性帕金森病。患者在用药过程中逐渐出现疗效减退，剂末现象，需要加大左旋多巴用量以及增加给药次数来控制症状。本次患者在服用左旋多巴制剂约半小时后突然出现头面部、颈部及四肢大范围的不自主舞蹈样动作，2～3 小时后缓解，提示剂峰异动症。患者入院后在服用左旋多巴 0.5～1 小时后也有过类似发作数次。考虑患者不规则用药，随意增减药物剂量也是诱发异动症的原因。患者血液肌酶谱增高可以用异动症造成的肌肉损伤解释。

三、鉴别诊断

1. 原发病的鉴别：主要与帕金森叠加综合征鉴别。后者除有帕金森症状外，还可以合并其他症状，如直立性低血压、共济失调、锥体系受累等等，且对左旋多巴治疗效果差。患者目前仍对左旋多巴治疗有效，同时出现了异动症和明显症状波动现象，故不支持帕金森叠加综合征。

2. 针对急性舞蹈样动作的鉴别：在帕金森病基础上发生的舞蹈样动作很容易想到药物的副作用，该患者在用药半小时后出现的异动症状，2～3 小时后缓解，符合剂峰异动症。对于没有帕金森病的患者出现急性舞蹈样动作或异常的姿势应该要考虑：①药物性急性锥体外系反应；②短暂性脑缺血性发作或是脑血管意外累及基底节区，尤其是丘脑底核；③糖尿病高渗状态；注意后两者多为偏身受累。对于慢性起病的舞蹈样动作要考虑亨廷顿病、老年性舞蹈病等。

四、治疗及预后

对于疗效减退，症状波动和剂末现象可以增加左旋多巴的给药次数或是剂量，或是加用多巴胺受体激动剂治疗。对于剂峰异动症应该减少左旋多巴的每次剂量。不幸的是该患者同时存在上述情况，使得治疗变得棘手。在帕金森病中晚期，我们确实会遇到治疗窗变得越来越窄的情况，药物减量患者马上"关"，药物增量异动就会出现。对此患者，我们减少了每次左旋多巴的用量，增加每日次数，加用了多巴胺受体激动剂普拉克索和氯氮平，症状有一定的改善。此外，对于疗效不佳的患者，脑深部电刺激（DBS）也是较好的选择。

五、病例点评及疾病分析

该患者原发性帕金森病诊断明确。在突然发生的舞蹈样动作之后,我们要考虑是药物引起的异动现象。异动可以分为:①剂峰异动;②剂末异动;③双向异动。具体可以见综述部分,但是对于急性起病的舞蹈样动作,为了谨慎起见,我们也要做头颅 MRI、常规的血液生化,排除代谢性因素和脑血管意外。

原发性帕金森病药物治疗并发症

1. 运动并发症及药物处理:尽管左旋多巴一直被认为是治疗原发性帕金森病的最佳药物,但不可否认,"蜜月期"过后常出现难以控制的运动并发症。约 75% 的患者(年轻患者比例可能更高)在服用左旋多巴制剂大约 2～5 年后,会出现明显的疗效衰退、症状波动以及各种异动症为特征的运动并发症。

在运动波动方面最常见的是疗效减退和剂末恶化,即药物的疗效逐渐减退,每次服药后药效维持时间较以往缩短。随着帕金森病的进展逐渐出现不可预测的衰竭和"开关现象",症状在开期和关期之间波动,关期变得突如其来不可预测。运动症状波动的主要机制和中脑黑质多巴胺能神经元数量进行性衰退有关。对于运动症状的波动、疗效减退的患者,可以尝试增加药物剂量,增加用药次数,以及尝试加用多巴胺受体激动剂、COMT 抑制剂、MAO-B 抑制剂以及金刚烷胺治疗。对于"开关"现象可以尝试加用多巴胺受体激动剂和金刚烷胺治疗。不要忽视的是蛋白质饮食对于药代动力的影响,左旋多巴应当在餐前 1 小时或餐后 1.5 小时服用。

异动症有时非常棘手,部分服用左旋多巴的病人会发生异动症,主要可累头部、颈部及肢体,有时累及腹部,表现为不自主粗大的舞蹈样动作。研究显示,左旋多巴服药次数、剂量,发病年龄都与异动症密切相关。一个认识误区是仅有左旋多巴可以引发异动症;其实,多巴胺受体激动剂等也可引起异动症。异动症发生的机制可能和多巴胺能神经元进行性变性,从而对外源性左旋多巴的缓冲能力降低,更易造成对多巴胺受体异常的不规则刺激有关。此外,多巴胺 D2 受体的多态性与异动症的发生也息息相关。常见的异动症类型有:①剂峰异动症:多发生在用药后 0.5～1 小时;②清晨足部肌张力障碍:主要见于晨醒,表现为足部痉挛;③双相性异动症:即在转为"开"状态时出现异常不自主运动,然后疗效出现,在转为"关"状态时再次出现异常不自主运动。对于异动症的常规治疗包括:①剂峰异动:可采用金刚烷胺(A 级证据)和氯氮平治疗(A 级证据),也可减少左旋多巴的用量,加用多巴胺受体激动剂;②清晨足部肌张力障碍:可以采用入睡前服用长效的多巴胺制剂;③双相性异动症:可以加用多巴胺受体激动剂,但效果不肯定。

2. 持续多巴胺刺激在治疗异动症中的启示:鉴于异动症发生的机制之一是脑内多巴胺浓度的波动造成对多巴胺能受体不规则、波动性刺激,因此诞生了持续多巴胺刺激(CDS)的概念,也就是给予多巴胺能受体持续的、非波动性的刺激,这种方法对于异动症起到了治疗效果。例如持续十二指肠左旋多巴输入(Duo-Dopa)、左旋多巴、卡比多巴、恩托卡朋的 Stalevo 片也是基于这一策略。但 CDS 潜在的风险包括受体的耐受和夜间精神障碍,可以采用夜间停止给药的方法。

3. 脑深部电刺激在帕金森病药物并发症治疗中的应用:晚期帕金森患者如果同时存在运动症状波动和异动现象,常规药物不能很好地控制时,可以采取脑深部电刺激的方法。丘脑底核(STN)DBS 可能有助于改善患者的运动功能,减少运动波动、异动症和药物的使用剂量(C 级证据)。但大脑其他部位 DBS 疗效如何,证据尚不足。

参考文献

[1] 中华医学会神经病学分会运动障碍与帕金森病学组. 中国帕金森病治疗指南(第三版)[J]. 中华神经科杂志,2014,47:428-432.

[2] Jankovic J, Poewe W. Therapies in Parkinson's disease [J]. Curr Opin Neurol, 2012,25:433-437.

[3] Poewe W, Mahlknecht P, Jankovic J. Emerging therapies for Parkinson's disease [J]. Curr Opin Neurol, 2012,25:448-459.

(陈 晟 刘 军 陈生弟)

病例 8　呛咳、行走不稳 10 年,眼球活动障碍 7 年

● 病史

现病史:男性,70 岁,2002 年始出现饮水呛咳,并无明显诱因下向后摔倒,同时述有颈部不适感,当地医院考虑"颈椎病、多发性脑梗死、假性延髓性麻痹",给予牵引治疗 2 年,无明显缓解。2004 年患者摔倒及饮水呛咳较前明显加重。2005 年出现站立时身体后倾,眼球不能下视,行走时左脚尖着地,饮水呛咳较前亦有所加重,外院考虑"帕金森病",给予美多芭 1/3 片每天 3 次,服用约 1 年余后,症状仍无明显缓解。2007 年行走时左脚尖着地,且左侧肢体乏力感较前加重,行走时左下肢呈拖步,左上肢僵硬,不能持物,并出现言语费力,进食固体及液体均有呛咳,伴有表情淡漠,兴趣减少,易早醒。后症状进行性加重致不能独立行走,同时出现双眼上视困难。至 2010 年只能进食糊状、流质饮食,并有夜间盗汗现象和尖叫声,常反复出现咳嗽、咳痰、活动后气急。患者渐不能站立,无言语,呛咳明显,躯干僵硬,颈部明显后仰,遂于 2012 年 12 月收治入院。自患病以来,患者精神、饮食、睡眠差,体重有减轻约 10 kg。

既往史:有"慢性支气管炎"病史 20 余年。1997 年有"脑梗死"病史,遗留左上肢乏力。有"左前臂骨折"外伤史。1994 年发现有"高血压病",最高血压 220/125 mmHg,现服用代文(缬沙坦)80 mg 每天 1 次。

● 查体

一、内科系统体格检查

体温 36.8 ℃,脉搏 88 次/分,呼吸 18 次/分,血压 160/86 mmHg,心、肺、腹部基本无异常。

二、神经系统专科检查

精神智能状态:神志清楚,面具脸,表情淡漠,无言语,反应迟钝。

脑神经:双侧瞳孔直径 3 mm,对光反应存在,双眼向左右注视时有轻微动作,向上下视活动不能。左侧鼻唇沟浅,伸舌居中,咽反射减弱,颈部呈过伸位。

运动系统:四肢肌张力均明显增高,呈铅管样强直,左上肢屈曲在胸前,不能活动。颈部张力增高,躯干肌张力高,四肢肌力检查无法配合完成。

反射:右上肢肱二头肌、肱三头肌、桡骨膜反射(+),左侧肱二头肌、肱三头肌、桡骨膜反射(+++);右下肢膝、踝反射(++),左下肢膝反射(+++),左下肢踝反射(++)。

步态:站立不能,在家属扶持下站立时左下肢脚尖着地,外旋位,紧贴右足后跟。

病理征:左侧巴氏征、克氏征(+),右侧克氏征(+)。

共济运动:无法完成。

脑膜刺激征:阴性。

● 辅助检查

一、实验室检查

血常规、肝功能、肾功能、电解质、血糖、血脂:均正常。

二、其他辅助检查

头颅 MRI:中脑萎缩(图 2-13)。

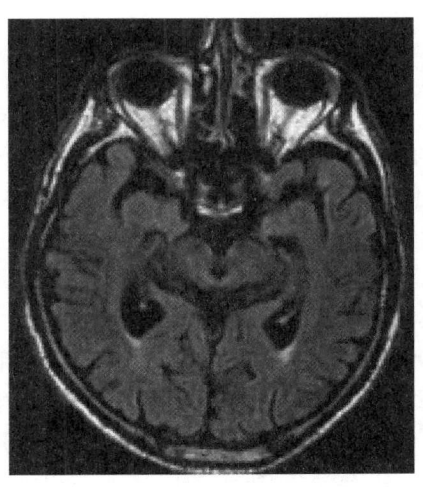

图 2-13　头颅 MRI 示中脑被盖部萎缩

● 诊断及讨论

一、定位诊断

患者表现为饮水呛咳，双眼垂直运动障碍，颈部不适、颈部张力高呈后仰状态，姿势不稳，易向后倒，四肢铅管样强直，提示轴性及肢体肌张力增高，定位在中脑及锥体外系。左侧腱反射亢进和病理征阳性可以用右侧陈旧性脑梗死解释；右侧克氏征阳性提示锥体系亦受累。

二、定性诊断

老年男性，缓慢起病，进行性加重，主要表现为双眼垂直运动障碍，明显的轴性肌张力增高，姿势步态异常，呛咳，言语不能，淡漠，左旋多巴疗效差，结合头颅MRI提示中脑萎缩，诊断考虑进行性核上性麻痹（progressive supranuclear palsy，PSP）。

三、鉴别诊断

1. 原发性帕金森病：起病时多不对称，表现为静止性震颤、运动迟缓、四肢肌张力增高，跌倒在后期发生，且多为向前跌倒，步态为慌张步态，对左旋多巴治疗敏感，不出现锥体束受累以及眼球垂直运动障碍，此病可以排除。

2. 多系统萎缩-P型（MSA-P）：可出现肌强直、运动迟缓等帕金森综合征的表现，也可有构音障碍，但不出现尤其早期没有眼球垂直运动障碍；同时，头颅MRI可见壳核萎缩，而非中脑萎缩。该患者早期即出现眼球运动障碍和姿势步态异常，可排除MSA-P。

四、治疗及预后

本病目前尚无有效治疗，PSP主要是对症治疗和康复训练。复方左旋多巴及DA受体激动剂可尝试缓解帕金森综合征的表现，复方左旋多巴的有效率不超过50%，且持续时间多短于1年。金刚烷胺亦可试用，但其作用时间更短，仅数周至数月，且对眼球运动障碍无作用。注射肉毒杆菌毒素A可改善PSP的眼睑痉挛及其他局灶性肌张力障碍。抑郁患者可尝试三环抗抑郁药，如阿米替林或阿普唑仑，选择性5-羟色胺再摄取抑制剂（SSRIs），如氟西汀等，对提高病人的生命质量也有一定的作用。认知功能衰退患者可以试用胆碱酯酶抑制剂。步态训练、躯干的康复训练和语言训练对于维持患者社会功能、延缓致残有帮助。PSP预后不良，发病后的平均存活期约5.9～9.7年。主要的死因是肺部感染，其次是肺栓塞、心肌梗死、心衰及泌尿系感染。对于疾病后期的患者有必要加强护理和家庭护理的培训。

五、病例点评及疾病分析

典型的PSP诊断并不困难，主要依据为典型的眼球垂直运动障碍、姿势步态异常、构音障碍等。但早期诊断，尤其在眼球运动障碍出现之前诊断尤为不易。并非所有患者都以眼球运动障碍为早期表现；姿势不稳，尤其是易向后倒也能成为早期诊断的线索。有一种疾病，可以有PSP样表现，尽管罕见，但能治疗，这就是中枢Whipple病。这是一种由Whipple菌引起的慢性感染性疾病，表现为体重减轻、腹泻、关节痛；累及中枢神经系统的特征性表现为垂直性眼球运动障碍；眼-咀嚼肌节律性运动及眼-面骨骼肌节律性运动；还可以表现为进行性认知功能障碍。MRI表现为非特异性的基底节异常信号，脑脊液PCR可以明确。

PSP由Posey首先报道，至1946年被列为独立的神经疾病单元，1964年Steele详细描述了本病的临床病理特征。PSP的典型病理改变为脑桥及中脑的神经元变性及神经原纤维缠结（NFT）的形成。本病呈全球性分布，人群患病率为1.5/100万人口，约为PD的1%，也有报道年发病率为（3～4）/100万人口，Golbe等（1998）认为年发病率为1.4/10万。

PSP的典型大体病理变化为中脑和脑桥被盖萎缩，黑质和蓝斑色素减退；病变累及丘脑底核、红核、黑质、上丘、大脑导水管周围灰质及海马，小脑齿状核、纹状体、苍白球、中脑网状结构、蓝斑亦可受累；晚期动眼、滑车、展神经核亦受累。镜下可见黑质、苍白球、四叠体的上丘、丘脑底核、导水管周围的白质可见明显的病理改变，呈特征性分布的、致密的NFT和神经纤维网丝形成，提示PSP可能源于细胞骨架功能的异常。

我国新的进行性核上性麻痹临床分型和临床诊断标准如下：

PSP的临床表型

1. PSP理查森型（PSP-Richardson's syndrome，PSP-RS）：其特征性表现为轴性肌张力增高、对称性多巴抵抗的运动不能及认知功能障碍。其中核上性眼肌麻痹是最具有诊断价值的体征，早期表现为双眼垂直性追随动作迟缓，逐渐发展成为完全性垂直凝视麻痹。姿势不稳伴跌倒则更多见且常发生于病程1年内。但也有临床早期即出现垂直核上性眼肌麻痹，晚期甚至始终未出现姿势不稳者。PSP-RS的认知功能以额叶功能障碍为主,表现为情感淡漠、轻度去抑制,以及执行功能减退,平均病程为6~8年。

2. PSP 帕金森综合征型(PSP-Parkinsonism, PSP-P):PSP-P 脑 tau 蛋白病理改变的分布范围及严重程度都不如 RS 型患者,临床早期(2年内)很难与帕金森病鉴别,可以表现为非对称性或对称性起病、动作迟缓、肌强直甚至静止性震颤等,早期短暂的左旋多巴治疗有效,随访6年以上临床表现与RS型相似。平均病程为9~12年。

3. PSP 纯少动伴冻结步态型(PSP-pure akinesia with gait freezing, PSP-PAGF):PSP-PAGF 早期即出现起步踌躇和冻结步态,但跌倒出现较晚,偶尔伴语音低下和"小写征"。其病程可超过13年,典型的 PSP 症状可能延迟至9年出现甚或缺如。

4. PSP 皮质基底节综合征型(PSP-corticobasal syndrome, PSP-CBS):PSP-CBS 同时具有皮质和基底节受累的表现,多为不对称的肢体肌张力增高、动作迟缓、皮质感觉缺失、肌阵挛、观念运动性失用和异己肢现象,后期可以出现核上性凝视麻痹和跌倒,病程与 RS 型相当。

5. PSP 非流利性变异型原发性进行性失语(PSP-non-fluent variant primary progressive aphasia, PSP-nfvPPA):PSP-nfvPPA 临床早期表现为自发性言语欠流利、言语音律障碍、错语、语法缺失及颊面部失用,后期可以出现典型 PSP 症状,病理上以前额叶萎缩为主,中脑萎缩不明显。

6. PSP 小脑共济失调型(PSP-cerebellar ataxia, PSP-C):以小脑性共济失调为首发及主要症状,与MSA-C相比其发病年龄更晚,更多出现跌倒和凝视麻痹,同时无自主神经异常表现。

7. PSP 行为变异型额颞叶痴呆(PSP-behavioral variant frontotemporal dementia, PSP-bvFTD):有5%~20%以行为异常和认知功能障碍为主要临床表现,其与 FTD 很难鉴别,平均病程为8年。

附:临床诊断标准
一、诊断所需条件
(一)纳入条件
1. 隐匿起病,病程逐渐进展。
2. 发病年龄≥30岁。
3. 临床症状:临床症状为并列条件可以同时具有或单独存在。
(1)姿势不稳:①病程第1年出现明显的反复跌倒;②1年后出现反复跌倒。
(2)病程2年内出现:①垂直性核上性向下或向上扫视缓慢;②凝视麻痹。
(3)病程2年后出现:①垂直性核上性向下或向上扫视缓慢;②凝视麻痹。
(二)支持条件
1. 中轴性肌强直或多巴抵抗的帕金森症。
2. 早期的吞咽困难或构音障碍。
3. 存在额叶认知功能障碍、冻结步态、非流利性失语或假性延髓性麻痹等无法用排除条件中所列疾病解释的临床表现。
4. 头颅 MRI:正中矢状位 MR T_1WI。
(1)表现为以中脑萎缩为主的特征性征象:中脑背盖上缘平坦及蜂鸟征(图2-14)。
(2)磁共振帕金森综合征指数(magnetic resonance parkinsonism index, MRPI)=脑桥与中脑的面积比值×小脑中脚/小脑上脚宽度比值>13.55。
(3)中脑和脑桥长轴的垂直线比值<0.52或中脑长轴垂直线<9.35 mm。
5. 嗅觉检查和心脏间碘苄胍(MIBG)闪烁显像正常。
(三)排除条件
1. 有其他帕金森综合征病史。
2. 与多巴胺能药物无关的幻觉和妄想。
3. 严重不对称性帕金森症。
4. 采用多巴胺受体阻滞剂或多巴胺耗竭剂治疗,且剂量和时间过程与药物诱导的帕金森综合征一致。
5. 神经影像学有结构损害的依据(如基底核或脑干梗死、占位性病变等)。
6. 阿尔茨海默型皮质性痴呆。
7. 局限性额叶或颞叶萎缩。
8. 早期出现明显小脑共济失调。
9. 早期显著的自主神经功能障碍。
二、诊断标准
(一)临床确诊的 PSP-RS
必备纳入条件为1、2、3(1)①和(2)②及支持条件4中的两项;无排除条件。
(二)很可能的 PSP-RS
必备纳入条件为1、2、3(1)①和(2)①及支持条件5;无排除条件。
(三)很可能的 PSP-P
必备纳入条件为1、2、3(3)①或②和支持条件1、5;无排除条件。

（四）可能的 PSP

必备纳入条件为 1、2、3(1)②或(2)①或(3)①伴有支持条件 1、2、3 其中一项；无排除条件 1～6。

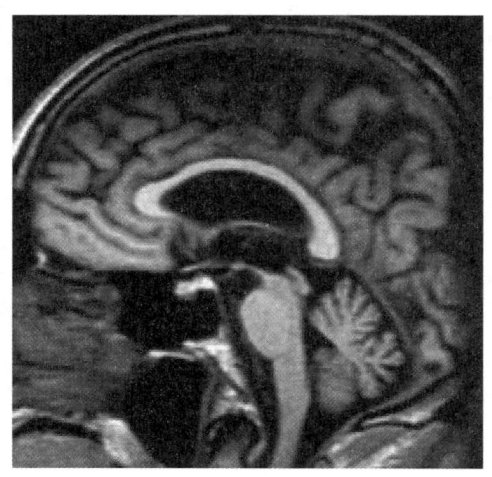

图 2-14　头颅 MRI 显示 PSP 患者中脑被盖部萎缩，呈现典型的"蜂鸟嘴"样影像学特征

参考文献

[1] Litvan I, Hauw JJ, Bartko JJ, et al. Validity and reliability of the preliminary NINDS neuropathologic criteria for progressive supranuclear pALSy and related disorder [J]. J Neuropathol Exp Neurol, 1996, 55: 97 - 105.

[2] Wenning GK, Colosimo C, Diagnostic criteria for multiple system atrophy and progressive supranuclear palsy [J]. Rev Neurol, 2010, 166: 829 - 833.

[3] Dickson DW, Ahmed Z, Algom AA, et al. Neuropathology of variants of progressive supranuclear palsy [J]. Curr Opin Neurol, 2010, 23: 394 - 400.

[4] Morris HR, Vaughan JR, Datta SR, et al. Multiple system atrophy/progressive supranuclear pALSy: alpha-synuclein, tau and APOE [J]. Neurology, 2000, 55: 1918 - 1920.

[5] 中华医学会神经病学分会帕金森病及运动障碍学组. 中国进行性核上性麻痹临床诊断标准[J]. 中华神经科杂志, 2016, 49 (4): 272 - 276.

（陈　晟　刘　军　陈生弟）

病例 9　反应迟钝、活动笨拙 32 年，肢体僵硬 2 年

● 病史

现病史：女性，33 岁，1 岁时（1980 年）家属发现患者较正常儿童反应迟钝、活动稍笨拙，之后学讲话较正常儿童晚，智商较同龄人差。随年龄增长，表现为与他人交流少、记忆力差、常外出迷路、计算力差。当时未引起重视。2010 年开始出现肢体僵硬，活动笨拙较前加重，行走时步伐偏小、双手摆动少，起身、转身、行走偏慢，扣衣扣、穿鞋、系鞋带等缓慢，渐发展至坐位时易后仰翻倒，无肢体抖动、行走不稳、无肢体无力等。2012 年 11 月就诊当地医院，查头颅 CT 提示"脑萎缩、以双侧额叶为著"，查头颅 MRI 提示"双侧黑质区对称性病变，局部铁沉积可能，轻度脑萎缩"（图 2-15），予以多巴丝肼治疗，由 1/4 片每天 3 次渐加量至 1/2 片每天 3 次，经治疗后肢体僵硬症状有所改善，出院诊断为"智障、帕金森综合征（多系统萎缩）"，出院后继续服用左旋多巴 1/2 片每天 3 次治疗。于 2012 年 12 月 26 日收入我科。发病以来，精神欠佳，食欲、睡眠基本正常，间歇出现便秘，小便正常。

既往史：儿时多次发热后出现惊厥发作。

个人史：出生于原籍（浙江桐庐），否认有长期异地居住史，否认有疫水接触史及中毒史。

月经史：平素月经规则。

家族史：否认有家族性遗传性疾病史。

● 查体

一、内科系统体格检查

体温 36.8 ℃，脉搏 80 次/分，呼吸 20 次/分，血压 110/80 mmHg，心、肺、腹部无异常。

二、神经系统专科检查

精神智能状态：神智清楚，言语欠清，反应迟钝，对答部分切题，查体欠合作。记忆力、定向力、理解力、计算力明显下降，MMSE 6 分（文盲）

脑神经：双侧瞳孔等大等圆，直径 3 mm，对光反射灵敏，眼球活动无异，双侧额纹对称，双眼闭合有力。鼻唇沟对称，伸舌居中，咽反射存在。颈软，无抵抗。

运动系统：四肢肌力 5 级，未见肌萎缩。颈部、四

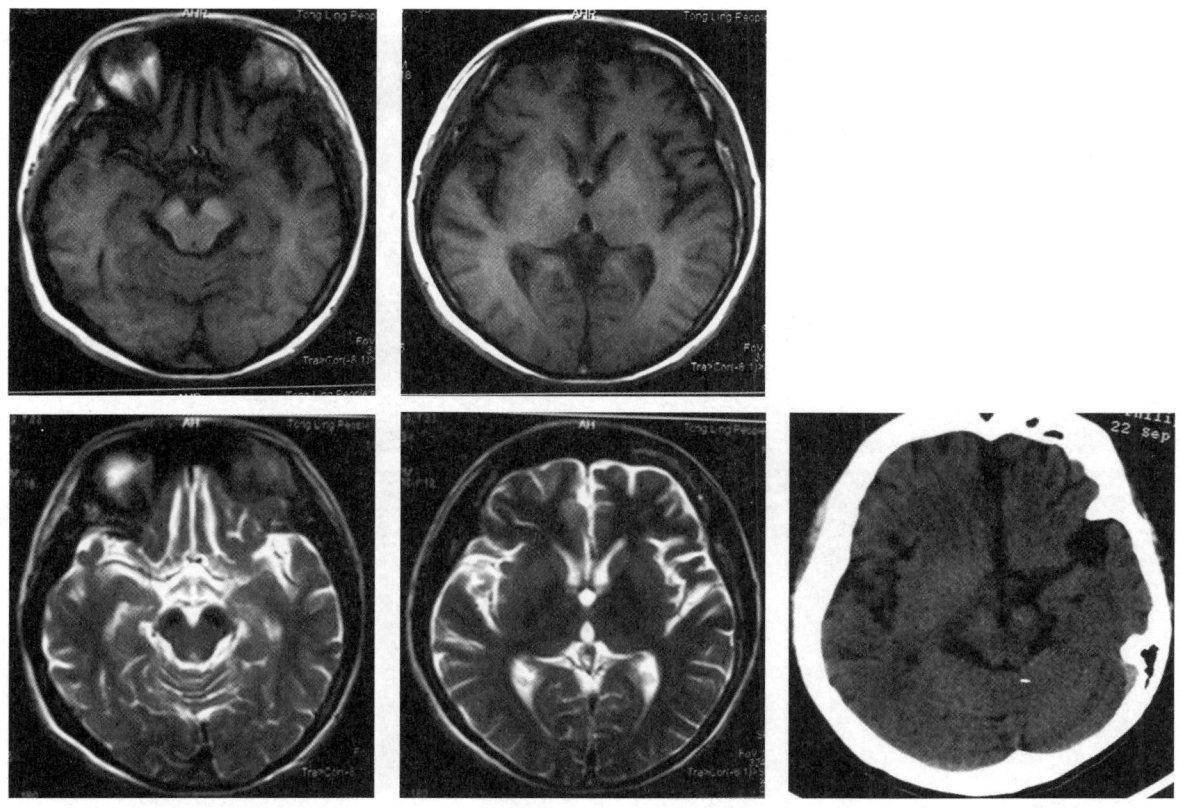

图 2-15　外院头颅 MRI(1.5T)和 CT 提示双侧黑质、苍白球区对称性病变,局部铁沉积改变,轻度脑萎缩

肢肌张力增高,右侧较左侧明显,双上肢屈肌张力疑似更高,双下肢伸肌张力疑似更高。眉心征(+)。

反射:双侧肱二头肌、肱三头肌、桡骨膜反射(++),右侧膝反射(+++),右侧踝阵挛(+),左侧膝反射、跟腱反射(++)。

感觉系统:针刺觉正常,运动觉、位置觉等不合作。

病理征:右侧巴氏征、克氏征(+),左侧(-)。

共济运动:指鼻试验正常,跟膝胫试验、轮替试验完成差,闭目难立征阴性,直线行走不能。

步态:行走、转身偏慢,行走时双上肢摆动幅度小,呈慌张步态。

脑膜刺激征:阴性。

● 辅助检查

一、实验室检查

血常规、生化、DIC:均正常。

铁蛋白:9.0 ng/ml,铜蓝蛋白:281.0 mg/L。

叶酸:4.78 ng/ml,维生素:B12 383.0 pg/ml。

抗双链:DNA IgG 3.9 IU/ml;PANCA、CANCA 阴性。

类风湿因子:<20 IU/ml,抗链球菌溶血素"O":67 IU/ml。

二、其他辅助检查

心脏彩超:轻度三尖瓣关闭不全。

膀胱残余尿:残余尿约 10 ml。

头颅 MRS:左侧黑质区肌醇峰有增高,双侧苍白球区乙酰天冬氨酸峰值减低。

电生理检查:四肢 NCV 未见异常,肛门括约肌 EMG 示神经源性肌电改变;左侧 BAEP I 波分化略差,胫神经 SEP 左侧,双侧 PrVEP 异常(形态、波幅降低、潜伏期偏长)。

头颅 MRI:双侧尾状核头及胼胝体膝轻度萎缩;双侧苍白球、黑质及红核符合铁沉积改变;轻度脑白质变性,轻度脑萎缩改变,垂体体积增大(图 2-16)。

● 诊断及讨论

一、定位诊断

(1)反应迟钝,认知功能下降,高级认知功能受累,定位于大脑皮质。

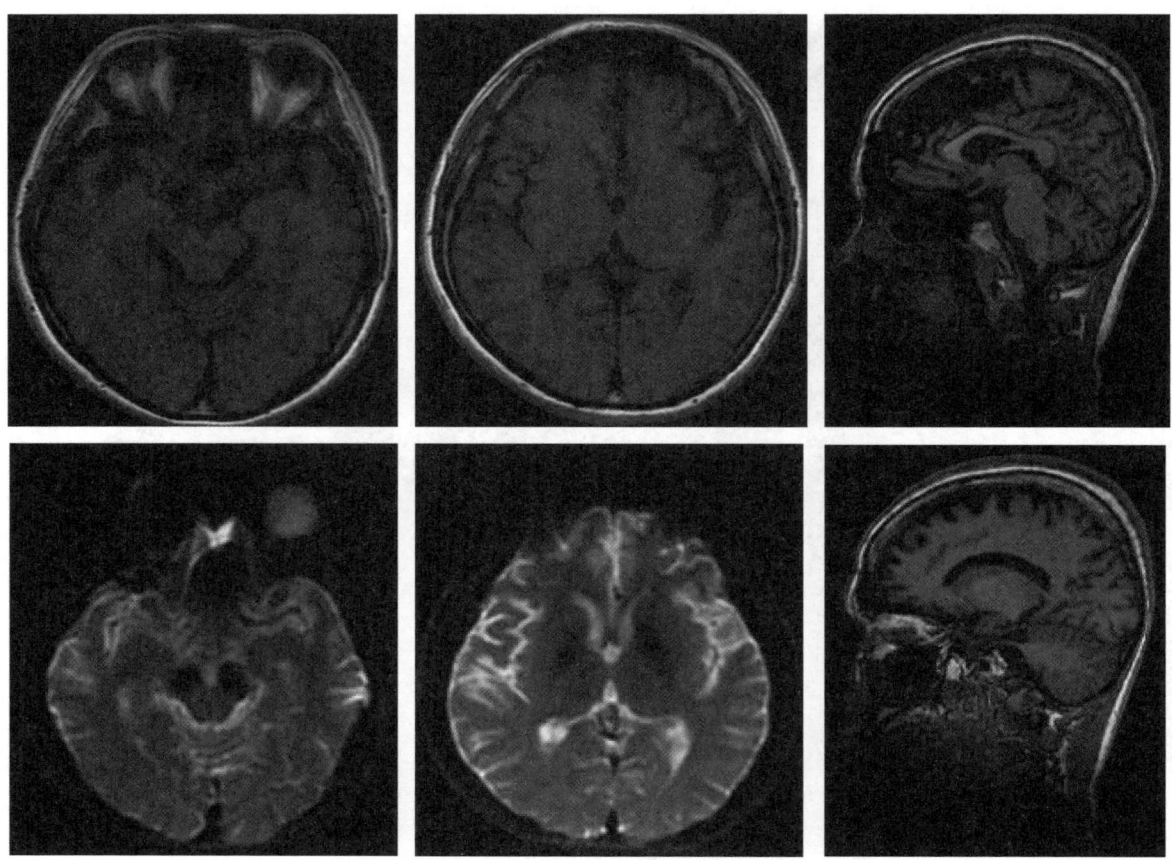

图 2-16　我院头颅 MRI(3.0T)提示双侧苍白球、黑质铁沉积改变;胼胝体膝轻度萎缩,轻度脑萎缩改变

（2）右侧膝反射（＋＋＋）,右侧踝阵挛可引出,右侧巴氏征（＋）、克氏征（＋）,定位于锥体系。

（3）言语欠清,颈部肌张力高,四肢肌张力呈铅管样增高,行走、转身偏慢,行走时双上肢摆动幅度小,呈慌张步态,主要表现为帕金森症,定位于锥体外系。

（4）跟膝胫试验、轮替试验完成差、直线行走不能,定位于小脑。

归纳为病变累及皮质高级功能、锥体外系、锥体系和小脑,属于多系统受累。

二、定性诊断

青年女性,隐匿起病,缓慢进展。幼儿期（1 岁）发病,主要表现为智能低下,无明显运动发育迟滞,青年期（31 岁）出现新的症状,主要表现为运动障碍,包括锥体外系、锥体系和小脑受累的相关症状。辅助检查提示脑内铁异常沉积。定性诊断考虑为脑内铁沉积神经变性病。由于其特殊的头颅 MRI 表现以及独特的双阶段病程,进一步诊断为 SENDA（static encephalopathy of childhood with neurodegeneration in adulthood）,也称

β-螺旋桨蛋白相关神经退行性病可能性大。随后的基因检测结果显示,该患者 WDR45 基因第 9 外显子区存在点突变 c. T755G（图 2-17）,导致 p. Leu252Arg 氨基酸改变,进一步证实了临床定性诊断。

三、鉴别诊断

1. 泛酸激酶相关神经退行性病（pantothenate kinase-associated neurodegeneration, PKAN）。它的临

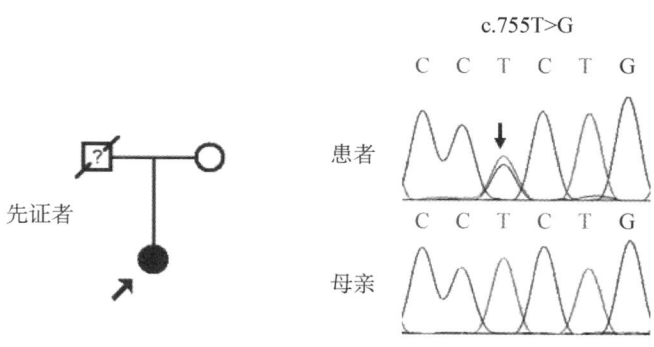

图 2-17　WDR45 基因检测提示 Exon 9 存在点突变 c. T755G

床表型包括经典型和非经典型。经典型为 3～4 岁起病,6 岁前起病占 90%,以姿势、步态障碍为首发表现,可出现锥体系、锥体外系症状、肌张力障碍、认知、行为异常以及眼球活动障碍。病程进展快。非经典型发病晚,20～30 岁起病,多出现抑郁、情绪不稳、冲动行为以及语言障碍,锥体系、锥体外系、肌张力、认知症状轻,疾病进展慢。其致病基因为 PANK2,是常染色体隐性遗传。其影像学特征为"虎眼征"。该患者病程及影像学不符合晚发型 PKAN,而且 PKAN 基因检测也为阴性。

2. 非钙依赖性磷脂酶 PLA2G6 相关神经退行性病(PLA2G6-associated neurodegeneration,PLAN)。目前为止有三种表型,包括婴儿神经轴索性营养不良(infantile neuroaxonal dystrophy,INAD)、非经典型神经轴索性营养不良(NAD)和 PLA2G6 相关的肌张力障碍帕金森综合征。该患者有帕金森及肌张力障碍样表现,需与 PLA2G6 相关的肌张力障碍帕金森综合征鉴别。后者表现为青春期或成年早期亚急性起病的肌张力障碍帕金森综合征,临床表现包括眼球运动异常、锥体束征和显著的认知障碍,其致病基因为 PLA2G6,为常染色体隐性遗传。影像学表现:INAD 和非典型 NAD 特征是小脑萎缩和视神经萎缩。大约 50% 的患者可以观察到脑内铁沉积,通常发生在苍白球。该患者 PLA2G6 基因检测为阴性。

四、治疗及预后

这种疾病对多左旋多巴反应良好,因此该患者应用美多芭后症状改善,但因不可逆转的病程,最终对于药物治疗的效果不持久。

五、病例点评及疾病分析

脑内铁沉积神经变性病(neurodegeneration with brain iron accumulation,NBIA)是一组遗传性神经变性疾病,特征表现为铁在脑组织的异常沉积,最常见部位在苍白球和/或黑质,全脑萎缩和小脑萎缩也是常见表现。NBIA 的特征性临床表现为进行性肌张力障碍、构音障碍、痉挛和帕金森症,视网膜变性和视神经萎缩也很常见。发病年龄跨度广,从婴儿到成人均可发病。进展可快可慢,可以有一段长的稳定期。某些亚型神经病理可发现中枢神经系统的轴突球状体,其中一些类型也可表现为周围神经的轴突球状体。

本例患者的临床表现及影像学表现均非常有特征性。患者幼儿发病,运动功能及智力均较同龄儿发育

迟缓。后疾病很长一段时间内处于静止期,到 30 岁时开始出现帕金森样表现、肌张力障碍、痉挛等,我们称之为二阶段病程。在影像上,黑质部位铁沉积明显,苍白球亦有累及,而且在 T_1WI 上黑质部位显示高信号。CT 上黑质部位也有对称性高密度灶,原因可能是铁沉积继发钙沉积。两年后在我院的影像检查显示黑质及苍白球部位铁沉积更加明显,我们考虑两方面的原因:①疾病本身进展,铁沉积加重。②我院采用 3.0T 磁共振可能比外院 1.5T 磁共振更容易显示铁沉积。SENDA 病例中,黑质部位往往是铁沉积最先累及以及受累程度最严重的部位,苍白球也可有累及。T_1WI 上双侧对称性高信号或者中间低信号外周高信号的影像学特点是 SENDA 病例不同于其他脑组织内铁沉积病的主要特征。同时,双阶段的疾病进展也是诊断SENDA 的关键点。

近年来,NBIA 疾病谱系中 10 个亚型已经明确了致病基因。各亚型的命名推荐采用"突变蛋白相关性神经变性病"模式来统一命名,如苍白球黑质红核色素变性或 Hallervorden-Spatz 病是泛酸激酶 2(PANK2)基因突变所导致,故命名为泛酸激酶相关性神经变性病(pantothenate kinase associated neurodegeneration,PKAN)。NBIA 疾病谱系虽然亚型众多,但是最常见的为四种亚型:PKAN(约占 50%)、非钙依赖型磷脂酶A2 相关性神经变性病(phospholipase A2 associated neurodegeneration,PLAN)(约占 20%)、线粒体膜蛋白相关性神经变性病(mitochondrial membrane proteinas-sociated neurodegeneration,MPAN)(约占 10%)和 β螺旋蛋白相关性神经变性病(beta-propeller proteinas-sociated neurodegeneration,BPAN)(约占 7%),其余明确致病基因的亚型约占 3%,约有 10% 的 NBIA 病例目前尚未发现致病基因,暂时仍称为特发性病例。

此类疾病的诊断需要详细询问病史、家族史,全面的体格检查。步态异常、进行性加重的锥体外系症状,伴有认知障碍、精神行为异常、视神经萎缩或视网膜色素变性等对 NBIA 有提示意义。发病年龄也是关键性因素,各亚型中除了神经铁蛋白病(NFT)和血浆铜蓝蛋白缺乏症(ACP)中年起病,其余各型多为儿童、青少年起病,成年起病少见。辅助检查中头颅 MRI 检查是目前诊断或排除 NBIA 最有力的手段。铁属于顺磁性物质,异常铁沉积在 MRI 上有特征性的表现。在常规序列 T_2 及磁敏感序列,如梯度回波序列(GRE)和磁敏感加权成像(SWI),铁沉积部位显示低信号。在 T_1WI铁沉积显示等信号。常见铁沉积部位为苍白球、黑质、

红核、丘脑等脑深部灰质核团。眼底检查、视觉电生理检查也非常重要,可以明确患者有无视神经萎缩、视网膜色素变性等。

总之,详细的病史、体格检查、辅助检查可以非常有效地帮助临床医生对 NBIA 进行诊断,基因检测可以确诊。对于临床症状不典型的患者,如仅表现为步态障碍、锥体外系症状,影像上也未见明显铁沉积征象,在排除其他考虑的疾病后,仍应该进行 PANK2、PLA2G6 基因检测,以确诊或排除这两种最常见的 NBIA 亚型。

参考文献

[1] Alazami AM, Al-Saif A, Al-Semari A, et al. Mutations in C2orf37, encoding a nucleolar protein, cause hypogonadism, alopecia, diabetes mellitus, mental retardation, and extrapyramidal syndrome [J]. Am J Hum Genet, 2008, 83: 684 - 691.

[2] Al-Semari A, Bohlega S. Autosomal-recessive syndrome with alopecia, hypogonadism, progressive extra-pyramidal disorder, white matter disease, sensory neural deafness, diabetes mellitus, and low IGF1 [J]. Am J Med Genet A, 2007, 143: 149 - 60.

[3] Behrens MI, Brüggemann N, Chana P, et al. Clinical spectrum of Kufor-Rakeb syndrome in the Chilean kindred with ATP13A2 mutations [J]. Mov Disord, 2010, 25: 1929 - 1937.

[4] Castelnau P, Cif L, Valente EM, et al. Pallidal stimulation improves pantothenate kinase-associated neurodegeneration [J]. Ann Neurol, 2005, 57: 738 - 741.

[5] Crompton DE, Chinnery PF, Bates D, et al. Spectrum of movement disorders in neuroferritinopathy [J]. Mov Disord, 2005, 20: 95 - 99.

[6] Dick KJ, Eckhardt M, Paisán-Ruiz C, et al. Mutation of FA2H underlies a complicated form of hereditary spastic paraplegia (SPG35) [J]. Hum Mutat, 2010, 31: E1251 - 1260.

[7] Edvardson S, Hama H, Shaag A, et al. Mutations in the fatty acid 2-hydroxylase gene are associated with leukodystrophy with spastic paresis and dystonia [J]. Am J Hum Genet, 2008, 83: 643 - 648.

(周海燕　谭玉燕　刘　军)

病例 10　发作性双下肢僵硬 10 个月,腰背肌僵硬 1 个月

● 病史

现病史:女性,44 岁,10 个月前(2012 年 5 月中)无诱因出现发热,体温最高达 39 ℃,体温恢复后出现反复发作性双足背弓起,持续约数十秒钟后自行缓解,间歇性发作,行走后出现双下肢僵硬,走路不稳,四肢不自主抖动,休息数秒钟后抖动及双下肢僵硬感可消失,睡眠时无发作。曾就诊于当地医院,治疗后无好转,症状进行性加重。1 个月前开始出现间歇性腰背部肌肉僵硬,伴有躯干不自主前屈,行走困难,较易跌倒。遂收治入院。发病来精神可,夜眠差,胃纳佳,无大小便失禁,近一年体重增加 10 kg。

既往史:3 年前出现左眼睑下垂,无视物模糊、视物重影,未处理。有糖尿病史 1 年,否认甲状腺疾病史,否认其他免疫性疾病史。

个人史:长期生活于上海嘉定区,否认疫水疫区接触史。否认嗜烟嗜酒,无药物过敏史。月经规律。儿童期发育正常。

家族史:无神经系统疾病史。

● 查体

一、内科系统体格检查
体温 36.3 ℃,脉搏 78 次/分,呼吸 18 次/分,血压 150/98 mmHg,心、肺、腹部无异常。

二、神经系统专科检查
精神智能状态:神志清楚,精神可,对答切题,计算力、定时及定向力正常。MMSE 评分:30/30。

脑神经:左眼睑下垂,眼球呈 3 点～9 点位,疲劳试验阴性。双瞳等大等圆,直径 3 mm,直接、间接对光反射存在,双眼各向活动正常,未见眼震。鼻唇沟对称,伸舌居中,无舌肌萎缩及肌束颤动。

运动系统:四肢肌力 5 级。双上肢肌张力正常;双下肢间歇性强直,远端为主。

反射:双上肢腱反射(+),双下肢腱反射(++)。
感觉系统:双侧深浅感觉检查无异常。

病理征：双侧 Hoffmann 征（－），左侧巴氏征（＋），右侧巴氏征（－）。

共济运动：指鼻试验正常，跟膝胫试验欠佳，Romberg 征（＋）。

步态：痉挛步态。

脑膜刺激征：阴性。

● 辅助检查

一、实验室检查

血尿常规、肝肾功能、电解质、血糖、血脂、乳酸脱氢酶、肌酸激酶：均正常。叶酸 9.71 ng/ml（↑）（参考值 3.50～9.00 ng/ml），维生素 B_{12}，类风湿因子，抗链球菌溶血素"O"，均正常。

血生化：免疫球蛋白 IgG 1 630 mg/dl（↑）（参考值 751～1 560 mg/dl），IgA、IgE、IgM 正常。抗心磷脂 IgG、IgM、免疫全套均正常。谷氨酸脱羧酶抗体（GAD-Ab）＞120.00 U/ml（参考值 0.00～7.50），抗胰岛细胞抗体（ICA）阴性，空腹胰岛素 5.09 μU/ml（参考值 2.60～24.90 μU/ml），胰岛素 2 小时 37.67 μU/ml。甲状腺功能全套正常。RPR，TPPA 均阴性。

肿瘤指标：除糖类抗原 724 9.16 U/ml（↑）（参考值＜8.2 U/ml）外，余正常。

脑脊液：有核细胞计数 1.00×10^6/L，蛋白质定量 185.00 mg/L，氯化物 126.00 mmol/L，糖 5.40 mmol/L（↑），GAD-Ab 1.49 U/ml。

二、其他辅助检查

心超：左房增大。

颈椎 MRI：C3～C4、C4～C5、C5～C6 椎间盘略膨出。

头颅 MRI：双侧额顶叶多发腔隙灶。

脑电图：正常。

神经电生理：NCV 及 BAEP 检测未见异常，右胫神经 SEP P40 潜伏期延长，下肢部分肌肉示肌张力障碍，提示右胫前肌、左腓内肌可见大量持续性运动单位电位发放。

● 诊断及讨论

一、定位诊断

（1）患者表现为发作性双下肢及腰背肌僵硬，活动后加重，休息及睡眠时缓解，无肌力下降，无感觉异常，

结合肌电图提示右胫前肌、左腓内肌可见肌痉挛电位，定位于双下肢及腰背部肌肉。

（2）查体发现左眼睑下垂，眼球呈 3 点～9 点位，左侧巴氏征（＋），考虑同时损害左侧动眼神经提上睑肌核和锥体束。

二、定性诊断

中年女性，亚急性起病，发热后出现发作性双下肢及腰背肌肉僵直；既往左眼睑下垂及糖尿病病史，否认甲状腺疾病史，否认自身免疫性疾病史，无外伤及中毒病史，无家族性遗传病史，否认其他病史。结合患者病史、查体及相关辅助检查，按照 MIDNIGHTS（Metabolism、Infection、Degeneration、Neoplasm、Inflammation、Gland、Hereditary、Toxicity/Trauma、Stroke）原则，考虑该例患者为感染诱发自身免疫反应所致。患者血谷氨酸脱羧酶抗体（GAD-Ab）增高可进一步支持诊断。

三、鉴别诊断

1. 神经性肌强直（neuromyotonia, NMT）：亦称 Isaacs 综合征，青少年起病，部分有家族遗传史，累及部位主要为周围神经，以四肢不自主连续性颤动伴有肌肉松弛障碍的肌颤搐为主要表现，因先天性或自身免疫性电压门控性钾离子通道异常所致。肌电图：高频自发性运动单位放电活动及成对的或多源的 MUP 发放。卡马西平或苯妥英钠治疗效果较好。

2. 强直性肌营养不良（myotonic dystrophy）：30 岁后隐袭起病，以肌无力、肌强直和肌萎缩为特点的多系统受累的常染色体显性遗传病。常伴有白内障、心律失常、糖尿病、秃发、多汗和性功能障碍等表现。肌电图可见强直电位。肌肉病理活检可见萎缩肌纤维呈广泛分布，核内移。

3. 破伤风（tetanus）：系由破伤风杆菌外毒素导致的神经系统中毒性疾病，以进行性发展的肌肉强直为特征。主要表现为牙关紧闭、颈项强直、角弓反张与呼吸困难等。安定类药物无效。

四、治疗及预后

治疗方面主要以增强脊髓的抑制反应、抑制自身免疫反应以及尽可能切除相关的恶性肿瘤。地西泮对于减轻痉挛和僵直有效，每天口服剂量最高可达 300 mg。口服和鞘内注射巴氯芬疗效均十分显著，常规的口服剂量是 10～100 mg/d，常规的鞘内注射剂量

是 50～1 000 μg/d。据报道,其他药物,如盐酸替扎尼定、美索巴莫、氨己烯酸和丙戊酸盐等对部分患者有效。肉毒毒素偶尔会被用于某些伴肌张力障碍的严重肌肉痉挛患者。

对于僵人综合征患者可能有效的免疫抑制治疗有皮质激素、血浆置换和静脉输注免疫球蛋白。目前多数学者推荐免疫治疗:静脉注射免疫球蛋白(0.4 g/kg×5 d)对一些患者特别是 GAD 抗体阳性者有效。血浆置换可作为静脉应用免疫球蛋白的替代方法:25 mg/kg,于 2 周内置换。也可应用甲泼尼龙,500 mg/d,静脉滴注,5 天后改为口服,100 mg/d,渐减至 10 mg/d。6 周内有效者应持续激素治疗 1 年以上。治疗时应注意肺部感染等并发症的防治,并防止由于痛性痉挛发作时交感神经过度兴奋导致的心脏骤停、窒息。

预后:经典型预后良好,再发者少见。肢体型治疗效果不佳,呈缓解-复发-加重进展,病人在平均 3.5 年内需要轮椅代步。进展性脑脊髓炎伴僵直型病情进行性加重,治疗效果差,往往在出现僵直症状的数周至数月内死亡。

五、病例点评及疾病分析

僵人综合征(stiff person syndrome,SPS)是以进行性波动性肌肉强直和肌痉挛为特点的一组疾病。最早在 1956 年由 Moersch 等描述并命名的。该病与自身免疫疾病有关,常伴发 1 型糖尿病、桥本甲状腺炎、重症肌无力、系统性红斑狼疮、恶性贫血及白癜风。部分SPS 患者可以伴发肿瘤及边缘叶脑炎,包括乳腺癌、胸腺瘤、淋巴瘤、甲状腺癌、肾脏肿瘤、结肠肿瘤、卵巢癌、小细胞肺癌等。

(一)发病机制

60%～70% 的 SPS 患者血清和脑脊液中抗谷氨酸脱羧酶(glutamic acid decarboxylase,GAD)自身抗体升高。GAD 为 L-谷氨酸脱羧形成 γ-氨基丁酸(γ-aminobutyric acid,GABA)的限速酶,GAD 抗体升高可能影响 GABA 的合成或功能障碍,使 GABA 的抑制作用降低,导致抑制系统与去甲肾上腺素系统的兴奋失平衡,脊髓 α 运动神经元持续过度兴奋,从而出现肌僵硬和肌痉挛。5% 的僵人综合征患者出现血清抗-amphiphysin 自身抗体阳性、甘氨酸受体(Glycine-a1 receptor,GlyR-a1)抗体、gephyrin 抗体。

SPS 可见于各种年龄,多在 29～59 岁,偶见于婴儿,男性多见。起病隐匿,呈慢性进行性发展,有波动性。临床主要表现为对称累及躯干及肢体近端的肌肉僵直,由轻度肌张力增高到板样僵直不等。可由内外刺激因素如突发音响、触摸、动作、生气、害怕等引起,睡眠时明显减少或消失。还可伴有大汗、瞳孔散大、心动过缓、高血压、体温升高和呼吸过缓等自主神经系统表现。典型的肌电图表现为受累肌肉大量连续性正常运动单位活动,睡眠或静脉注射地西泮时消失。

(二)临床表现

根据其临床表现,可分为经典型和僵人叠加综合征。Brown 等建议的诊断标准:①体轴肌僵硬强直(肢体近端肌也可受累);②异常体轴姿势(腰脊柱常过度前凸);③突发痉挛由随意运动、情绪波动或无防备的听觉及体感刺激引起;④至少在 1 条体轴肌出现持续运动电位活动,静注地西泮后电活动消失;⑤无脑干、锥体束、锥体外系及下运动神经元体征,无括约肌及感觉障碍,无认知障碍,可发生癫痫。符合以上 5 条者诊断为 SPS;符合①～④,⑤有不符合者,如合并眼动障碍、锥体束征等诊断为僵人叠加综合征(stiff personplus syndrome,SPPS)。SPPS 包括:①进展性脑脊髓炎伴僵直型;② Jerking-SPS;③ 僵肢综合征(Stiff limb syndrome,SLS):多中年起病,慢性进展性病程,可有复发和缓解,主要为单个或多个肢体远端的僵硬和痛性痉挛,下肢多见,偶有躯干轻度受累。

本例患者中年女性,亚急性起病,慢性进行性加重病程,既往糖尿病及左侧动眼神经不完全麻痹病史。主要表现为发热后出现双侧下肢间歇性僵直,远端为主,伴有躯干轻度受累。查体:左侧眼睑下垂,双下肢间歇性僵直,左侧巴氏征(+)。肌电图:大量持续性运动单位电位发放。血 GAD-Ab 明显升高,CA724 轻度升高,IgG 轻度升高。据 Brown 等建议的诊断标准,诊断为僵人叠加综合征(僵肢综合征)。明确诊断后予以氯硝西泮治疗(0.5 片,每天 3 次)后效果较好,患者肢体及躯干僵直症状明显好转。患者就诊我科时已发病 10 个月余,症状改善明显,故未用免疫抑制治疗。患者糖类抗原增高,住院期间相关肿瘤筛查未见明显异常,尚需继续随访,明确是否与肿瘤相关。

参考文献

[1] Maddison P. Neuromyotonia [J]. Clin Neurophysiol, 2006,117 (10): 2118-2127.

[2] McKeon A1, Robinson MT, McEvoy KM, et al. Stiff-man syndrome and variants: clinical course, treatments, and outcomes [J]. Arch Neurol. 2012,69(2): 230-238.

[3] Ughratdar I, Sivakumar G, Basu S. Spinal cord stimulation to abort painful spasms of atypical stiff limb syndrome [J].

Stereotact Funct Neurosurg, 2010,88(3)：183 – 186.

[4] Dalakas Mc, Fujii M, Li M, et al. High-dose intravenous immune globulin for stiff-person syndrome [J]. N Engl J Med, 2001,345(26)：1870 – 1876.

[5] De la casa-Fages B, Anaya F, Gabriel-Ortemberg M, et al. Treatment of stiff-person syndrome with chronic plasmapheresis [J]. Mov Disord, 2013,28(3)：396 – 397.

[6] Shiraishi H, Motomura M, Iwanaga H, et al. Successful treatment in a patient with a focal form of stiff-person syndrome using plasma exchange and intravenous immunoglobulin therapy [J]. Rinsho Shinkeigaku. 2002,42(8)：766 – 770.

[7] Brown P, Marsden CD. The stiff man and stiff man plus syndromes [J]. J Neurol, 1999,246(8)：648 – 652.

[8] Baizabal-Carvallo JF, Jankovic J. Stiff-person syndrome：insights into a complex autoimmune disorder [J]. J Neurol Neurosurg Psychiatry, 2015,86(8)：80 – 88.

[9] Hansen N, Grunewald B, Weishaupt A, et al. Human stiff-person syndrome IgG-containing high-titer anti-GAD65 autoantibodies induce motor dysfunction in rats [J]. Exp Neurol, 2013(1),239：202 – 209.

[10] BaizabaI-Carvallo JF, Jankovic J. Stiff-person syndrome：insights into a complex autoimmune disorder [J]. J Neurol Neurosurg Psychiatry, 2015,86(8)：80 – 88.

（王晓丹　刘　军　陈生弟）

病例 11　惊吓后突发头及四肢不自主动作 3 天

● 病史

现病史：女性,14 岁。于入院 3 天前(2012 年 9 月 10 号)下午 5 点许在学校食堂吃饭时,突闻窗外雷声巨响,随即出现头部向右侧不自主扭转,伴有四肢抖动,右上肢明显。当即前往当地医院求治,给予镇静药物口服治疗,双下肢抖动明显减少,但头及双上肢仍不自主抖动,入睡后消失。于 2012 年 9 月 13 日收治入院。

既往史：2012 年 6 月 14 日曾出现类似症状,外院诊断为"小舞蹈病",后经治疗完全缓解。无脑外伤史。

个人史：长期生活于原籍,否认疫水疫区接触史,足月顺产,无新生儿窒息史。

家族史：否认家族遗传病史。

● 查体

一、内科系统体格检查

体温 36.8 ℃,脉搏 78 次/分,呼吸 18 次/分,血压 105/70 mmHg,心、肺、腹部无异常。

二、神经系统专科检查

精神智能状态：神志清楚,精神可,对答切题,计算力、定时及定向力正常。MMSE 评分 30 分,临床痴呆量表(clinical dementia rating, CDR)评分正常。

脑神经：双眼各向活动自如,无眼震,双瞳等大等圆,直径 4 mm,对光反应敏感。鼻唇沟对称,伸舌居中,悬雍垂居中,双侧咽反射灵敏。

运动系统：四肢肌力正常,肌张力正常。眉心征(－)。头部不自主向右侧扭转,扭转方向、幅度、频率变化较大,具体表现为：与人对话时,头部向右侧扭转;用右手写字时,头部时而向右侧扭转,时而向右侧肩部侧倾;无人关注时,头部扭转及侧倾频率明显下降。头部及双上肢可见不自主抖动,双上肢平举及静息时皆有震颤,频率及幅度变化较大(详见图 2-18～20)。

反射：双侧肱二头肌、肱三头肌反射(＋＋),双侧膝反射(＋＋＋)。

感觉系统：双侧深浅感觉检查无异常。

病理征：未引出。

共济运动：右侧指鼻试验无法完成,左侧指鼻试验及双下肢跟膝胫试验完成可。闭目难立征(－),直线行走完成可。

脑膜刺激征：阴性。

● 辅助检查

一、实验室检查

血常规、血糖、肝肾功能、电解质、血脂：正常;碱性磷酸酶 184 IU/L(↑),类风湿因子 25 IU/ml(↑)。

血生化：抗链球菌溶血素"O"、C-反应蛋白、血沉均正常。铜蓝蛋白 21.70 mg/dl(↓)。

外周血涂片：(－)。

● 诊断及讨论

一、症状学及定位诊断

患者具有肌张力障碍和混合性震颤（姿势性＋静止性＋动作性），定位在锥体外系。

1. 肌张力障碍：患者与人对话时头部向右侧扭转；用右手写字时，头部时而向右侧扭转、时而向右侧肩部侧倾；无人关注时，头部扭转及侧倾频率明显下降。头部及双上肢可见不自主震颤，频率及幅度变化较大，符合肌张力障碍的经典定义，即一种不自主、持续性肌肉收缩引起的扭曲、重复运动或姿势异常综合征（伴或不伴有震颤）。只是该患者肌张力障碍的特点无论是在动作幅度、方向、频率上都存在较大的变异。

2. 混合性震颤：患者除有肌张力障碍外，还表现为肢体震颤。其特点为双手维持某一姿势、静息及取物时都出现震颤，即震颤为混合性震颤，且没有一种类型的震颤占有主导优势。此外，患者双上肢震颤也没有在特殊位置时消失，所以无法将震颤归因于肌张力障碍主动肌和拮抗肌之间的不平衡。

二、定性诊断

心因性运动障碍。根据该患者的病史及症状特点：①起病突然，在受惊后突然出现的运动障碍症状；②运动障碍的表现形式多样，以肌张力障碍及混合性震颤为首发症状及核心症状，且变异较大；③在 4 个月前曾有类似症状，可自发缓解；④辅助检查未见明显异常。因此可归纳为 9 个字："突然性、多变性、缓解性"。

基于这一特点，诊断考虑心因性肌张力障碍。经过暗示疗法及安慰剂疗法（维生素 B₁ 口服）后两天患者症状完全消失（见图 2-21），证实了我们的临床诊断。

必须强调的是，诊断心因性肌张力障碍必须非常慎重，须明确排除任何其他因素所致的肌张力障碍。

三、鉴别诊断

与心因性运动障碍相鉴别的疾病很多，在此仅举以下两例供参考。

1. Oppenheim 肌张力障碍：多发生于儿童或青少年，起病较为隐匿，呈渐进加重。首发症状往往为局灶性，逐渐进展到全身或呈多灶性。无自发缓解，DYT1 基因检测可有 CAG 三联缺失。该患者起病突然，运动障碍症状变化多样，且曾有自发缓解病史，给予安慰剂治疗后症状完全消失，故不考虑该诊断。

2. 风湿性舞蹈病：又称 Sydenham 舞蹈病，是与风湿密切相关，核心症状为不规则的舞蹈样不自主动作，查体可发现肌张力降低。该病可单独发生或与风湿病并存。病变主要在大脑皮质、纹状体、小脑、黑质等，呈一种非特异性可逆性炎性病变。多发生在 5～15 岁儿童或少年，女性居多。通常呈亚急性起病，早期常有不安宁、易激动、注意力不集中等表现。一般预后良好，不留严重后遗症，但可复发。该患者在症状学上首先不符合"舞蹈症"，且进一步的实验室检查并未提示阳性结果，故排除该诊断。

四、治疗及预后

经过暗示和给予维生素 B₁ 口服治疗后 2 天，症状完全缓解。

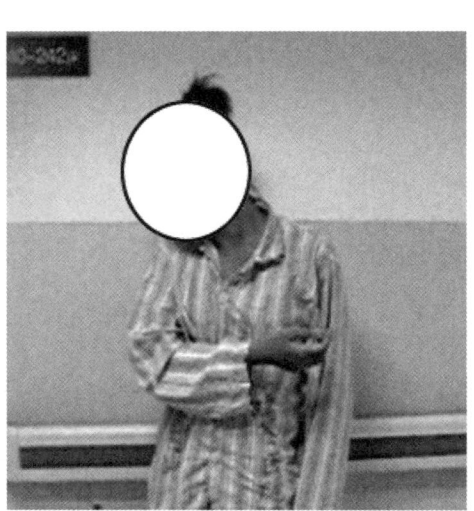

图 2-18 站立时不自主头部向右侧扭转，伴有上肢屈曲

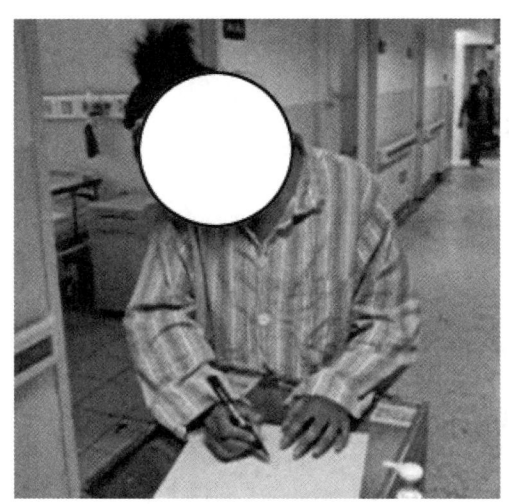

图 2-19 书写时头部出现侧倾，与站立位比，不自主动作幅度、方向、频率皆有显著差异

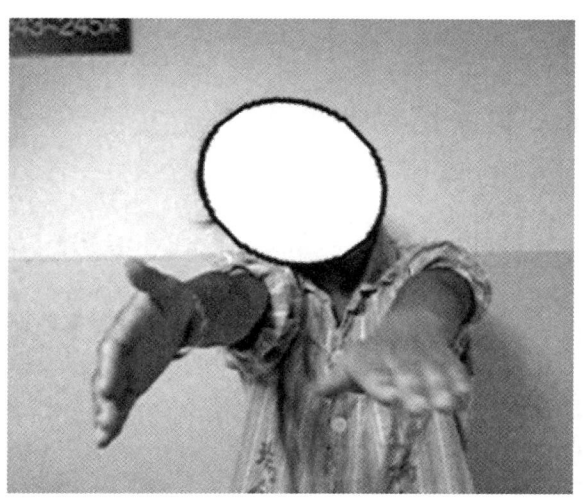

图 2-20　双上肢平举时,出现头部不自主侧倾,伴有双上肢震颤,尤以右上肢为著并出现上臂不自主外旋

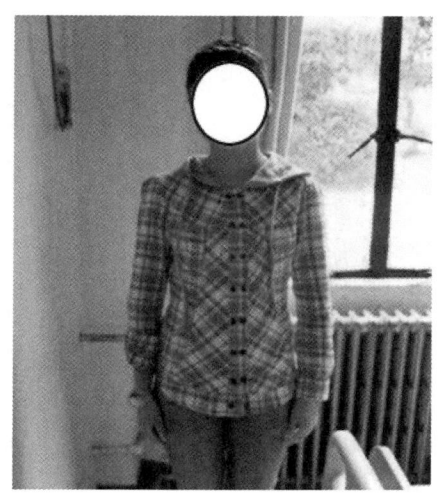

图 2-21　给予口服维生素 B₁ 治疗后 2 天,症状完全缓解

五、病例点评及疾病分析

该病的症状学诊断并不困难,主要在定性诊断上有一定困惑。在 19 世纪,绝大多数临床医生遇到这类病例会毫不犹豫地给出心因性疾病的诊断。但是随着医学的进步,越来越多的器质性运动障碍疾病被报道,到了 21 世纪的今天,临床医生在面对心因性运动障碍时倒变得异常谨慎了。笔者在美国国立研究院进修时惊讶地发现,全美各地推荐过来的运动障碍疑难病例中有一半竟然都是心因性运动障碍。

心理因素所致的运动障碍并不少见,从事运动障碍研究的临床工作者越来越多地遇到继发于心理因素的运动障碍疾病。目前认为,症状学表现为运动亢进的患者较表现为运动迟缓的患者更容易有心理性因素。一项针对 8 个专科中心的研究发现,心因性运动障碍的患者多表现为单一运动特征,最多见的是震颤,其后依次为肌张力障碍、步态异常、帕金森综合征、抽动症等。心因性运动障碍可以说是非常棘手的诊断,一方面临床医生往往会对做出这样的诊断非常"犹豫",因为生怕遗漏器质性疾病,另一方面被诊断的患者和家属往往会抗拒这样的诊断。紧扣"运动相关线索"可以帮助我们较为快速和准确地做出判断,并制订进一步的治疗策略。目前认为以下"运动相关线索"高度提示心因性疾病:①突然起病;②动作不一致(动作特点随时间而改变);③动作和姿势不协调(动作不符合已知的形式或正常的生理形式);④出现与基本的异常运动形式或已知的运动疾病不一致的异常运动形式,尤其是节律性摇摆,奇特的步态,故意缓慢执行所要求的随意运动,突然暴发无意义词语及过度惊跳(突然受到意想不到的噪声或威胁性动作刺激时所出现的奇特动作)等;⑤自愈;⑥注意力分散时动作消失;⑦安慰剂、暗示或心理治疗有效;⑧间歇性发作;⑨肌张力障碍开始时表现为固定姿势;⑩面部扭曲动作使嘴歪向一侧(面肌的器质性肌张力障碍时,嘴通常不歪向一侧)。此外,另一些"非运动相关的线索"也有助于我们的诊断与鉴别诊断:①假性无力;②假性感觉主诉;③多个躯体化症状或不能诊断的情况;④自伤;⑤明显的精神病学障碍;一旦做出心因性运动障碍的诊断,制订有效合理的治疗方案非常重要,目前认为精神疗法可使患者持久获益,帮助患者建立积极的社会生活观、医生有效治疗的强烈暗示、应激源去除以及抗抑郁药物治疗都有助于取得良好的治疗效果。

参考文献

[1] Skogseid IM. Dystonia-new advances in classification, genetics, pathophysiology and treatment [J]. Acta Neurol Scand Suppl, 2014,129: 13 - 19.

[2] Thenganatt MA, Jankovic J. Psychogenic Movement Disorders [J]. Neurol Clin, 2015,33: 205 - 224.

(吴逸雯　陈生弟)

病例 12　口面部不自主运动 4 月余

● 病史

现病史：女性，41 岁，2005 年 8 月起逐步出现口面部的不自主运动，主要表现为眼睛不自主眨动，面部和口角肌肉不规则的抽动，舌头不能控制的卷曲和伸舌样动作。不自主运动在情绪紧张时加重，入睡后消失，严重影响患者的生活质量。9 月起，逐渐出现头颈部不自主扭动，表现为头部不自主"后仰样"动作。在外院曾行头颅 CT、头颅 MRI、脑电图等检查均未见明显异常，诊断为"舞蹈症"、"Meige 综合征"等，口服苯海索、巴氯芬、氯硝西泮等药物治疗，症状未见改善。于 2005 年 12 月收入院。发病以来，夜眠质量较前变差，情绪低落，但饮食、大小便均正常，体重无明显改变。

既往史：追问病史，患者在 40 岁时诊断为"精神分裂症"，表现为幻觉和妄想，在外地曾不规则口服氟哌啶醇控制症状。无高血压、糖尿病、肿瘤病史。

个人史：足月产，无新生儿窒息史，无烟酒嗜好，其母孕期无特殊异常。

家族史：家族无遗传疾病史，无类似表现疾病病史。

● 查体

一、内科系统体格检查

体温 37 ℃，呼吸 16 次/分，脉搏 80 次/分，律齐；血压 140/80 mmHg，心、肺、腹部无异常。

二、神经系统专科检查

精神智能状态：神志清晰、对答切题，计算力、定向力、理解力及高级认知功能检测均正常。MMSE 评分 29 分。

脑神经：眼球活动好，瞳孔等大等圆，对光反射存在，咽反射存在，舌肌无萎缩。

运动系统：可见双眼不自主的眨动，舌头间断的伸出口外，头颈不能控制的后仰样动作。颈肌张力略高，双侧胸锁乳突肌和斜方肌略粗大。四肢肌力 5 级，四肢肌张力正常，双侧肱二头肌、肱三头肌、膝、踝反射（＋＋），双侧踝阵挛（－）。

感觉系统：浅深感觉、皮质复合感觉检查均正常。

病理征：未引出。

共济运动：正常。

步态：正常。

脑膜刺激征：阴性。

● 辅助检查

一、实验室检查

血常规、肝肾功能、凝血常规检查：均正常。

血生化：血肌酸激酶、血沉、抗"O"、血钙、铁、铁结合力、铜蓝蛋白、铜氧化酶吸光度、血乳酸、丙酮酸、β脂蛋白均正常。

外周血涂片：未见棘红细胞。

脑脊液：常规与生化正常。

二、其他辅助检查

脑电图、肌电图与神经传导速度测定、视听诱发电位：未见异常。

头颅 MRI：正常。

● 诊断及讨论

一、定位诊断

该患者主要表现为不能控制的面部肌肉、舌部、颈部的不自主运动，系为节段性肌张力障碍的表现；其他系统的检查包括高级智能、锥体系、共济运动、感觉检查均正常，定位在锥体外系。

二、定性诊断

对于缓慢起病的以面部肌肉、舌部、颈部的不自主运动为主要表现的疾病，其疾病症状为节段性肌张力障碍。该患者没有其他部位的定位体征，系单纯节段性肌张力障碍。该患者影像学检查未有异常，结合有精神分裂症病史和口服 D_2 多巴胺受体拮抗剂氟哌啶醇的病史,考虑药物性迟发性肌张力障碍的诊断。

三、鉴别诊断

1. 亨廷顿病:往往有家族史和认知功能减退,除了有头面部的不自主运动外,还有四肢舞蹈样动作,头颅 MRI 可以提示尾状核萎缩,基因检测 CAG 重复序列可以确诊。

2. 神经棘红细胞增多病:该病主要表现为头面部、四肢近端严重的舞蹈样动作,可以合并周围神经疾病和癫痫发作,诊断可以通过外周血涂片发现棘红细胞。

3. Meige 综合征:口面部的表现十分特征,但诊断 Meige 综合征的前提就是要排除药物因素引起的以及神经系统变性疾病引起的肌张力障碍。Meige 综合征可以通过药物或者肉毒毒素治疗达到良好的症状控制,而药物引起的迟发性肌张力障碍则不然。

4. DYT 基因突变肌张力障碍:对于存在其他系统定位体征(如锥体束征、小脑体征、认知功能障碍、周围神经系统体征)的复杂性节段性肌张力障碍的病因常指向神经系统变性疾病,而不存在其他神经系统定位体征的单纯性节段性肌张力障碍的病因更多指向药源性或原发性(DYT 突变)肌张力障碍。

四、治疗及预后

迟发性肌张力障碍治疗比较棘手,应当停用经典的抗精神病药物,改用非经典抗精神病药物如氯氮平。此外,脑深部电刺激对于症状的缓解有一定疗效。这位患者采用了双侧丘脑底核 DBS 治疗,至今效果控制良好。

五、病例点评及疾病分析

诊断的第一步是要确定该患者是何种症状? 显然是不能控制的面部肌肉、舌部、颈部的不自主运动是节段性肌张力障碍的表现。或许有人认为是头面部"舞蹈样动作",但笔者认为是节段性肌张力障碍更为贴切,舞蹈样动作往往是指肢体近端或远端不规则、粗大的不自主动作。对于确定为节段性肌张力障碍表现的患者,最为重要的下一步除了详细的神经系统检查外,追问服药病史至关重要。

在肌张力障碍患者中,迟发性肌张力障碍占有一定的比例。这类疾病几乎总是由于服用抗精神病药物引起的,最常见的为多巴胺 D_2 受体阻断剂,如吩噻嗪类和丁酰苯类药物;偶尔,甲氧氯普胺、盐酸氟桂利嗪也会诱发。本病的发病率随年龄增长而增加,发病时间很难确定。迟发性肌张力障碍最典型的表现为口-面部持续性运动障碍,由刻板、重复的快速运动组成,且症状持续时间长、常为永久性。口-颊-舌部的运动最有特征,表现为连续的咀嚼运动,舌头间断的伸出口外,称捕蝇舌(fly-catcher tongue)。颈部和躯干的运动表现为颈后仰,躯干反复屈曲和伸展,身体摇晃;肢体远端连续屈曲运动,称弹钢琴指/趾(piano playing fingers and toes)。病人站立时,可以出现双腿重复运动,称原地踏步(marching-in-place)。迟发性肌张力障碍的药物治疗通常是困难的,抗胆碱能药物治疗往往会使得症状加重。对于迟发性肌张力障碍的患者要逐步减少经典的抗精神病药物如氟哌啶醇的剂量,非经典的抗精神病药物引发的迟发性肌张力障碍较经典抗精神病药物少见。氯氮平可以尝试用于难治性迟发性肌张力障碍的患者。有学者采用脑深部电刺激治疗迟发性肌张力障碍,取得了良好疗效,这种新技术有望能够治愈迟发性肌张力障碍这一顽症。

最后,简单地归纳一下抗精神病药物引起的运动障碍的种类、特征和治疗。记住 4 个"4":①4 小时(应用抗精神病药物或其他 D_2 受体拮抗剂 4 小时出现):急性肌张力障碍,采用抗胆碱能药物治疗;②4 天(应用抗精神病药物或其他 D_2 受体拮抗剂 4 天出现):帕金森综合征样表现,采用抗胆碱能药物治疗;③4 周(应用抗精神病药物或其他 D_2 受体拮抗剂 4 周出现):药物性静坐不能,可以采用抗胆碱能药物、β 受体阻断剂、地西泮治疗;④4 个月(应用抗精神病药物或其他 D_2 受体拮抗剂 4 个月出现):迟发性肌张力障碍,治疗困难,不能使用抗胆碱能药物,减少至停用经典抗精神病药物。可尝试氯氮平等非经典的抗精神病药,脑深部电刺激治疗。

参考文献 --------

[1] 中华医学会神经病学分会帕金森病及运动障碍学组. 肌张力障碍诊断与治疗指南[J]. 中华神经科杂志,2008,41:570-573.

[2] Fahn S, Jankovic J. Principles and practice of movement disorders [M]. Philadelphia: Churchill Livingstone/Elsivier, 2007:307-367.

[3] Lencz T, Malhotra AK. Pharmacogenetics of antipsychotic-induced side effects [J]. Dialogues Clin Neurosci, 2009, 11:405-415.

[4] Sun B, Chen S, Zhan S, et al. Subthalamic nucleus stimulation for primary dystonia and tardive dystonia [J]. Acta Neurochir Suppl, 2007,97(Pt 2):207-214.

(陈　晟　刘　军　陈生弟)

病例 13　腰背部不自主前屈 1 年余

● 病史

现病史：男性，56 岁，2011 年 5 月一次醉酒后跌倒在地，当时右侧颞部着地，无骨折，无意识丧失，无肢体抽搐。数日后自觉腰背部不适，因既往诊断"腰椎间盘突出"，未立刻就诊，行推拿等治疗后症状改善，但仍然有间歇不适感，并不影响行走且无姿势异常。1 个月后患者背部不适疼痛感加重，站立时腰部向前屈曲，难以伸直，并出现肌肉抽痛，自觉向左卧位或平卧时症状可减轻。后患者于当地医院针灸治疗后，腰背部症状可暂时减轻，且向后靠墙时也可减轻。但 2012 年 1 月起患者腰背部不适感显著加重，坐位时可保持腰背部直立姿势，行走时其腰背部出现明显向前弯曲的姿势。2012 年 7 月在当地人民医院住院，血生化检查提示高脂血症，头颅 MRI 示"双侧额叶、右侧颞叶软化灶，脑萎缩"，腰椎 MRI 示"L2～L3，L3～L4，L4～L5，L5～S1 椎间盘膨出"，当时诊断为"肌张力障碍，高脂血症，颈椎退变，腰椎间盘膨出"，给予"氟哌啶醇 1 mg 每天 2 次，苯海索 1 mg 每天 2 次"，症状改善不明显。于 2012 年 10 月收入院。病程中，无发热，二便尚可，睡眠受腰部动作影响，需服用奥氮平 1/2 片睡前、帕罗西汀 1/2 片每天 1 次，体重变化不明显。病程中无行动迟缓、肢体僵硬感。

既往史：有高脂血症史，2011 年有头部摔伤史，无骨折。2012 年外院腰椎 MRI 示"腰椎间盘膨出"。发现血脂升高半年，服用阿托伐他汀 1 片/晚。无腰背外伤史。

个人史：出生并生长于原籍，无疫区疫水接触史，否认冶游史，否认烟酒嗜好。

家族史：否认家族性遗传病。

● 查体

一、内科系统体格检查

温度 36.6 ℃，脉搏 78 次/分，呼吸 18 次/分，血压 130/70 mmHg，心、肺、腹部无异常。

二、神经系统专科检查

精神智能状态：神志清楚，对答切题，计算力、定向力正常。

脑神经：眼球各向活动正常，双瞳等大等圆，对光反射存在。颈软，颈部及背部姿势稍向右侧偏曲，坐位及站立时背部前屈。

运动系统：四肢肌力 5 级，双侧腱反射对称。行走时有明显姿势异常，保持坐姿时，躯干无明显前屈，开始行走即出现脊柱向前弯曲，上臂呈"猿人"样侧摆，行走时间越长，躯干前屈越明显，最大屈曲度达到 90°。嘱患者背部靠墙站立后症状明显缓解。无行动迟缓、无肢体震颤、快复轮替动作完成好（图 2-22，图 2-23）。

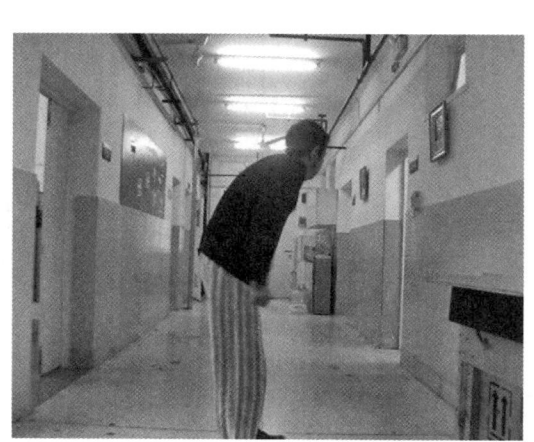

图 2-22　患者站立时出现躯干前屈

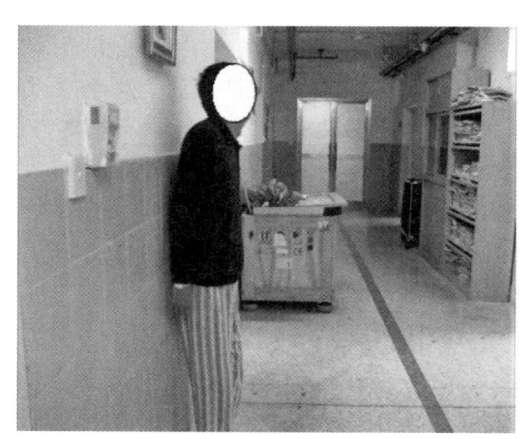

图 2-23　患者背部倚靠墙面时症状好转

感觉系统：深浅感觉正常。

病理征：未引出。

共济运动：共济运动完成尚可（卧位时），站立位检查因姿势前屈无法完全配合。

脑膜刺激征：阴性。

● **辅助检查**

一、实验室检查

血生化：谷丙转氨酶 92 IU/L（↑），谷草转氨酶 56 IU/L（↑），三酰甘油 2.78 mmol/L（↑），余正常。

血常规：正常。

二、其他辅助检查

基因检测：DYT1、DYT6（—）。

胸片正位片：胸椎侧弯，主动脉迂曲；两肺纹理增多增粗模糊。

腰椎 MR 平扫：腰椎退行性改变，L3～L4、L4～L5、L5～S1 椎间盘膨出。

肌电图：腹直肌持续性痉挛电位（与腹式呼吸节律不相关），双侧髂肌间歇性痉挛电位（见图 2-24～27）。

神经传导速度：正常。

● **诊断及讨论**

一、症状学及定位诊断

晚发性节段性肌张力障碍、姿势前屈症（camptocormia，CC），定位在锥体外系。

1. 肌张力障碍：患者表现腰背部不自主运动，行走时姿势异常，出现躯干前屈。从症状学角度符合肌张力障碍的经典定义，即一种不自主、持续性肌肉收缩引起的扭曲、重复运动或姿势异常综合征（伴或不伴有震颤）。

2. 节段性肌张力障碍：患者的姿势异常累及躯干（多个脊柱节段），但未影响肢体，符合节段性肌张力障碍定义，即受累范围为 2 个或 2 个以上相邻部位肌群。

3. 晚发性肌张力障碍：患者为中年起病（50 岁），起病年龄＞26 岁，符合晚发性肌张力障碍。

4. 姿势前屈症：该患者从症状学角度而言也可诊断为姿势前屈症。

二、定性诊断

患者为成年发病，尽管影像学提示腰椎病变，但腰椎突出程度轻，无法解释症状，且患者有明显的"感觉诡计"、常见的成人起病肌张力障碍的危险基因 DYT6（—），病史及症状无明显心因性肌张力障碍线索，故初步诊断为原发性肌张力障碍。

三、鉴别诊断

1. 继发性肌张力障碍：可继发于颅内病变、抗精神病药物应用等情况。该患者否认相关病史，目前不支持，应进一步检查。

2. 肝豆状核变性：青少年起病多见，病程呈逐渐进展。表现为锥体外系病变，伴有肝、肾、角膜改变。血清铜蓝蛋白降低，本患者目前无依据。

四、治疗及预后

该患者经肉毒毒素注射后，症状明显缓解（见图 2-28，图 2-29），也进一步证实了我们的诊断。

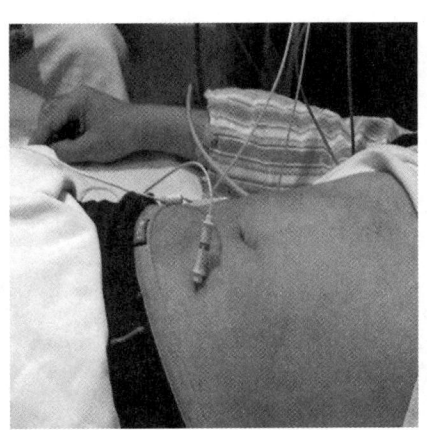

图 2-24　患者腹直肌肌电图检测

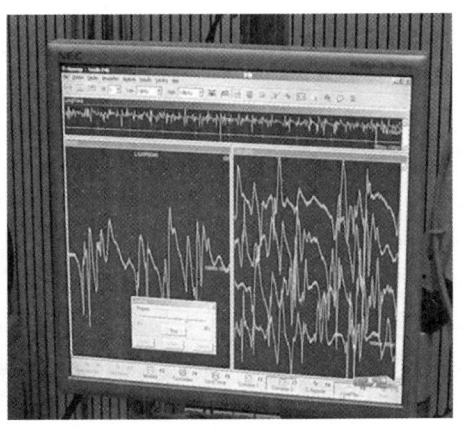

图 2-25　肌电图显示：患者腹直肌呈现持续痉挛电位，且与腹式呼吸节律不相关

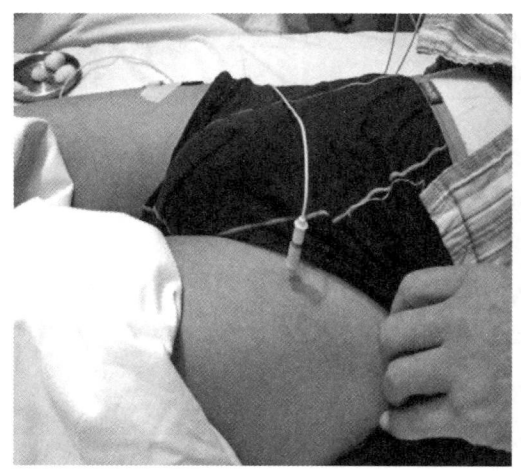

图 2-26　患者髂肌电图检测

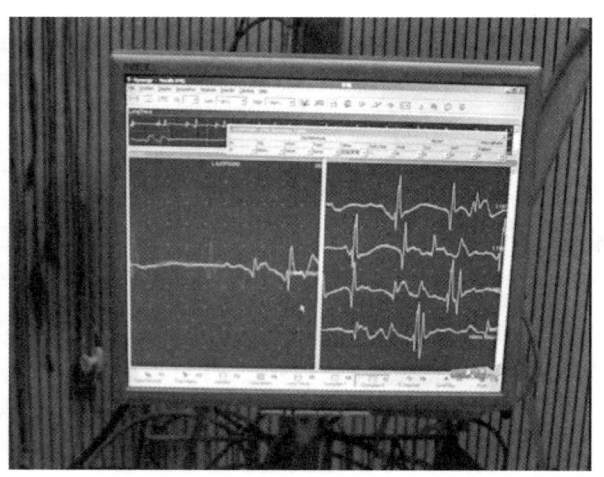

图 2-27　肌电图显示：患者髂肌呈现间歇性痉挛电位

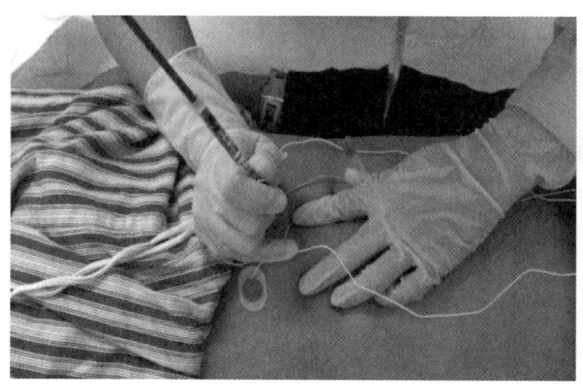

图 2-28　肌电图导引下行肉毒毒素注射治疗

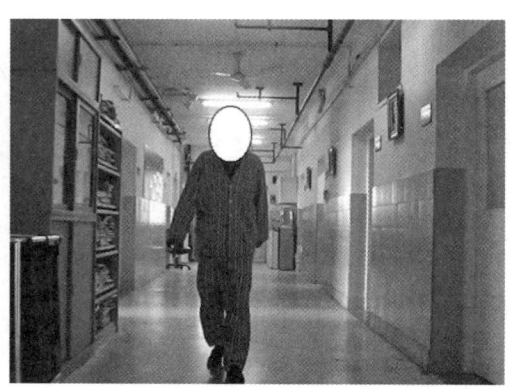

图 2-29　肉毒毒素注射治疗后症状缓解

五、病例点评及疾病分析

　　在之前的症状学分析中，我们已经提到了姿势前屈症（camptocormia，CC）这一名称，尽管按照肌张力障碍指南的定义，本病例的完整诊断应为：成人起病的晚发性节段性原发性肌张力障碍，但是就该病例，从姿势前屈症这一特殊的症状学诊断为出发点，更容易帮助我们寻找病因并制订治疗方案。

　　"camptocormia"这一较为生僻的医学诊断名词，最早来自于来自希腊语"kamptos"意为"弯曲"、"kormos"意为"躯干"，这一疾病的另一个名称为"屈曲性脊柱综合征"，其临床特征为躯干及胸腰椎的屈曲性姿势，异常姿势在行走时加重，坐位和卧位时减轻。这一疾病最早由英国医生 Brodie 报道，他认为椎骨破坏侧弯或歇斯底里的反应导致疾病发生。直到 20 世纪初，许多学者都认为这一疾病是心理因素造成的。近年来，医学界对这一疾病的认识逐步深入，越来越多的研究发现导致 CC 的原因很多（表 2-1），其中帕金森病（PD）是最为常见的病因（见图 2-30）。PD 患者发生 CC 的病

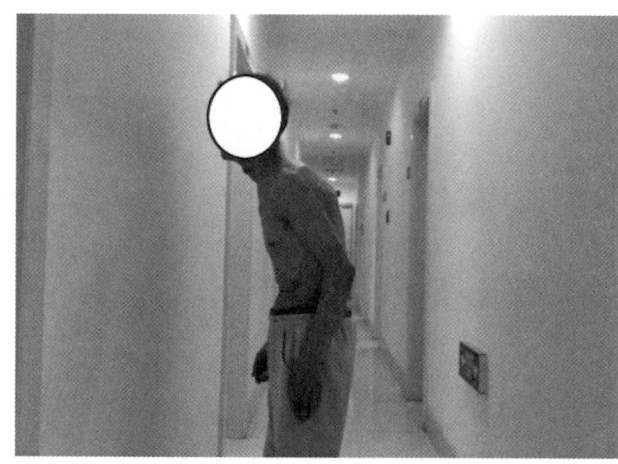

图 2-30　帕金森病患者姿势前屈

表 2-1　常见的 CC 病因

帕金森症 1. 原发性帕金森病 2. 多系统萎缩 3. 常染色体隐性遗传早发性帕金森病 4. 非典型性帕金森综合征
肌张力障碍 1. 原发性肌张力障碍 2. 继发性肌张力障碍(继发于帕金森综合征) 3. 继发性肌张力障碍(继发于脑部及脊髓结构性病变)
脊柱畸形
脑血管病
神经肌肉疾病：运动神经元病等
心因性疾病
其他： 1. 药物诱发 2. 副肿瘤综合征 3. 重症肌无力 4. 抽动综合征 5. 原发性

理机制并不清楚,但是可能和 PD 患者出现纹状体手、纹状体足、脊柱侧弯具有共同的病理机制。此外,颈部的屈曲更多见于多系统萎缩,而在进行性核上性麻痹中则表现为颈部过伸,因此 CC 这一症状学诊断也有助于与一些变性疾病的鉴别诊断。另有报道发现在 *Parkin* 基因突变的常染色体隐性遗传少年型 PD 患者也可出现 CC 症状。

除帕金森综合征外,原发性肌张力障碍也是重要病因。如果患者出现特征性的"骆驼样"步态,且为儿童期起病则应该考虑 DYT1 肌张力障碍。成人起病的 CC 在排除继发性因素后,应该考虑原发性肌张力障碍。目前认为导致姿势异常的外周责任肌肉为腹直肌和髂腰肌,如本病例。有证据表明肉毒毒素注射治疗可以改善 60% 患者的症状,本例患者在进行肉毒毒素治疗后效果较为满意。

本病例给我们的启示是,在运动障碍疾病的诊断中,面对特殊的临床表现,以症状学诊断为基础,查阅文献进而分析病因,可以提高诊断率。

参考文献

[1] 中华医学会神经病学分会帕金森病及运动障碍学组.肌张力障碍诊断与治疗指南[J].中华神经科杂志,2008,41：571 - 573.

[2] Azher SN, Jankovic J. Camptocormia：pathogenesis, classification, and response to therapy [J]. Neurology, 2005,65：355 - 359.

(吴逸雯　陈生弟)

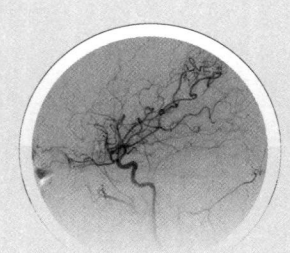

第三章

痴呆及相关认知障碍疾病

病例 1　记忆力下降伴反应迟钝 1 月余，右侧肢体僵硬半月

● 病史

现病史：女性，84 岁，2012 年 12 月中旬起逐渐出现记忆力下降，表现为烧菜时经常忘记放盐，织毛衣时突然无法想起平素熟练的织法，但仍可完成基本的日常家务，如煮饭、洗衣、买菜等，当时无言语交流障碍，无发热，无头晕、头痛等表现。半月后（29 日）起，家人发现其明显的反应迟钝，言语交流困难，进餐时不知道自行夹菜，不能正确使用筷子，讲话讲到一半忘词，语句越来越简短，开始能说短句，渐发展为只能说单词；3 天后，患者出现右上肢发作性僵硬，每日次数不定，情绪紧张时易发生，发作时肘腕关节屈曲，手为握拳状，持续时间最长达数分钟，家属嘱其放松，可稍缓解。4 天后，患者发展为不能自行穿衣遂就诊某医院，考虑"帕金森综合征"可能，予美多芭（左旋多巴）1/4 片每天 3 次口服，服用 2 天后症状无明显改善，自行停药。追问病史，患者 2011 年 12 月 1 日开始出现双眼间歇性视物模糊，间断发作。为进一步治疗，于 2013 年 1 月收治入院。发病以来，精神、睡眠一般，食欲差，便秘，小便无殊，体重无明显变化。

既往史：2008 年 3 月，因"心动过缓"行心脏起搏器植入术。否认高血压、糖尿病等慢性病史。否认输血史，有青霉素过敏史。

个人史：长期生活于原籍，否认疫水接触史，否认烟酒等不良嗜好。

家族史：否认家族遗传病史。

● 查体

一、内科系统体格检查

体温 37 ℃，脉搏 88 次/分，呼吸 20 次/分，血压 110/80 mmHg，心、肺、腹部无异常。

二、神经系统专科检查

精神智能状态：神智清楚，精神可，反应迟钝，运动性失语，查体欠合作。认知测评无法配合。

脑神经：双侧瞳孔等大正圆，直径 2 mm，直接、间接对光反射存在，鼻唇沟对称，伸舌居中。

运动系统：四肢肌力正常，四肢肌张力增高，尤以下肢明显。

反射：四肢腱反射（＋）。

感觉系统：感觉检查不能配合。

病理征：未引出。

共济运动：指鼻试验、轮替试验、跟膝胫试验不能配合。

步态：不能配合。

脑膜刺激征：阴性。

● 辅助检查

一、实验室检查

血常规、肝功能、肾功能、电解质：未见明显异常。

血脂（2013-1-16）：高密度脂蛋白 2.19 mmol/L（↑）（参考值 0.80～1.80 mmol/L），脂蛋白（a）0.38 g/L

(↑)(参考值<0.30 g/L),余正常。

肿瘤标记物(2013-1-16):神经元特异性烯醇化酶18.25 ng/ml(↑)(参考值<17.00 ng/ml),余正常。

甲状腺功能及其相关抗体(2013-01-17):正常。

相关生化检查:叶酸>20.00 ng/ml(↑)(参考值3.50~9.00 ng/ml),维生素 B_{12} 262.0 pg/ml(参考值180.0~914.0 pg/ml)。红细胞沉降率、C反应蛋白(高敏)(hsCRP)、类风湿因子、抗链球菌溶血素、同型半胱氨酸正常。

风湿免疫相关抗体检查(2013-01-18):P-ANCA、C-ANCA、ANA、ENA阴性。

脑脊液常规和生化(2013-01-18):未见明显异常,脑脊液寡克隆带:未见异常,抗 Hu,Yo,Ri 抗体测定阴性。

艾滋病毒抗体(HIV)阴性,梅毒螺旋体 RPR 阴性,抗梅毒螺旋体抗体 0.10。

T-Spot:阴性。

二、其他辅助检查

头颅 CT(2013-1-24):双侧基底节区及放射冠腔隙性脑梗死;脑室、脑池、脑沟扩张,老年脑改变(图3-1)。

颅内动脉薄层 CTA(2013-1-17):左侧颈内动脉 C6 段附壁钙化形成,伴管腔轻度狭窄。

脑电图(EEG)(2013-1-16):记录中左半球可见较频繁高电位 1.25~1.5 c/s 尖慢波发放,颞枕区较明显,影响右枕区,δ 频带分布于两侧半球,左颞枕区功率值增高。

动态脑电图(AEEG)(2013-1-16):不正常脑电,弥漫性慢波伴三相波发放(图3-2)。

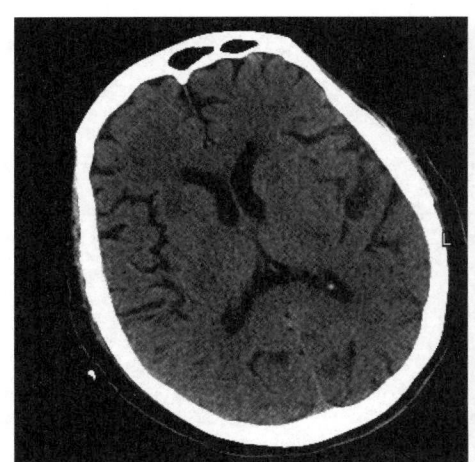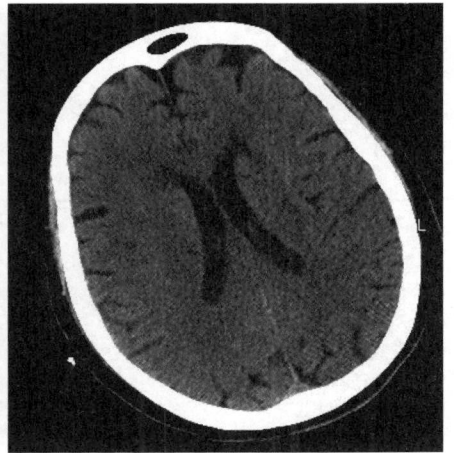

图 3-1　头颅 CT

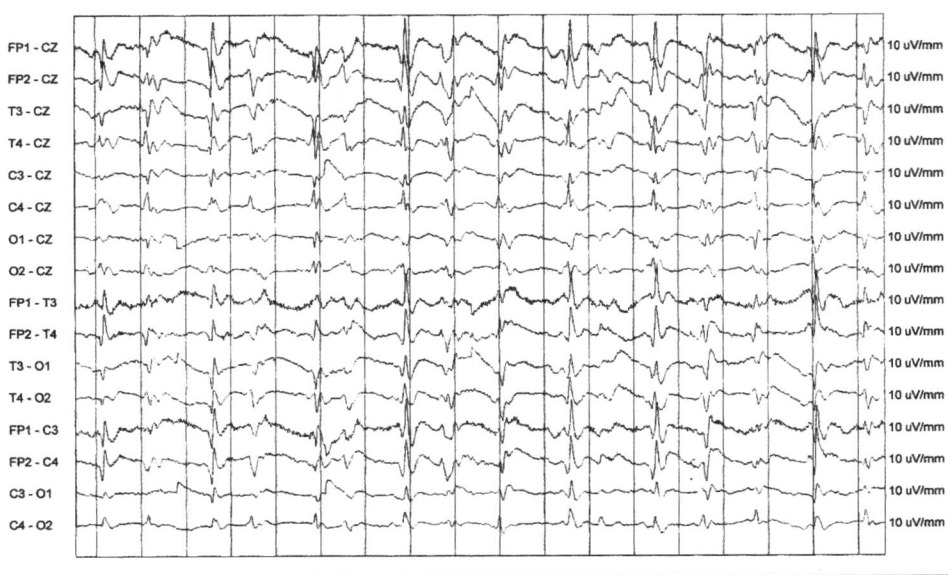

图 3-2　AEEG

心脏超声(UCG)(2013-1-16)：轻度主动脉瓣关闭不全，轻度三尖瓣关闭不全。

胸片正位片(2013-1-16)：主动脉迂曲伴壁钙化；两肺纹理增多模糊，左下肺野外带高密度影。

腹部B超(2013-1-17)：肝内囊性灶，考虑肝囊肿，余未见明显异常。

● 诊断及讨论

一、定位诊断

患者主要表现为间歇性双眼视物模糊，记忆力下降、反应迟钝、言语不利、执行功能下降，并伴有随后出现的锥体外系症状，呈进行性加重，定位于颞叶、额叶、基底节，视神经及枕叶受累可能，结合EEG表现考虑大脑皮质广泛受累。

二、定性诊断

老年女性，亚急性～急性起病，首发症状双眼间歇性视物模糊，进而表现为快速记忆力下降、反应迟钝、言语不利，且进行性加重，考虑为快速进展型痴呆；病程中出现发作性右上肢僵硬，考虑为锥体外系症状，结合EEG可见弥漫性慢波伴三相波发放，支持散发型克雅病(sCJD)的临床诊断。通过其他辅助检查排除血管性、常见感染性及代谢性脑病可能，病程及发病速度也不支持常见神经变性疾病，脑脊液排除常见感染，故CJD可能性较大。

根据国际上最权威的CJD研究机构之一——美国加州旧金山分校(UCSF)CJD中心2007提出的临床诊断标准(criteria for probable sporadic Jakob-Creutzfeldt disease, UCSF 2007)(见表3-1)：该患者完全符合上述诊断标准，其中入院时第2项诊断标准中的(2)、(6)症状明显，(3)(视觉症状)症状可疑，因为安装心脏起搏器未能行头颅MRI的检查，但EEG检查强烈支持，此外，通过其他常规检查排除了其他类似认知障碍疾病的可能。

表3-1　2007年UCSF临床诊断标准

1. 快速进展的认知功能下降
2. 出现下列6项症状中的至少2项
　　(1) 肌阵挛
　　(2) 锥体外系症状
　　(3) 视觉症状
　　(4) 小脑症状
　　(5) 无动性缄默
　　(6) 其他高级皮质受损症状(失语、失用、失计算等)
3. EEG阳性(周期性三相波发放)和(或)MRI DWI相提示皮质下和(或)脑回高信号(花边征)
4. 常规检查排除其他类似疾病

三、鉴别诊断

1. 代谢性脑病　患者为老年女性，亚急性～急性起病，临床上需要考虑到代谢原因导致的脑病可能，如肝性脑病、水电解质及血糖紊乱所致代谢性脑病以及一氧化碳等中毒性脑病，但是该患者生化检查均正常，也无中毒病史，故不考虑。另外，尤其需要注意的是，与甲状腺疾病关系密切的代谢性脑病，如桥本脑病(Hashimoto's encephalopathy)、维生素代谢障碍所致脑病(如Wernicke脑病)等。但既往病史、辅助检查均不支持，甲状腺相关抗体尤其是抗甲状腺过氧化物酶自身抗体(TPOAb)均正常，维生素B_{12}、叶酸水平正常，同时临床体征也缺乏上述脑病的特异性表现[如Wernicke脑病可出现除认知功能障碍之外典型的三联症：眼肌麻痹和(或)眼震、共济失调、精神意识障碍]，故代谢性脑病基本排除。

2. 血管性及肿瘤原因(如神经类肉瘤病、非霍奇金淋巴瘤、皮质及皮质下转移瘤等)导致的类CJD　该患者以神经系统症状为首发表现，没有明显其他脏器系统受累的症状，查体中没有发现肿大淋巴结及其他脏器异常的体征，腰穿提示脑脊液压力正常，脑脊液生化检查也未发现异常。不管是从支持CJD的诊断还是排除血管性及肿瘤的因素，头颅MRI检查都是非常重要的，但是该患者因为安置心脏起搏器，无法进行头颅MRI检查。为了进一步排除颅内血管性及肿瘤的可能性，我们完善了颅内动脉薄层CTA，没有发现狭窄的血管或血流异常丰富的血管团，或者除血管外的其他异常强化灶。综上所述，血管性及其他肿瘤的因素也不考虑。

3. 自身免疫性/副肿瘤性脑炎 某些自身免疫性/副肿瘤性脑炎,如抗 NMDA 受体脑炎、VGKC 抗体相关性脑炎,患者可亚急性、急性发病,主要表现为精神行为异常,如抑郁、淡漠、激惹等,可伴幻觉,神经症状,如进行性记忆力下降,注意力减退,甚至痴呆,也可伴随运动过度、僵直等运动障碍。该患者从临床表现及体征上不能排除此类疾病,尽管患者未行 NMDA 脑炎的相关抗体检测,但患者脑脊液抗 Hu、Yo、Ri 抗体测定(一),在皮质类固醇冲击治疗后症状无缓解,妇科 B 超阴性也排除副肿瘤性边缘性脑炎。

4. 阿尔茨海默病 典型的阿尔茨海默病(AD)为隐匿起病,缓慢进展,但极少数 AD 可为急性～亚急性起病,疾病表型可表现为快速进展型 AD 亚型(rapidly progressive subtype of Alzheimer's disease, rpAD),单纯从病程发展还不足以完全排除 AD。AD 患者通常在病程中晚期出现锥体外系症状,而该患者出现锥体外系症状的时间间隔太短,同时 AD 的脑电图只有在中晚期才会出现弥漫性慢波活动,很少伴随典型的三相波。因此,可以排除 AD。

5. 帕金森病痴呆 帕金森病在中晚期可伴随出现痴呆症状即帕金森病痴呆(Parkinson's disease dementia, PDD),起病隐匿,缓慢进展,肌强直、静止性震颤、动作缓慢、步态障碍等锥体外系症状在先,痴呆在晚期出现,左旋多巴治疗有效。该患者早期出现快速进展性痴呆,记忆力损害在先,锥体外系症状在后,不考虑此病的诊断。

四、治疗及预后

CJD 目前尚无特殊治疗方法,病人一般在 3～12 个月内死亡,故一般只能对症及支持治疗。该患者由于高龄,合并有夹杂症,病程中出现肺部感染,入院 1 个月后又出现癫痫发作及无动性缄默症状,更支持 CJD 诊断;病程中针对患者出现的发热、反复抽搐、电解质紊乱、低蛋白血症等症状均给予对症和支持治疗,但病情仍迅速进展,最后进入无动性缄默症和去皮质状态,于发病 5 个月后死亡,最直接的死亡原因很可能是肺炎引起的呼吸衰竭。

五、病例点评及疾病分析

由于在患者生前很难行神经病理金标准检测,因此,国内目前绝大多数 CJD 的病例为临床确诊。最常用的 WHO(1998 年)诊断标准强调了脑脊液 14-3-3 蛋白的测定,而 2009 年欧洲制订的 European MRI-CJD Consortium 则过分强调了 MRI 的证据,忽视临床症状和体征,但在 2007 年 UCSF 的诊断标准中剔除了 CSF 中 14-3-3 蛋白这一项,更加强调了临床症状,尤其是包括失语在内的高级皮质功能受损;同样,弱化了神经影像 MRI 的证据,提示并非绝对需要,对于一些无法行 MRI 的患者,临床也很难通过 DWI 的高信号获得必要的支持。因此,这个病例告诉我们,临床症状和体征是诊断 CJD 的第一要素,而辅助检查中除了 EEG 证据必须存在外,CSF 中的 14-3-3 蛋白和 MRI 检查只是"锦上添花"的证据,如果缺如仍然可以做出 CJD 的临床诊断。此外,假如患者出现快速进展的痴呆,但 EEG 缺乏典型的三相波,我们仍然不能完全排除 rpAD 的可能。

Creutzfeldt-Jakob 病(克-雅病,CJD)又称皮质-纹状体-脊髓变性、亚急性海绵状脑病或传递性海绵状脑病,1920 年 Creutzfeldt 和 1921 年 Jakob 首先报道;近年的研究发现 CJD 是由朊蛋白(prion protein, PrP)感染所致的一种中枢神经系统变性疾病,具有传染性和致死性,是快速进展性痴呆(rapidly progressive dementia, RPD)的常见原因之一;虽然 CJD 在人群中的发病率仅为 1/100 万,但近年来却有持续上升的趋势,国内外的报道日渐增多,由于其特有的传染性和目前的不可治愈性,日益受到高度关注。

CJD 的病理学特点主要为脑组织的海绵样变,淀粉样斑块形成,神经元丢失及反应性星形胶质细胞增生,其中海绵样变为最常见、最具特征性,主要累及大脑皮质、基底节、丘脑及小脑皮质,其中大脑皮质最为明显。PrP 免疫组化可发现灰质内广泛的 PrP 沉积,主要分布在大脑皮质、基底节、丘脑及小脑。有趣的是,在神经变性疾病如阿尔茨海默病中容易受损的海马和齿状回在大部分朊蛋白疾病中得到相对的保护。因此,目前除了变异型 CJD(variant CJD, vCJD)可以直接通过扁桃体活检确诊外,其他类型 CJD 的确诊尚依赖于病理学的检查结果。

CJD 的发病年龄多为 40～80 岁,潜伏期很长,可超过 10 年,病程 3～12 个月,最常见的直接死亡原因为肺炎。主要表现精神衰退、记忆力障碍、肌阵挛、小脑性共济失调、言语障碍、无动性缄默,晚期有痴呆、中枢性瘫痪、锥体外系体征及尿便失禁,少见的体征有感觉障碍、眩晕、听力减退及视觉/眼球运动障碍。目前 CJD 主要分为 4 型:散发型 CJD(sporadic CJD, sCJD)、遗传型或家族型 CJD(genetic CJD/familial CJD, gCJD/fCJD)、变异型 CJD(variant CJD, vCJD)和医源型 CJD(iatrogenic CJD, iCJD)(具体特点见表 3-2)。

表 3-2 CJD 的分类和主要特点

类型	sCJD	gCJD/fCJD	vCJD	iCJD
病因	病因不明,占 CJD 的 85%	遗传突变,占 CJD 的 5%～15%	食物或输血传递	有明确医源性接触史,占 CJD 的 1%
传染性	横向传染	横向传染	横向传染	横向传染
病理学检查来源	脑组织	脑组织	脑组织或扁桃体	脑组织
发病年龄	50～70 岁(60 岁)	/	12～74 岁(29 岁)	/
临床特点	快速进展,出现小脑、锥体外系、精神症状,生存期小于半年	进展较慢,生存期相对较长	常首发精神症状,生存期较长,常大于半年	/
EEG	周期性三相波多见	/	周期性三相波罕见	/
MRI	T_2、FLAIR、DWI 序列可见大脑皮质广泛异常高信号,伴纹状体、丘脑等受累	/	T_2、FLAIR、DWI 序列双侧丘脑后部的丘脑枕高信号	/

"/"无具体数值或资料

血液学检查无特异性,其临床意义主要在于排除其他疾病。脑脊液检查糖与细胞计数一般正常,细胞计数的升高可排除 CJD 的诊断,蛋白质可有轻度增高(一般<1 g/L)。几种 CSF 蛋白水平的升高包括 14-3-3 蛋白、神经元特异性烯醇酶(NSE)和 tau 蛋白已被用于 CJD 的诊断,但均缺乏敏感性和特异性。14-3-3 蛋白在急性脑损害可有假阳性表现,如卒中、副肿瘤综合征、炎症和癫痫后活动期等。有 2/3 患者 EEG 有特异性的改变,表现为弥漫性慢波的基础上伴有典型的周期性每秒 1～2 次的三相波,在疾病的早期不一定出现,需要连续追踪方可发现。脑电图诊断该病的敏感度为 60%,特异度为 80%。CT 和 MRI 检查在疾病早期无特异性改变,80% 的晚期患者可有 MRI 的异常,表现为基底节(尾状核与壳核)和大脑皮质高信号,在 FLAIR 与 DWI 成像上表现更加明显。

依据临床表现、生物学、电生理学、神经病理的不同,可将 sCJD 的诊断分为三个层次,即确诊、疑诊和可能诊断。可能诊断是指快速进展性痴呆伴随下列症状中的至少两个:肌阵挛;视觉或小脑障碍;锥体束征或锥体外系征;无动性缄默,且病程<2 年。当疑诊的患者伴有典型的脑电图改变或是神经蛋白 14-3-3 阳性时认为"疑似 sCJD"。当病理检查结果显示大脑海绵样变性或是免疫组化检测到 PrP 时即可确诊为 sCJD。

迄今 CJD 尚缺乏有效的治疗方法,病人一般在 3～12 个月内死亡,因此只可对症及并发症治疗。因该病脑组织接种传播发生率较高,一经诊断,对该类病人就应进行相应的隔离处理,临床各种操作中注意使用一次性器材和特殊消毒方法,防止交叉污染和传播。

参考文献

[1] 潘小玲,王刚,汤荟冬,等.散发型克雅病 4 例的临床、脑电图及影像学分析[J].诊断学理论与实践,2009,8:393-396.
[2] 王刚,刘建荣.克雅病的诊断与鉴别诊断进展[J].诊断学理论与实践,2009,8:383-386.
[3] Head MW, Ironside JW. Review: Creutzfeldt-Jakob disease: prion protein type, disease phenotype and agent strain [J]. Neuropathol Appl Neurobiol, 2012,38:296-310.
[4] Imran M, Mahmood S. An overview of human prion diseases [J]. Virol J, 2011,8:1-9.
[5] Murray K. Creutzfeldt-Jacob disease mimics, or how to sort out the subacute encephalopathy patient [J]. Pract Neurol, 2011,87:369-378.
[6] Newey CR, Sarwal A, Wisco D, et al. Variability in diagnosing Creutzfeldt-Jakob disease using standard and proposed diagnostic criteria [J]. J Neuroimaging, 2013,23:58-63.
[7] Schmidt C, Haïk S, Satoh K, et al. Rapidly progressive Alzheimer's disease: a multicenter update [J]. J Alzheimers Dis, 2012,30:751-756.
[8] Sikorska B, Knight R, Ironside JW, et al. Creutzfeldt-Jakob disease [J]. Adv Exp Med Biol, 2012,724:76-90.

(王 刚 任汝静 汤荟冬)

病例2　性格改变3年,言语不利伴右侧肢体活动不利2年

● 病史

现病史：男性,72岁,3年前在无明显诱因下出现性格改变,原来温和内向的性格逐渐变得急躁易怒。2年前,患者家人逐渐注意到患者说话时言语含糊、语句不连贯、时有口吃,并出现右侧肢体僵硬,活动不利,以右上肢为甚。此后患者言语表达能力进行性下降,以至于不能说出完整的句子,到半年前只能说出单个字词,与家人无法进行有效言语交流,但能理解家人的指令,外出能记得回家的路;右侧肢体活动不利亦逐渐加重,目前已不能用右手吃饭、写字等。1年前就诊当地医院行MRI检查示:"两侧放射冠半卵圆中心、皮质下白质广泛性对称性信号异常伴少许陈旧性缺血灶",具体治疗不详。发病以来,夜眠可,食纳可,二便无殊。

既往史：高血压史2年,血压最高达170/100 mmHg,长期服用厄贝沙坦。既往曾有高血脂、高血黏度史。否认糖尿病史。

个人史：出生于南方某省会城市,曾在西北工作,后长期在南方某省辖市从事教育工作,否认疫区疫水接触史。否认吸烟史。曾偶有饮酒,60岁退休后无饮酒史。

家族史：否认家族遗传病史。

● 查体

一、内科系统体格检查
体温37.2℃,脉搏78次/分,呼吸19次/分,血压150/70 mmHg,心、肺、腹部无异常。

二、神经系统专科检查
精神智能状态：神志清,对答不切题,有重复言语,以女儿名字回答多数问题,交流不畅,能理解医生的部分指令,存在命名性失语,非流利性失语,部分性失认,部分性失用,记忆检查不配合。失语检查:汉语失语成套测验(aphasia battery of Chinese, ABC):患者谈话呈非流利性失语,伴言语失用,刻板言语,理解有困难;全面性失认;复述、命名、阅读、书写能力均严重受损(见表3-3)。MMSE 0分,无法配合检查。

表3-3　汉语失语全套测验(ABC)结果

编号	项目	结果
1	谈话	非流利性失语,言语失用(有语调变化),刻板言语,理解有困难
2	理解	简单句理解尚可,复合句不能理解;右手失用,颜色、家具、左右、身体部位、数字失认;无面容失认,无物体失认
3	复述	表达困难
4	命名	命名不能
5	阅读	不完全性失读(仅能认得"是"、"不是")
6	书写	书写不能
7	视空间	因失用、失写、失认而无法完成
8	运用	模仿和用实物不行,右手完全失用;左手尚可;口面运动失用,言语性失用,结构性失用
9	额叶运动功能	无法完成书写、绘画
10	计算	仅能完成两道10以内简单计算题
11	偏侧忽视	正常

脑神经：双眼各向活动自如,无眼震,双瞳等大圆形,直径3 mm,两侧额纹对称,左侧鼻唇沟略浅,伸舌略偏左,悬雍垂居中,双侧咽反射灵敏。颈肌张力稍高。

运动系统：右侧肢体肌张力齿轮样增高,四肢肌力5级。

反射：右上肢腱反射(＋＋＋),左上肢(＋＋),右膝反射(＋＋＋),左侧(＋＋),双侧跟腱反射(＋＋)。

感觉系统：查体不配合。

病理征：未引出。

共济运动：指鼻、跟膝胫试验、轮替运动检查不配合,闭目难立征(-)。

步态：直线行走完成可。

脑膜刺激征：阴性。

● 辅助检查

一、实验室检查

血常规、肝功能、肾功能、甲状腺功能、血糖、DIC全套：未见明显异常。

其他相关生化检查：RPR、P-ANCA、C-ANCA、ANA、ENA 阴性。叶酸 4.82 ng/ml（参考值 3.80～10.50 ng/ml）、维生素 B_{12} 375.0 pg/ml（参考值 180.0～914.0 pg/ml）。CEA、AFP、CA125、CA199、CA153、CA724、NSE、fPSA、tPSA、fPSA/tPSA 正常。

脑脊液：压力 120 mmH_2O，有核细胞计数 1×10^6/L，蛋白质定量 353.00 mg/L，氯化物 122.00 mmol/L，糖 3.00 mmol/L。

二、其他辅助检查

胸片：未见明显异常

听阈测试：混合性耳聋，以右侧为甚，患者配合欠佳。

视野测定：双眼配合差，右生理盲点扩大。

心电图：T 波高尖。

视频脑电地形图：正常范围内。

主动脉弓上水平 CE-MRA：左侧颈动脉分叉部附壁血栓形成可能，局部管腔轻度狭窄；右侧椎动脉 V2 段两处局限性狭窄；两侧椎动脉 V1 段起始部均较细。

头颅 MRA：未见明显异常。

头颅 MRI（2011-9-8 外院）：两侧放射冠半卵圆中心、皮质下白质广泛性对称性信号异常伴少许陈旧性腔梗病灶，双侧颞叶萎缩，以左侧为甚（见图 3-3）。

脑 PET/CT 检查：左侧大脑皮质、左侧基底节及左侧丘脑代谢降低（见图 3-4）。

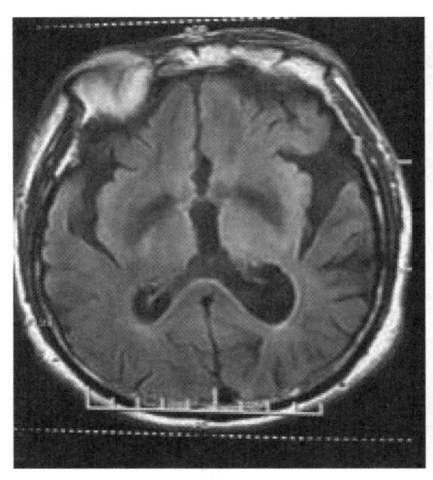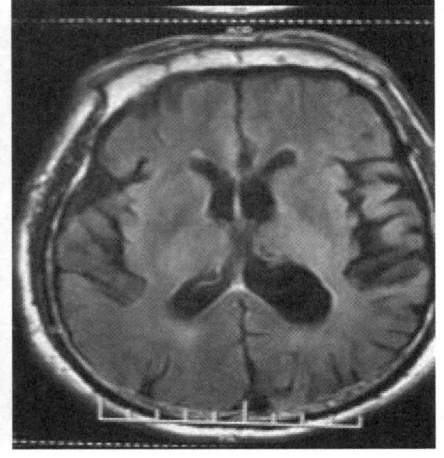

图 3-3 头颅 MRI：双侧颞叶萎缩，以左侧为甚

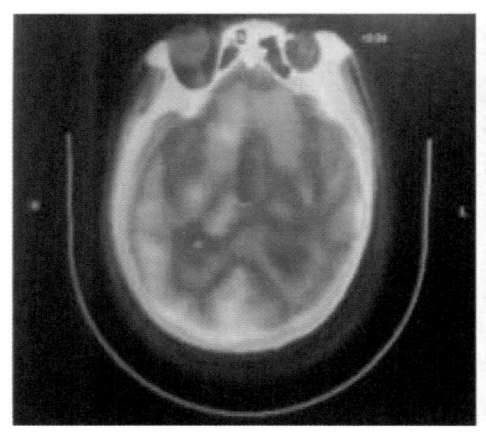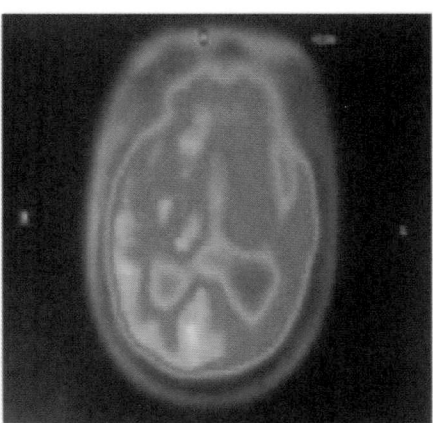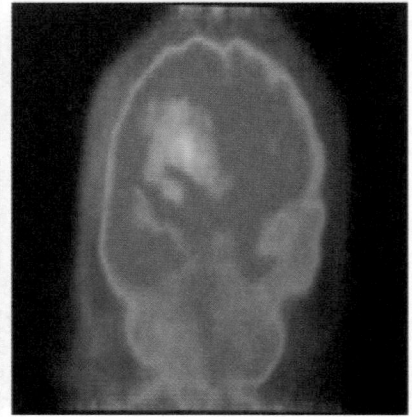

图 3-4 脑 PET/CT 检查：左侧大脑皮质、左侧基底节及左侧丘脑代谢降低

诊断及讨论

一、定位诊断

患者主要症状为失语伴右侧肢体活动不利，同时伴有性格改变，查体示右侧肢体肌张力齿轮样增高，右侧腱反射较左侧活跃，失语检查示运动性失语伴言语失用，故定位于优势侧（左侧）大脑半球外侧裂周围（语言中枢）皮质以及锥体外系，与神经影像学（头颅MRI及PET）结果相符合。

二、定性诊断

老年男性，起病隐袭，进行性加重，病情进展相对较快，性格改变早于语言障碍，记忆力损害不明显，语言障碍突出，表现为早期非特异性命名困难和找词困难；较早出现句子结构和语法错误，口吃明显；失语特点为非流利性失语；发病后逐渐出现失认，失用，失写，理解力下降，执行功能下降。早期出现帕金森样表现，未出现明显的脱抑制表现，结合其影像学改变（头颅MRI双颞叶萎缩，左侧为著），定性考虑为神经变性病，临床诊断为进行性非流利性失语（progressive non-fluent aphasia，PNFA）型额颞叶痴呆（frontotemporal dementia，FTD），同时合并皮质基底节变性（corticobasal degeneration，CBD）可能。

三、鉴别诊断

1. 行为变异型额颞叶痴呆（behavioral variant FTD，BvFTD）　通常意义上的FTD，即行为变异型额颞叶痴呆，是FTD中最常见的临床亚型，发病较早（50~60岁），人格改变和行为异常为早期和突出症状，易激惹、暴怒、淡漠，可有举止不当、冲动、贪食等症状，行为障碍较认知障碍明显，头颅MRI显示额颞叶萎缩明显，PET示不对称性额颞叶代谢减低，早期语言功能保留，无明显受损。该患者早期表现为性格改变，随后出现明显的语言障碍，无明显行为障碍脱抑制表现，不符合BvFTD的表现。

2. 语义性痴呆（semantic dementia，SD）　PNFA易与SD相混淆，BvFTD、PNFA和SD都属于额颞叶变性（frontotemporal lobar degeneration，FTLD）疾病，其中PNFA和SD均以失语为主要临床表现，区别在于PNFA病变位于优势半球的外侧裂周围，以非流利性失语为特征，表现为语量少、语速慢、理解力相对保留，SD病变位于优势半球颞叶前部，以流利性失语为特

征，语速快，每分钟字数＞100个，说话不费力，但理解困难，错语多，与之不符。

3. 阿尔茨海默病（Alzheimer's disease，AD）　该患者有理解力障碍，认知减退以语言能力下降为甚，需考虑是否为AD，AD可伴有精神行为异常，但记忆力减退为突出表现，且早期语言障碍主要表现为少词型（Logopenic）失语，语法和清晰度保留，对单词的理解保留，常与情景性记忆障碍伴随。晚期全面认知功能减退，生活不能自理，头颅MRI显示全脑萎缩尤以颞叶内侧萎缩为著，结合该患者记忆力相对保留和语言障碍特点及MRI结果，可排除AD诊断。

4. 路易体痴呆（dementia with Lewy body，DLB）　以波动性认知功能障碍、视幻觉和帕金森综合征为临床特点，以路易体为病理特征的变性性痴呆，易与PDD混淆，是否是独立疾病仍然存在争议。多见于老年男性，病程为缓慢进展，经过数年后最终呈全面痴呆。在早期，大部分病例的认知功能障碍为颞顶叶型，表现为记忆、语言和视觉空间能力损害，与AD表现相似。DLB认知功能损害呈波动性，需要与日落现象鉴别，患者视幻觉鲜明生动，多为熟悉的人物或动物，常可活动、会说话或发出声音，偶尔幻觉形象有扭曲变形。DLB临床诊断必备条件：包括进行性认知功能减退，影响社会及工作能力；具有以下3项中2项：①波动性认知功能障碍，注意力和警觉障碍波动最明显；②反复发作的视幻觉；③同时或之后发生帕金森综合征。支持DLB诊断条件包括：①反复跌倒；②晕厥；③短暂意识丧失；④对安定剂敏感；⑤其他形式的幻觉。该患者临床表型不符合，尤其是缺少鲜明的幻觉，可排除DLB诊断。

四、治疗及预后

入院后予安理申改善认知功能，左旋多巴改善肌张力等，并加以言语康复训练后患者肌张力有所减轻，但是语言能力未见明显改善。治疗PNFA的言语损伤目前无特异性药物，是目前治疗的难点。言语康复训练亦收效甚微。出院6个月后随访，家属代述其语言能力未见明显改善。

五、病例点评及疾病分析

临床上对于原发性进行性失语（primary progressive aphasia.，PPA）和PNFA（FTD亚型）的诊断需要重点鉴别。

关于PPA和FTD亚型（PNFA、SD）的分类及诊

断一直存在争论,临床上很易混淆,笔者仅在此提出自己的观点。多数学者认为 PPA 是一种独立于 FTD 之外的疾病(综合征),但与 FTD、AD 等变性疾病又关系密切,在病理上存在重叠,可发展为 FTD、AD、PD 等。

PPA 多于 55～65 岁隐匿起病,最早发病于 40 余岁,男性多见。早期仅损害语言中枢,记忆力、视空间、执行能力、推理判断等高级神经功能相对保留,日常生活能力正常。起病 5～6 年后,病变扩展至语言中枢相邻区域如前额叶、运动系统,产生各种 PPA 相关综合征,临床表现为高级认知功能障碍、锥体系和锥体外系症状,并伴随有抑郁、沮丧、挫折感、易激惹和兴奋等精神症状。疾病晚期认知功能、日常生活能力丧失、痴呆,多死于感染等合并症。

PPA 的诊断通用 Mesulam1992 年提出的诊断标准:①隐匿起病,自发口语表达或神经心理学检查呈逐渐进展的找词困难、命名不能和语言理解障碍;②起病 2 年后,因语言障碍致日常生活能力受损;③起病前语言功能正常(需除外进行性诵读困难);④起病 2 年内无明显情感淡漠、失抑制、近事记忆减退、视空间受损、视觉失认、感觉及运动障碍(以上可由询问病史,了解日常生活能力,或正规的神经心理学检查证实);⑤早期可有失算和观念运动性失用;⑥起病 2 年后可能出现其他神经功能缺损,但自始至终语言障碍最为突出,进展速度最快;⑦除外卒中、肿瘤等其他疾病。多数病人 CT、MRI 表现为脑萎缩,脑电图可见慢波,SPECT 呈低灌注,PET 示代谢率降低,均出现在左侧大脑半球额叶、颞叶和顶叶语言中枢,以左侧大脑外侧裂周围区域为主,也可见海马和海马旁回萎缩和血流降低。

PNFA 为额颞叶痴呆中的一种临床类型,FTD 包含有 BvFTD、SD 和 PNFA 三种类型。PNFA 往往起病缓慢,以进行性加重的非流利性失语为主要特征,表现为找词、发音困难和命名障碍,而理解力相对保留的语言表达障碍,可伴失读或失写。通常与大脑左半球及语言区的萎缩相关。研究显示 PNFA 患者的发病年龄较 BvFTD 及 SD 更晚,PNFA 患者早期一般不具备典型的行为障碍,其自知力也相对保留,但可伴抑郁、社交回避等精神症状。FTD 组织病理学显示有大量神经元丢失和胶质增生,根据细胞内包涵体的成分 FTD 又可分为 tau 蛋白阴性和阳性两类,其与 CBD、ALS、PSP 等其他类型的神经变性疾病在临床或病理方面存在交叉重叠,关系密切。其中具体机制尚不是很明确,有待进一步研究证实。

参考文献

[1] 任汝静,王丽玲,王刚,等. 伴进行性延髓麻痹的额颞叶变性 1 例[J]. 内科理论与实践,2010,5: 519-520.
[2] 王丽玲,王刚,陈生弟. 额颞叶变性的临床表现、分型及神经病理学研究进展[J]. 诊断学理论与实践,2010,9: 386-389.
[3] 王丽玲,王刚,陈生弟. 额颞叶变性的遗传学研究进展[J]. 国际神经病学神经外科学杂志,2010,37: 340-345.
[4] Harciarek M, Kertesz A. Primary progressive aphasias and their contribution to the contemporary knowledge about the brain-language relationship [J]. Neuropsychol Rev, 2011,21: 271-287.
[5] Mackenzie IR, Neumann M, Bigio EH, et al. Nomenclature for neuropathologic subtypes of frontotemporal lobar degeneration: consensus recommendations [J]. Acta Neuropathol, 2009,117: 15-18.
[6] Mesulam MM. Primary progressive aphasia [J]. Ann Neurol, 2001,49: 425-432.
[7] Mesulam MM, Weintraub S. Spectrum of primary progressive aphasia [J]. Baillieres Clin Neurol, 1992,1: 583-609.
[8] Ren RJ, Huang Y, Xu G, et al. History, present and progress for Frontotemporal dementia in China: a systematic review[J]. Int J Alzheimers Dis, 2012,2012: 587215.

(王 刚 任汝静 汤荟冬)

病例 3　记忆力下降伴性格改变 1 年,突发抽搐 6 小时

● 病史

现病史:男性,46 岁,高中文化,右利手。2009 年

10 月出现性格改变,易怒,记忆力下降,有时甚至不认识亲人,反应迟钝,但未就诊。1 年后症状逐渐加重,并出现幻听、幻视,记忆力减退明显,易激惹,故来我院就诊,测试 MMSE16 分,头颅 MRI 提示"脑内多发性脑梗

死,双侧脑室旁及右侧颞叶脑白质变性,脑萎缩",建议住院治疗,但拒绝。6小时前,患者无明显诱因下突然出现全身抽搐,表现为神志丧失,两眼上翻,口吐白沫,头后仰,双上肢屈曲痉挛性抽动,双下肢伸直,持续1分钟后自行停止,随后又反复发作2次,发作间歇期神志不清,家人发现后急送至本院急诊,急诊予以地西泮静推后抽搐好转,收治入院。发病以来,无肢体活动受限,无恶心、呕吐,无大小便失禁,无发热等。

既往史:否认癫痫病史,有"银屑病"病史两年。

个人史:出生原籍、长居本市,未到过疫区。无吸烟史,每日饮2两黄酒。离异多年,家属不能否认冶游史。

家族史:否认家族性遗传性疾病史。

● 查体

一、内科系统体格检查

体温37.6℃,脉搏82次/分,呼吸20次/分,血压140/90 mmHg,心、肺、腹部无异常。

二、神经系统专科检查

精神智能状态:神志不清,计算力、定向力等检查不合作。MMSE:16分。

脑神经:双眼各向活动不能配合,双瞳等大圆形,直径3 mm,直接和间接对光反应灵敏,额纹对称,鼻唇沟对称。

运动系统:四肢肌张力稍高,四肢肌力5级。

反射:双侧肱二、三头肌反射和膝、跟腱反射(++)。

感觉系统:深浅感觉检查不配合。

病理征:右侧巴氏征(+)。

共济运动:不合作。

步态:正常。

脑膜刺激征:颈强,脑膜刺激征检查不合作。

● 辅助检查

一、实验室检查

2010-10-06　白细胞19.91×10^9/L,血钠127 mmol/L,氯97 mmol/L,余正常;甲状腺功能正常;叶酸正常,维生素B_{12}155 pg/ml;肝肾功能、肿瘤指标无异常。

2010-10-07　血氨42.2 μmol/L(↑)(参考值9.0~33.0 μmol/L)。

2010-10-09　抗链球菌溶血素"O" 25 IU/ml,梅毒螺旋体RPR(+),RPR滴度1:8,梅毒螺旋体抗体明胶颗粒凝集试验(TPPA)43.09,细胞沉降率24 mm/h(↑)。

2010-10-11　艾滋病毒抗体(HIV)阴性,红细胞沉降率24 mm/h(↑)。

2010-10-14　复查血常规:白细胞计数5×10^9/L,中性粒细胞0.702(↑),乳酸脱氢酶215 IU/L(↑),肌酸激酶784 IU/L(↑)。

2010-10-20　卡马西平血浓度8.3 μg/ml(参考值4.0~12.0 μg/ml)。

2010-10-28　脑脊液:有核细胞计数1.00×10^6/L,蛋白质定量541.00 mg/L(↑),糖4.40 mmol/L(↑),脑脊液氯化物130.60 mmol/L。

二、其他辅助检查

2010-10-06　头颅CT:两侧基底节区多发腔梗,脑萎缩。

2010-10-29　头颅MRI:双侧脑室体旁及额枕顶叶多发腔梗灶及缺血灶;脑萎缩(见图3-5)。

2010-09-15　脑电图:基本正常。

2010-12-26　脑电图:双枕区基本节律为中电位每秒9次α波,右侧波幅略低,记录中左侧颞区可见散发或短段波每秒1.5~3次慢波活动,视反应存在。

● 诊断及讨论

一、定位诊断

表现为认知功能进行性减退,急性加重表现为癫痫持续状态,因此,认知减退提示高级皮质受损;癫痫发作提示皮质尤其是皮质运动前区受损。

二、定性诊断

中年男性,慢性病程,急性加重,有不洁性生活史可能,表现为缓慢进展的大脑半球弥漫性改变(性格改变、痴呆、癫痫),结合头颅MRI以及RPR、TPPA阳性,首先考虑神经梅毒引起的麻痹性痴呆(general paresis of insane, GPI)可能。患者大脑半球弥漫的散在病灶则考虑为梅毒继发的小血管炎可能。

三、鉴别诊断

1. CJD　该病为快速进展性痴呆,预后差,发病后平均生存期3~12个月,特征性临床表现为肌阵挛、视

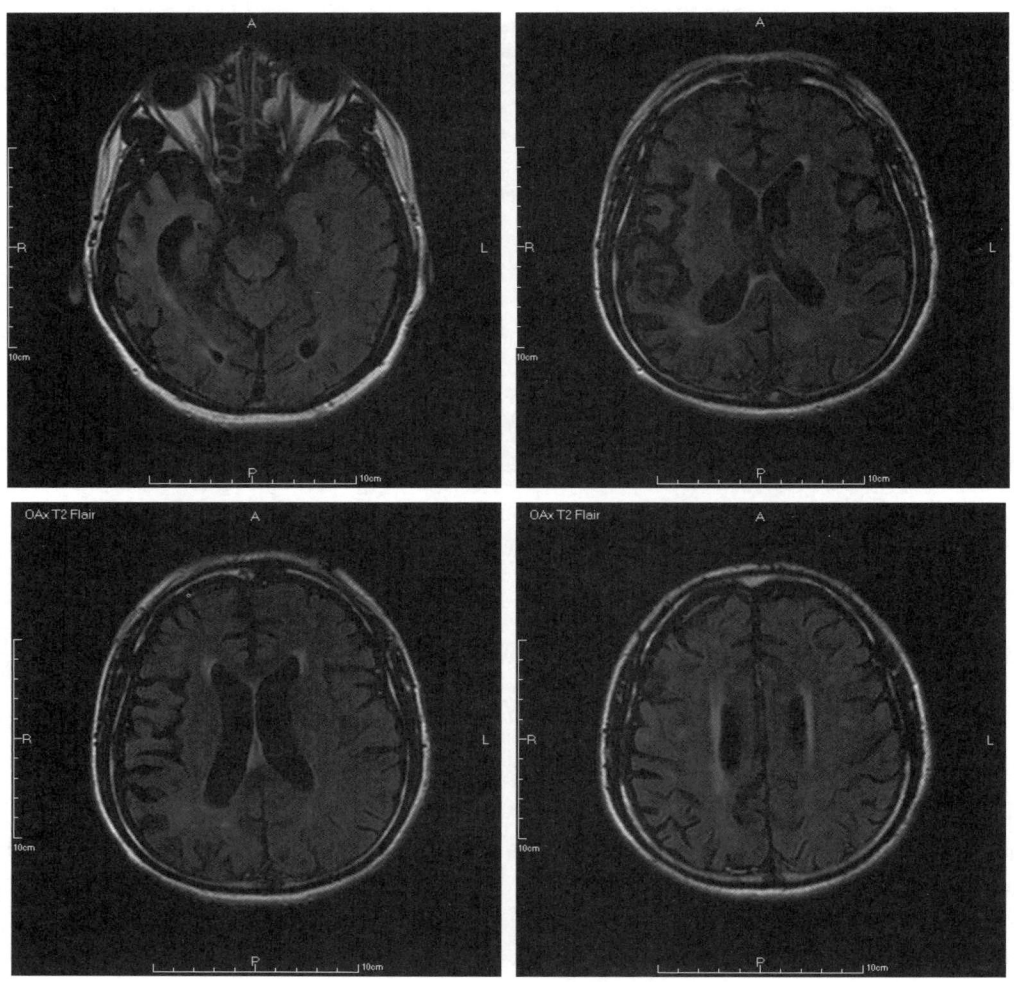

图 3-5　头颅 MR 双侧脑室体旁及额枕顶叶多发腔梗灶及缺血灶,脑萎缩

力障碍、小脑症状、无动性缄默等,脑电图可见到典型的三相波,头颅 MRI DWI 可见到皮质下和(或)脑回高信号(花边征),该患者病程已持续 1 年左右,EEG 尚未见到三相波,MRI 表现双侧脑室体旁及额枕顶叶多发腔梗灶及缺血灶脑萎缩,无明确肌阵挛发作,故不考虑 CJD。

2. 额颞叶痴呆　早期表现为人格改变和精神障碍,而记忆力减退和遗忘出现晚,很少累及锥体束,影像学提示额颞叶脑萎缩突出,结合该患者情况,诊断依据不足。

四、治疗及预后

GPI 是目前较少的可治性认知障碍疾病。患者入院后在原有对症治疗基础上,开始予青霉素小剂量(80 万 U 每天 2 次)治疗,并辅以激素;后逐渐增加到 560

万 U,静脉滴注每天 4 次,连用 15 天,出院时患者一般情况可,情绪较前平稳,激惹不明显,时间、空间定向可,计算力及记忆力仍减退,但较前改善,MMSE 22 分,较之前增加 6 分(因时间定向扣 4 分、三个词回忆扣一分、100 连续减 7 扣一分,三步命令扣 1 分,模仿画图扣 1 分)。

五、病例点评及疾病分析

对不明原因、呈进行性恶化的痴呆,且出现精神情感障碍的患者,均应询问有无不安全性生活史、皮肤性病史,并积极筛查血清梅毒抗体,以提高诊断率。并及时予以青霉素治疗,以减轻神经系统症状,减缓或阻止痴呆进展,提高患者的生活质量。作为一种可治性痴呆,GPI 早期诊断有着较重要的意义,医护人员在临床工作中需要细致的观察和判断性思维。

GPI 是神经梅毒的常见表现，男性明显多于女性，其潜伏期通常可达 15～20 年，但亦有感染后 2 年或 30 年发病的病例报道。GPI 的临床症状多变且不典型，缺乏特征性症状，如笔者在国外进修学习期间，曾见到 1 例以急性运动障碍为主要表现的 GPI，单凭临床表现很难诊断，既往冶游史是诊断神经梅毒的重要线索，但在实际工作中难以获得真实可靠的病史，我们的一项资料分析发现能明确冶游史的患者占 69.8%，可能与部分患者出于各种原因不愿主动提供病史，故意隐瞒病史或因时间久远遗忘等有关，因此，冶游史不应作为 GPI 诊断的必要条件。进行性痴呆伴精神障碍是 GPI 的核心症状，其他主要临床表现为脑卒中症状、构音障碍等，至疾病晚期可出现癫痫、偏瘫，最后生活多不能自理，甚至死亡。我们的资料中有 14.3% 的患者有癫痫发作，说明癫痫发作在 GPI 并不少见，因此对于不能解释的成人癫痫发作，尤其是伴有痴呆表现的要注意排除 GPI。临床体征上出现眼部特征性改变（阿-罗瞳孔）最多，发生率为 20.6%。

GPI 的实验室检查内容主要涉及血清学和脑脊液检查。人体感染梅毒后 4～10 周其血液中即可产生抗类脂抗原的非特异性抗体和抗梅毒螺旋体抗原的特异性抗体，故血清学检测有助于明确患者是否感染过梅毒螺旋体。在国家卫生和计划生育委员会颁布的《性病诊断标准和处理原则》中，抗类脂抗体试验 RPR 和 TRUST 被列为常规试验方法，抗梅毒螺旋体抗体试验 TPHA 和 TPPA 则为确认试验方法。故实验室检查是 GPI 的重要诊断依据之一。研究发现，头颅 MRI 87.3% 患者表现为脑萎缩，且以额颞叶为主，这可能是 GPI 的特征性影像学表现，但 GPI 的患者影像学改变无特异性，其诊断价值不如血清学和脑脊液指标，但若发现与年龄不符的脑萎缩应考虑到 GPI。本文显示，GPI 的患者神经心理学检查提示认知功能都有不同程度的损害，可用来作为判定 GPI 严重程度的指标之一。

综合上述分析结果，支持 GPI 的诊断要点有：①有冶游史；②临床症状多表现为进行性痴呆伴精神障碍，和（或）脑卒中症状、构音障碍及癫痫发作等；临床体征上出现阿-罗瞳孔；③实验室检查：血清抗类脂抗体试验阳性，抗梅毒螺旋体抗体试验阳性；脑脊液细胞蛋白测定结果异常，脑脊液 TPPA 阳性；④神经心理学检查提示认知异常；⑤头颅 MRI 示与年龄不符的脑萎缩，以额颞叶为主。

鉴别诊断上应与 CJD、FTD、阿尔茨海默病（AD）、病毒性脑炎等神经系统疾病及躁狂症、精神分裂症等精神系统疾病相鉴别。由于 GPI 临床症状多变且不典型，很多患者由于各种原因隐瞒冶游史等原因，使 GPI 易误诊，误诊率高达 44.0%。故临床医师对 GPI 的认识和掌握亟待加强。

目前我国治疗 GPI 多采用 2001 年美国疾病预防控制中心（CDC）推荐的神经梅毒治疗方案：水剂青霉素（180～240）万 U/d，静脉滴注 1 次/4 小时或持续静脉滴注，连续治疗 10～14 天；或者普鲁卡因青霉素 $2.40×10^6$ U/d 肌内注射，同时予丙磺舒 2 g/d，分 4 次口服，连续治疗 10～14 天，经上述常规治疗后继以肌内注射苄星青霉素 $2.40×10^6$ U，1 次/周，连续注射 3 次。经治疗后 98% 的患者临床症状有明显改善，可见 GPI 的治疗效果是十分明显的。但在治疗过程中应注意吉-海反应（Jarisch-Hetxheimer reaction）的发生，吉-海反应即首次使用青霉素治疗梅毒的病人，由于梅毒螺旋体被迅速杀死，释放出大量的异种蛋白，引起急性变态反应，在治疗后数小时出现寒战、高热、头痛、肌肉骨骼疼痛、皮肤潮红、恶心、心悸、多汗等全身症状，或者各种原有梅毒损害的症状也加重，严重的梅毒患者甚至发生主动脉破裂。因此在用青霉素治疗前可用激素预防，同时起始青霉素剂量要小。

参考文献

[1] Augenbraun MH. Treatment of syphilis 2001: nonpregnant adults [J]. Clin Infect Dis, 2002,35(Suppl 2): S187 - 190.

[2] Noguchi H, Moore JW. A demonstration of treponema pallidum in the brain in cases of general paralysis [J]. J Exp Med, 1913,17: 232 - 238.

[3] Somasundaram O. Neuro syphilis: portrayals by Sir Arthur Conan Doyle [J]. Indian J Psychiatry, 2009,51: 235 - 237.

[4] Yu Y, Wei M, Huang Y, et al. Clinical presentation and imaging of general paresis due to neurosyphilis in patients negative for human immunodeficiency virus [J]. J Clin Neurosci, 2010,17: 308 - 310.

（任汝静　王　刚　汤荟冬）

病例 4　记忆力下降、行为异常伴运动不利 2 年

● 病史

现病史：女性，32 岁，2010 年 5 月起多次遗失日常物品，8 月起无法胜任日常工作，如患者工作中经常需要完成电脑报价表，但在帮助配偶做笔记本电脑报价表时竟无法顺利完成。9 月开始出现情绪低落，做事丢三落四、注意力不能集中，反应迟钝，家人未予重视。2011 年 1 月表现出行为怪异，在一次外出游玩中，不明原因把钱丢在垃圾桶里，家人遂带其就诊于当地医院，行头颅 CT 未见明显异常；随后因月经不调就诊于当地医院妇产科，诊断为"卵巢囊肿、输卵管积液"，于 2 月份行腹腔镜手术，家属诉患者术后表现为表情淡漠、目光呆滞，言语少，动作缓慢，记忆力明显减退，时有强哭强笑，无大小便失禁，因此于 2011 年 3 月就诊我院心理科考虑"抑郁症"，予怡诺思（文拉法辛）1 片每天 1 次，氯硝西泮 1 片睡前服，服药一个半月后情绪有所改善，动作、行为无明显改善，并出现躯干不自主前倾，后调整药物为百忧解（氟西汀）1 片每天 1 次，拉莫三嗪 1/2 片睡前服，氯硝西泮 1/4 片睡前服，症状持续 3 个月无改善。2011 年 5 月出现颈右斜，身体前倾，有时身体会出现痉挛样症状，每次持续约 1～2 秒，遂至精神卫生中心进一步诊治，诊断"抑郁症"，予米氮平 1 片每天 1 次，百忧解 1 片每天 1 次，服药 2 个月后出现食量明显增大，体重增加 4 kg，嗜睡，情绪波动减少，活动障碍较前改善。再次调整药物为曲唑酮 1/2 片睡前服，艾司西酞普兰 1 片每天 1 次，家属诉患者情绪改善，但仍有行走时躯干前倾，认知功能减退。随后又调整药物为利培酮，服药后出现木僵，幻听，时有坐立不安，并有小便失禁，便秘等症状。目前已停用所有药物。于 2012 年 5 月收住院。

既往史：因"卵巢囊肿、输卵管积液"行腹腔镜手术。

个人史：长期生活于原籍，无疫水异地接触史，有吸烟饮酒史 10 余年，每周烟半包，仅在工作应酬时饮黄酒、啤酒。

家族史：否认家族遗传病史。

● 查体

一、内科系统体格检查

体温 36.5 ℃，脉搏 75 次/分，呼吸 18 次/分，血压 120/75 mmHg，心、肺、腹部无异常。

二、神经系统专科检查

精神智能状态：神智清楚，查体不合作，表情淡漠，自发语言少，词汇少，仅以短语对答，仅能理解简单对话，无法完成认知测验。

脑神经：双侧瞳孔等大等圆，对光反射灵敏，眼球活动不配合，额纹对称，鼻唇沟对称。眉心征（＋）。

运动系统：肌力检查不配合，颈项肌及四肢肌张力增高，上肢较下肢明显，右上肢较左上肢明显。

反射：双侧肱二头肌、肱三头肌、桡骨膜、膝、踝反射均（＋＋），双侧掌颌反射（＋）。

感觉系统：不合作。

病理征：双侧巴氏征（＋）。

共济运动：不配合。

步态：痉挛步态。

● 辅助检查

一、实验室检查

血常规：2012-03-29 和 2012-04-10 检测分别显示：白细胞计数 11.9×10^9/L、11.8×10^9/L，中性粒细胞比例 0.747、0.732，淋巴细胞比例 0.177、0.188。血脂：高密度脂蛋白 2.66 mmol/L（↑）（参考值 0.80～1.80 mmol/L），游离脂肪酸 0.95 nmol/L（↑）（参考值 0.10～0.60 mmol/L）。

肝功能、肾功能、甲状腺功能：未见明显异常，尿酮体阳性（＋＋）（↑）。

其他相关生化检查：叶酸 17.28 ng/ml（↑）（参考值 3.50～9.00 ng/ml），维生素 B_{12} 415.0 pg/mL，C 反应蛋白（CRP）0.63 mg/L，红细胞沉降率 7 mm/h。性激素全套、自身免疫、肿瘤标志物均正常。梅毒螺旋体

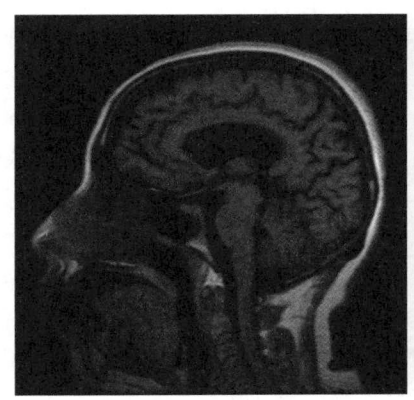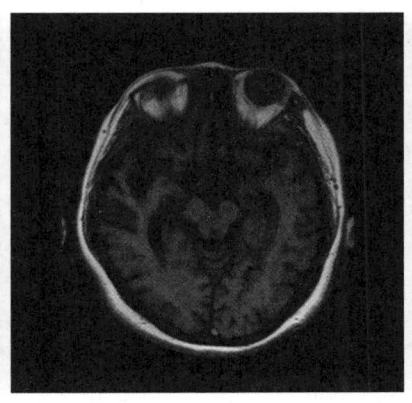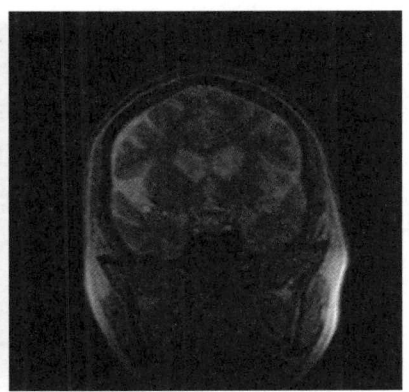

图 3-6　头颅 MRI 示双侧颞叶、海马不对称萎缩，以右侧为著

RPR 阴性；艾滋病毒抗体（HIV）阴性。

二、其他辅助检查

脑电图：中度弥漫性异常。

头颅 MR 平扫：脑萎缩，以双侧颞叶、海马萎缩明显；双侧颞叶皮质下条状异常信号（见图 3-6）。

盆腔 CT 平扫：左侧附件区囊实性病变。

● 诊断及讨论

一、定位诊断

根据患者表现为认知功能减退、人格改变，定位在大脑皮质；面部表情减少、动作缓慢、不对称性肌张力增高、可疑肌张力障碍，定位在锥体外系；查体示双侧病理征阳性，定位在双侧锥体束。病变累及脑高级皮质、锥体外系和锥体系。

二、定性诊断

患者起病隐匿，进行性加重，有痴呆、精神行为异常、帕金森病样表现，结合头颅 MRI 脑萎缩，以双侧颞叶、海马萎缩明显，脑电图中度弥漫性异常，考虑临床诊断为行为变异型额颞叶痴呆（情感淡漠型）伴皮质基底节变性（corticobasal degeneration，CBD）可能。

三、鉴别诊断

1. 阿尔茨海默病（Alzheimer's disease，AD）　早发型 AD 多为基因突变（APP、PS1/2）导致的遗传性 AD，通常有家族史，早期出现遗忘、视空间定向力和计算力受损等认知障碍，社交能力和个人礼节相对保留；CT、MRI 可见广泛脑萎缩。该患者发病年龄轻，缺乏明确的家族史，除记忆力下降外，行为异常和情感异常明显，头颅 MRI 示双侧颞叶、海马萎缩，而非全脑广泛性萎缩，故不支持 AD 诊断。

2. 克-雅病（Creutzfeldt-Jakob disease，CJD）　克-雅病表现为进行性痴呆，脑电图可出现 1～2 次/秒的典型的三相波，临床症状：肌阵挛、视觉障碍、小脑性共济失调、锥体束征或锥体外系征、无动性缄默、特征性神经病理改变、免疫学 PrP 阳性等，预后差，通常病程为 3～12 个月。该患者发病已 2 年，缺乏典型的肌阵挛、共济失调表现，EEG 及 MRI 均不支持 CJD 的诊断。

3. 多系统萎缩（multiple system atrophy，MSA）　多系统萎缩有三大临床主征：小脑症状、锥体外系症状、自主神经症状，头颅 MRI 可有特异性表现，可有小脑、壳核、脑干等萎缩，一般不会出现双侧颞叶、海马萎缩。该患者认知功能障碍改变较运动症状重，缺乏明显的自主神经症状，MRI 及临床表现不支持 MSA 诊断。

4. 皮质基底节变性　CBD 作为一种帕金森叠加综合征，除了典型的大脑皮质和基底节受损的症状与体征，如运动减少、动作缓慢、肌强直、肌阵挛、失用、皮质性复合感觉障碍等之外，还可以表现为与额颞叶变性（frontotemporal lobar degeneration，FTLD）相似的进行性非流利性失语（progressivenonfluent aphasia，PNFA）、额颞叶痴呆（frontotemporal dementia，FTD）症状，典型的 CBD 在临床上通常表现为帕金森病样症状＋异己手综合征＋不对称顶叶皮质萎缩。该患者缺乏典型的异己手综合征和神经影像上不对称顶叶皮质萎缩，由于检查无法配合，还不能明确是否存在皮质感觉障碍和肢体失用，因此，目前还无法明确诊断为 CBD，但不排除其继续发展演变为 CBD 的可能。

四、治疗及预后

目前尚无有效疗法，主要是对症治疗，额颞叶痴呆（FTD）的病程大约5～10年，预后差，多死于肺部感染、泌尿道感染和褥疮等。该患者入院后予以奥拉西坦改善认知功能，氯氮平改善精神症状，力奥来素减低肌张力。经治疗后，患者可以和家人进行简单的交流，肌张力增高较前减低，精神症状较前改善。病情较前无进展趋势，趋于稳定。

五、病例点评及疾病分析

该病例的临床诊断为行为变异型（额颞叶痴呆）FTD（情感淡漠型）伴CBD可能，首先行为变异型FTD除了我们常见的脱抑制性型（disinhibited type）外，还可有情感淡漠型（apathetic type）和刻板型（stereotypical type）。此外，在神经变性病中与FTD联系最紧密是CBD，有时在以FTD为主的表现中，CBD仅仅表现出冰山一角，并不典型，但随着疾病的进展，却有可能逐渐表现出CBD的诸多临床特点。事实上，由于目前缺乏神经病理的诊断，从临床上我们很难区分CBD和皮质基底节综合征（corticobasal syndrome，CBS），从而经常将二者混为一谈。其中，CBS是一种临床综合征，异质性强，相同或类似的临床表型下，可以有多种病理表型，如CBD、AD、FTD等。CBD是一个具有病理学特征的疾病实体，必须有明确的病理学证据才能诊断，但相同的病理学表型下，可以表现为不同临床表型，最常见为CBS，还可以表现为额叶行为-空间综合征（frontal behavioral-spatial syndrome，FBS），非流利/非语法变异性原发性进行性失语（nonfluent/agrammatic variant of primary progressive aphasia，naPPA）和进行性核上性麻痹（PSP）。

FTD为一组以额颞叶萎缩为特征性变化，影响认知、语言、人格和社会能力的临床综合征，在欧美国家是仅次于阿尔茨海默病的一种原发退行性痴呆，占老年前期痴呆的20%，在45～65岁人群中的患病率为15/10万人。现在，一般以"额颞叶痴呆（FTD）"来形容临床症状，而以"额颞叶变性（FTLD）"作为病理诊断，另外，若在病人体内发现嗜银的Pick小体，经常会以"Pick病"来形容。

临床上，FTD具有很强的异质性，临床表现和病理改变多种多样，根据核心症状及影像学表现，临床上将FTD分为以下几类：①额叶变异或行为变异型FTD（fvFTD or bvFTD）：占总FTD病例的一半，根据其病理影响的神经解剖区域以及临床表现的不同，可进一

步细分为脱抑制性型（disinhibited type）、情感淡漠型（apathetic type）和刻板型（stereotypical type）。脱抑制性型主要累及眶额叶和颞前新皮质，表现为人际交往能力下降，行为冲动、鲁莽等；情感淡漠型往往是额叶延伸至背外侧凸处受影响，患者往往表现为情感淡漠迟钝，语言表达减少，最终可发展至缄默，可呈现意志缺乏，活动减少，也可呈现摄食习惯的改变，如暴饮暴食、喜食甜食等；而刻板型则与纹状体、新皮质受累有关，表现为言语减少，内容表达刻板、重复，可伴有刻板行为，如不自主的搓手、顿足。bvFTD的核心临床表现为社会功能障碍及人格改变，脑影像学表现为右侧额叶及前部颞叶萎缩。②进行性非流利性失语（progressive nonfluent aphasia，PNFA）。③语义性痴呆（semantic dementia，SD）：SD往往表现为流利型失语。SD与PNFA临床上皆表现为失语，前者以理解障碍为主，后者则表现为复述、表达等障碍。两者的影像学表现亦存在差异，SD主要累及颞叶前部并且多为右侧，而PNFA则呈现左侧颞叶联合病变。CBD、PSP和肌萎缩侧索硬化（ALS）的运动特征也可能与FTLD的特点和病理有关。神经变性疾病的特征性表现是异常堆积的蛋白，FTD也不例外，在神经病理上，会根据大脑内的异常堆积的tau蛋白、TDP-43及FUS蛋白的有无将对FTD进行分类。

CT或MRI显示FTD患者大脑对称或不对称性额颞叶萎缩，而半球后部相对正常，侧脑室可扩大，尾状核头部可见萎缩，为局限性萎缩，不同类型FTD的MRI也不尽相同，PET或SPECT可检测早期额颞叶代谢的下降，而此时MRI可无明显萎缩，但临床症状已出现。FTD的临床诊断正确率较低，易误诊，年轻的FTD患者根据症状经常被诊断为精神障碍疾病，如精神分裂症和双相情感障碍。因而，FTD的正确诊断需要综合临床表现结合影像学表现得出，65岁前发病，一级亲属阳性类似病史，早期出现人格和社交能力的丧失等非认知性行为改变，影像学异常以额叶或前颞叶为主，应考虑FTD的可能。

FTD目前临床上尚无特异的治疗方法。临床上根据FTD出现的症状给予对症治疗，推荐给予5-HT再摄取抑制改善神经行为异常，由于胆碱酯酶抑制剂可加剧FTD患者的精神行为症状（如激越等），故不推荐采用胆碱酯酶抑制剂改善患者的认知障碍。

参考文献

［1］王丽玲，王刚，陈生弟. 额颞叶变性的临床表现、分型及神经病

理学研究进展[J].诊断学理论与实践,2010,9：386 - 389.

[2] Armstrong RA, Carter D, Cairns NJ. A quantitative study of the neuropathology of 32 sporadic and familial cases of frontotemporal lobar degeneration with TDP-43 proteinopathy（FTLD-TDP）[J]. Neuro-path Appl Neurobiol, 2012,38：25 - 38.

[3] Cairns NJ, Bigio EH, Mackenzie IR, et al. Neuropathologic diagnostic and nosologic criteria for frontotemporal lobar degeneration：Consensus of the Consortium for Frontotemporal Lobar Degeneration [J]. Acta Neuropathologica, 2007,114：5 - 22.

[4] Kertesz A, Hillis A, Munoz D. Frontotemporal degeneration, Pick's disease, Pick complex, and Ravel [J]. Ann Neurol, 2003,54(Suppl 5)：S1 - 2.

[5] O'Brien JT, Burns A. BAP Dementia Consensus Group. Clinical practice with anti-dementia drugs：a revised（second）consensus statement from the British Association for Psychopharmacology [J]. J Psychopharmacol, 2011,25：997 -

1019.

[6] Rabinovici GD, Miller BL. Frontotemporal lobar degeneration：Epidemiology, pathophysiology, diagnosis and management [J]. CNS Drugs, 2010,24：375 - 398.

[7] Ratnavalli E, Brayne C, Dawson K, et al. The prevalence of frontotemporal dementia [J]. Neurology, 2002,58：1615 - 1621.

[8] Rohrer JD, Lashley T, Schott JM, et al. Clinical and neuroanatomical signatures of tissue pathology in frontotemporal lobar degeneration [J]. Brain, 2011,134(Pt 9)：2565 - 2581.

[9] Ren RJ, Huang Y, Xu G, et al. History, present and progress for Frontotemporal dementia in China：a systematic review [J]. Int J Alzheimers Dis, 2012,2012：587215.

（任汝静　王　刚　汤荟冬）

病例 5　行走不稳、反应迟钝 5 年,四肢不自主抖动 3 年

● 病史

现病史：男性,66 岁,高中文化。2005 年起无明显诱因下出现行走不稳,脚踩棉花感,伴头晕,站立时明显。偶有行走跌倒,并出现动作减慢,反应迟钝,记忆力下降,2006 年就诊当地医院诊断为"颈椎病",2007 年因记忆力减退明显,计算差,夜间时有尖叫,曾告诉家人见到家里空调水管中有牛奶流出并有时猜忌妻子做坏事,遂就诊于上海某医院,当时考虑"帕金森病",给予金刚烷胺治疗,一周后因效果不佳停用。同年出现右上肢抖动,静止时明显,并逐渐出现右下肢抖动,于 8 月又开始服用美多芭(左旋多巴)1/2 片每天 3 次,肢体抖动症状有所改善。2008 年出现开步困难,平躺不能独立翻身,生活不能自理,美多芭增加至 3/4 片每天 3 次,上述症状略有改善。但数月后再次出现开步困难,加用金刚烷胺 1 片睡前服,运动症状略有改善,但随即出现幻觉,晚上做噩梦、乱叫,金刚烷胺改至白天口服,因幻觉症状改善不明显故停用。近 1 年来出现口齿含糊,吞咽呛咳。2010 年 5 月加用恩他卡朋 1 片每天 1 次,症状无改善,自行停用。半月前,患者又到当地医院住院治疗,诊断为"帕金森病,2 型糖尿病,慢性前列腺炎",调整药物为美多芭 3/4 片每天 3 次,息宁 1/2 片每天 3 次,但自觉症状无明显好转,现于 2010 年 7 月收治入院。发病以来,患者精神不佳、胃纳差,睡眠较多,便秘明显,近 1 年来夜尿增多,6～8 次/晚,今年起夜尿有失禁,性功能减退,体重下降 5 kg。

既往史：糖尿病史 2 年。

个人史：出生居住于原籍,否认疫水疫区接触史,否认冶游史。

家族史：否认遗传性家族病及类似疾病史。

● 查体

一、内科系统体格检查

体温 36.9 ℃,脉搏 84 次/分,呼吸 20 次/分,血压 130/80 mmHg,心、肺、腹部无异常。

卧位血压 145/65 mmHg(平卧),心率 76 次/分；140/65 mmHg(1 min),心率 78 次/分；142/68 mmHg(3 min),心率 81 次/分；145/70 mmHg(5 min),心率 82 次/分。

二、神经系统专科检查

精神智能状态：神志清楚,精神萎靡,对答尚可,记忆力、计算力减退,定向力尚可。MMSE 21 分。

脑神经：额纹对称,眉心征阳性,双瞳等大等圆,直径 3 mm,对光反射灵敏,双眼球活动自如,无上下视运动障碍。面具脸,头部前倾,言语迟缓、音调低,口齿略含糊,鼻唇沟对称,伸舌居中,咽反射正常。

运动系统：四肢肌张力增高,以右侧明显,四肢肌

力 5 级。

反射：双肱二、三头肌、桡骨膜、膝、跟腱反射（＋＋）。

感觉系统：无感觉障碍。

病理征：未引出。

共济运动：双侧指鼻试验、跟膝胫试验完成尚可。

步态：步速慢，未见明显前冲步态及慌张步态。

脑膜刺激征：阴性。

● 辅助检查

一、实验室检查

血常规：血红蛋白 100 g/L（↓）（131～172 g/L），红细胞计数 3.23×10^{12}/L（↓）（4.09～5.74×10^{12}/L）。

肝、肾功能：前白蛋白 92 mg/L（↓）（180～380 mg/L），白蛋白 29 g/L（↓）（35～55 g/L），白球比例 0.74（↓）（1.25～2.50），胆汁酸 13.8 μmol/L（↑）（1.0～10.0 μmol/L）。

其他：2 小时血糖 10.70 mmol/L（↑）（3.9～7.8 mmol/L），糖化血红蛋白（HbA1C）6.90%（↑）（4.7%～6.4%）

肿瘤指标无异常。尿常规：潜血阳性（＋＋）。梅毒螺旋体 RPR，抗梅毒螺旋体抗体阴性，艾滋病毒抗体阴性。

叶酸，维生素 B$_{12}$：正常。

甲状腺功能：三碘甲腺原氨酸（T3）0.82 nmol/L（↓）（0.89～2.44 nmol/L），甲状腺球蛋白抗体（TGAb）7.02 IU/mL（↑）（<4.11 IU/ml），余正常。

二、辅助检查

膀胱残余尿：10 ml。

尿动力学：下尿路梗阻；膀胱顺应性尚可，排尿时膀胱压略增高；尿道压和尿道关闭压增高。

外院头颅 MRI：未见明显异常。

颈椎 MR 平扫：颈椎退行性改变，C3～C4、C4～C5、C5～C6 椎间盘突出，椎管狭窄。

肛门括约肌 EMG：神经源性改变。

脑电图：广泛性 θ 波。

● 诊断及讨论

一、定位诊断

根据记忆力和计算力减退，MMSE<21 分（高中文化），视幻觉，定位在大脑皮质；右上下肢抖动，静止时明显，开步困难，翻身困难，生活不能自理，以及查体四肢肌张力增高，以右侧明显，定位在基底节，左侧受累为主；性功能减退和排尿障碍，提示自主神经系统受累。

二、定性诊断

明确的病程 5 年，起病隐匿，缓慢进展，累及多个系统，考虑神经变性疾病——帕金森叠加综合征，根据突出的临床表现"痴呆＋锥体外系＋幻觉"，痴呆早于锥体外系一年以上，首先考虑路易体痴呆（dementia with Lewy bodies，DLB）可能。

三、鉴别诊断

1. 帕金森病痴呆（PDD） PDD 可以表现为锥体外系和痴呆，但是出现痴呆症状至少在诊断 PD 1 年之后，而且一般没有幻觉，若有也应该在 PD 多年之后才会发生。该患者发病早期即有认知障碍与视幻觉，且对左旋多巴效果不佳，故不支持 PDD 的诊断。

2. P 型多系统萎缩（MSA-P） 即以往称之为纹状体黑质变性（striatonigral degeneration，SND），为 MSA 中最易与 PD 混淆的亚型，MSA-P 多首发锥体外系症状，其次累及自主神经及共济功能，最后影响锥体系及认知功能。但该患者缺少诊断 MSA-P 所必须的"具有明显自主神经功能不全综合征和（或）出现小脑征"，卧立位血压不支持，诊断缺少依据。

3. 额颞叶痴呆（FTD） FTD 多首发人格障碍，认知障碍突出，再次为锥体外系症状，头颅 MRI 显示额颞叶萎缩，PET 示不对称性额颞叶代谢减低，该患者临床症状和影像学均不支持 FTD 的诊断。

4. 关岛型肌萎缩侧索硬化-帕金森综合征-痴呆复合征 多于中年以后发病，起病隐匿，缓慢进展。临床表现为帕金森＋痴呆或帕金森＋肌萎缩侧索硬化，早期即出现锥体束征，延髓性麻痹症状持续时间较长等特点。患者目前无手部肌肉萎缩、舌肌纤颤，未引出肉跳，结合患者 5 年病程，可以排除。

5. 阿尔茨海默病（AD） AD 与 DLB 均有认知功能损害，AD 早期多数表现为近记忆力减退，随后计算力、定向力、抽象思维能力、语言能力等认知功能全面减退，锥体外系症状多发生在病程晚期，疾病早期很少出现幻觉，多出现于病程的 6 年左右。而 DLB 的认知功能损害较 AD 相对轻。

四、治疗及预后

患者入院后予以重酒石酸卡巴拉汀胶囊改善记忆，复方左旋多巴、辅酶 Q10 治疗 PD 症状，左洛复改善情绪。DLB 一般预后不佳,预期寿命 5~7 年,多死于营养不良、肺炎、摔伤、褥疮等并发症。

五、病例点评及疾病分析

临床上,对于一些不典型 PD 患者,需要考虑叠加综合征的可能,尤其是早期即出现认知功能障碍,症状波动,频发幻觉的患者,需要想到 DLB 的可能。目前 DLB 只能对症处理,治疗原则兼顾 AD 和 PD 的特点,但有一些特殊的要求。在用药上,需要注意以下三点:①对认知障碍的治疗:可选用胆碱酯酶抑制剂,由于重酒石酸卡巴拉汀被认为可作用于乙酰胆碱和丁酰胆碱两种酯酶,因此,临床上可首选卡巴拉汀治疗;②对运动障碍的治疗:胆碱能系统缺陷是 DLB 的一个特征,因此治疗锥体外系症状,需尽量精简药物,首选或单用左旋多巴,少用多巴胺受体激动剂,避免使用胆碱能阻断剂和金刚烷胺,减少诱发及加重精神症状的可能;③对精神症状治疗:避免使用神经安定药(neuroleptic),对神经安定药敏感是 DLB 区别于其他痴呆的一个重要特点,由于患者使用神经安定药后可使锥体外系症状显著加重甚至诱发意识模糊,导致死亡,因此,临床上对高度怀疑 DLB 的患者一定要避免使用神经安定药,防止运动障碍急症的发生,可选用小剂量非典型抗精神病药物,如喹硫平(quetiapine),改善幻觉等精神症状。

DLB 的临床特征为波动性认知障碍、幻视和帕金森综合征。DLB 在所有痴呆类型中约占 20%。病因和危险因素尚未明确,多为散发性。发病机制尚不明了,研究发现 α-突触核蛋白(α-synuclein)为 Lewy 体结构的主要成分,部分 DLB 及家族性 PD 患者存在 α-突触核蛋白基因突变,使 α-突触核蛋白由可溶性转变为不溶性,发生异常聚集,故推测 α-突触核蛋白基因突变可能与 DLB 的发病有关。临床上,DLB 常易与帕金森病痴呆(PDD)混淆,甚至有人认为两者为同一种疾病。目前主流观点认为两者关系密切,都可归为"路易小体疾病谱系(spectrum of Lewy body disorder)",但临床表现不尽相同。临床诊断原则多遵循"一年原则(one year rule)":认知功能障碍出现在运动症状起始 1 年之内者被认为是 DLB,1 年以上者诊断为 PDD。两者在临床及病理上的区别为:①DLB 进展较 PDD 快,预后差;②少数 DLB 患者可能并不出现帕金森综合征;③PDD 患者中脑黑质多巴胺能神经元缺失较 DLB 更为严重;④DLB 较 PDD 患者纹状体和皮质淀粉样斑块沉积明显。

目前公认的 DLB 诊断标准为 2017 年 McKeith 等提出的 DLB 诊断共识(见表 3-4)。

表 3-4　DLB 诊断共识(McKeith 等)(2017)

必需症状(诊断可能或很可能为 DLB)

进行性认知功能下降,以至影响患者正常的社会、职业能力

显著或持续的记忆力减退,早期阶段可能尚未出现,随疾病进展常逐渐显著

注意力、执行功能、视空间能力损害尤为显著

核心临床特征(前三项表现多于早期发生并可长期持续存在)

认知波动,尤其表现在注意力及警觉程度上

反复发作、形象生动、内容具体的视幻觉

REM 睡眠行为障碍,可于认知功能下降前出现

一个或多个帕金森综合征的自发性基本特征:运动迟缓(定义为动作缓慢以及动作幅度和速度的降低)、静止型震颤、肌强直

支持性临床特征

对抗精神病药物高度敏感

姿势不稳

反复跌倒

晕厥或其他一过性无反应性。状态发作

严重的自主神经功能紊乱,如便秘、体位性低血压、尿失禁、嗜睡、嗅觉减退、其他幻觉模式、系统性妄想、淡漠、焦虑和抑郁

指示性生物标志物

SPECT/PET 示基底节多巴胺转运体摄取减少

^{123}I-MIBG 心肌闪烁成像异常(低摄取)

多导睡眠监测证实 REM 睡眠并无迟缓

（续表）

支持性生物标志物

　　CT/MRI 示内侧颞叶结构相对保留

　　SPECT/PET 示灌注全面下降,伴枕叶代谢低下±扣带回岛征(FDG-PET)

　　EEG 示脑电活动显著减慢,伴前 α、θ 波周期性波动

若以下条件满足可诊断为很可能的 DLB

　　a. 存在两个或以上 DLB 核心临床特征,伴或不伴指示性生物标志物支持,或

　　b. 只存在一个 DLB 核心临床症状,同时伴有一个或多个指示性生物标志物支持

很可能的 DLB **其诊断不能仅仅基于生物标志物**

　　若以下条件满足可诊断为可能的 DLB:

　　a. 只存在一个 DLB 核心临床症状,无指示性生物标志物证据支持,或

　　b. 一个或多个指示性生物标志物证据支持,但不存在 DLB 核心临床症状

　　以下条件不太可能诊断为 DLB:

　　a. 在其他生理或脑部疾病,包括脑血管疾病的存在足以部分或完整解释其临床表现时,尽管这些疾病的存在并不排除 DLB 诊断的可能,并能够用来解释导致这些临床表现的混杂病理学基础,或

　　b. 帕金森病特征是唯一的核心临床特征并于严重痴呆期首次出现

　　如果患者存在帕金森综合征表现时,只有当痴呆先于帕金森综合征或与之同时出现时,方可诊断 DLB。当患者在明确诊断为帕金森病后出现痴呆,则应诊断为 PDD。实际工作中应当使用最为切合临床情况的术语,"Lewy 小体病"等通用术语的使用很有帮助

　　当进行研究需要界定 DLB 与 PDD 时,我们仍然推荐使用痴呆发生与帕金森症状之间的"一年原则"

参考文献

[1] 陈生弟,陈晟.路易体痴呆和帕金森病痴呆是同一疾病吗[J].中国现代神经疾病杂志,2010,10:282-284.

[2] 桂雅星,王刚,陈生弟.急性运动障碍性疾病诊断和治疗[J].内科理论与实践杂志,2010,5:434-436.

[3] Geldmacher DS. Dementia with Lewy bodies: diagnosis and clinical approach [J]. Cleve Clin J Med, 2004, 71: 789-790, 792-794, 797-798.

[4] Henriksen AL, St Dennis C, Setter SM, et al. Dementia with lewy bodies: therapeutic opportunities and pitfalls [J]. Consult Pharm, 2006, 21: 563-575.

[5] McKeith IG, Boeve BF, Dickson DW, Halliday G, et al. Diagnosis and management of dementia with Lewy bodies: Fourth consensus report of the DLB Consortium [J]. Neurology, 2017, 89(1): 88-100.

（王　刚　任汝静　汤荟冬）

病例 6　行走不稳 3 年,行为异常、近记忆下降伴言语障碍 2 年

● 病史

　　现病史:男性,52 岁,初中文化。3 年前开始出现行走不稳,易向后跌倒,跌倒前感头晕,不伴视物旋转及耳鸣,与体位有关,无踩棉花感,每月跌倒 1～2 次,家属发现时有自言自语。2 年半前曾就诊当地医院查头颅 CT 示脑萎缩。2 年前出现行为异常和性格改变,乱购物和进食增多,妻子阻止其购物,患者易发怒并打骂妻子,并出现记忆力下降,以近期记忆下降为主,主要表现为刚放置的物品易忘记,遂就诊某医院查 RPR 阴性,头颅 MRI 检查示双侧额顶叶多发小缺血灶,治疗后无明显好转。1 个月后又逐渐出现言语欠清,含糊,音调变低,偶有饮水呛咳,时有两便失禁,再次就诊,测卧位血压 124/80 mmHg,立位 96/66 mmHg,考虑 Shy-Drager 综合征可能,检测 MMSE 27 分,腰穿脑脊液蛋白质 220 mg/L,白细胞 30×10^6/L、红细胞 90×10^6/L,考虑中枢神经系统感染可能。1 年前患者进食时右手持物出现抖动,安静及睡眠时消失,讲话时声音明显降低,并仍有自言自语。于 2013 年 4 月收治入院。发病以来,精神、睡眠差,进食偶有呛咳,体重无明显变化。

既往史：半年来偶有血压偏高，不规则服药。

个人史：生于及居住于原籍，无疫水接触史，曾少量吸烟、饮酒，已戒多年。

家族史：否认家族遗传疾病史。

● 查体

一、内科系统体格检查

体温 37.2 ℃，脉搏 76 次/分，呼吸 19 次/分，血压 145/76 mmHg，心、肺、腹部无异常。

二、神经系统专科检查

精神智能状态：神智清楚，精神差，言语欠清，查体欠合作，时间、地点定向力正常，粗测计算力、记忆力差。MMSE：29 分（定向力 10 分，即刻记忆 3 分，计算和注意力 4 分，延迟回忆 3 分，语言功能 9 分）。MOCA：16 分，SAS：无焦虑症状，SDS：轻度抑郁症状。

脑神经：额纹对称，眼裂正常，眼球活动左右方向正常，上视及下视差，无眼震，双侧瞳孔等大正圆，直径 3 mm，对光反射灵敏。伸舌居中，鼻唇沟对称。

运动系统：四肢肌张力可，颈部、躯干肌张力高，四肢肌力 5 级。后拉试验差。

反射：四肢腱反射（＋＋）。

感觉系统：深感觉正常。

病理征：左侧巴氏征（＋）。

共济运动：双侧指鼻试验稳准，跟膝胫试验完成可。闭目难立征阴性，直线行走不能完成。

脑膜刺激征：阴性。

● 辅助检查

一、实验室检查

血常规、肝肾功能、血糖：正常。

电解质：血钾 3.39 mmol/L（↓）（参考值：3.50～5.10 mmol/L），余正常。

血脂：三酰甘油 2.05 mmol/L（↑）（参考值：0.56～1.70 mmol/L），脂蛋白（a）0.62 g/L（↑）（参考值：＜0.30 g/L），余正常。

肿瘤标志物：游离/总前列腺特异性抗原 0.21（↓）（参考值：＞0.26），余正常。

叶酸 3.49 ng/ml（↓）（参考值：3.80～10.50 ng/ml），

维生素 B_{12} 正常。

甲状腺功能、梅毒、HIV：正常

脑脊液：

2012-1-12 外院：隐球菌乳胶定性试验：阴性，真菌镜检阴性，血、脑脊液 IgG 指数和 OB：血脑屏障破坏，但未见鞘内 IgG 合成增加的证据。CSF 细菌培养：金黄色葡萄球菌（＋）

2013-04-03 我院：压力为 110 mmH$_2$O，有核细胞计数 1.00×10^6/L，蛋白定量 887.00 mg/L（↑）（参考值＜500 mg/L），氯化物 120.00 mmol/L，糖 3.00 mmol/L，涂片未找见细菌、真菌、抗酸杆菌、肿瘤细胞，细菌、真菌培养（－），血、脑脊液 IgG 指数及 OB：血脑屏障明显破坏，但未见伴鞘内 IgG 合成增加的证据。

二、其他辅助检查

头颅 MR 平扫（2011-10-14，外院）：双侧额顶叶多发小缺血灶。

头颅 MR 平扫（2013-4-09，我院）：左颞叶、双侧基底节区、侧脑室体旁及额顶叶白质多发腔隙性脑梗死及缺血灶，老年性脑改变（见图 3-7A）。

腹部 B 超（2013-4-3）：肝脂肪浸润肝内高回声，前列腺增大伴钙化，膀胱壁毛糙，双侧甲状腺回声不均匀，双侧颈部未见明显异常肿大淋巴结。

上腹部 CT 增强（2013-4-11）：胆囊内多发结石，十二指肠水平部类圆形低密度灶，拟脂肪瘤可能。

盆腔 CT 增强（2013-4-11）：直肠下段管壁增厚伴肠周小淋巴结一枚，前列腺稍大，双侧腹股沟多枚淋巴结显示，回肠远端可疑低密度灶。

电子全结肠镜（2013-4-8）：进镜至距肛门约 10 cm 直乙交界至远端，肠腔内大量粪质粪水阻塞肠腔，无法继续进镜。肛管：内痔。直肠：大量粪水粪质，未见明显增殖性病灶。

● 诊断及讨论

一、定位诊断

（1）患者表情刻板、眉心征阳性、躯干（轴性）肌张力增高、右手震颤、易跌倒、后拉试验差，定位于锥体外系。

（2）上视差明显，下视稍差，存在垂直性核上性眼肌麻痹，定位于中脑。

（3）构音障碍、饮水呛咳，左侧巴氏征阳性，定位于锥体束。

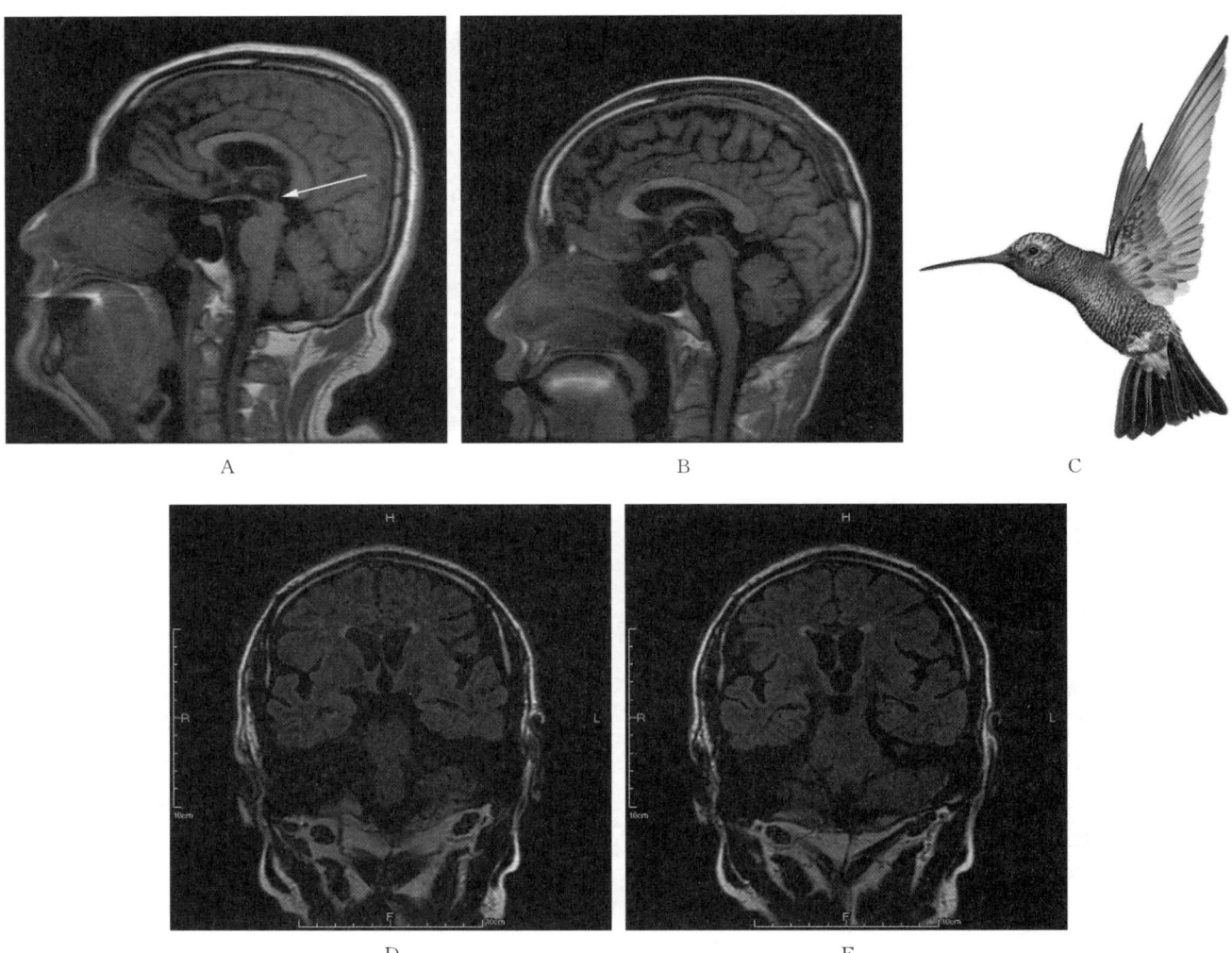

图 3-7　头颅 MRI：中脑萎缩致"蜂鸟征"（患者）（A），正常中脑图像（对照）（B），蜂鸟（C），颞叶萎缩（D、E）

（4）两便失禁，有尿潴留，前列腺增大不能解释，定位于自主神经系统。

（5）MMSE 29 分，而 MOCA 16 分，考虑定位于皮质下认知功能障碍，伴有人格改变、行为异常，自发语言减少、重复语言、记忆力、执行能力下降，皮质受累，考虑额叶病变。

（6）结合病史、体格检查及影像检查综合定位于皮质、皮质下、锥体外系、锥体系、自主神经系统。

二、定性诊断

患者隐匿起病，逐渐进展，慢性病程，考虑神经变性疾病，结合患者年龄 52 岁，以行走不稳、跌倒为表现的姿势步态障碍为首发症状，伴有垂直性核上性眼肌麻痹、认知功能障碍（额叶明显）及肌张力轴

性增高明显，头颅 MRI 示中脑萎缩、有蜂鸟征，临床及辅助检查证据支持经典型进行性核上性麻痹（progressive supranuclear palsy，PSP）— Richardson 综合征（Richardson's syndrome，RS）亚型诊断（确诊 PSP 需病理学证据）。

三、鉴别诊断

1. PSP-P 型　根据 2003 年更新的美国国立神经疾病和卒中研究所（NINDS）及国际进行性核上性麻痹协会（SPSP）联合推荐拟诊 PSP 诊断标准：必备条件：①≥40 岁发病；②病情逐渐进展；③垂直性向上或向下核上性凝视麻痹，病程第 1 年出现明显的姿态不稳伴反复跌倒；④无法用排除条件中所列的疾病解释上述表现，文献报道部分 PSP 患者可有脑脊液蛋白质升高，

至于 IgG 指数和 OB 检查提示血脑屏障破坏无特异性，该疾病可伴有假性延髓性麻痹及皮质下认知功能受累，本患者可以临床诊断为 PSP，但倾向于 RS 亚型的诊断。因为，在最常见的 2 种 PSP 表型（RS 和 PSP-P）中，PSP-P 型除了核上性凝视麻痹之外，主要表现为非对称性起病、动作迟缓、肌强直、静止性震颤、早期左旋多巴治疗有一定效果，这些都是与 RS（姿势步态障碍＋认识功能障碍）明显不同之处，该患者在病程后期才出现震颤，本次入院治疗中对左旋多巴反应差，均不支持 PSP-P 型诊断。

2. 多系统萎缩（MSA）　神经系统多个部位相继病变，临床上主要分为以自主神经受累（MSA-A 型，原称 Shy-Drager 综合征）、小脑 PD 症状（MSA-C 型，原称 OPCA）和以帕金森症状为主（MSA-P 型，原称纹状体黑质变性）的三大类表现，可有精神症状，但病程早期不伴有认知功能受累，少数晚期才出现，且一般程度较轻。该患者早期即有近记忆下降主诉，执行功能下降，临床体征及影像学检查均不支持 MSA 诊断。

3. 路易体痴呆（DLB）　DLB 可累及多个认知域并且呈波动性的认知损害常有频繁的幻觉（视幻觉）。有锥体外系体征。病情进行性发展，常迅速达到严重的晚期痴呆。该患者虽有认知功能下降以及锥体外系表现，但无波动性认知损害和明显的视幻觉，且患者认知障碍出现的时间晚于帕金森综合征，不支持 DLB 诊断。

4. 额颞叶变性（FTLD）　是以局限性额叶/颞叶变性为特征的进行性非阿尔茨海默病痴呆综合征，经典 FTLD 以人格改变为主，记忆力障碍较轻，起病较早（50～60 岁），人格改变和行为异常为早期和突出症状，易激惹、暴怒、淡漠，可有举止不当、冲动、贪食等症状，行为障碍较认知障碍明显，进行性非流利性失语（progressive non-fluent aphasia, PNFA）和语义性痴呆（semantic dementia, SD）亚型可出现明显的失语，可伴帕金森综合征或运动神经元病，然而其锥体外系和锥体系损害于疾病晚期出现，且其局限性额叶和前颞叶萎缩双侧多不对称，本患者早期即出现运动障碍，有锥体外系受累，不支持 FTLD 诊断。

四、治疗及预后

PSP 患者平均存活 6～9 年。病程第 1 年即有跌倒者的存活期（5.2 年）较无跌倒者短（6.8 年），早期出现尿失禁和肌张力障碍者存活期短，以震颤发病或以震颤为主要表现者存活期最长（16.6 年）。最常见死因为吸入性肺炎，其次是心血管病，如肺栓塞、心肌梗死、充血性心力衰竭及肾脏感染。

本患者入院后予美金刚、茴拉西坦改善认知功能，叶酸、甲钴胺营养神经等治疗，美多芭改善肌张力增高，并对症处理尿潴留，症状稍有改善后出院。

五、病例点评及疾病分析

PSP 的临床表现变异较大，早期极易被误诊和误治。有报道称 PSP 患者从症状首发到获得正确诊断平均需要 3.6～4.9 年。本患者缓慢起病，症状多样，累及皮质、皮质下、锥体外系、锥体系、自主神经多个系统，以致难以理清主要症状及体征，综合回顾该患者的诊疗经过，我们感到作为一名神经科医师，即使不专门从事神经变性疾病专业，仍然需要在接诊怀疑神经变性疾病的过程中考虑 2 个问题：①眼球运动：眼球的运动从某种意义上是神经变性疾病诊断的"窗户"（见表 3-5），通过简单的各向运动、扫视检查，我们就可以初步判断患者是否存在明显的上、下视麻痹、眼震（类型）、扫视障碍，假如之前就能够发现该患者存在典型的垂直凝视麻痹，可能会早些得出 PSP 的诊断；②脑脊液检查：神经变性疾病患者 CSF 检查并非必需，因该患者在本次入院之前曾诊断中枢感染可能，因此，入院后予以 CSF 常规、生化检查，结果发现蛋白质含量轻中度增高；血脑屏障明显破坏，但未见伴鞘内 IgG 合成增加的证据；事实上，这一改变完全符合神经变性疾病的 CSF 改变特点，国外的临床证据和我们临床实践都发现，PSP、MSA 等患者可出现轻中度的蛋白质含量升高，甚至出现寡克隆带，当出现上述改变时同样支持 PSP 的诊断，而不是排除依据。

表 3-5　帕金森综合征在体检即可被发现的典型眼球运动障碍示例

疾病名称	典型眼球运动改变
PSP	垂直性凝视麻痹
MSA	位置性眼震
CBD	眼扫视启动慢或延迟（动眼失用）

进行性核上性麻痹（progressive supranuclear palsy, PSP），又称 Steele-Richardson-Olszewski 综合征，由 Steele 等于 1964 年提出，系中枢神经系统进行性变性疾病。其主要临床特征为早期即出现姿势不稳伴反复跌倒、垂直性凝视麻痹、假性延髓性麻痹所致的构音障碍及吞咽困难、运动迟缓、轴性僵直及皮质下痴呆

等。PSP的病因尚不完全明确,目前认为其属于一种tau蛋白病。近年遗传学研究发现,散发性PSP的主要危险因素在于tau基因突变,这可导致4Rtau蛋白异构体的过度表达。在病理状态下,tau蛋白发生过度磷酸化等异常修饰,易从微管上解离下来并发生病理性聚集,从而导致神经原纤维缠结形成;同时tau蛋白丧失其促微管组装的生物学功能,导致微管解聚,轴突运输损害,进而导致脑部不同区域神经原纤维退行性变性。

PSP临床特征为垂直性核上性凝视麻痹及姿态不稳伴反复跌倒;临床表现变异较大,具有不同临床亚型,其特点如下。

1. Richardson综合征型PSP 即经典型PSP,表现为典型的姿势不稳、轴性僵直的运动功能障碍、核上性眼肌麻痹、假性延髓性麻痹、皮质下认知功能障碍与行为异常。

2. PD样症状为主的PSP 即PSP-P型,非对称性起病、动作迟缓、肌强直、静止性震颤、早期左旋多巴治疗有一定效果,在晚期,药物性异动症、视幻觉及自主神经功能障碍比PD少见,该型患者眼球运动正常,跌倒及认知功能损害出现较晚。

3. 纯运动不能伴冻结步态型PSP 即PSP-PAGF型,伴明显口语及书写障碍,而不伴有震颤、强直、痴呆或眼球活动异常。

4. 进行性非流利性失语型PSP 即PSP-PNFA型,伴有自发性言语欠流利、发音错误和语法缺失。

5. 小脑型PSP 小脑型共济失调为首发及主要症状。

6. 皮质基底节综合征型PSP 即PSP-CBS型,有不对称的肢体肌张力增高及动作迟缓、皮质感觉缺失、肌阵挛、观念运动性失用和异己肢现象,通常左旋多巴治疗无效。

PSP目前尚无有效的实验室检查标志物,有学者认为脑脊液神经丝轻链蛋白(NFL)的增高可以作为辅助诊断依据;影像学方面,PSP患者头颅MRI以中脑萎缩,即"蜂鸟征"最为典型;也有患者可出现"米老鼠征"。近年有人提出"磁共振帕金森综合征指数(MR Parkinsonism index,MRPI)",发现MRPI指数在鉴别PSP与PD、MSA-P中的敏感度和特异度均达100%。

1996年美国国立神经疾病和卒中研究所(NINDS)及国际进行性核上性麻痹协会(SPSP)联合推荐的诊断标准。

1. 疑诊PSP

(1) 必备条件:①≥40岁发病,病情逐渐进展;②垂直性核上性凝视麻痹或出现明显的姿态不稳伴反复跌倒;③无法用排除条件中所列疾病来解释上述临床表现。

(2) 辅助条件:①对称性运动不能或强直,近端重于远端;②颈部体位异常,尤其是颈后仰;③出现对左旋多巴反应欠佳或无反应的帕金森综合征;④早期即出现吞咽困难和构音障碍;⑤早期出现认知损害症状如淡漠,抽象思维能力减弱、言语不流畅,应用或模仿行为、额叶释放症状,并有≥2个症状。

(3) 必须排除的条件:①近期有脑炎病史,异己肢体综合征、皮质感觉缺损、局限性额叶或颞叶萎缩;②与多巴胺能药物无关的幻觉和妄想,AD型皮质性痴呆(严重的记忆缺失和失语或失认);③病程早期即出现明显的小脑症状或无法解释的自主神经失调(明显低血压和排尿障碍);④严重的不对称性帕金森征如动作弛缓;⑤有关脑部(如基底节或脑干梗死、脑叶萎缩)的神经放射学依据;⑥必要时可用聚合酶链反应排除Whipple病。

2. 拟诊PSP

(1) 必备条件:①≥40岁发病;②病情逐渐进展;③垂直性向上或向下核上性凝视麻痹,病程第1年出现明显的姿态不稳伴反复跌倒;④无法用排除条件中所列的疾病解释上述表现。

(2) 辅助条件和必须排除的条件与可疑PSP相同。

3. 确诊PSP 经组织病理学证实的PSP。

NINDS于2003年提出了新的诊断标准,新诊断标准删除了旧标准中疑诊及拟诊PSP的辅助条件,排除标准中删减了⑤和⑥,并且补充了神经病理学标准。

目前,药物以及手术均不能有效治疗或延缓PSP的发展,目前临床上只能对症治疗。PSP涉及多种神经递质系统受损,采用神经递质替代疗法是临床治疗的基础,多巴胺能药物是较常规应用的药物。近期有报道γ-氨基丁酸受体激动剂唑吡坦有助于改善PSP的运动障碍症状,值得进一步关注。

参考文献

[1] Armstrong RA. Visual signs and symptoms of progressive supranuclear palsy [J]. Clin Exp Optom, 2011,94: 150 - 160.

[2] Cotter C, Armytage T, Crimmins D. The use of zolpidem in the treatment of progressive supranuclear palsy [J]. J Clin Neurosci, 2010,17: 385 - 386.

[3] David R Williams, Andrew J Lees. Progressive supranuclear

palsy: clinicopathological concepts and diagnostic challenges [J]. Lancet Neurol, 2009,8：270-279.

[4] Jesse S, Brettschneider J, Süssmuth SD, et al. Summary of cerebrospinal fluid routine parameters in neurodegenerative diseases [J]. J Neurol, 2011,258：1034-1041.

[5] Liscic RM, Srulijes K, Gröger A, et al. Differentiation of progressive supranuclear palsy: clinical, imaging and laboratory tools [J]. Acta Neurol Scand, 2013,127：362-370.

[6] Litvan I, Agid Y, Jankovic J, Goetz C, et al. Accuracy of clinical criteria for the diagnosis of progressive supranuclear palsy (Steele-Richardson-Olszewski syndrome)[J]. Neurology, 1996,46：922-930.

[7] Litvan I, Bhatia KP, Bum DJ, et al. Movement Disorders Society Scientific Issues Committee report: SIC Task Force

appraisal of clinical diagnostic criteria for Parkinsonian disorders [J]. Mov Disord, 2003,18：467-486.

[8] Quaurone A, Nicoletti G, Messina D, et al. MR imaging index for differentiation of progressive supranuclear palsy from Parkinson disease and the Parkinson variant of multiple system atrophy [J]. Radiology, 2008,246：214-221.

[9] Williams DR, de Silva R, Paviour DC, et al. Characteristics of two distinct clinical phenotypes in pathologically proven progressive supranuclear palsy: Richardson's syndrome and PSP-parkinsonism [J]. Brain, 2005,128(Pt 6)：1247-1258.

（王　刚　任汝静　汤荟冬）

病例7　言语不清2年,左侧肢体发麻1年

● 病史

现病史：男性,33岁,2年前在无明显诱因下突发言语不清,表现为讲话口齿含糊,能理解对方说话的含义,但自己想表达时却无法讲出,口齿不清无晨轻暮重及病态易疲劳现象,同时有记忆力减退,表现为近事记忆减退,注意力不集中,反应迟钝。遂就诊当地医院,行头颅CT检查"双侧基底节区及右侧放射冠区多发片状低密度灶,符合腔隙性梗死及软化灶CT表现",以"多发性脑梗死"收治入院,予改善脑循环、抗血小板聚集及对症支持,言语较前流利,病情好转后出院。出院后正规服用阿可匹林一年。一年前患者出现左前臂、左手手指、左侧小腿前侧、左脚背麻木,以左手手指明显,麻木感与体位无关,近期左侧肢体麻木略好转,仍有言语不清,记忆力减退的症状。于2011年12月收治入院。患者自发病以来,神智清楚,精神可,胃纳夜眠可,二便无殊,体重无明显变化。

既往史：否认糖尿病、高血压病史。否认输血史。

个人史：长期生活居住于原籍,无疫水疫区接触史,无烟酒嗜好。患者为送货员,经常有送错货的经历。

家族史：否认家族相关遗传病史。已婚已育,家人体健。

● 查体

一、内科系统体格检查

体温37.0 ℃,脉搏80次/分,呼吸18次/分,血压140/90 mmHg,心、肺、腹部无异常。

二、神经系统专科检查

精神智能状态：神智清楚,精神可,对答切题,查体合作。韦氏智力测试：智力处于正常水平。韦氏记忆结果：记忆力处于重度缺损水平。

脑神经：额纹对称,双侧瞳孔等大等圆,直径2.5 mm,双眼直接间接对光反射灵敏,眼球各向活动正常,无眼震。左侧鼻唇沟变浅,口角向左歪斜,伸舌居中。颈软,转颈、耸肩可完成。

运动系统：四肢肌张力正常,四肢肌力5级。

反射：双侧肱二头肌、肱三头肌、桡骨膜、膝反射、踝反射(++)。

感觉系统：深浅感觉正常。

病理征：未引出。

共济运动：闭目难立征(-),直线行走完成可,轮替较差,双侧指鼻试验(-),双侧跟膝胫试验左侧稍差,右侧正常。

脑膜刺激征：阴性。

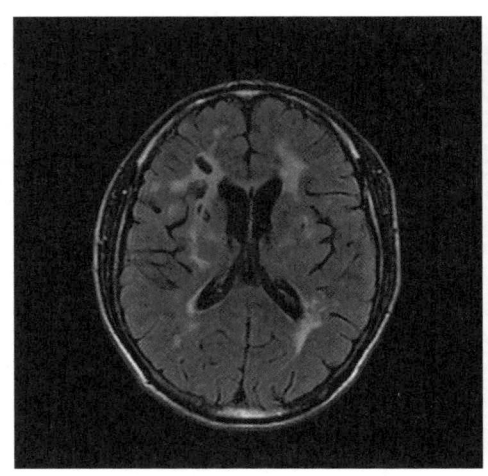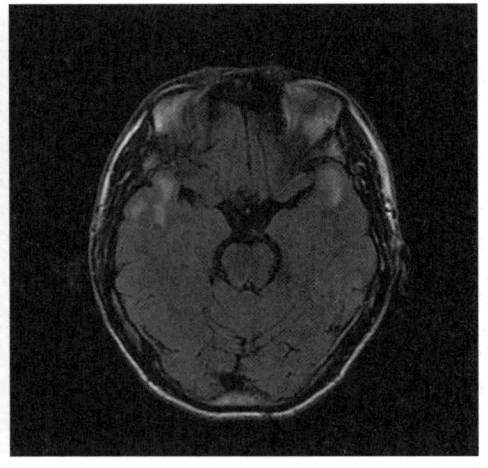

图 3-8　MRI FLAIR 示双侧基底节区、侧脑室体旁及额颞枕叶多发脑白质脱髓鞘变,部分为脑缺血灶及腔隙灶伴周围少许胶质增生,双侧颞极对称性白质损害

● 辅助检查

一、实验室检查

血常规、肝肾功能、电解质、血脂、心肌蛋白全套、血黏度、血小板聚集率、凝血功能:正常。维生素 B_{12} 正常,叶酸 1.97 ng/ml(↓)(参考值 3.80~10.50 ng/ml),同型半胱氨酸＞50.00 μmol/L(↑)(参考值 5.90~16.00 μmol/L)。

免疫球蛋白及抗核抗体全套:阴性。

脑脊液:常规生化无异常,白蛋白和 IgG 均在正常范围,IgG 指数正常,处于轻度单纯血脑屏障功能受损区,血清和脑脊液中均未见异常 IgG 寡克隆条带。

2011-12-21　乳酸 3.12 mmol/L(↑)(参考值 0.70~2.70 mmol/L),血沉 7 mm/h(参考值 0~20 mm/h),C 反应蛋白(CRP)7.82 mg/L(↑)(参考值成人＜5 mg/L)

血 Notch3 基因检测:c. 464G＞A。

二、其他辅助检查

头颅 MR 平扫＋增强(2011-12-20):左额叶亚急性脑缺血灶,双侧基底节区、侧脑室体旁及额颞枕叶多发脑白质脱髓鞘变,部分为脑缺血灶及腔隙灶伴周围少许胶质增生;脑白质变性(见图 3-8)。

皮肤病理诊断:血管平滑肌细胞病变。微小动脉平滑肌细胞表面出现颗粒状嗜锇物质(granular osmiophilic material,GOM),符合伴有皮质下梗死和白质脑病的常染色体显性遗传性脑动脉病(cerebral

autosomal dominant arteriopathy with subcortical infarcts and leukoencephalopathy,CADASIL)的病理改变特点(见图 3-9)。

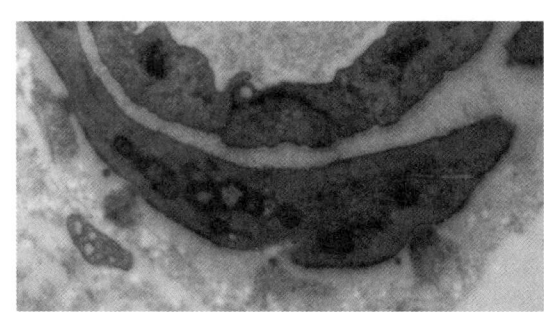

图 3-9　皮肤组织超薄切片检查示定向检查微小动脉平滑肌细胞,在数个微小血管的平滑肌细胞表面可见颗粒样嗜锇物质(GOM)沉积,呈致密无包膜的球样或不规则结构,其致密程度在不同沉积物之间存在差异,对应的平滑肌细胞表面出现凹陷

● 诊断及讨论

一、定位诊断

患者主要表现为运动性失语,记忆力减退,中枢性面瘫,定位于大脑皮质及锥体束损伤。结合 MRI 示双侧基底节区、侧脑室体旁及额颞枕叶白质内见多发斑片状异常信号灶,部分病灶长轴垂直于侧脑室体部,T_1WI 上呈低和稍低信号,FLAIR 上部分病灶呈高信号,部分病灶信号被抑制,周围伴少许片状高信号,可定位于皮质下白质改变。

二、定性诊断

患者为青年男性,以脑缺血性卒中、进行性痴呆为主要表现,慢性病程,予改善循环、抗血小板聚集治疗后病情有所好转,影像学示皮质下白质病变,基因检测示 Notch3 基因突变,皮肤病理诊断微小动脉平滑肌细胞表面出现 GOM,定性为小血管病变,诊断为 CADASIL。

三、鉴别诊断

1. 多发性硬化:常见的自身免疫性神经系统疾病,表现为空间和时间多发性,可出现肢体无力、感觉异常、眼部症状、共济失调等,这些部位的损害在 CADASIL 中非常罕见。大部分多发性硬化患者查脑脊液寡克隆 IgG 带阳性、头颅 MRI 表现为中枢神经系统白质内多灶性损害。该患者以脑缺血性卒中、进行性智能减退为主要表现,血清和脑脊液中均未见异常 IgG 寡克隆条带,头颅 MRI 增强扫描脑内未见明显异常强化灶,结合皮肤病理和基因检测结果均可排除 MS 的诊断。

2. Binswanger 病:与 CADASIL 同属脑小血管病(cerebral small vessel diseases,CSVD),也是一种皮质下动脉硬化性血管性疾病,多在中、老年人散发。临床特点为阶梯性发展的痴呆以及反复出现的脑卒中发作,有长期严重的高血压病史。MRI 检查可以发现脑室周围白质弥漫性损害,也可以发现基底节、丘脑、脑干梗死改变,一般无双侧颞极的典型白质损害。外周血管病理检查可以发现高血压小动脉硬化导致的内膜肥厚,但在血管平滑肌细胞表面无 GOM。该患者为青年男性,既往无高血压病史,皮肤病理检查出现典型 GOM,故不考虑该病。

3. 中枢神经系统血管炎:包括原发性和继发性两大类型,一般散发出现,各个年龄均可以发病,主要症状包括认知障碍、头痛和癫痫发作,继发性患者多出现脑外血管炎或其他结缔组织病的临床特点。头颅 MRI 检查可以发现多发性脑缺血性改变伴随强化改变,缺乏双侧颞极白质损害。血管造影发现脑血管串珠样节段性狭窄是诊断此病的标准之一。外周血管平滑肌细胞表面无 GOM。该患者查 ANA、ENA、ANCA、IG 全套等免疫指标无明显异常,可排除免疫系统疾病。

四、治疗及预后

患者入院后予以甲钴胺、呋喃硫胺营养神经,脑复康、杏丁及法舒地尔改善脑代谢、活血及扩张脑血管治疗,症状改善明显后出院。

目前 CADASIL 的治疗尚无循证医学依据,仍以经验性治疗为主。治疗仍局限于缓解患者的临床症状。本病预后较差,病程呈进行性发展,大多数超过 65 岁的患者最终发展为明显的血管性皮质下型痴呆或严重的认知功能减退。

五、病例点评及疾病分析

对于 CADASIL 的确诊需要皮肤病理和基因检测,但并不是所有单位都能实施,因此,如何在临床上想到所就诊的患者存在遗传性小血管病的可能,则是我们需要掌握的:对于缺少明显血管危险因素,已发生或反复发生卒中,并出现痴呆的中青年患者,如果头颅 MRI 提示皮质下白质改变(双侧颞极对称性白质损害)和难以解释的偏头痛,就需要高度怀疑 CADASIL 的可能,有必要进行基因检测和皮肤活检。由于卒中的反复发生和颅内病灶的多发性(类似时间-空间多发性),因此,临床上常需要与多发性硬化进行鉴别,该患者入院时首先考虑排除多发性硬化,通过相关脑脊液及影像学检查后,均不支持多发性硬化诊断。

作为成人最常见的一种以卒中(和/或 TIA)和痴呆为主要表现的遗传性小血管病变,CADASIL 在临床上逐渐被认识和了解,近来更是成为脑小血管病(CSVD)的代表性疾病。

CADASIL 的临床特点为反复发作的脑缺血性小卒中、进行性或阶梯样发展的智能减退以及精神异常,此外约 20%～40% 的患者常在疾病早期出现伴先兆的典型偏头痛。头颅 MRI 检测显示脑深部白质和灰质核团腔隙性脑梗死以及白质脑病,其中双侧颞极的对称性白质损害最为特征性。病理特点是腔隙性脑梗死和大脑白质脱髓鞘改变,而特征性的病理改变是在电镜下发现微小动脉的平滑肌细胞表面出现颗粒状嗜锇物质。CADASIL 的致病基因定位于 19p12 的 Notch3 基因。

在 CADASIL 患者中,反复发生 TIA 和(或)缺血性脑卒中是最常见的表现,占患者的 85%。缺乏常见的脑血管病危险因素是 CADASIL 的重要特征之一。卒中几乎发生在皮质下,部位主要在颞叶、顶叶、额叶白质、内囊、外囊、基底节和丘脑。痴呆为第二常见症状,痴呆符合血管性痴呆的诊断标准,以额叶症状和记忆障碍为主要表现,包括注意力下降、动作缓慢、反应迟钝和执行能力下降、近记忆力减退及视空间障碍。

伴随着反复发生的皮质下缺血性卒中,认知功能障碍呈阶梯样进展。约20%患者有情绪异常,如严重抑郁、淡漠。

CADASIL的诊断标准为:①发病情况:中年起病,常染色体显性遗传,多无高血压、糖尿病、高胆固醇等血管病的传统危险因素;②临床表现:脑缺血性小卒中发作、认知障碍或情感障碍等表现中的1项或多项;③头颅MRI:大脑白质对称性高信号病灶,颞极和外囊受累明显,伴有腔隙性脑梗死灶;④病理检查:血管平滑肌细胞表面GOM,或Notch3蛋白免疫组化染色呈现阳性;⑤基因检查:Notch3基因突变。

满足前3条加4或5为确定诊断;只有前3条为可疑诊断;只有前2条为可能诊断。

目前,对CADASIL缺少对因治疗,除了对症处理伴随症状如偏头痛外,治疗的主要目的在于防止或减少急性脑血管事件的发生,改善认知功能,对于前者,可采用适量抗血小板聚集药物,并控制血压,对于后者可采用胆碱酯酶抑制剂改善记忆力。但由于本病是非动脉粥样硬化性血管病变,且本病患者的MRI检查中时常发现微小脑出血,因此,急性发病溶栓风险大,应用抗血小板聚集药物可诱发脑出血或使脑出血加重,需要慎重。

参考文献

[1] Chabriat H, Joutel A, Dichgans M, et al. Cadasil [J]. Lancet Neurol, 2009, 8: 643 - 653.
[2] Herve D, Chabriat H. Cadasil [J]. J Geriatr Psychiatry Neurol, 2010, 23: 269 - 276.
[3] Thal DR, Grinberg LT, Attems J. Vascular dementia: different forms of vessel disorders contribute to the development of dementia in the elderly brain [J]. Exp Gerontol, 2012, 47: 816 - 824.

(任汝静　王　刚　汤荟冬)

病例8　双上肢、下颌抖动3个月,记忆力减退4天

● 病史

现病史:男性,61岁,初中文化。2012年2月无明显诱因下患者逐渐出现双上肢抖动,发作频繁,不能持碗筷及夹菜,系纽扣、穿衣等动作不能独立完成,数天后又出现下颌抖动,遂就诊当地医院,查头颅CT及甲状腺功能未见明显异常,考虑为"姿势性震颤",给予活血、改善循环治疗后,未见好转。之后出现双下肢乏力感,逐渐加重,不能独立行走,不能爬楼梯,但在家人搀扶下可在平地行走,说话及动作变慢。2012年4月就诊上海某医院,行头颅MRI示"双侧基底节区多发缺血灶",考虑为"特发性震颤",给予阿尔马尔(阿罗洛尔)、黛力新(氟哌噻吨和美利曲辛复方制剂)治疗后,患者症状未见明显好转。半月前再次就诊,询问病史发现患者因皮肤病服用雷公藤20余年,考虑为"药源性锥体外系病变",给予营养神经、改善代谢治疗14天,症状仍无明显好转。一周前出现反应迟钝,记忆力下降,表现为不记得自己吃过午饭,晚上睡觉时找不到自己的床,且在熟睡时会出现双手摸索、抓取动作,自诉感觉有虫子在飞,记忆力在一天之内有波动,表现为前几分钟还能认识亲属,但几分钟后就认错,如此反复。现为进一步诊治,于2012年5月收治入院。发病以来,排尿困难,5天前行留置导尿,便秘明显,饮食一般,睡眠差,体重无明显变化。

既往史:既往高血压病史6年,左肾结石2年;有皮肤病史多年(具体不详),间断服用雷公藤治疗20余年。

个人史:生于原籍,无外地久居史,有吸烟史30年,每天1包,已戒。

家族史:否认家族遗传病史。

● 查体

一、内科系统体格检查

体温36.2℃,脉搏85次/分,呼吸20次/分,血压140/85 mmHg,心、肺、腹部无异常,全身可见散在大片状深色皮疹。

二、神经系统专科检查

精神智能状态:神智清楚,精神可,时间定向力可,

地点、人物定向力差,近记忆力减退,计算力差,注意力不集中,查体欠合作。MMSE:18 分(定向力 5 分,即刻记忆 2 分,计算和注意力 3 分,延迟回忆 1 分,语言功能 7 分)。

脑神经:双侧瞳孔等大等圆,直径约 3 mm,对光反射灵敏,双侧眼球各向运动灵活,无明显眼震。额纹对称,鼻唇沟对称,伸舌居中,双侧咽反射存在。

运动系统:四肢肌张力正常,左侧肢体肌力 5 级,右上肢肌力 5 级,右侧髂腰肌、股四头肌、股后肌群肌力 4 级,右侧胫前肌、腓肠肌肌力 5 级。

反射:双上肢腱及膝反射(+++),双踝反射(++),双侧掌颌反射(+)。

感觉系统:深浅感觉正常。

病理征:右侧 Oppenheim 征(+),右侧 Gordon 征(+),左侧踝阵挛(+)。

共济运动:双侧指鼻试验由于抖动欠稳准、双侧跟膝胫试验稳准。Romberg 征(-)。

步态:行走时前倾,阔基步态,右下肢拖步,行走不稳。

脑膜刺激征:阴性。

● **辅助检查**

一、实验室检查

2012-5-15　血常规:白细胞计数 $12.10 \times 10^9/L$(↑),中性粒细胞 0.877(↑),红细胞计数 $3.69 \times 10^{12}/L$(↓),血红蛋白 120 g/L(↓),血小板计数 $269 \times 10^9/L$。

2012-5-17　血常规:白细胞计数 $8.30 \times 10^9/L$,中性粒细胞 0.855(↑),红细胞计数 $3.52 \times 10^{12}/L$(↓),血红蛋白 112 g/L(↓),血小板计数 $269 \times 10^9/L$。

尿常规、生化、免疫、血氨、内分泌激素:未见明显异常。

艾滋病毒抗体(HIV)、补体 50、糖类抗原 125,梅毒相关抗体,癌胚抗原、甲胎蛋白、鳞状细胞癌相关抗原、神经元特异性烯醇化酶、β D-1,3 葡聚糖(真菌):均阴性。

脑脊液检查:测压 270 mmH₂O,细胞数正常,蛋白质定量 719.00 mg/L(↑),氯化物 109.00 mmol/L(↓),涂片未找见细菌、抗酸杆菌、真菌,细菌、结核菌培养阴性。

二、其他辅助检查

头颅 MRI:右颞部可见小囊状异常信号灶,T_1WI 上呈低信号,FLAIR 上呈低信号,DWI 信号未见明显增高。右侧颞叶、双侧额叶、右侧侧脑室体旁可见小斑片状异常信号灶,T_1WI 上不明显呈等信号,FLAIR 上呈高信号,DWI 上信号未见明显增高。增强未见明显异常强化灶。各脑室、脑池及脑沟扩大(图 3-10)。

颈椎 MRI:C5~C6、C6~C7 椎间盘轻度膨出,颈椎退行性改变。

腹部超声:脂肪肝、左肾结石。前列腺肥大伴钙化。

24 小时动态脑电图:不正常脑电图,双侧前半球多段状 δ 波活动,双侧慢波表现,考虑病脑可能。

● **诊断及讨论**

一、定位诊断

患者双上肢及下颌震颤,以姿势性及动作性震颤为主,无肌张力增高,定位锥体外系;存在摸索症状,定位于额叶受累;认知功能下降,包括执行功能及记忆

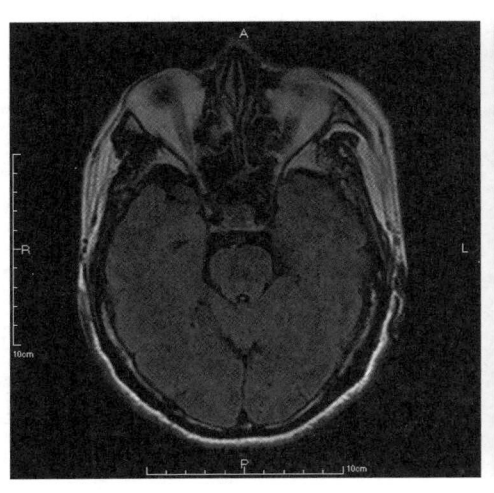
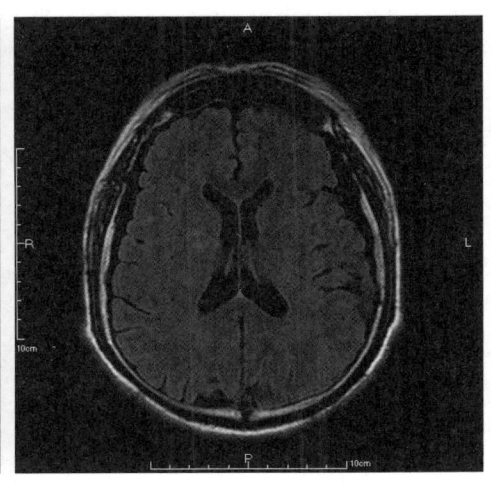

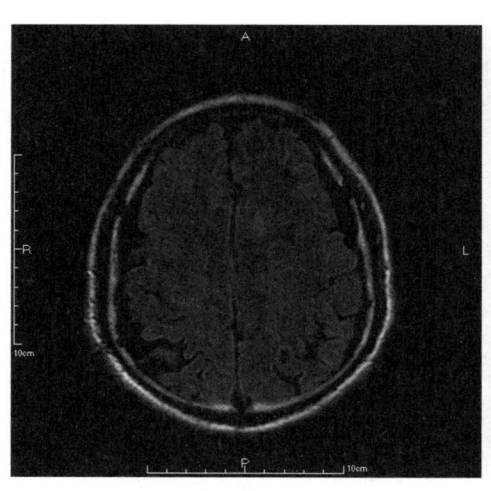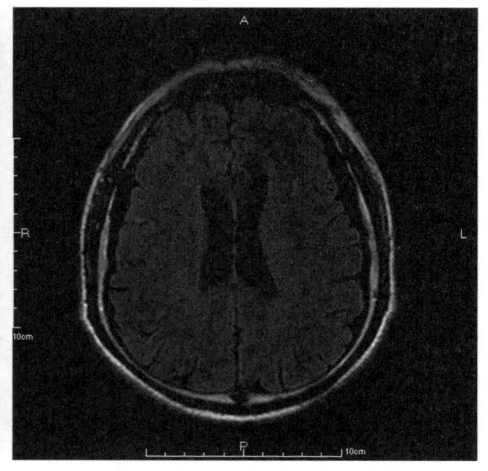

图 3-10 头颅 MRI 右侧颞叶、双侧额叶、右侧侧脑室体旁可见小斑片状异常信号灶 FLAIR 呈高信号

力下降,定位于广泛大脑皮质受累。右侧 Oppenheim 征及 Gorden 征阳性,左侧踝阵挛阳性,双侧膝反射及肱二头肌腱反射亢进,存在双侧锥体系受累。

二、定性诊断

老年男性,姿势性及动作性震颤 3 个月余,记忆力下降 5 天,呈急性进展,患者有长期服用自身免疫抑制药物(雷公藤)史,入院后出现发热,脑脊液检查提示压力及蛋白质增高,氯化物降低,考虑中枢神经系统感染,多次细菌、真菌、抗酸杆菌涂片未发现异常,脑脊液细菌培养、结核杆菌培养阴性,AEEG 示不正常脑电图,提示病毒性脑炎(viral encephalitis, VE)可能。故认知障碍原因倾向于病毒性脑炎相关认知功能障碍,而双上肢、下颌不自主动作则考虑原发性震颤,药物性震颤目前无支持依据。

三、鉴别诊断

1. 克-雅病(Creutzfeldt-Jakob disease, CJD):该病为快速进展性痴呆,预后差,特征性临床表现为肌阵挛、视力障碍、小脑症状、无动性缄默等,脑电图可见典型的三相波,头颅 MRI DWI 相可见皮质下和(或)脑回高信号(花边征),该患者临床表现及辅助检查均不支持,故不考虑 CJD。

2. 急性播散性脑脊髓炎(acute disseminated encephalomyelitis, ADEM):是一种广泛累及脑和脊髓白质的急性炎症性脱髓鞘疾病,多在感染后或疫苗接种后 1～2 周急性起病,散发,四季均可发病,患者多为儿童和青壮年,病情较严重,临床表现多样,症状可因病变部位而异。脑实质损害(脑炎型)表现为脑和脊髓

广泛弥漫性损害症状,如意识模糊、嗜睡、精神异常,可有惊厥,伴有发热,也可发生偏瘫、偏盲、视力障碍、脑神经麻痹和共济失调等,也可见共济失调性肌阵挛性运动及舞蹈-手足徐动症,严重病例可迅速出现昏迷和去脑强直发作。该患者为老年男性,临床表现及体征均不符,可排除。

3. 麻痹性痴呆(general paresis of insane, GPI):GPI 是神经梅毒的常见表现,男性明显多于女性,其潜伏期通常可达 15～20 年,但亦有感染后 2 年或 30 年发病的报道。GPI 的临床症状多变且不典型,缺乏特征性症状,进行性痴呆伴精神障碍是 GPI 的核心症状,其他主要临床表现为癫痫、脑卒中症状、构音障碍等,也可表现运动障碍,确诊需要血清 RPR 及 TPPA 检测。该患者仅进行性痴呆症状符合,其他症状及辅助检查均不支持。

四、治疗及预后

患者入院后第二天出现发热,最高达 38.9 ℃,完善各项相关检查,予以阿昔洛韦抗病毒,头孢曲松抗感染,泼尼松减轻水肿,甘油果糖及甘露醇脱水降颅压,普萘洛尔改善震颤,患者认知症状明显改善,运动症状也有改善,2013-6-15 检测 MMSE 30 分,出院随访。

五、病例点评及疾病分析

在临床上,病毒性脑炎引起的癫痫很常见,并易受到重视,而病毒性脑炎在急性发作期和预后过程中出现的认知功能障碍却少有关注。该患者发病前以运动症状为主,记忆力下降时并未出现明显的发热,入院后

1 天才开始发热,发病过程中除了 AEEG 提示不正常脑电波外,并无癫痫症状,因此,临床上很不典型,需要采用——排除的方法来诊断。

病毒性脑炎相关认知功能障碍(viral encephalitis associated cognitive impairment)指与 VE 相关的认知功能损害,多发生于 VE 病程中及恢复阶段,但前提是患者首先符合 VE 的诊断。VE 是一组由各种病毒感染引起的脑实质急性炎症性疾病,最常见的病因是肠道病毒感染,其次为单纯疱疹病毒、流行性腮腺炎和腺病毒等。典型的 VE 多为急性起病,出现病毒感染的全身中毒症状,临床主要表现为:发热、头痛、畏光、颈抗;其他相关表现还有:皮疹、咽痛、呕吐、泌尿系感染。临床表现可因患者的年龄、免疫状态和病毒种类及亚型的不同而异。诊断主要依据急性起病的全身感染中毒症状、脑膜刺激征、脑脊液(CSF)淋巴细胞轻、中度增高等表现。实验室检查表现为 CSF 压力正常或增高,白细胞正常或增高,可达(10~1 000)×10⁶/L,多数情况下,CSF 糖、蛋白质含量无明显变化。病毒性脑炎的最终确诊需 CSF 病原学检查。病毒 IgM 抗体在感染后 2~3 天增高,IgG 抗体 4~5 天后也会增高,血清 ELISA 检测特异性 IgM 抗体,以及脑脊液 PCR 技术有助于病毒性脑炎的快速诊断。

目前 VE 相关的认知功能障碍越来越被人们所关注,VE 发病及恢复期还可出现多种认知功能的下降,包括执行功能、记忆力、注意力,多与病毒感染受损的部位和病毒自身特点有关,如单纯疱疹病毒感染后,可出现明显的命名障碍。急性期出现的认知功能障碍在排除谵妄等意识障碍的基础上,需要对原发病 VE 进行积极治疗,原发病的控制将直接改善甚至消除 VE 相关的认知功能障碍,但恢复过程中仍有可能出现 VE 相关的认知功能障碍,需要采用改善认知药物进行治疗,但相关的大样本临床试验还少见报道,VE 相关的认知功能障碍分子机制还需要进一步的深入研究。

参考文献

[1] Anderson CA. Viral encephalitis: neuropsychiatric and neurobehavioral aspects [J]. Curr Psychiatry Rep, 2004, 6: 372-379.

[2] Gnann JW Jr, Whitley RJ. Herpes simplex encephalitis: an update [J]. Curr Infect Dis Rep, 2017, 19(3): 13.

[3] Kupila L, Vuorinen T, Vainionpää R, et al. Etiology of aseptic meningitis and encephalitis in an adult population [J]. Neurology, 2006, 66: 75-80.

[4] Soares CN, Cabral-Castro MJ, Peralta JM, et al. Review of the etiologies of viral meningitis and encephalitis in a dengue endemic region [J]. J Neurological Sciences, 2011, 303: 75-79.

(任汝静　王　刚　汤荟冬)

病例9　行为异常2年,双手肌肉萎缩半年

● 病史

现病史:女性,65 岁,2 年前出现行为异常、欣快,偶有脾气急躁,思维逻辑变差,讲话条理性差,没有重点,易跑题,伴有记忆力轻度减退。1 年前出现右手不灵活,系纽扣笨拙、持筷子夹菜不稳,后发现肌肉萎缩,半年前发现左手力弱,并伴有语速变慢,言语含糊不清,口角流涎。4 月前自觉有肉跳,多发生在上肢。于 2014 年 7 月 29 日于当地医院就诊,头部及颈椎 MRI 未见明显异常,颈动脉 B 超提示颈动脉硬化,心电图示窦性心律缓慢,给予针灸治疗,未见明显好转。于 2014 年 9 月收治入院。近一年来,体重减轻 5 kg,纳差,便秘,每周自行使用咖啡灌肠一次。

既往史:否认疾病史。

个人史:抽烟 5~6 年,每天约 10 余支。

家族史:否认家族遗传病史。

● 查体

一、内科系统体格检查

体温 36.5 ℃,脉搏 56 次/分,呼吸 18 次/分,血压 140/80 mmHg,心、肺、腹部无异常。

二、神经系统专科检查

精神智能状态:神志清楚,语言含糊,欣快,言语内容涣散,缺乏逻辑,计算力、定向力正常。

MMSE:21 分(定向力 7 分,即刻记忆 2 分,计算和

注意力 2 分,延迟回忆 2 分,语言功能 8 分);MOCA: 12;SAS(－),SDS(－)。

ACE-R:77/100 分(注意定向 11/18,记忆 23/26, 语言流利性 8/14,语言 21/26,视空间 14/16)。

CFT:即刻:35 分-155 秒-Ⅱ型,回忆:12 分-120 秒-Ⅱ型。

AVLT:即刻:12/36,5 分钟回忆:4/12,20 分钟回忆:4/12,再认:18/24。

相似性:19/26。

数符转换:26 个/90 秒。

TMT-A:63 秒-错误 0,TMT-B:180 秒-错误 0。

Stoop-1:正确 50/50-39 秒,Stoop-2:正确 50/50-57 秒,Stoop-3:正确 48/50-98 秒。

ADL:14 分。

脑神经: 双眼各向活动正常,眼震(－),左侧鼻唇沟浅,伸舌不偏,左侧舌肌纤颤、萎缩,咽反射正常。

运动系统: 四肢肌张力正常,双手大小鱼际、指间肌肌萎缩,右手为著,双侧上肢近端肌肉欠饱满。双上肢可见肉跳,右侧上肢肌力 4 级,左侧上肢三角肌 4$^+$级,肱二头肌 4 级,肱三头肌 4 级,握力 5$^-$级;右侧髂腰肌 5$^+$级,股四头肌 4 级,股后肌群 4 级,足背屈 5$^-$级,跖屈 5$^-$级;左侧髂腰肌 5$^-$级,股四头肌 5$^-$级,股后肌群 5 级,足背屈 5$^-$级,足跖屈 5$^-$级。

反射: 四肢腱反射(＋),右侧掌颌反射(＋),左侧掌颌反射(±),下颌反射亢进,眉心征(＋)。

感觉系统: 针刺觉正常。

病理征: 双侧病理征(＋)。

共济运动: 指鼻、跟膝胫试验完成可,Romberg 征阴性,直线行走完成可。

步态: 无异常。

脑膜刺激征: 阴性。

● **辅助检查**

一、实验室检查

血常规、肝功能、肾功能、甲状腺功能、肿瘤标志物:均正常。

免疫相关检查: 血液蛋白电泳阴性;血液免疫固定电泳阴性;尿液蛋白电泳阴性;尿液免疫固定电泳阴性。血清及尿液中均未检出 M 蛋白。

其他相关生化检查 叶酸、维生素 B_{12}:正常。梅毒螺旋体 RPR 阴性;抗梅毒螺旋体抗体阴性;艾滋病毒抗体阴性。

基因检测: 患者存在 *TRPM7*(*NM*_017672)基因杂合突变:c.2525C＞T(p.T842M)。患者的哥哥、儿子及 100 个具有相同遗传背景的正常人均不存在此杂合突变。

二、其他辅助检查

胸部正位片: 两肺纹理增多增粗,左上肺可疑小结节影;主动脉迂曲伴壁钙化。

头颅 MR 平扫: 双侧额颞叶萎缩,左侧海马轻度萎缩拟 MTA-scale 1 级;左侧枕叶白质区腔隙灶;轻度老年脑改变(见图 3-11)。

头颅 PET-CT: 双侧额、颞叶及顶叶皮质代谢弥漫性减低,以左侧为著;双侧小脑代谢略低(见图 3-12)。

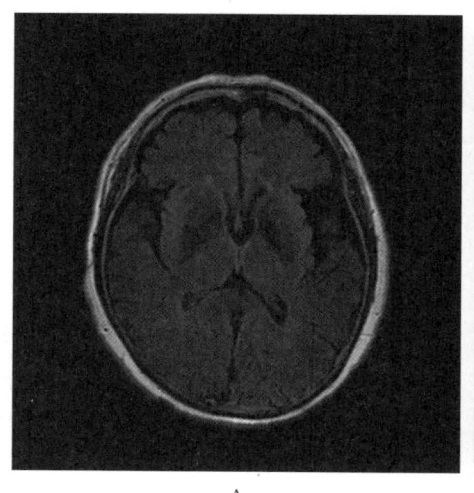
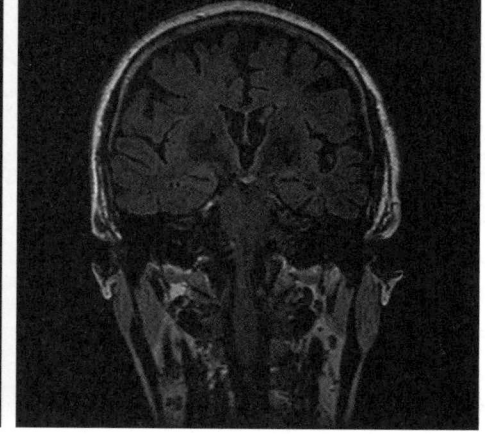

A　　　　　　　　　　　B

图 3-11 头颅 MR 示双侧额颞叶萎缩,左侧海马轻度萎缩拟 MTA-scale 1 级(A、B)

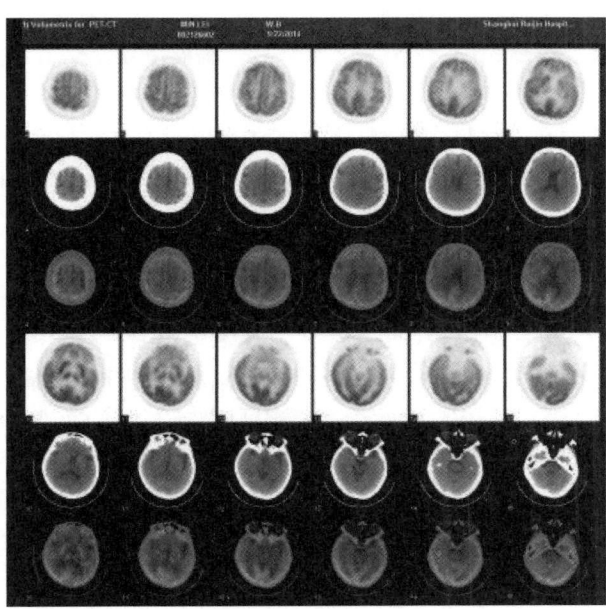

图 3-12　头颅 PET-CT

肌电图、神经传导速度检查：上肢神经 DML 延长或偏长；正中神经 MCV 延迟、右侧明显，四肢其余神经 MCV 正常范围，（部分神经）CMAP 波幅下降；四肢 SCV 正常，SNAP 波幅无异常改变；尺神经、胫神经 F 波正常范围、右侧相对偏长；四肢广泛肌肉 EMG 可见纤颤波、正相波等自发电位活动，部分 MUP 时限增宽，波幅增高或降低，数量减少，多相波增多，呈神经源性肌电损害，累及舌肌、右胸锁乳突肌及脊旁肌。

● 诊断及讨论

一、定位诊断

1）患者情绪性格改变，记忆力减退，高级皮质功能受累，结合头颅 PET-CT"双侧额、颞叶及顶叶皮质代谢弥漫性减低"，定位额颞叶。

2）双手大小鱼际及指间肌萎缩，肌力下降，双侧腱反射迟钝，定位于下运动神经元受累，病程中无明显感觉障碍，无晨轻暮重现象，故不考虑周围神经及神经肌肉接头病变，无肌肉疼痛，血肌酶不高，肌源性损害亦不考虑，结合患者存在肉跳，肌电图"广泛肌肉神经源性肌电损害"定位于脊髓前角细胞受累。

3）右侧掌颌反射（±），提示左侧皮质脑干束可能受累，双侧病理征阳性，定位于双侧锥体束。

综合定位考虑患者存在额颞叶受累伴肢体上和下运动神经元病变。

二、定性诊断

患者老年女性，隐匿起病，逐渐进展，首发症状为情绪行为异常，伴记忆力、计算力减退，相关认知功能检查提示存在明显的认知功能障碍；四肢肌力下降，查体发现同时存在上运动神经元及下运动神经元病变的体征，结合肌电图存在脑神经、颈段、胸段及腰段脊髓前角细胞受累，首先考虑存在肌萎缩侧索硬化；鉴于患者同时存在痴呆及肌萎缩侧索硬化症状，需考虑额颞叶痴呆伴肌萎缩侧索硬化，行基因检测发现 TRPM7（NM_017672）基因杂合突变：c.2525C＞T（p.T842M），故诊断为"伴有运动神经元病的额颞叶痴呆综合征"。

三、鉴别诊断

1. 额颞叶痴呆：表现为以性格行为改变为首发症状，继而出现记忆力减退等认知功能减退，头颅 MRI 可见明显额颞叶萎缩，临床上多不伴有四肢肌无力及肌萎缩等症状，而本患者除认知功能及行为异常外还存在肌无力、肌萎缩，单纯额颞叶痴呆不能解释，故不考虑额颞叶痴呆。

2. 关岛肌萎缩侧索硬化-帕金森症/痴呆综合征：关岛肌萎缩侧索硬化-帕金森症/痴呆综合征（ALS-PDC）是肌萎缩侧索硬化症中比较特殊的一种类型，主要临床特点为同时出现痴呆、帕金森病与肌萎缩侧索硬化。该患者确实存在痴呆及肌萎缩侧索硬化症状及体征,但无帕金森病相关症状,不符合该病的诊断标准。

四、治疗及预后

ALS呈进行性加重,50%患者在发病后30个月内死亡,约20%可生存5～10年。高龄、早期呼吸肌受累、延髓起病者生存期较短,而成年早期发病、肢体起病是生存期较长的独立因素。该患者入院后完善相关检查,给予SSRI药物改善情绪,脑细胞活化药物对症治疗,患者精神状态较前好转,情绪较前改善,肌无力及肌萎缩症状无变化。

五、病例点评及病例分析

本例患者为老年女性,缓慢起病,主要表现为精神行为异常及认知功能障碍,结合头颅MRI"双侧额颞叶萎缩"及头颅PET-CT"双侧额、颞叶及顶叶皮质代谢弥漫性减低,左侧为著",临床诊断"额颞叶痴呆(frontotemporal dementia,FTD)"。患者存在四肢肌力下降,查体发现同时存在上运动神经元及下运动神经元病变的体征,结合肌电图存在脑神经、颈段、胸段及腰段脊髓前角细胞受累,符合肌萎缩侧索硬化(amyotrophic lateral sclerosis,ALS)诊断标准。综上所述,诊断应考虑"伴有运动神经元病的额颞叶痴呆综合征"。

近年来,FTD与ALS因临床表型、病理研究以及致病基因的越来越多重叠,逐渐被认为是同一种疾病,而单纯的FTD与单纯的ALS是这种疾病的两个极端表现。50%符合FTD诊断的患者具有运动神经元病的症状,称为伴有运动神经元病的额颞叶痴呆综合征(FTD-MND/ALS-FTD)。

ALS-FTD为常染色体显性遗传,好发于45～65岁年龄段,以双侧额颞叶局限性脑萎缩为典型病理改变,表现为行为异常、语速减慢、记忆损害和肌肉萎缩等。起病后的平均病程为2.4年,比单纯型ALS少约1年。C9ORF72基因(9p21)非编码区的六核苷酸(GGGGCC)拷贝数变异以及CHCHD10基因(22q11)的点突变与该疾病相关。

ALS-FTD的临床特点主要表现为两个综合征:一是ALS(运动神经元病)综合征,表现为中老年起病的进行性肌无力、肌萎缩,以球部起病多见,下运动神经元损害多见;另一个是FTD综合征,表现为精神行为异常、性格改变、非流利性失语、记忆力障碍等。两个综合征可同时或是先后出现。

FTD是一种有额叶和(或)颞叶前部进行性变性所致的逐渐进展的疾病,表现为以性格行为改变为首发症状,继而出现记忆力减退等认知功能障碍,头颅MRI可见明显额颞叶萎缩,临床上多不伴有四肢肌无力及肌萎缩等症状,而本例患者除认知功能及行为异常外还存在肌无力、肌萎缩,单纯额颞叶痴呆不能解释,故不考虑单纯额颞叶痴呆。肌萎缩侧索硬化症是最常见的成人起病的运动神经元病,因选择性侵犯脊髓前角细胞、锥体束、脑干运动神经核和大脑皮质锥体细胞,临床表现为上下运动神经元同时受累的症状体征。

对患者进行肌萎缩侧索硬化外显子捕获检测,发现 TRPM7(NM_017672)基因杂合突变:c.2525C>T(p.T842M)。在100个相同遗传背景的正常汉族人中进行该基因突变位点的验证,并未发现该突变,且突变在家族中呈共分离,高度提示该突变为患者的致病基因突变,尚需进一步的分子生物学实验证实。

参考文献

[1] Calvo AC, Manzano R, Mendonca DM, et al. Amyotrophic lateral sclerosis: a focus on disease progression [J]. Biomed Res Int, 2014,2014: 925101.

[2] Chaussenot A, Le Ber I, Ait-El-Mkadem S, et al. Screening of CHCHD10 in a French cohort confirms the involvement of this gene in frontotemporal dementia with amyotrophic lateral sclerosis patients [J]. Neurobiology of Aging, 2014,35: 2884. e1-4.

[3] Guerreiro R, Bras J, Hardy J. SnapShot: Genetics of ALS and FTD [J]. Cell, 2015,160: 798. e1.

[4] Hara K, Kokubo Y, Ishiura H, et al. TRPM7 is not associated with amyotrophic lateral sclerosis-parkinsonism dementia complex in the Kii peninsula of Japan [J]. American journal of medical genetics Part B, Neuropsychiatric genetics: the official publication of the International Society of Psychiatric Genetics, 2010,153B: 310-313.

[5] Lomen-Hoerth C. Clinical phenomenology and neuroimaging correlates in ALS-FTD [J]. J Mol Neurosci, 2011,45: 656-662.

[6] Rohrer JD, Isaacs AM, Mizielinska S, et al. C9orf72 expansions in frontotemporal dementia and amyotrophic lateral sclerosis [J]. The Lancet Neurology, 2015,14: 291-301.

[7] Strong MJ, Yang W. The frontotemporal syndromes of ALS. Clinicopathological correlates [J]. Journal of Molecular Neuroscience, 2011,45: 648-655.

[8] Swinnen B, Robberecht W. The phenotypic variability of amyotrophic lateral sclerosis [J]. Nature reviews Neurology, 2014,10: 661-670.

[9] Verma A. Tale of two diseases: amyotrophic lateral sclerosis and frontotemporal dementia [J]. Neurology India, 2014,62: 347-351.

(刘晓黎　汤荟冬)

病例 10　反复发作意识障碍 3 年,左侧肢体无力 1 个月,昏睡 3 周

● 病史

现病史:患者男,63 岁,于 2018 年 2 月因肺部感染在外院住院治疗时无明显诱因下突感头痛,当日查头颅 CT 平扫示:"老年脑改变,脑白质变性及两侧侧脑室旁多发斑片状低密度影",次日出现头痛加重,伴左侧肢体无力,呈持续性,左手不能持物,站立不稳,当时无头晕,无视物旋转,无意识丧失,无言语障碍,无恶心、呕吐,无视物重影,无耳鸣、耳聋,无饮水呛咳等不适。头颅 MR 示:"双侧额顶叶多发腔隙性脑梗死"。诊断为"急性脑梗死",予以"改善脑循环、营养神经、抗血小板聚集"等对症支持治疗,病情未见明显缓解。3 周前患者突发口面部及四肢抽搐,呈阵发性,考虑为"继发性癫痫",予以镇静处理后口面部抽搐仍存在,并逐渐出现昏睡,呼之不应,大小便不能自理。期间有多次抽搐发作,有间断性发热,最高体温 39 ℃。遂转至我院神经内科,拟昏睡待查于 2018 年 3 月入院。

追问病史:2014 年 3 月末起出现反复发热,伴腰酸、恶心、呕吐,当地医院诊断为脓毒血症(铜绿假单胞菌)、前列腺增生伴尿潴留、双肾积水,予抗感染处理,之后至我院就诊,抗感染治疗过程中突然出现意识模糊、少言、淡漠、谵妄等表现,当时查头颅 MR 示双侧脑室周围脑白质变性,脑电图检查示不正常脑电图,弥漫性慢波增多,脑脊液蛋白略升高,当时考虑脓毒血症累及中枢,予丙种球蛋白、激素以及抗感染治疗。患者热退,出院时交流能力逐渐恢复,但言语欠流利,反应仍迟钝。随后记忆力差、反应迟钝缓慢进行性加重。至 2017 年下半年明显加重。随访期间曾出现不明原因尿潴留。

既往史:无特殊,否认结核、肝炎病史,否认过敏史。

个人史:吸烟 40 年,每天 1~2 包,否认饮酒史,否认冶游史,否认农药等毒物接触史。

婚育史:已婚已育,育有 2 女,大女儿幼儿时发热后遗留智力减退,小女儿体健。

家族史:否认相关疾病家族史。

● 查体

一、内科系统体格检查

T:37.8 ℃,P:88 次/分,R:18 次/分,BP:160/86 mmHg,心肺腹基本无异常。

二、神经系统专科检查

昏睡,无对答,双眼向右侧凝视,双瞳孔等大等圆,直径 0.2 cm,对光反射正常,双侧额纹对称等深,左侧鼻唇沟浅,口角向右歪斜,伸舌不合作。颈软。四肢肌力检查不合作,左侧肢体活动略少,四肢肌张力均增高,左侧显著,左侧肱二头肌反射(＋＋＋),膝反射(＋＋),右侧肱二头肌反射(＋＋),膝反射(＋＋),双侧巴氏征(＋)。共济检查不合作。克氏征阴性。深浅感觉检查不合作。

三、辅助检查

血常规提示白细胞略增高,中性比例增高;余无殊。血生化、肝肾功能、血糖、电解质、血沉、血清叶酸、维生素 B_{12}、尿常规等均正常。

甲状腺功能全套正常。血清免疫球蛋白全套、ANCA、ANA、ENA、dsDNA 均正常范围。血清 T-SPOT 正常。降钙素原<0.05 ng/mL,β-D-1,3 葡聚糖(真菌)<31.25 pg/mL,内毒素试验(鲎试验)<0.0100 pg/ml,艾滋病毒抗体(HIV)阴性(－),抗梅毒螺旋体抗体 0.08,梅毒螺旋体 RPR 阴性(－)。肝炎病毒全套(－)。

脑脊液检查:颜色无色,透明度清亮,凝固物无,红细胞(镜检)阴性(－),有核细胞计数 $1.00×10^{-6}$/L,潘氏试验(＋),蛋白质定量 1005.12 mg/L(↑),氯化物 130.00 mmol/L,糖 5.09 mmol/L(↑),新型隐球菌、乳胶凝集试验(－)。脱落细胞学检查未找到癌细胞。细菌、真菌学检查均未见异常。脑脊液病原体基因测序,未发现致病菌。

血清＋脑脊液副肿瘤＋自身免疫性脑炎相关抗体均无异常。

基因检测:MELAS 相关基因学检测无异常。

脑电图:弥漫性慢波活动增加。

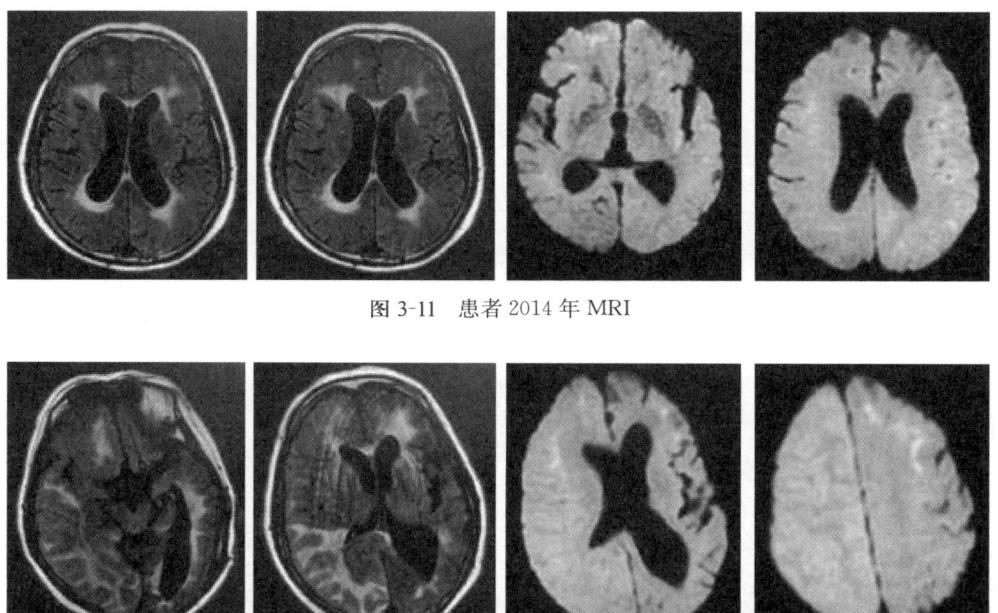

图 3-11　患者 2014 年 MRI

图 3-12　患者 2018 年 MRI

胸部 CT 平扫：右肺炎症可能，双侧胸膜增厚。两肺下叶支气管管壁增厚。

头颅 MR 平扫：见图 3-11、图 3-12。

头颅 MR 磁敏感：敏感序列未见明显异常，未见微出血。

头颅 MRI：患者 2014 年头颅 MRI 提示脑白质变性、DWI 序列隐约可见皮质白质交界处条状高信号病灶；2018 年头颅 MRI 提示右侧颞叶大片白质病变，皮质肿胀；DWI 可见明显皮质白质交界处高信号病灶（飘带样改变）。

皮肤活检：皮肤组织，苏木精-伊红染色在部分汗腺细胞、脂肪细胞和纤维细胞的核内可见嗜酸性包涵体，包涵体 P62 抗体、泛素抗体强阳性染色。结合临床考虑神经元核内包涵体病（图 3-13）。（感谢北京天坛医院神经内科张在强主任医师提供本例患者皮肤病理活检图片）

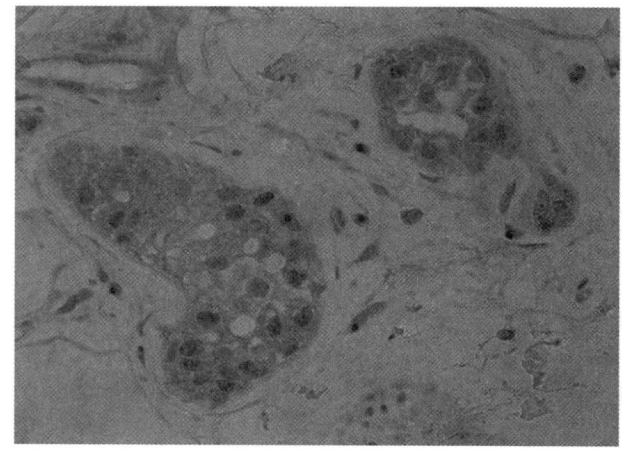

图 3-13　皮肤病理活检图

● 诊断及讨论

一、定位诊断

该患者表现为反复发作的脑病，病程中有癫痫发作；有进展性认知功能障碍；故定位在皮质；此次发病结合临床表现，定位在右侧颞叶皮质。患者四肢肌张力增高、双侧病理征均（＋），提示双侧锥体束受损。结合影像学提示皮层下白质明显受累，本次以右侧颞叶白质受累为主。

二、定性诊断

患者表现为进展性认知功能障碍，括约肌功能障碍，反复发作的脑病。头颅 MRI DWI 提示特征性的皮质白质交界处的飘带样高信号改变，结合皮肤病理活检，诊断为神经元包涵体病（Niid）。

三、鉴别诊断

1. 脑血管淀粉样变性炎症型（CAA-I）：主要表现为亚急性脑病，进行性认知功能障碍。可有癫痫发作。头颅 MRI 提示大片不对称白质脑病。SWI 提示有多发微小出血具有极高的诊断价值。该患者 SWI 未见微小出血，可以排除。

2. MELAS：MELAS 可见于任何年龄，尽管以年轻患者居多。多表现为反复发作的脑病。发作时，头颅 MRI 可以出现不对称脑叶异常信号，以枕叶皮质居多。该患者也是反复发作的脑病，故需要考虑。患者后续的皮髓交接"飘带样"表现及 MRS 没有见到明显乳酸峰均不支持 MELAS。基因检测可以协助诊断 MELAS。

3. 其他：对于临床表现为缓慢进展性认知功能障碍的患者还需要与其他神经系统变性疾病鉴别，包括路易小体痴呆、阿尔茨海默病等。

四、治疗及预后

Niid 是新近发现的一类神经系统疾病。目前对于这类疾病的治疗方法和总体预后仍不明确，结合目前病例资料来看，患者症状常常呈现进行性加重的趋势，部分患者可有反复发作的脑病。治疗主要以对症支持治疗为主，可以选用辅酶 Q10、艾地苯醌等药物改善线粒体功能。由于本例患者临床特征呈现急性脑病，不排除炎症的可能，所以使用了丙种球蛋白和激素治疗。患者的临床表现有明显改善，神智逐渐转清。但也有不同观点认为该病的脑病发作呈现自限性过程，在急性期，即使不采用任何治疗，也能够恢复。但每次发作，均可能遗留一定程度的功能缺失。总体发展趋势呈现进行性、阶梯式的加重。线粒体保护制剂可能对于延缓疾病进展有帮助。

五、病例点评及疾病分析

神经系统疾病的诊断需要神经科医生独特的诊断思维。就本例患者而言，临床表现为进行性认知功能障碍＋脑病＋脑白质病变，尤其是第二次发作，呈现经典的不对称、非强化、连续性的白质脑病的特点。从鉴别诊断谱系出发，炎症性脑血管淀粉样变性（CAA-I）需要考虑。我们完善了 SWI 检查，没能发现微出血，故排除 CAA-I 的诊断。若从反复发作的不明原因脑病角度考虑，血管炎、MELAS、自身免疫性脑炎、副肿瘤性脑炎、桥本脑病等均应需鉴别。我们通过完善了各项相应的检查，均排除了上述疾病之可能。一筹莫展之际，该患者特征的影像学表现"皮质白质交界处的飘带样改变"帮助我们迅速锁定了疾病的元凶，最终通过皮肤病理活检明确诊断。神经科许多疾病没有特征表现，而对于有特征表现的疾病，我们应当牢记这些特征，非常有助于我们在短时间内做出快速而准确的诊断。

神经元核内包涵体病（neuronal intranuclear inclusion disease，Niid）是一类病因和发病机制不明的神经系统疾病。目前认为，该疾病属于神经系统变性疾病范畴。其病理特点为神经元、胶质细胞、其他组织器官细胞中嗜酸性包涵体的形成。但也有学者提出不同观点，原因是这种疾病可以呈现多样化的临床表现，特别是反复发作的脑病与我们理解的传统意义的变性病相差甚远。就本例患者而言，脑病的发生和感染密切相关；因而，是否这种疾病与炎症存在关联？炎症是否可以成为疾病的促发因素？这种疾病发作形式是否与 MELAS 有相似之处？疾病的发作是否是炎症导致的线粒体功能障碍等推测给疾病的发病机制更是蒙上了神秘的面纱。

从临床表现而言，痴呆为最常见的症状，其他常见症状为瞳孔缩小、膀胱功能异常、行为异常、意识障碍（持续数小时至数天）、癫痫发作、共济失调、震颤、肌张力增高等。磁共振是疾病最重要的辅助检查。其特征是 DWI 上皮髓质交界处高信号（100%），如同"飘带"。随着病情进展，患者可以出现脑萎缩等表现。尽管"飘带"征对于疾病的诊断有着极高的价值，但是，是否所有的 Niid 均出现"飘带"征？此例患者 2014 年第一次发作时，"飘带"征并不明显，因而"飘带"征是否能够成为疾病早期诊断的标记，还有待进一步研究。最近也有学者报道，"飘带"征可以在疾病过程中消失。这无疑又给疾病的表现增添了神秘的色彩。病理对于疾病的诊断有着决定性的作用。嗜酸性核内包涵体广泛存在于许多神经组织以及诸多非神经组织，这些包涵体泛素和 p62 蛋白阳性。皮肤活检可以显示脂肪细胞、成纤维细胞和汗腺细胞存在上述包涵体，能够简便地协助诊断。但就目前而言，这些病理变化仅仅是疾病的表现而已，这种病理改变与发病机制和临床表现多样化之间的关联究竟如何？疾病才刚掀开冰山一角而已。在鉴别诊断中，除了上述的常见病，该疾病还需与 *FMR*1 基因突变的脆性 X 相关性震颤/共济失调综合征（FXTAS）鉴别。FXTAS 临床表现包括严重的共济失调、自主神经功能障碍、认知功能障碍以及帕金森综合征。其特异的 MRI 表现为"累及小脑中脚的白质病变"。影像学表现和 Niid 截然不同。基因检查有助于鉴别。目前 Niid 的治疗尚缺乏有效方法，需要探究该病的发病机制，实现以机制为依据的靶向治疗，从而有效地改善患者的预后。

参考文献

[1] Kawarabayashi T, Nakamura T, Seino Y, et al. Disappearance of MRI imaging signals in a patient with neuronal intranuclear inclusion disease [J]. J Neurol Sci, 2018, 388: 1-3.

［2］ Sone J，Mori K，Inagaki T et al.，Clinicopathological features of adult-onset neuronal intranuclear inclusion disease ［J］. Brain，2016，139(Pt 12)：3170 - 3186.

［3］ Sugiyama A，Sato N，Kimura Y et al.，MR Imaging Features of the Cerebellum in Adult-Onset Neuronal Intranuclear Inclusion Disease：8 Cases ［J］. AJNR Am J Neuroradiol，2017，38(11)：2100 - 2104.

（陈　晟　陈生弟）

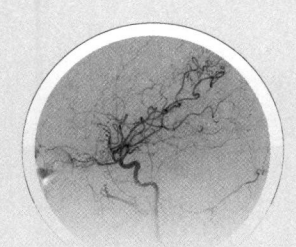

第四章

癫痫及其他发作性疾病

病例1　反复发作意识障碍伴肢体不对称抽搐22年

● 病史

现病史：男,38岁,高中肄业,待业。患者16岁时某次白天独自外出,回家后受到惊吓,当夜睡眠中突然出现四肢僵硬、抽搐、辗转动作,持续十几分钟后自行缓解,其间呼之不应,牙关紧闭,口吐白沫。病前2个月内无发热、头痛等症状。当时就医脑电图正常,未接受治疗。此后夜间抽搐屡次发作,且逐渐增多,第一年仅3~4次,第二年每月发作2~3次,发作基本在夜间,有时白天睡眠中也会发作,几乎不在清醒状态下发作,无先兆或预感。17岁时曾服用卡马西平,200 mg每天3次,一度控制良好,半年后又出现发作,一个月内发作3次,开始加用丙戊酸钠,逐渐递增到500 mg每天2次,发作逐渐减少。19~22岁三年间无发作,便逐渐减停药物。停药后半年,在23岁时再次发作,重新开始服用丙戊酸钠联合卡马西平,可控制在1~2个月发作1次。为达到无发作,先后加用苯巴比妥和氯硝西泮。25岁起仍每月有发作,调整方案为卡马西平200 mg每天3次,苯巴比妥30 mg每天3次,氯硝西泮2 mg每天3次,并开始加用托吡酯,50 mg每天2次,一度有效,连续3年无发作,但28岁起夜间抽搐再次出现,增加托吡酯剂量后1年左右无发作,但33岁至今5年内抽搐发作无法控制,每隔20天左右发作1次。近5年用药为丙戊酸钠500 mg每天2次,托吡酯100 mg每天2次,苯巴比妥120 mg/晚,氯硝西泮8 mg/d。患者18岁因病辍学,待业至今。发病以来,饮食、睡眠尚可,体重无异常增加或降低。

既往史：否认心肺肝肾病史。

个人史：足月顺产,APGAR评分不详,自幼生长发育正常,16岁发病前品学兼优。出生并长期居住于上海,未婚未育,否认烟酒等不良嗜好。

家族史：否认家族遗传病史,否认家族内有癫痫等发作性疾病病史。

● 查体

一、内科系统体格检查

体温37 ℃,脉搏76次/分,呼吸20次/分,血压130/80 mmHg,心、肺、腹部无异常。

二、神经系统专科检查

精神智能状态：神志清楚,查体合作,应答切题,定时定向正常,反应较同龄人稍迟钝。MMSE评分：30分。

脑神经：双瞳等大,圆形,直径4 mm,直接和间接对光反应灵敏,眼球各方向活动自如,无眼震,面部针刺觉正常对称,双侧额纹及鼻唇沟对称,听力正常,伸舌居中。

运动系统：双侧三角肌、肱二头肌、肱三头肌、握力均5级,双侧髂腰肌、股四头肌、胫前肌、腓肠肌肌力5级,四肢肌张力正常。

反射：双侧肱二头肌反射(＋＋),双侧肱三头肌反射、桡骨膜反射(＋),双侧膝反射(＋＋),双侧踝反射(＋)。

感觉系统：躯干四肢针刺觉正常对称。

病理征：未引出。

共济运动：双侧指鼻试验和跟膝胫试验完成好,直线行走完成好,闭目难立征(－)。

步态：正常。

脑膜刺激征：阴性。

● 辅助检查

一、视频动态脑电图

本次视频同步脑电记录持续 72 小时。

清醒闭眼记录中可于双枕区记录到 9～11 次/秒的 α 节律，调幅调节好，两侧基本对称。睡眠期脑电图各期存在，分界比较清楚。

发作间期：可于左侧中颞区见到较多尖波、尖慢波

发放，清醒期和浅睡期均有发现（图 4-1）。

发作期：本次视频同步脑电记录到一次临床发作，发作视频提示患者夜间睡眠中突然出现右上肢屈肘、肩部外展，头右偏，双眼凝视右手，左侧肢体屈肘、屈髋、屈膝，该强直状态持续约 20 秒。继而右上肢伸肘、肩内收强直，左上肢屈肘、肩内收强直，头部轻度左转后居中，强迫张口，呈现躯干阵挛，持续 50 秒左右阵挛逐渐减弱，40 秒后阵挛完全停止，出现咀嚼动作，10 秒左右发作停止。整个发作持续约 2 分钟。同步脑电记录没有发现局灶性异常，发作起始时记录到全导联多棘波（图 4-2），持续到发作终止，但有大量动作伪迹干扰（图 4-3）。

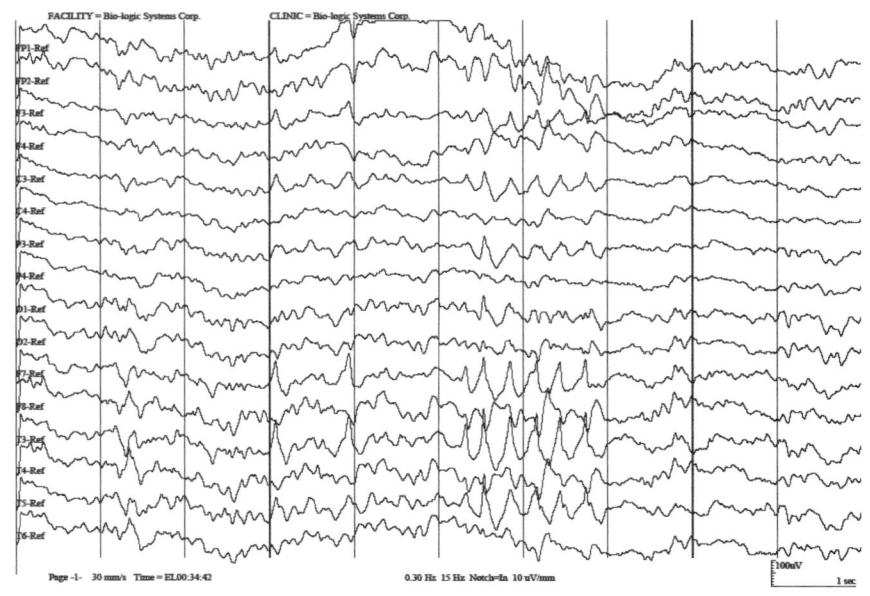

图 4-1　发作间期左颞（F7/T3/T5）独立或段状 δ 波

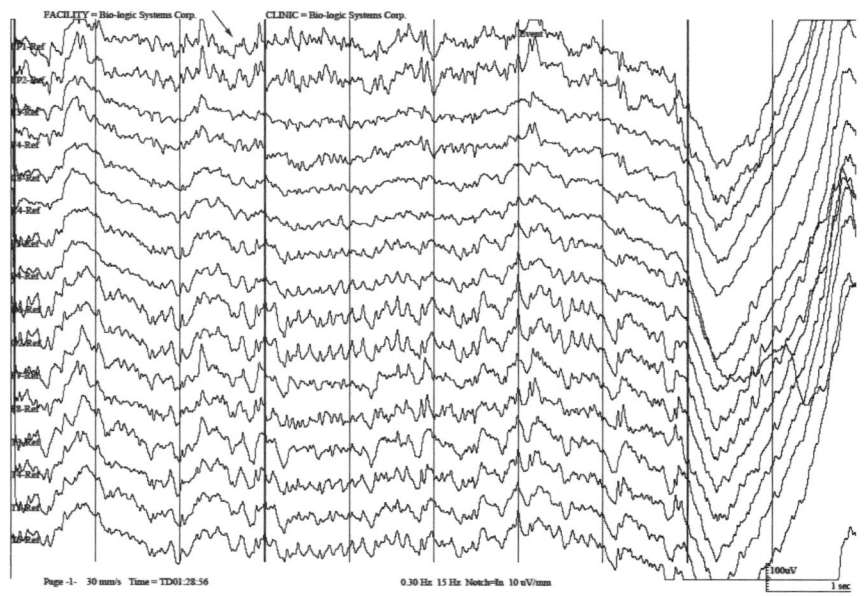

图 4-2　发作起始阶段全导联多棘波

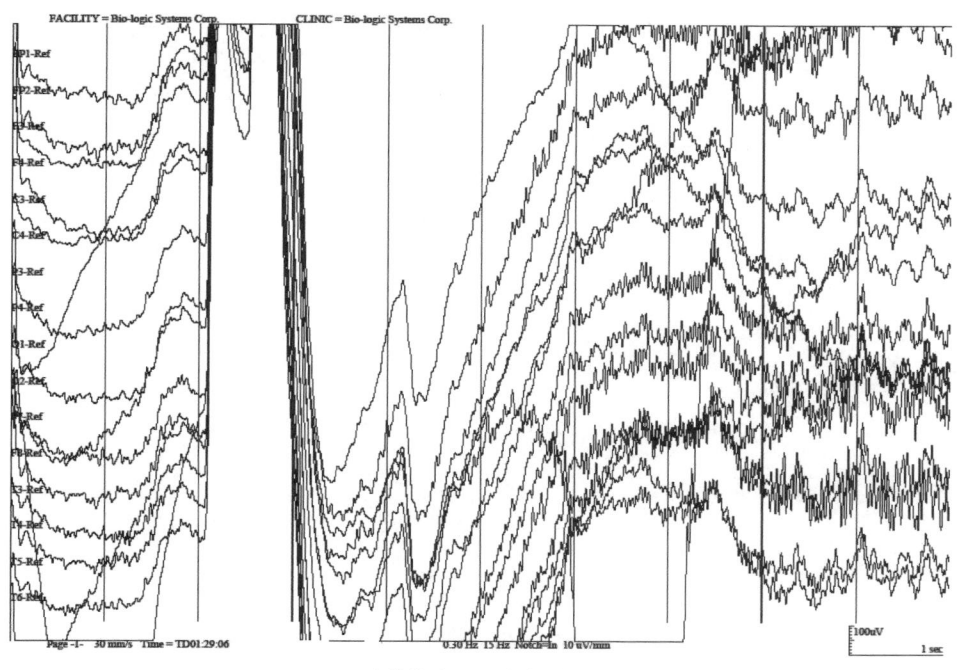

图 4-3 发作期全导联多棘波及动作伪迹

本次发作录像经家属观看确认为平素惯常发作的
形式，且一直是以该形式发作。

二、头颅磁共振

T_1WI、T_2WI、FLAIR（均加做垂直海马长轴冠状
位）：未见明显异常，尤其未发现颞叶海马硬化的直接
或间接征象。

三、脑磁图

可于左侧颞区见到较多尖波连续发放（图 4-4），并
影响左侧枕区，尖波经磁源分析形成 Dipoles，与 MRI
图像拟合后发现定位集中在左侧额叶外侧，中央前回
前方，形成聚落，考虑致痫灶位于左侧额叶皮质辅助运
动区（SMA 区）（图 4-5）。

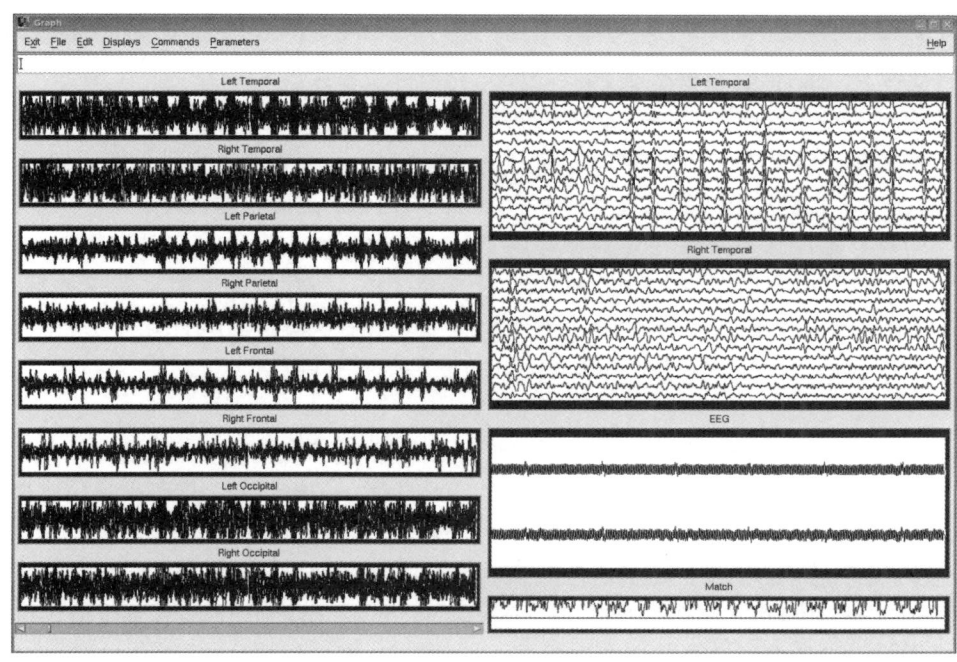

图 4-4 发作间期脑磁图于左颞区记录到频繁的尖波连续发放，并影响左侧额区和顶区

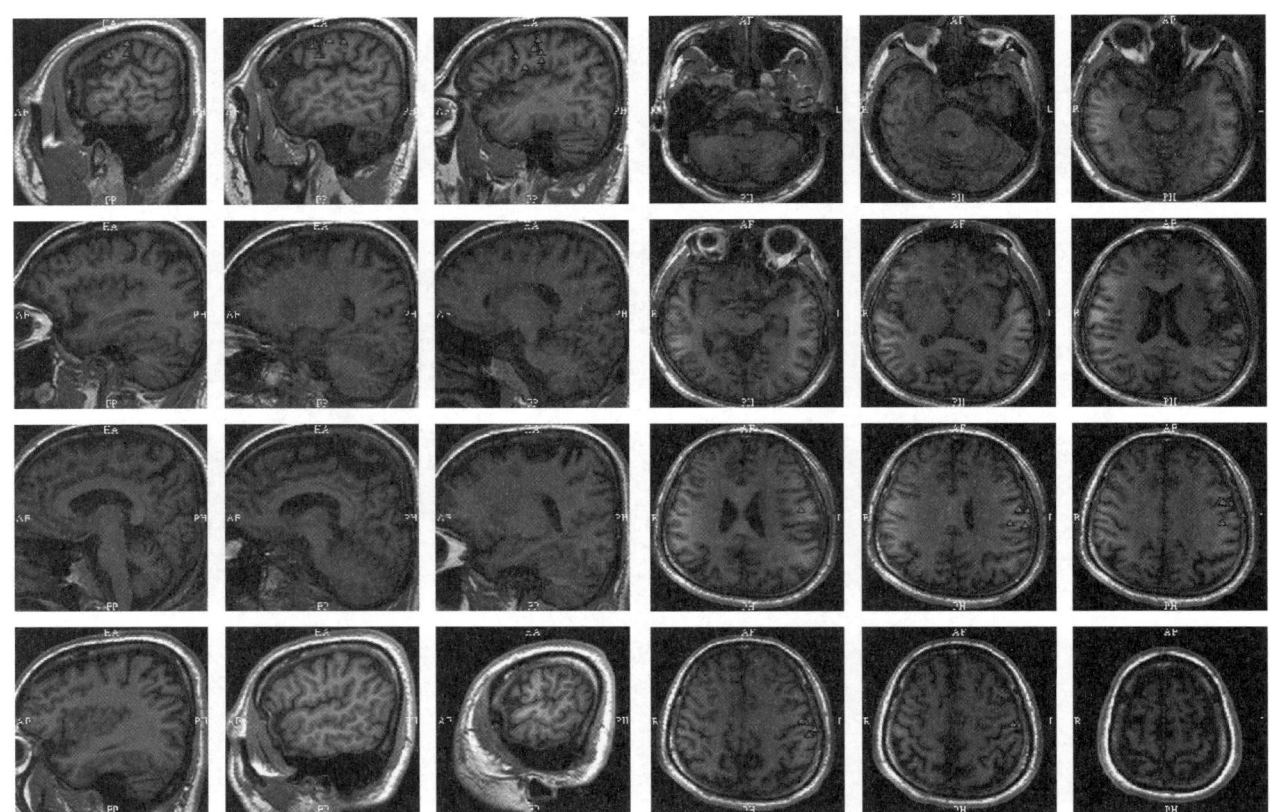

图 4-5　脑磁图尖波定位发现致痫灶位于左侧中央前回前方额叶外侧皮质（SMA 区）

● **诊断及讨论**

一、定位诊断

1）发作起始动作右上肢屈肘、肩部外展，头右偏，双眼凝视右手，左侧肢体屈肘、屈髋、屈膝，呈强直状态，持续约 20 秒，是额叶辅助运动区（SMA 区）癫痫发作的常见形式之一。而起始于右上肢的强直姿势和头部右侧向强制偏转，均有定位意义，提示为左侧额叶皮质起源。

2）患者只在睡眠中发作，且经家属确认，每次发作形式都相同，睡眠中发作和患者个体发作形式高度刻板是额叶性癫痫的特征。

3）脑磁图结果确认额叶辅助运动区的定位。

二、定性诊断

1）临床突出特点为发作性、重复性、刻板性，且为慢性病程，呈逐渐加重的趋势，符合癫痫等发作性疾病的临床特征，脑电图提示局灶性痫样放电，支持癫痫的诊断。

2）发作形式为意识障碍及肢体的非对称性强直和阵挛，以偏转型强直开始，继而出现累及双侧的阵挛，伴有意识丧失，发作形式考虑为部分性发作继发全面强直阵挛发作。

3）影像学上没有发现颅脑结构性病变，未能找到癫痫发病原因，但患者青少年期起病，原发性癫痫可能性小，而隐源性癫痫可能大。

4）发病 22 年，一直接受正规抗痫药物治疗，多个单药或联合治疗方案未能有效控制发作，每年仍有超过 10 次的全面性发作，且社会功能因病不能恢复，符合药物难治性癫痫诊断。

三、治疗及预后

患者于 2013 年 11 月在我院功能神经外科接受脑磁图定位下神经导航大脑皮质脑电记录电极植入术，接受皮质脑电记录。24 小时记录到 2 次发作，均在固定电极位点记录到痫性发作脑电模式：发作前 2 秒在 6 号位点出现低辐快波，随即 6 号位点出现中电位棘波

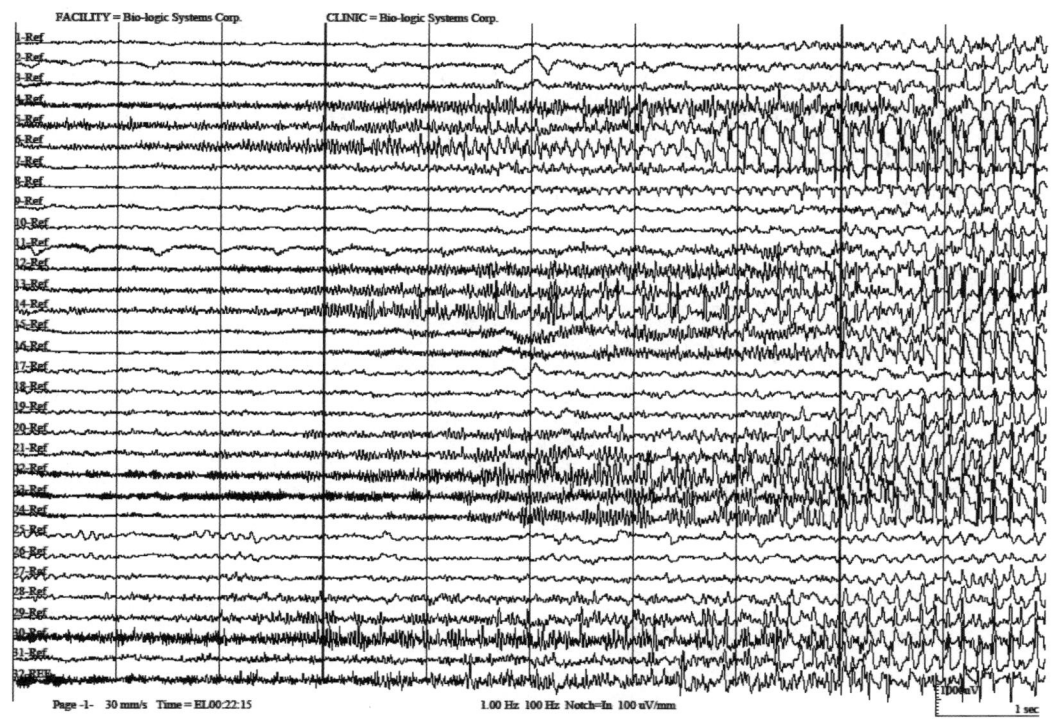

图 4-6　皮质脑电记录提示 6 号位点低快波到多棘波的变化，并迅速活化相邻位点

连续发放，电压逐渐升高，并迅速活化邻近位点，最终高辐棘波扩散至所有电极，直至临床发作终止，所有电极活化随之终止（图 4-6）。两次发作的皮质脑电特征具有高度重复性。遂进行癫痫病灶切除术。术后至今12 个月无发作。

四、病例点评及疾病分析

额叶癫痫可发生于任何年龄段，男女患病率相当。局灶性癫痫中，额叶起源发作占 22.5%。额叶癫痫可以是症状性的、隐源性的或者特发性的。神经外科手术病理发现 2/3 病例是由皮质发育异常（57.4%）、肿瘤（16.4%）、外伤和其他损伤（26.2%）所致。

额叶癫痫的发作可以起源于额叶任意部位，但是额叶大约占大脑皮质的 40%，是面积最大的脑叶。根据神经元结构和功能，可以分为初级运动皮质、运动前区皮质、额前皮质、边缘叶和副边缘叶皮质，且通过不同的皮质、皮质下结构，与颞、顶、枕叶皮质广泛连接。因此，额叶癫痫的发作形式和脑电图表现可呈现多样化的特点。

1989 年国际抗癫痫联盟（International League Against Epilepsy，ILAE）对额叶癫痫的发作形式和特征做出描述：额叶癫痫表现为简单局灶性发作、复杂局灶性发作、继发全面性发作或这些发作的组合。通常每天发作数次并且睡眠中发作频繁。额叶癫痫的一般特点包括：①通常发作时间短暂；②起源于额叶的复杂局灶性发作，发作后意识障碍通常较轻或者缺乏；③快速继发全面性发作（比颞叶癫痫更常见）；④突出的运动表现如强直或姿势性发作；⑤常常以复杂姿势自动症为发作起始；⑥当放电为双侧时有频繁的猝倒发作。

该患者 M2E 形式的强直和姿势性发作，非常符合运动前区皮质起源的癫痫发作，也称辅助运动区发作（supplementary motor seizures）。SMA 区的发作具有鲜明的特征，即怪异性、双侧不对称、强直性姿势和过度运动发作。

SMA 起源的过度运动发作包括突然的肩带或骨盆带的双侧不对称性强直性姿势，经常伴有头眼向对侧偏转，伴发声或失语。M2E 姿势是除击剑样姿势外另一个 SMA 区发作的常用术语，具体描述为一侧手臂肘部屈曲，肩部外展 90°伴外旋，眼睛凝视这只手，同侧的腿也外展。另外一侧手臂稍微弯曲，并且腿在臀部和膝部屈曲。SMA 发作在不同病例之间的姿势差异非常大，但是每个病人的表现通常十分刻板。

发作期和发作间期头皮 EEG 对诊断额叶癫痫常

常不能提供很大的帮助。大约 50%～60% 的额叶癫痫病例的常规 EEG 正常，长程视频脑电图检查能提高阳性率。发作间期 EEG 异常可能显示背景活动不对称，额部的棘波或者尖波可以是单侧、双侧以及单侧多灶。发作期 EEG 模式经常是双侧低辐快活动，混有棘波节律、棘慢波节律或者慢波节律，可出现在额叶或多脑叶。在额叶癫痫中，发作期头皮 EEG 异常也常常不能提供可靠的定位依据。

高分辨率 MRI 能够检测出 67% 的额叶癫痫病例的结构性异常。FDG-PET 定量标准化分析扫描的灵敏度达 96%，准确度达 74%～78%，而且还能检测出 81% 的非病灶性病例的异常。脑磁图对于癫痫源定位有重要价值。

额叶癫痫的局灶性发作通常对抗痫药（AEDs）效果不佳，但是药物治疗常常可以防止患者发生继发性全面强直阵挛发作（generalized tonic clonic seizures, GTCS）。药物选择与其他局灶性发作类似，传统 AEDs 中，卡马西平最合适，新型 AEDs 中，奥卡西平可能与卡马西平疗效相当，左乙拉西坦是添加治疗的首选药物。神经外科手术疗效很有限，术前 MRI 是手术疗效的重要预测因素，MRI 显示局灶性额叶病变和病理异常通常预示手术效果好。相反，正常的 MRI 和病理检查结果正常或仅胶质增生提示手术效果较差，多脑叶 MRI 异常提示手术效果最差。头皮 EEG 中存在全面性癫痫样放电和发作间期全面性慢活动提示手术效果差，如果没有全面性 EEG 改变，则是提示手术后无癫痫发作的一个非常有价值的指标。

参考文献

[1] Tufenkjian K, Hans O. Seizure semiology: its value and limitations in localizing the epileptogenic zone [J]. J Clin Neurol, 2012,8(4): 243-250.
[2] Li Dong, Hechun Li. Altered local spontaneous activity in frontal lobe epilepsy: a resting-state functional magnetic resonance imaging study [J]. Brain Behav, 2016, 6 (11): e00555.
[3] Alsemari A, Al-Otaibi F. Epilepsy surgery series: A study of 50_2 consecutive patients from a developing country [J]. Epilepsy Res Treat, 2014,2014: 286801.

（张 璟 邓钰蕾 陈生弟）

病例 2　反复发作意识障碍伴吞咽和搓手指动作 20 年

● 病史

现病史：女，35 岁，农民，初中文化。患者于 20 年前起无发热、头痛等明显诱因下反复出现短暂的意识障碍伴搓手指动作，每次持续 1 分钟左右，发作前有胃部不适，无法准确描述，仿佛胃气上顶感，常常可以告知周围的人"来了"，继而端坐准备，随后进入意识朦胧状态，呼之不应，双眼凝视某处或连续吞咽口水，数秒后出现搓手指，或上肢的小幅度摸索动作，持续半分钟到 1 分钟后动作自行停止、意识恢复正常，但需数分钟后才能和周围人讲话，对刚才的动作全无记忆。最初一年发作十余次，在当地县医院诊断为"癔病"，未予治疗，后发作逐渐增多，几乎每天出现，并且每年有 1～2 次出现意识丧失，倒地四肢抽搐，持续数分钟，又到当地上级医院再诊，常规脑电图正常，诊断"癫痫可能"，予卡马西平 100 mg 每天 3 次口服，疗效不明显，仍然每天发作，后在某中医院配服某中成药，可略减少发作，2012 年初来我院门诊就诊，调整用药为拉莫三嗪 75 mg 每天 2 次，发作一度减少到每月一次。2013 年初发作再次增多，每天发作数次，调整抗痫药为拉莫三嗪 100 mg 每天 2 次联合德巴金 500 mg 每天 2 次，5 月来复诊时，发作频率为每 2～3 天一次。患者发病 10 年以来，智能减退不明显，平素务农为生，还可以胜任村出纳工作，但是家属反映患者有时会有欣快躁动，如争做邻居家农活甚至家务，大量捐款等行为，持续十余天，每年有 1～2 次，但是没有暴躁或攻击行为，也不喜与人争执，没有内向固执情况。患者为右利手。

追问病史，其母告知患者从幼儿到儿童期一直有高热、惊厥，每次发热超过 38.5 ℃ 就出现口唇青紫和肢体抽搐，在发热期间会反复发生。

发病至今，饮食、二便正常，体重增加 9 kg。

既往史：否认有心、肺、肝、肾病史。

个人史：出生并长期居住于甘肃省兰州市，未婚未育,否认烟酒等不良嗜好。

家族史:否认家族遗传病史,否认家族内有癫痫等发作性疾病病史。

● 查体

一、内科系统体格检查

体温 36.7 ℃,脉搏 68 次/分,呼吸 16 次/分,血压 120/70 mmHg,心、肺、腹部无异常。

二、神经系统专科检查

精神智能状态:神志清楚,对答切题,查体合作,定时、定向力正常,自知力完整。MMSE 评分:30 分

脑神经:双瞳等大,圆形,直径 4 mm,直接和间接对光反应灵敏,眼球各向活动自如,无眼震,面部针刺觉正常,双侧额纹对称,双侧鼻唇沟对称,听力正常,伸舌居中。

运动系统:双侧三角肌、肱二头肌、肱三头肌、握力均 5 级,双侧髂腰肌、股四头肌、胫前肌、腓肠肌肌力 5 级,四肢肌张力正常。

反射:双侧肱二头肌反射(++),双侧肱三头肌反射、桡骨膜反射(+),双侧膝反射(++),双侧踝反射(+)。

感觉系统:躯干四肢针刺觉正常对称。

病理征:未引出。

共济运动:双侧指鼻试验和跟膝胫试验完成好,直线行走完成好,闭目难立征(一)。

步态:正常。

● 辅助检查

视频动态脑电图

1)本次视频同步脑电记录持续 48 小时。

2)清醒闭眼记录中可于双枕区记录到 9～11 次/秒的 α 节律,调幅调节好,两侧基本对称。

3)睡眠期脑电图各期存在,分界比较清楚。

4)发作间期有时可于双侧颞区见到 3～4 次/秒的慢节律,清醒期和浅睡期均有发现,左侧明显占优势。

5)发作期:本次视频同步脑电记录分别于第 32、34、37 小时各记录到一次临床发作,发作视频提示患者在清醒、平卧休息中突然出现意识模糊,动作停止,双眼凝视,之后约 10 秒出现左手指搓动和吞咽动作,约 30 秒后出现右手摸索动作,共约 60 秒后患者意识恢复,转头和床边家属交流。同步脑电记录可于患者发作前 3 秒左右就记录到左侧前、中颞区高电位 δ 波持续活动(图 4-7),并逐渐依次扩散到左侧后颞、右侧颞叶及双前额区(图 4-8)。

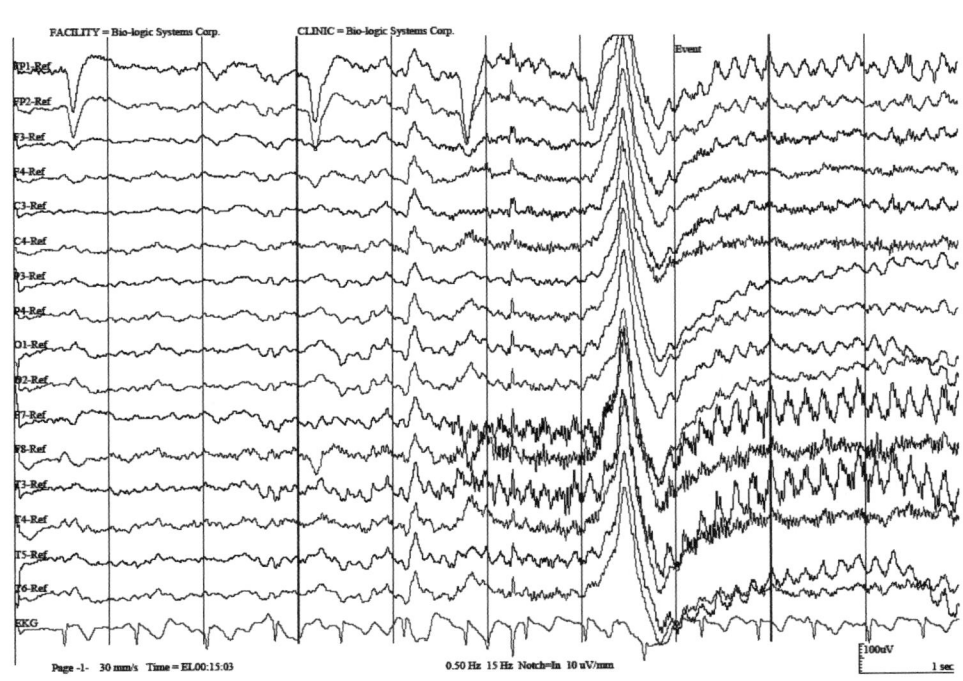

图 4-7　发作前 3 秒左右至吞咽动作出现期间,记录到左侧前颞(F_7)和右中颞(T_3)持续性高电位 δ 波活动

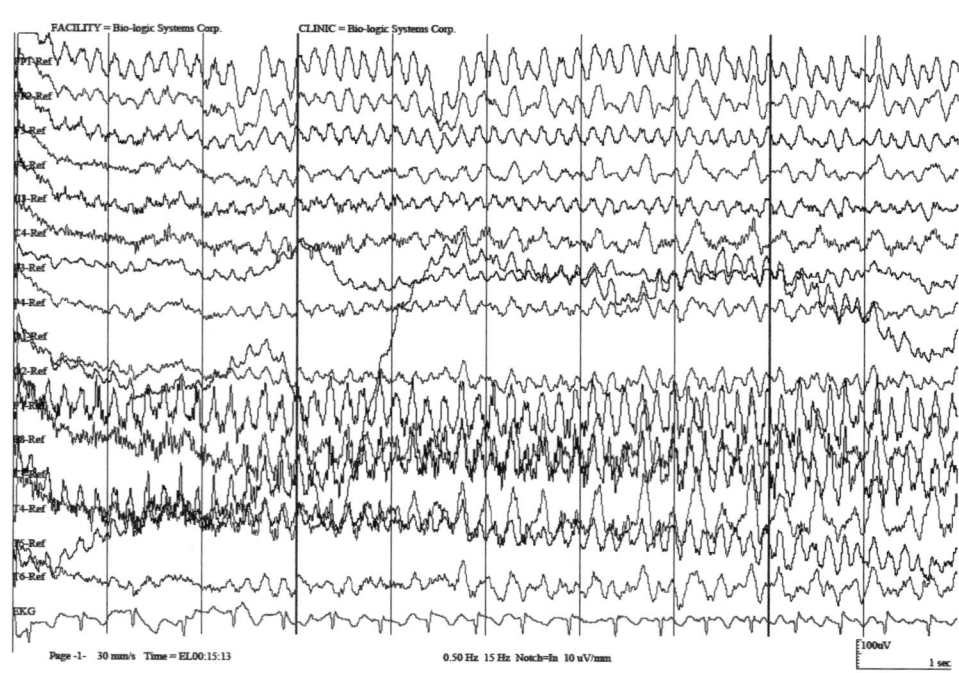

图 4-8　左侧前颞区 δ 波活动迅速播散到对侧颞区和双侧前额区，伴随患者右手摸索动作，存在动作伪迹干扰

头颅磁共振：T_1WI、T_2WI、FLAIR（均加做垂直海马长轴冠状位）显示左侧颞叶内侧海马体积缩小，左颞角扩大，FLAIR 序列可见左侧海马高信号，考虑左侧海马硬化可能大。

脑 PET-CT：左侧颞叶 FDG 代谢减低。

左前颞叶（包括海马）切除术后病理：胶质细胞增生伴小血管增生。

● 诊断及讨论

一、定性诊断

1）临床特点为发作性、重复性、刻板性，且为慢性病程，有逐渐加重的趋势，符合癫痫等发作性疾病的临床特征，在该病例，还获得了视频脑电图的支持。

2）根据视频监测，其发作性症状包括胃气上顶感的内脏感觉症状，符合单纯感觉性发作，继而出现伴意识障碍的非强迫性动作或无意义行为，即单纯和复杂自动症，符合复杂局灶性发作。而病史中描述患者偶尔也有意识丧失伴非对称性肢体抽搐，考虑为继发全面强直阵挛发作。

二、定位诊断

1）发作前兆有胃气上顶感，发作以吞咽动作起始，伴意识障碍，即口消化道自动症，发作后半段以无意识的肢体摸索动作为主，均为海马起源癫痫的特征性症状；而发作起始阶段患者动作停止、头部非强迫性左偏、左手搓手指动作均高度提示左侧海马起源可能大。患者系右利手，而每次发作后语言功能恢复慢，也支持左侧颞叶起源的定位。

2）患者头颅 MRI 发现左侧海马硬化，PET-CT 提示左颞叶代谢减低，而视频同步脑电图提示发作先兆及发作早期左前颞区高辐慢波活动，并依次向对侧颞区及额区扩散，三者均支持左侧海马起源癫痫的定位。

3）综上所述，患者符合伴海马硬化颞叶内侧癫痫综合征（MTLE-HS）诊断，定位在左侧海马。

4）发作间期的行为紊乱和情绪波动，结合海马起源癫痫反复发作的病程，考虑边缘系统功能紊乱继发的精神心理症状，符合癫痫性精神障碍的诊断。

综合诊断考虑为：①继发性癫痫；②单纯局灶性发作，复杂局灶性发作，继发全面强直阵挛发作；③伴海马硬化颞叶内侧癫痫综合征；④癫痫性精神障碍。

三、治疗及预后

患者于 2013 年 5 月在我院功能神经外科接受左前颞叶（包括海马）切除术，术后住院 2 周内维持原德巴金联合拉莫三嗪的抗痫药治疗，无发作，出院后调整抗痫药为拉莫三嗪 100 mg 每天 2 次口服,维持至 2014 年 12 月,共 18 个月无发作,也未出现欣快躁动,情绪稳定,术后 1 个月即恢复日常工作,现随访中。

四、病例点评及疾病分析

(一)临床表现

在所有类型癫痫中,颞叶癫痫占 30% ～ 35%。1989 年 ILAE 委员会定义颞叶癫痫:以简单局灶性发作、复杂局灶性发作以及继发全面强直阵挛发作或这些发作的不同组合为特征。常有热性惊厥史和癫痫家族史,可有记忆障碍。功能影像(如 PET)常能发现颞叶的低代谢,脑电图常见一侧或双侧颞叶的棘波。首次发作通常在儿童期或成年早期,发作以一定间隔成群出现或散在出现。

虽然颞叶癫痫的发作均起源于颞叶,但是具有异质性,不同解剖起源有不同的发作类型、病因、发病年龄、预后以及对药物或手术治疗的反应。ILAE 建议将颞叶癫痫分为:①边缘叶癫痫:包括伴海马硬化的内侧颞叶癫痫和根据特定病因确定的内侧颞叶癫痫;②新皮质癫痫即外侧颞叶癫痫。其中内侧颞叶癫痫占颞叶癫痫的 2/3,比外侧颞叶癫痫更常见。海马性癫痫又是内侧颞叶癫痫最常见的类型。

海马性癫痫具有特征性的临床发作类型,磁共振能够显示海马的病理改变,海马切除术后发作消失。流行病学资料显示,典型海马性癫痫发作通常于儿童晚期和青少年早期开始,主要在 4～16 岁之间,早于其他类型颞叶癫痫,男女发病率相当,数量上占所有类型癫痫的 20% 左右。在接受颞叶切除术的患者中,60%～70% 有海马硬化,其他包括肿瘤、血管畸形、先天发育畸形和非特异性异常等。伴海马硬化颞叶内侧癫痫(MTLE-HS)患者通常既往史中有早期促发因素,可以为热性惊厥、外伤、缺氧和颅内感染等。

MTLE-HS 最常见的发作症状为胃气上升感、恐惧和口-消化道自动症。

1. **简单局灶性发作:** 是最常见、最频繁的发作类型,见于 90% 以上的患者,总是作为先兆首发,可以是唯一的发作形式,通常进展成复杂局灶性发作。最常见的先兆为胃气上升感或内脏先兆,最具特征性,其次常见的先兆依次是发作性恐惧、梦样状态、体验现象等,但不是特异性先兆。

2. **复杂局灶性发作:** 往往由简单局灶性发作进展而来,逐渐或迅速出现意识障碍,约 70% 典型病例表现为口-消化道自动症,包括咂嘴、咀嚼、吞咽、咬牙等动作。意识障碍期的客观证据还包括凝视、运动停止或坐立不安、头部非强迫性偏斜等,姿势性自动症如摸索、敲击、拍打等常随后出现,其他形式的自动症、肌张力障碍等也可以发生。患者对这一阶段发生的事情不能回忆。复杂局灶性发作持续 2～3 分钟,平均每 1～2 周发作一次。

3. **发作症状的定位价值:** 头部偏转在发作起始阶段一般偏向癫痫源同侧,普遍认为单侧自动症与癫痫源在同一侧,运动停止和恐惧更多见于左侧海马硬化患者。发作性或发作后失语、恢复时间长,主要见于优势半球颞叶癫痫发作。凝视、口部自动症、意识障碍瞳孔散大一般没有定位意义。

(二)诊断

MTLE-HS 的诊断通常需要脑电图和高分辨率 MRI 的帮助。体外高分辨率 MRI 扫描几乎可以显示所有患者的海马硬化。发作间期常规脑电图可在约 1/3 病例中发现典型的尖波、棘波或棘慢复合波,重复或长程睡眠监测可以提高癫痫样异常脑电波的阳性率。异常放电通常在前颞部位最明显。发作期脑电图的典型模式为节律性并逐渐增强的 δ 活动,首先出现在受累颞叶,常先于临床症状出现,常扩散至邻近其他区域。不同于其他部位起源的癫痫,海马性癫痫发作期脑电图模式缺乏快棘波或快波节律放电。约 13% 病例中,癫痫源位于头皮脑电图记录到发作的对侧。除了 MRI 和脑电图,FDG-PET 能够显示一侧发作间期低代谢和发作期高代谢,FDG-PET 显示受累颞叶异常范围远远大于 MRI 所显示范围。

(三)鉴别诊断

颞叶性癫痫临床发作多为局灶性发作,症状隐蔽不易被发现,与人们惯常理解的癫痫发作特点不甚相符,而上腹部先兆和"恐慌发作"又具有一定的戏剧性,常被漏诊,或误诊为心理疾病,更有甚者,常被误认为低血糖、心律失常、胃炎等,经过消化科、心脏科等多科诊治后才有机会被神经科专科医师发现并正确诊断。该患者发病最初 4 年内一直被诊断为癔病,很可能是在基层医院就诊的同类疾病患者常有的经历。

而颞叶内侧起源癫痫,由于放电位置深,常规脑电图有 2/3 患者无法发现癫痫样脑电活动,而我国长程视频脑电图普及率不高,导致这类患者无法及时实现电生理上的诊断和准确定位。在该患者,最终由长达 48 小时的长程视频监测记录到临床发作视频和同步脑电图,才对诊断起决定性作用。

（四）治疗

80％的 MTLE-HS 患者抗痫药（AEDs）治疗相对有效，传统 AEDs 中，卡马西平最合适。苯妥英与卡马西平等效，但是由于其毒性，发达国家应用明显减少。新型 AEDs 中，奥卡西平可能与卡马西平疗效相当而特异性副作用相对少。拉莫三嗪对某些患者非常有效，是无认知副作用方面最好的药物之一。左乙拉西坦是添加治疗的首选药物。

20％的 MTLE-HS 患者为药物难治性，如果 1 种或 2 种主要的 AEDs 治疗失败，继续药物治疗进一步控制发作的机会不大。癫痫源外科切除术通常有效，早期手术治疗能为 MTLE-HS 患者提供治愈和恢复正常生活的绝佳机会。术后，即使在所有 AEDs 减量、停用的情况下，60％病例发作消失，20％需要继续服用 AEDs，10％病例无获益，10％病例出现手术并发症或发作加重，以目前的手术条件，严重的手术并发症很少见。

术后患者的生活质量取决于社会心理因素和术前的职业、人际。术后需要重点关注社会心理方面的注意力和记忆力下降带来的影响。

参考文献

[1] Bonelli SB, Robert H. Imaging memory in temporal lobe epilepsy: predicting the effects of temporal lobe resection [J]. Brain, 2010, 133(4): 1186-1199.

[2] Aparicio J, Carreño M. Combined 18F-FDG-PET and diffusion tensor imaging in mesial temporal lobe epilepsy with hippocampal sclerosis [J]. Neuroimage Clin, 2016, 12: 976-989.

[3] Englot DJ, Edward F. Rates and predictors of seizure freedom in resective epilepsy surgery: an update [J]. Neurosurg Rev, 2014, 37(3): 389-405.

（张　璟　邓钰蕾　陈生弟）

病例3　反复左侧肢体抽搐 12 天

● 病史

现病史：男性，70 岁，2013 年 10 月 20 日在家卧床休息时家属发现患者出现口齿不清，当时尚能表达，继而出现双眼向上凝视、无面色青紫及口唇发绀、无肢体抽搐、无牙关紧闭、无口吐白沫及舌咬伤、无大小便失禁，上述症状约 1 分钟左右缓解。遂至外院就诊，当时测血压为 190/126 mmHg，行颅脑 CT 平扫未见异常，给予口服降压药及输液治疗。10 月 22 日患者卧床休息时自觉左脚麻木，随之家属发现患者双眼向左凝视，左侧肢体抽搐，发作当时意识清楚，症状持续约 1 分钟左右缓解。发作后患者诉头部昏沉不适，全身乏力，欲解小便，嗜睡，无恶心、呕吐，言语及肢体活动如常，未予治疗，症状反复发作，用力后易发，每天发作约 1～2 次。29 日起发作 7～8 次/天，每次发作不超过 1 分钟，发作后想解小便。30 日患者卧床时间较长后突然肢体抽搐，发作形式同前，发作时间不超过 1 分钟，但发作频率明显高于之前，约半小时发作一次。31 日夜间来我院就诊，考虑"癫痫"，给予"苯巴比妥"肌内注射治疗，第一次肌内注射后疗效能维持 7～8 小时，第二次肌内注射后仅能维持 4～5 小时，抽搐症状改善不明显，于 11 月 1 日收治入院。患者自发病以来，每次发作时均意识清晰，能自行描述发作过程及发作形式。

既往史：类风湿关节炎病史 10 年，双手关节畸形，一直口服中药偏方治疗（内含激素成分），无明显关节疼痛。高血压病史 8 年，口服"奥美沙坦酯、络活喜"治疗，血压控制于（150～160）/（90～100）mmHg。发现右肾萎缩病史 2 年，口服中药治疗，平素尿素、肌酐增高。3 个月前外伤骨折病史（欠详），未予治疗，自行卧床休息及偏方治疗，近期可下床活动。否认冠心病病史。

个人史：长期生活于原籍，否认疫水疫区接触史，否认冶游史。每日吸烟 10 支，无饮酒嗜好。

家族史：否认家族遗传病史。

● 查体

一、内科系统体格检查

体温 37.1 ℃，脉搏 80 次/分，呼吸 21 次/分，血压 150/90 mmHg，心、肺、腹部无异常。

二、神经系统专科检查

精神智能状态：神志清楚，对答切题，计算力、定向力正常。

脑神经：双眼各向活动自如，无眼震，双瞳等大圆形，直径 3 mm，直接和间接对光反应灵敏，两侧额纹对称，双侧鼻唇沟对称，伸舌居中，悬雍垂居中，双侧咽反射稍迟钝，腭弓上抬可，无饮水呛咳、吞咽困难。颈软，无抵抗。

运动系统：四肢肌张力正常，四肢肌力 5 级。

反射：双侧肱二头肌反射（＋＋＋），双侧肱三头肌反射（＋＋），桡骨膜反射（＋），双侧膝反射（＋＋），双侧踝反射（＋）。

感觉系统：双侧肢体针刺觉对称正常。

病理征：未引出。

共济运动：指鼻、跟膝胫试验稳准，Romberg 征阴性。

步态：正常。

● 辅助检查

一、实验室检查

血常规：白细胞计数 $8.06 \times 10^9/L$，中性粒细胞 0.791（↑），淋巴细胞 0.122（↓），血红蛋白 105 g/L（↓），血小板计数 $175 \times 10^9/L$，抗心磷脂 IgG 0.5 GPL/ml，抗心磷脂 IgM 2.2 MPL/ml。

甲胎蛋白：2.01 ng/ml，脑利钠肽前体 5 029.0 pg/ml（↑），癌胚抗原 17.49 ng/ml（↑），糖类抗原 125 17.20 U/ml，糖类抗原 199 52.40 U/ml（↑），总前列腺特异性抗原 1.051 ng/ml，游离前列腺特异性抗原 0.290 ng/ml，游离/总前列腺特异性抗原 0.28，神经元特异性烯醇化酶 12.88 ng/ml。

尿常规：蛋白质阳性（＋＋）（↑），葡萄糖阳性（＋＋＋）（↑）。

红细胞沉降率：26 mm/h（↑）。

粪常规：阴性。

其他相关生化检查：叶酸 4.62 ng/ml，维生素 B_{12} 903.0 pg/ml。类风湿因子 32 IU/ml（↑），抗链球菌溶血素"O" <25 IU/ml，免疫球蛋白 IgG 6.01 g/L（↓），免疫球蛋白 IgA 2.59 g/L，补体 C3 920 mg/L，补体 C4 140 mg/L（↓），免疫球蛋白 IgE 437.0 IU/ml（↑），免疫球蛋白 IgM 700 mg/L。

循环免疫复合物：0.022，抗核抗体（－），抗 RNP/Sm 抗体（－），抗 Sm 抗体（－），抗 SSA 抗体（－），抗 SSB 抗体（－），抗 SCL-70 抗体（－），抗 Jo-1 抗体（－），

抗双链 DNA IgG 18.6 IU/ml，血酮体（－），γ-谷氨酰转肽酶 135 IU/L（↑），白蛋白 28 g/L（↓），白球比例 1.17（↓），尿素 10.2 mmol/L（↑），肌酐 187 μmol/L（↑），三酰甘油 5.99 mmol/L（↑），胆固醇 11.22 mmol/L（↑），低密度脂蛋白 7.71 mmol/L（↑），载脂蛋白 B 2.50 g/L（↑），脂蛋白（a）0.86 g/L（↑），载脂蛋白 E 109 mg/L（↑），血清镁 1.05 mmol/L（↑），游离脂肪酸 0.79 mmol/L（↑）。

凝血时间：活化部分凝血活酶时间 26.9 秒（↓），血浆凝血酶原时间 10.0 秒，国际标准化比值 0.87，凝血酶时间 18.00 秒，纤维蛋白原 2.6 g/L，D-二聚体定量 0.55 mg/L。糖化血红蛋白（HbA1C）：11.2%（↑）。

血糖：见表 4-1。

表 4-1　血糖

日期	血糖（mmol/L）
2013-11-2	30
2013-11-3	21.32
2013-11-4	14.9（空腹），29（餐后 2 小时）
2013-11-9	7.8（空腹），16.7（餐后 2 小时）

二、其他辅助检查

脑电图：轻至中度慢波活动，左半球明显。

头颅 MR 平扫：脑干、双侧基底节区、侧脑室体旁及额顶叶白质多发腔隙性脑梗死，老年性脑改变，部分空蝶鞍。

心脏：左心房增大，左心室肥厚，升主动脉近端增宽。

胸部正位片：气管右偏，纵隔增宽，主动脉迂曲；两肺纹理略多，左下肺纹理模糊；右侧水平裂增厚。

腹部 B 超：脂肪肝，肝内囊性灶，考虑肝囊肿，胆囊壁胆固醇结晶，右肾萎缩伴弥漫性改变，左肾囊性灶，考虑肾囊肿，脾、前列腺未见明显异常，双侧输尿管未见明显扩张。

● 诊断及讨论

一、定位诊断

根据反复发作左侧肢体抽搐，不伴意识障碍的临床表现，定位在右侧大脑皮质运动区。

二、定性诊断

老年男性，急性起病，临床特点为反复发作的左侧

肢体抽搐,具有发作性、重复性、刻板性,且有逐渐加重的趋势,符合癫痫发作性疾病的特征,符合癫痫简单部分性发作的特点。

患者使用苯巴比妥治疗效果欠佳,常规脑电图未见典型癫痫样放电;治疗中发现患者血糖异常增高,随着血糖的控制肢体抽搐逐渐减少至消失。

根据上述特点诊断考虑为:"非酮症高血糖性癫痫。"虽然此次发病前无糖尿病病史,但患者有长期服用类风湿关节炎药物(内含激素成分)病史,仍首先考虑非酮症高血糖性癫痫。

三、治疗及预后

患者入院后应用苯巴比妥控制癫痫,效果欠理想,加大苯巴比妥剂量后,患者仍频繁发作左侧肢体抽搐。在发现患者血糖异常增高,胰岛素泵持续给药后,随着血糖逐渐下降患者癫痫样发作明显减少。后患者改用胰岛素皮下注射及口服降糖药后,随着血糖的控制,肢体抽搐未再发作。

患者出院后在苯巴比妥减量及停用后未再发作肢体抽搐。随访一年余,现口服降糖药。

非酮症高血糖性癫痫的治疗以控制血糖为主,一般对抗癫痫药物效果欠佳。影响预后的主要因素包括:血糖的控制情况。

四、病例点评及疾病分析

患者为老年男性,既往无癫痫病史,此次发病以急性起病,反复发作的左侧肢体抽搐,每次持续1分钟左右,进行性加重,抗癫痫治疗无效,经控制高血糖后症状缓解,诊断继发性癫痫(局灶性发作),非酮症高血糖性癫痫。

由于患者为老年男性,既往有高血压病史,头颅MR平扫提示脑干、双侧基底节区、侧脑室体旁及额顶叶白质多发腔隙性脑梗死,很容易想到的是脑卒中后癫痫。脑卒中是中老年人癫痫的最常见病因之一,脑卒中患者中3%~5%会发生癫痫发作,尤其是年龄>65岁以上的新发癫痫患者。一般脑电检测到的痫性放电与脑卒中部位有一致性。脑卒中后癫痫临床可见任何类型的发作,其中以部分性发作最为多见。通过抗癫痫药物治疗,绝大多数癫痫发作能得到理想控制,预后较好。癫痫发作可以作为卒中的首发症状,也可以是卒中的合并症,但仍需排除脑部和其他代谢性病变。

该患者在治疗期间发现高血糖,高糖化血红蛋白,提示患者存在糖尿病。糖尿病性癫痫是糖尿病神经系统的并发症之一,常发生于低血糖、非酮症高渗性脱水、糖尿病酮症酸中毒、严重电解质紊乱等情况下,但糖尿病非酮症非高渗状态,仅单纯高血糖亦可引起抽搐发作,称为非酮症高血糖(nonketotic hyperglycemia,NKH)性癫痫,临床较少见,在发作前可无糖尿病病史及糖尿病症状,以癫痫为首发症状首诊于神经科,容易误诊误治。

癫痫是由多种原因引起的综合征,近年来糖尿病性癫痫的临床报告日渐增多,目前认为癫痫也是糖尿病神经系统的并发症之一,但其发生机制尚未完全阐明。糖尿病性癫痫可分为高血糖性与低血糖性。其中低血糖性癫痫较常见,多见于饥饿或酒后发生;可表现为肢体抽搐,伴或不伴意识模糊、口吐白沫,并常伴有低血糖的其他症状,如心慌、出汗、无力、饥饿、头晕、血压升高等,不易误诊。当吃些饼干、糖、面包等食物或者静注葡萄糖时很快缓解。可见于糖原贮积症、果糖不耐受症、半乳糖血症;还可见于生长激素或脑垂体功能减低,胰岛细胞瘤以及其他肝肠病变。迅速静注25%~50%葡萄糖0.5~1.0 g/kg,可立即缓解症状。有少数患者曾被诊断癫痫多年,最后确诊为由不同原因低血糖所致,属继发性癫痫。

高血糖性癫痫又分为酮症酸中毒性、非酮症高渗性糖尿病性癫痫。此外,血糖在中等度升高、血浆渗透压不高的情况下,有1/4的病例可出现癫痫发作,称为非酮症糖尿病性癫痫,1965年Maccario等首先报道了非酮症高血糖性癫痫病例。其临床表现与普通癫痫相似,可以表现为全面性发作,也可以表现为部分性发作或表现为精神运动性发作,但其中以部分性发作最常见,而全面性发作及癫痫持续状态则多见于糖尿病非酮症高渗性昏迷或酮症酸中毒。积极地控制血糖对于癫痫的预防与治疗是关键。

糖尿病确实能诱发癫痫,据报道,糖尿病引发癫痫的病例日渐增多,且常见于中老年糖尿病患者,青少年少见。研究认为是迅速的高血糖和高渗状态,使细胞内外渗透压梯度显著增大,导致细胞内脱水,酶活性改变,细胞内外间隙电解质失衡和糖代谢中间产物积聚,严重影响细胞功能,激发皮质功能不良区的癫痫放电。高血糖使颅内无氧代谢增加,乳酸聚集,细胞内酸化而三磷脂腺苷产生减少,脑细胞处于易损伤的不利状态,而生化的改变可引起脑内兴奋与抑制的关系失调,脑内乙酰胆碱的含量增加,多巴胺含量减少,两者失衡,即兴奋性神经递质的增加及抑制性神经递质减少,均可导致癫痫样发作。糖尿病性癫痫在形式上主要以局限性运动性发作为主。脑电图检查多数无明显的癫痫波,少数可见局灶性的癫痫波,脑 CT、MRI 未发现相对应的局灶性病变。为了更好地预防糖尿病引发癫痫,应该定期检查血糖,使血糖维持在正常范围,因为低血糖、高血糖、非酮症高渗性昏迷、酮症酸中毒都可引起癫痫发作。一旦癫痫发作,应查明病因,积极治疗原发病,配合抗痫药才能取得更好的疗效。

非酮症高血糖性癫痫是临床少见疾病,在发作前可无糖尿病病史及糖尿病症状,以癫痫为首发症状首诊于神经科,容易误诊、误治。但近年来对本病的认识有了长足的进展,因此,对于不明原因癫痫发作者尤其常规抗癫痫治疗效果不佳时,均应急查血糖,排除高血糖性癫痫,对确诊者及早采用胰岛素进行降糖治疗。

参考文献

[1] 王珂,周广喜.非酮症性高血糖癫痫临床分析(附 3 例报告)[J].中国现代神经疾病杂志,2007,7:363.
[2] Kim DW, Moon Y, Gee Noh H, et al. Blood-brain barrier disruption is involved in seizure and hemianopsia in nonketotic hyperglycemia [J]. Neurologist, 2011,17:164-166.
[3] Tiras R, Mutlu A, Ozben S, et al. Forced eye closure-induced reflex seizure and non-ketotic hyperglycemia [J]. Ann Saudi Med, 2009,29(4):313-315.

（邓钰蕾）

病例 4　阵发性意识丧失伴四肢抽搐 7 天,发热 4 天

● 病史

现病史:男性,49 岁,于 2011 年 11 月 12 日与他人交谈时突发意识不清,牙关紧闭,双眼上翻,四肢抽搐。持续 1 分钟后自行缓解,发作时无大小便失禁。11 月 15 日晚发热,体温 39 ℃,至我院急诊,给予安乃近滴鼻及物理降温,体温维持在 38 ℃。16 日 3 时患者出现不自主的咀嚼、双手紧握衣服伴摸索动作,反应迟钝,呼之不答,持续 4 小时后突然出现意识丧失,牙关紧闭,双眼上翻,四肢抽搐。查瞳孔散大,光反射消失。持续 1 分钟左右自行缓解。此后 15 min 内发作 3 次,发作间期意识有部分恢复。给予头孢西丁抗炎,苯巴比妥抗痫治疗。患者出现发作性左侧肢体不自主屈曲伴意识丧失,3~4 分钟发作一次,每次持续数秒钟。发作间期意识不恢复。急查头颅 CT 未见明显异常,血常规 WBC 9.7×10^9,中性粒细胞 0.767。17 日给予丙戊酸钠 200 mg 每天 3 次,口服后患者仍有发作性左侧肢体不自主屈曲,发作间期偶有意识恢复。急诊 EEG 示中度弥漫性异常,头颅 MRI 显示双侧大脑皮质广泛异常信号,考虑感染性病变可能大,病毒性脑炎首先考虑。患者于 18 日起出现小便失禁,可通过家人缓慢喂食及喂水,睡眠差。发病期间无咳嗽、咳痰,尿急、尿痛等,后收治入院。追问病史,患者 2 年前 2 次发作头部不适后意识丧失并倒地,1~2 分钟后恢复,当时诊断为脑供血不足。

既往史:无高血压、糖尿病、冠心病病史。

个人史:生长于原籍,34 岁来上海工作,后长期居住于上海,吸烟史 30 余年,1 包/天,否认饮酒史,否认冶游史。

家族史:无殊。

● 查体

一、内科系统体格检查

体温:36.5 ℃,脉搏 80 次/分,呼吸 20 次/分,血压 110/70 mmHg。

昏睡-浅昏迷,发育正常,营养中等,卧位,无贫血貌。皮肤黏膜无黄染,无出血点,无瘀斑,无色素沉着。全身浅表淋巴结无肿大。颈软,气管居中,胸部外形正常,心前区无异常隆起,心尖搏动于左锁骨中线第五肋间隙。心率 80 次/分,律齐,无杂音。腹软,无压痛及反跳痛。肝脾肋下未扪及。脊柱四肢未见明显异常。

二、神经系统专科检查

精神智能状态:昏睡-浅昏迷,呼之不应。

脑神经:双瞳等大等圆,直径 2.5 mm,直接、间接对光反射灵敏。角膜反射(＋),双侧鼻唇沟对称。

运动系统:四肢可见自主活动。

感觉系统:查体不合作。

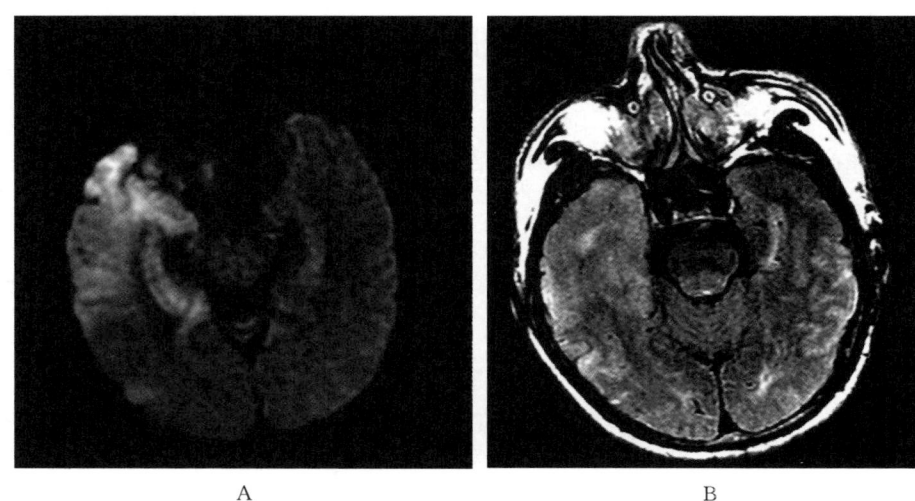

图 4-9　A. DWI 序列可见右侧颞叶海马高信号影。B. T$_2$ Flair 序列见双侧大脑皮质广泛异常信号

反射：双侧肱二头肌反射（＋＋），肱三头肌反射（＋＋），双侧膝反射（＋＋），踝反射（＋＋）。

病理反射：双侧病理征（－）。

脑膜刺激征：颈软，克氏征（－），布氏征（－）。

自主神经系统：未见明显异常。

● **辅助检查**

一、实验室检查

血常规：白细胞计数 9.7×10^9/L，中性粒细胞 0.767，余无异常。

其他相关生化检查：肝肾功能、电解质未见明显异常。HIV（－），梅毒螺旋体 RPR（＋），滴度 1∶8；TPPA：27.25（正常值＜1.0）。

二、其他辅助检查

脑电图（2011-11-17）：中度弥漫性异常。

头颅 CTA（2011-11-15）：左侧椎动脉纤细，拟发育不良；右侧大脑后动脉由右侧颈内动脉发出。

头颅 CT（2011-11-15）：未见明显异常。

头颅 MRI（2011-11-18）：双侧大脑皮质广泛异常信号，右侧颞叶海马高信号考虑感染可能性大，病毒性脑炎首先考虑，鼻旁窦炎（图 4-9）。

腰椎穿刺（2011-11-19）：压力 180 mmH$_2$O，无色清亮，有核细胞数 25×10^6/L，多核细胞 0.1，单核细胞 0.9，蛋白质定量 519 mg/L，氯化物 106 mmol/L，糖 3.00 mol/L，乳胶凝集试验（－），腺苷脱氨酶 13 U/L，涂片未见抗酸杆菌，墨汁染色（－）。

腰椎穿刺（2011-12-2）：压力为 180 mmH$_2$O，无色清亮，有核细胞数 5×10^6/L，蛋白质定量 1 385 mg/L，氯化物 117 mmol/L，糖 4.00 mol/L，梅毒特异性抗体（±）。

● **诊断及讨论**

一、定位诊断

临床上主要有癫痫发作伴意识障碍，脑膜刺激征阴性，定位于大脑皮质。

二、定性诊断

起病急，有高热、头痛，首先考虑为感染性疾病。

三、治疗及预后

入院后给予罗氏芬（头孢曲松）抗感染，阿昔洛韦抗病毒，丹参活血，甘露醇及甘油果糖降颅压，苯巴比妥钠及丙戊酸钠抗癫痫治疗。脑脊液检查结果显示：压力 180 mmH$_2$O，有核细胞数 25×10^6/L，多核细胞 0.1，单核细胞 0.9，蛋白质定量 519 mg/L，氯化物 106 mmol/L，糖 3.00 mol/L，乳胶凝集试验（－），腺苷脱氨酶 13 U/L，涂片未见抗酸杆菌，墨汁染色（－）。考虑为病毒性脑炎，给予甲泼尼龙冲击治疗（500 mg×5 d＋250 mg×5 d）。12 月 1 日复查头颅 MRI 显示双侧大脑皮质广泛异常信号灶，符合感染性脑病改变；与 11 月 18 日图片相比，病变范围缩小。但患者体温仍高于 37 ℃，间断冰袋物理降温。意识状态稍有好转，嗜睡与昏睡之间,反应淡漠。家属提供患者外阴部有异生物,查体发现患者阴茎冠状沟有菜花样病灶。再次追问家属病史,承认冶游史及吸毒史。查血 HIV、RPR、TPPA,复查脑脊细胞蛋白及梅毒特异性抗体。结果显示 HIV(一),梅毒螺旋体 RPR(+),滴度 1∶8;TPPA:27.25(正常值<1.0);腰穿压力为 180 mmH$_2$O,有核细胞数 5×10^6/L,蛋白质定量 1 385 mg/L,氯化物 117 mmol/L,糖 4.00 mol/L,梅毒特异性抗体(±)。皮肤科会诊,阴茎处病灶诊断为尖锐湿疣,颅内感染考虑为梅毒性脑炎,建议给予大剂量青霉素治疗。停用阿昔洛韦及罗氏芬,将青霉素钠逐渐加量,由 400 万 U/d 逐渐加量至 2 400 万 U/d。患者体温正常,神志转清。转上海市公共卫生临床中心继续抗梅毒治疗 2 周后出院。出院时神志清楚,有明显的认知功能减退,注意力、定向力、计算力差,思维迟钝,家属诉其上洗手间后无法自行回到卧室。无癫痫发作。给予奥拉西坦改善认知功能,继续丙戊酸钠 200 mg 每天 3 次,抗痫治疗。患者认知功能逐渐改善,目前可以与他人正常交流,可以玩牌,打麻将。2012 年 2 月复查 24 小时动态脑电图未见明显异常,丙戊酸钠逐渐减量。

四、病例点评及疾病分析

(一)病史特点

49 岁中年男性,无明显诱因下突发癫痫发作,随之出现高热。查体无明显阳性体征。EEG 显示中度弥漫性异常,MRI 显示大脑皮质广泛受累,脑脊液检查提示细胞蛋白轻度升高。抗病毒治疗效果不佳。

(二)临床诊断和鉴别诊断

1. 诊断

1)颅内感染,神经梅毒。

2)癫痫(继发性,复杂部分性发作继发全面性发作,癫痫持续状态)。

2. 鉴别诊断:病毒性脑炎是指病毒直接侵犯脑实质而引起的原发性脑炎。引起脑炎常见的病毒有肠道病毒、单纯疱疹病毒、黏液病毒和其他一些病毒。临床上主要表现为脑实质损害的症状和颅内高压征,如发热、头痛、呕吐、抽搐,严重者出现昏迷。由于病毒侵犯的部位和范围不同,病情可轻重不一,形式亦多样。急性期患者表现为意识障碍、昏迷、木僵、抽搐、精神异常、肢体瘫痪等。脑脊液检查呈轻度炎症改变,白细胞轻度增多,以淋巴细胞为主,蛋白质正常或轻度增高,脑电图检查显示两侧大脑半球弥漫性活动,在弥漫基础上出现双侧或单侧颞叶 2~3 次/秒的高幅尖波或慢

波,具有特征性。头颅 CT 检查可见双侧颞叶或额叶低密度区,MRI 可见上述区域的高信号病灶。病毒性脑炎往往有自限性。

(三)进一步处理及治疗建议

继续抗梅毒治疗。定期复查血清梅毒抗体及脑电图。

(四)经验教训及剖析

神经梅毒(neurosyphilis,NS)是由苍白密螺旋体侵犯大脑、脑膜或脊髓引起的一种慢性中枢神经系统感染性疾病。神经梅毒患者中癫痫的发生率为 14%~60%,以癫痫为首发症状的神经梅毒不多见,国内外发表的文献多为个案报道。在临床上神经梅毒分为 5 种主要类型,即无症状神经梅毒、脑脊膜梅毒、脑膜血管梅毒、脑实质梅毒(麻痹性痴呆和脊髓痨)和树胶样肿性神经梅毒。神经梅毒的临床表现复杂多变,且缺乏特异性,容易漏诊。已报道的神经梅毒患者大部分是中年男性,男性患者是女性患者的 4~7 倍。所有患者的脑脊液检查都存在异常,大多数表现为脑脊液蛋白质和淋巴细胞增多。此外,神经梅毒可与病毒性脑炎在影像上有很多相似之处,均可表现为脑内对称或者不对称的,多发性或者单发性病灶,增强后强化或者不强化。因此,对于以癫痫为首发表现的 MRI 上考虑病毒性脑炎可能的患者,尤其是中年男性,应把神经梅毒作为重要的鉴别诊断。

此外,神经梅毒的诊断标准,包括:①有多个性伴侣,不安全性行为,或性伴侣感染史,有梅毒感染的症状和体征,梅毒螺旋体抗原和(或)非梅毒螺旋体抗原血清学试验阳性;②可伴神经系统症状和体征;③脑脊液梅毒螺旋体抗原试验阳性,脑脊液中白细胞数升高(>10×10^6/L),蛋白质含量升高(>450 mg/L),但脑脊液中 RPR/TPPA 阴性不能作为排除诊断的依据。本例患者脑脊液 TPPA 可疑阳性,但驱梅治疗有效,证实神经梅毒的诊断。

参考文献

[1] 陈俊抛,黄焰,袁明贤,等. 神经梅毒 120 例临床分析[J]. 新医学,2010,41:786-788.

[2] Yao Y, Huang E, Xie B, et al. Neurosyphilis presenting with psychotic symptoms and status epilepticus [J]. Neurol Sci, 2012,33:99-102.

(刘晓英 陈生弟)

病例 5　发作性意识丧失伴四肢抽搐 1 年

● 病史

现病史：女，36 岁，2008 年 5 月患者因入睡困难服用佐匹克隆，剂量为 30～37.5 mg qn，同年 7 月初自行停药后当天凌晨 2:00 突然出现意识丧失，双眼上翻，牙关紧咬，四肢抽搐，持续 5 分钟左右自行缓解，口角多处皮外伤及大面积淤青。此后患者未服用佐匹克隆，仍有多次类似发作，多于入睡和晨醒时发作。遂至我院门诊就诊，查体无神经系统阳性体征，头颅 MRI 未见明显异常，7 月 10 日行 24 小时脑电图示清醒期双枕区为中至高电位每秒 9～10 次 α 波活动，两侧呈对等调节，调幅欠佳，伴有低幅每秒 18～20 次 β 波活动，于浅睡眠中可见个别尖波及不典型尖-慢波。予以托吡酯 25 mg qd 逐渐加量至早 75 mg，晚 100 mg。患者诉失眠后易发作，托吡酯效果不佳，故自行服用佐匹克隆每晚 15 mg。2009 年 5 月份自行将佐匹克隆加至 75 mg qn。5 月 18 日晚服药后患者突发神志不清，双眼上翻、牙关紧闭、上肢屈曲、下肢过伸，半小时内发作 2 次，间歇期神志清楚。遂拟"癫痫"收治我院，住院期间停用佐匹克隆，患者反复出现频繁发作的四肢抽搐，间歇期意识不清，先后予以咪达唑仑、氯硝西泮、苯巴比妥、托吡酯和丙戊酸钠抗癫痫，甘露醇和甘油果糖降颅压等治疗，VEEG 示段状慢波活动，发作时未见癫痫波。待病情稳定后予以出院，出院后服药如下：托吡酯早 75 mg，晚 100 mg，氯硝西泮 2 mg tid，苯巴比妥每晚 90 mg，丙戊酸钠 200 mg qid。8 月份患者因为工作调动，情绪明显波动，出现焦虑、易激惹，月经期后反复出现癫痫发作，间歇期意识模糊。遂于 8 月 18 日至我院急诊，追问病史，患者有自行服用佐匹克隆，每晚 30～37.5 mg。拟"癫痫"收治入院。自发病来，患者神智清楚，精神可，夜眠欠佳，胃纳差，二便无殊，体重无明显改变。

既往史：无高血压，糖尿病，冠心病病史。

个人史：无殊。

家族史：无殊。

● 查体

一、内科系统体格检查

神志清楚，发育正常，营养中等，卧位，无贫血貌，查体合作。对答切题。皮肤黏膜无黄染，无出血点，无瘀斑，无色素沉着。全身浅表淋巴结无肿大。颈软，气管居中，胸部外形正常，心前区无异常隆起，心尖搏动于左锁骨中线第五肋间隙。心率 80 次/分，律齐，无杂音。腹软，无压痛及反跳痛。肝脾肋下未扪及。无移动性浊音，无肾区叩痛。脊柱四肢未见明显异常。

二、神经系统专科检查

精神智能状态：神志清楚，记忆力、计算力、理解力及定向力有明显下降。

脑神经：双瞳等大等圆，直径 3 mm。对光反射灵敏。双眼球活动好，未见水平眼震及垂直眼震。双侧额纹对称。双侧眼轮匝肌肌力正常。鼻唇沟对称，伸舌居中，悬雍垂无偏移。双侧软腭上抬对称，咽反射存在。

运动系统：四肢肌张力正常，四肢肌力 5 级。

反射：双侧肱二头肌反射（＋＋），肱三头肌反射（＋＋）。双侧膝反射（＋＋），双踝反射（＋）。

感觉系统：针刺觉双侧对称，深感觉（运动觉）无异常。定位觉，两点辨别觉，图形觉未见明显异常。

病理反射：未引出。

脑膜刺激征：无。

自主神经系统：未见异常。

● 辅助检查

血常规、肝肾功能、电解质：未见明显异常。

24 小时动态脑电图：清醒期记录双枕区为中至高电位每秒 9～10 次 α 波活动，两侧呈对等调节，调幅欠佳，伴有低幅每秒 18～20 次 β 波活动，于浅睡眠中可见个别尖波及不典型尖-慢波。

头颅 MRI：未见明显异常。

● 诊断及讨论

一、定位诊断

依据临床上发作性全身强直阵挛发作伴意识丧失，没有其他阳性体征，可以定位于大脑皮质。

二、定性诊断

患者发作时意识丧失，双眼上翻，牙关紧咬，四肢抽搐，为全面强直-阵挛发作，且符合发作性、刻板性和重复性的特点，诊断为继发性癫痫，全面性发作。除了癫痫发作以外，患者还有不同于癫痫发作的发作形式，与精神刺激因素有关，且抗癫痫药不能控制，因此还存在假性癫痫发作。

三、治疗及预后

入院后治疗和病情变化情况：入院后癫痫发作更为频繁，表现为四肢短暂、双侧对称的肌阵挛样抽动，且对声音特别敏感，稍有声响即可诱发，每次持续30秒～1分钟，每天发作数十次。白天多发，睡眠中惊醒后易发。给予地西泮静脉维持120～150 mg/d，苯巴比妥钠100 mg tid肌内注射，托吡酯早75 mg～晚100 mg，氯硝西泮2 mg tid，丙戊酸钠200 mg tid，效果不佳。发作时瞳孔等大等圆，3 mm，光反射灵敏，查血常规、肝肾功能、电解质、血脂、尿常规、粪常规均正常；VEEG：轻度慢波及轻至中度慢波增多。检查时有类似发作，未见棘波、尖慢波发放。诊断：假性痫样发作。予以停用地西泮，逐步减少苯巴比妥用量，每2天减25 mg托吡酯，继续服用丙戊酸钠200 mg tid，氯硝西泮2 mg qn，同时加用西酞普兰10 mg qd，抗焦虑。和家属沟通，进行心理治疗。患者发作逐渐停止，出院。

四、病例点评及疾病分析

（一）病史特点

36岁年轻女性，反复发作意识丧失伴四肢抽搐，持续数分钟，发作中有外伤史。具备"发作、刻板、重复"的癫痫临床特点。脑电图中可见个别尖波和不典型尖慢波，从电生理学上支持癫痫的诊断。从患者的发作类型来看，患者发作时意识丧失，双眼上翻，牙关紧咬，四肢抽搐，为全面强直-阵挛发作。影像学上没有找到相关病灶。但患者有滥用佐匹克隆的病史，首次癫痫发作与佐匹克隆关系密切，第一次入院期间的癫痫成簇发作及癫痫持续状态均与佐匹克隆的大剂量滥用和停用有密切关系。该患者的癫痫发作是否与佐匹克隆有关，还是佐匹克隆的戒断症状，查阅相关文献，佐匹克隆戒断后可以引起痫样发作，国内外均有相关报道。但报道中所提及的患者经过治疗发作停止后不再有发作，且脑电图是正常的，没有尖波及尖慢波发放。而本患者在首次发作后仍有多次类似发作，且脑电图有异常表现。因此，患者在第一次入院前的临床表现是癫痫发作，而不是佐匹克隆的戒断症状。患者第一次入院是由于过量服用佐匹克隆，并且停药出现了一个癫痫频繁发作甚至持续状态。但发作中脑电图未见癫痫波，仅有段状慢波活动，考虑为大剂量的镇静剂（咪达唑仑，氯硝西泮，苯巴比妥钠）所致。因此患者第一次入院时的痫样发作可能与佐匹克隆有关，是佐匹克隆的戒断症状。而患者第二次入院时的发作形式与既往发作形式完全不一样，为四肢短暂性的、双侧对称的肌阵挛样抽动，且对声音特别敏感，稍有声响即可诱发，每次持续30秒～1分钟，每天发作数十次。均为清醒期发作，且发作时瞳孔没有变化，光反射正常，脑电图仅有段状慢波，没有尖波及尖慢波，使用大剂量及多种抗癫痫药物均无效，因此考虑为假性发作。

（二）临床诊断和鉴别诊断

1. 临床诊断

1）假性痫样发作。

2）癫痫（继发性癫痫，全面强直阵挛发作）。

3）焦虑抑郁状态。

2. 鉴别诊断：佐匹克隆戒断综合征。

由大剂量或长期服用佐匹克隆突然停药后引起，症状出现于停药后1～3天，表现为焦虑、震颤、恶心或呕吐、心慌、头痛、虚弱、失眠，严重者表现类似震颤谵妄或癫痫发作，一般持续3天～2周，抗癫痫药物治疗有效。

（三）进一步处理及治疗建议

逐渐减少抗癫痫药物，停用地西泮，逐步减少苯巴比妥用量，每2天减25 mg托吡酯。保留丙戊酸钠200 mg tid，氯硝西泮2 mg qn。给予心理治疗。患者失眠后滥用佐匹克隆，本次发病前有焦虑抑郁症状，给予小剂量西酞普兰（喜普妙，10 mg）改善情绪。

（四）该病例的经验、教训、启示以及对临床相关深层次问题的剖析

该患者的病情变化都与佐匹克隆有密切关系，但仔细询问病史，患者并不存在佐匹克隆成瘾行为。患者反复服用佐匹克隆是用于治疗焦虑抑郁所致失眠。

由于睡眠剥夺本身可以导致癫痫发作,这使得患者不得不反复使用甚至大剂量使用佐匹克隆,而这一点易被临床医师所忽略。患者在使用了小剂量西酞普兰＋2 mg 氯硝西泮后,焦虑抑郁明显得到控制,病情也得到相应控制。事实上,癫痫中有相当比例的患者有焦虑抑郁状态,有些患者是癫痫疾病本身导致的焦虑抑郁,对于治疗效果及疾病本身产生的焦虑抑郁,有些是共患病。焦虑抑郁导致失眠,情绪激动,往往会加重病情,且增加抗癫痫药物的剂量和种类并不能更好的控制。这种情况下,应该加用小剂量的抗焦虑抑郁药物,而不是调整抗癫痫药物。

参考文献

[1] 郭晓贤,于生元.口服佐匹克隆片 6 个月骤停致癫痫发作 1 例 [J].中国药物应用与监测,2010,01:65-66.

[2] Aranko K, Henriksson M, HublinC, et al. Misuse of zopiclone and convulsions during withdrawal [J]. Pharmacopsychiatry, 1991,24:138-140.

[3] Barrero-Hernández FJ, Ruiz-Veguilla M, López-López MI, et al. Epileptic seizures as a sign of abstinence from chronic consumption of zolpidem [J]. Rev Neurol, 2002,34(3):253-256.

[4] Brett J, Murnion B. Management of benzodiazepine misuse and dependence [J]. Aust Prescr. 2015(5):152-155.

（刘晓英　陈生弟）

病例 6　意识障碍、肢体痉挛反复发作 18 年伴智能发育不良

● 病史

现病史: 女,20 岁,出身于牧民家庭。2 岁起无发热、头痛等明显诱因下开始反复出现意识丧失伴肢体僵硬,表现为突发头部后仰,身体向后弯曲僵硬,抬起双手,其间呼之不应,该症状持续时间短则十几秒,长则数分钟,随后肢体慢慢放松,意识逐渐恢复,白天晚上都可以发生。除了上述症状外,有时在行走中会毫无预兆突然跌倒,常摔伤面部或牙齿。最初几乎每天有 1～2 次发作,3 个月内迅速增多到一天十几次发作。发病前患儿语言和运动功能发育正常,2 岁时已可独立行走,并可讲比较连贯有意义的句子,发病后语言功能在半年内迅速退化至只能发单音节,并出现长时间静坐发呆,不自己活动也不与家人交流。儿童期反复就医,一直诊断"癫痫",曾服卡马西平,剂量用法不详,发作反而增多。6 岁以来一直服用苯妥英钠,一天 3 次,每次 100 mg,发作最初可控制在每月 1～2 次,但智力状况一直没有进步,完全不能上学,只能以单音节或动作表达吃饭如厕等意愿,且逐渐出现走路摇晃不稳,外出需要家人扶持。11 岁时,行走中跌倒滚下山坡,虽当地医院检查证实无颅脑或骨骼系统外伤,但患者从此几乎不离家外出,在家也只能在家人扶持下缓慢行走 2～3 m 距离(卧室到厕所)。近 2 年发作又逐渐增多,几乎每天有 1～2 次发作,每次均为意识丧失后躯干肢体僵硬动作,有时会突然跌倒,但是意识并未丧失,会自己努力站起。

患者目前基本卧床,吃饭也需要人提醒并喂饭,大小便失禁。由于缺乏运动,近 2 年内体重增加十余公斤。

既往史: 否认心肺肝肾慢性病史。发病前没有发热、头部撞伤等病史。

个人史: 足月顺产,APGAR 评分不详,2 岁以前生长发育正常,1 岁会讲话,14 个月会走路,18 个月可以连贯成句。出生并长期居住于四川省甘孜州,未婚未育,否认烟酒等不良嗜好。

家族史: 否认家族遗传病史,否认家族内有癫痫等发作性疾病病史。

● 查体

一、内科系统体格检查

体温 37.2 ℃,脉搏 72 次/分,呼吸 16 次/分,血压 125/85 mmHg,心、肺、腹部无异常。

二、神经系统专科检查

精神智能状态: 神志清楚,查体无法理解和合作,混合性失语,无法理解和回答问题,无法命名,无法执行抓取等简单指令,可模仿抬手、伸舌等简单动作。

脑神经：双瞳等大等圆，直径 3 mm，直接和间接对光反应灵敏，眼球各向活动正常，无眼震，面部针刺觉和听力检查无法合作，双侧额纹对称，双侧鼻唇沟对称，伸舌居中。

运动系统：双侧三角肌、肱二头肌肌力 5 级，肱三头肌肌力和握力检查无法合作；双侧髂腰肌肌力 3 级，下肢其余肌力检查无法合作。四肢肌张力正常。

反射：双侧肱二头肌反射（＋＋），双侧肱三头肌反射、桡骨膜反射（＋），双侧膝反射（＋＋），双侧踝反射（＋）。

感觉系统：躯干四肢针刺觉检查无法合作。

病理征：未引出。

共济运动：双侧指鼻试验和跟膝胫试验无法理解合作。

步态：双人扶持下勉强站立，不能行走。

● **辅助检查**

1. 视频动态脑电图：视频同步脑电记录持续 24 小时，清醒闭眼记录中全导均呈现每秒 4～5 次的 θ 波，伴频繁出现的小于 3 次/秒的段状 δ 节律。睡眠期脑电图各期分界模糊，均以弥漫性 δ 波伴尖波、尖慢波为主。

发作间期时常可以见到弥漫性低快波和慢、棘慢波交替出现。无明显局灶性倾向（图 4-10）。

发作期：视频同步脑电记录分别于第 13 和第 23 小时各记录到一次临床发作。

第一次发作时患者处于睡眠状态，发作前患者脑电表现为弥漫性 δ 波（图 4-11），患者右侧卧位下突然出现双上肢上举、肘部半屈曲位强直，双眼瞪视上方，张口，呈现惊恐表情，同步脑电记录表现为突然的电压下降，全导联低快波，持续约 20 秒（图 4-12）；随后出现躯干和四肢右侧偏转伴肢体的阵挛，同步脑电逐渐放大为全导联高电位尖波和棘波，持续约 40 秒（图 4-13），发作停止，阵挛停止时脑电图尖波立刻消失，脑电波转变为抑制状态，为全导联低快波，十余秒后回复为弥漫性慢波。发作期脑电图部分被动作伪迹干扰。整个发作持续约 1 分 10 秒。

第二次发作时患者处于清醒进食状态，发作前患者脑电图表现为弥漫性 θ 波（图 4-14）。患者突然意识丧失，并出现头下垂，上半身向前软倒，3 秒后在家人扶持下向后倒在床上，其间同步脑电图为全导联低辐快波（图 4-15）。继而出现双上肢上举，四肢半屈曲位强直，继以踢蹬被子动作，动作伪迹干扰多。整个发作持续 1 分钟。

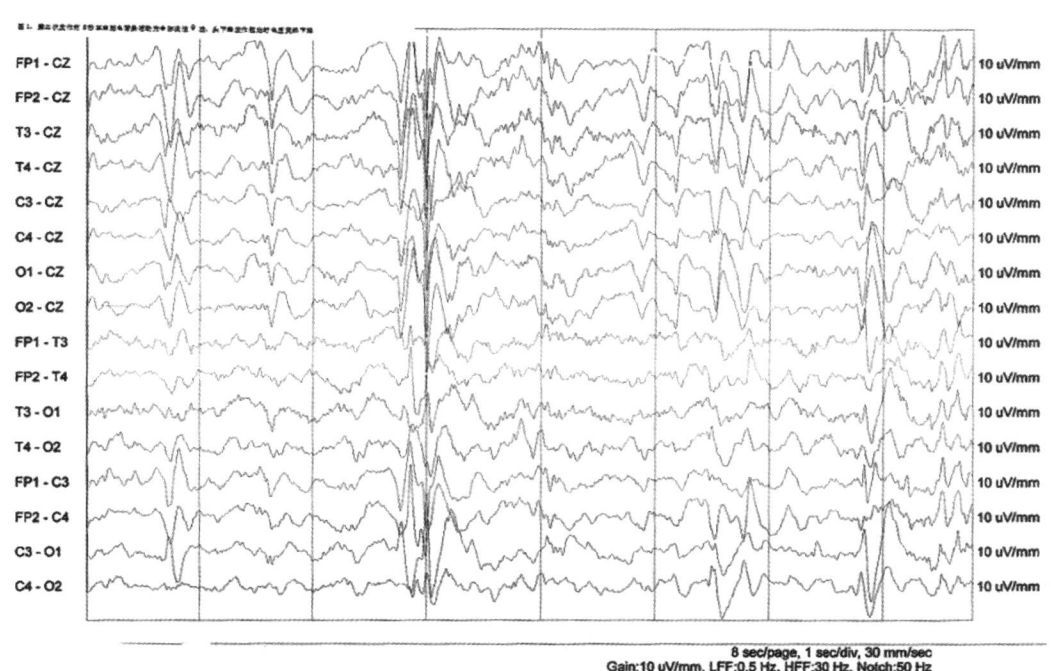

图 4-10　发作间期阵发性快活动与全面性棘慢波放电

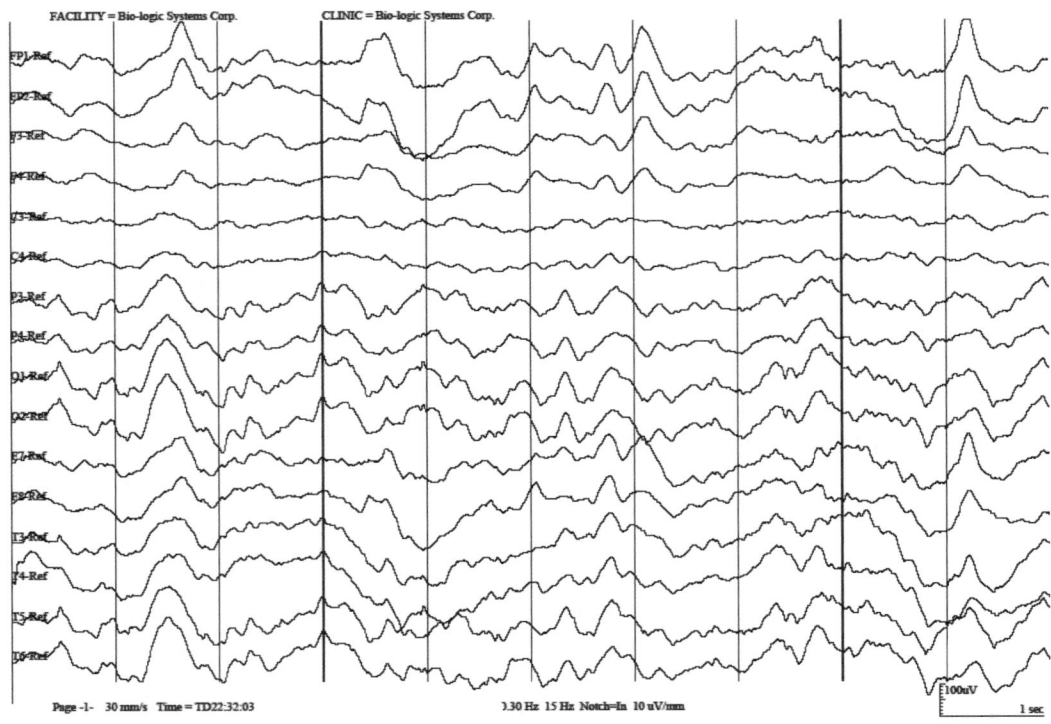

图 4-11　第一次发作前睡眠脑电背景活动为中至高电位弥漫性 δ 波

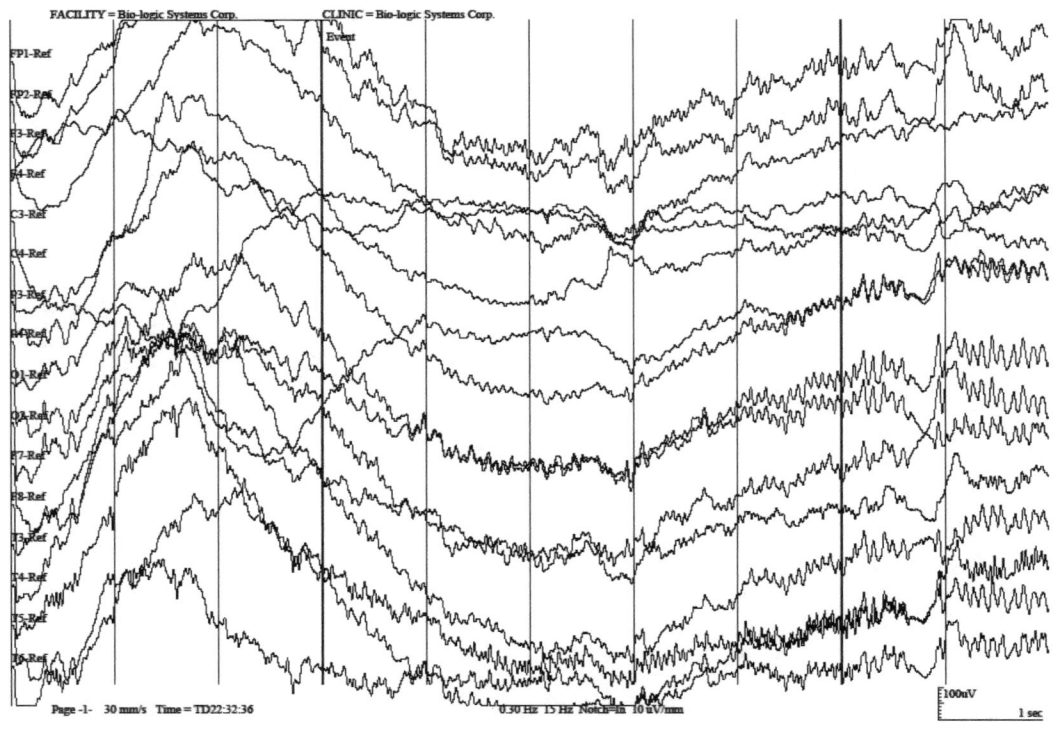

图 4-12　第一次发作,睡眠中上肢和躯干强直发作,脑电模式为弥漫性低快波

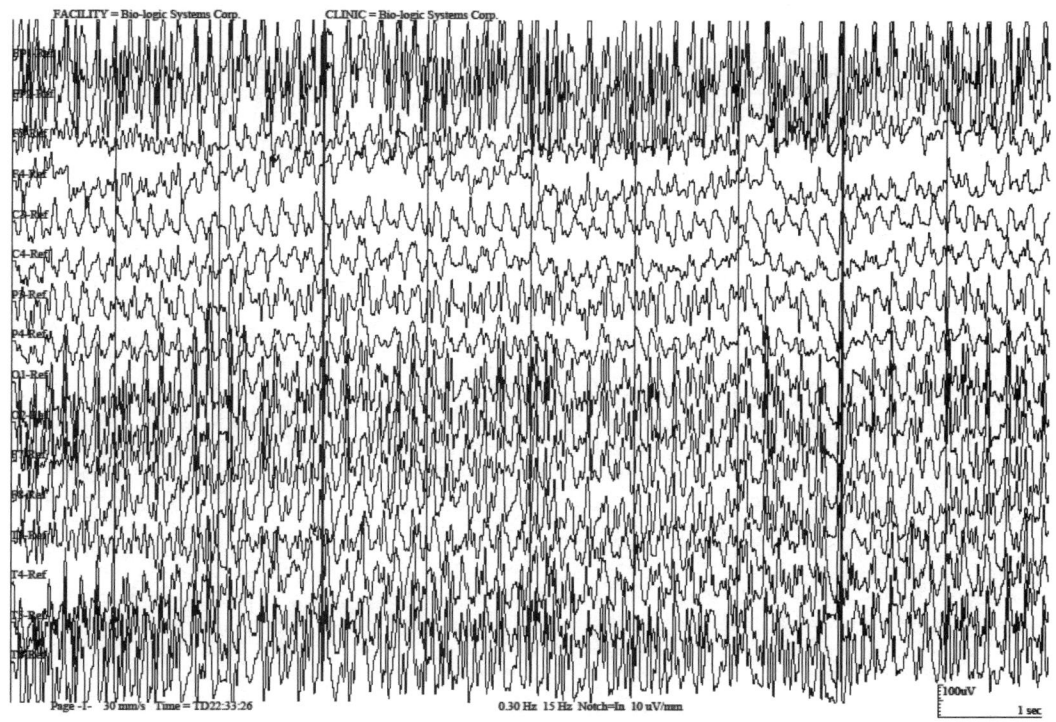

图 4-13 第一次发作,肢体阵挛发作时脑电模式为弥漫性高辐棘波

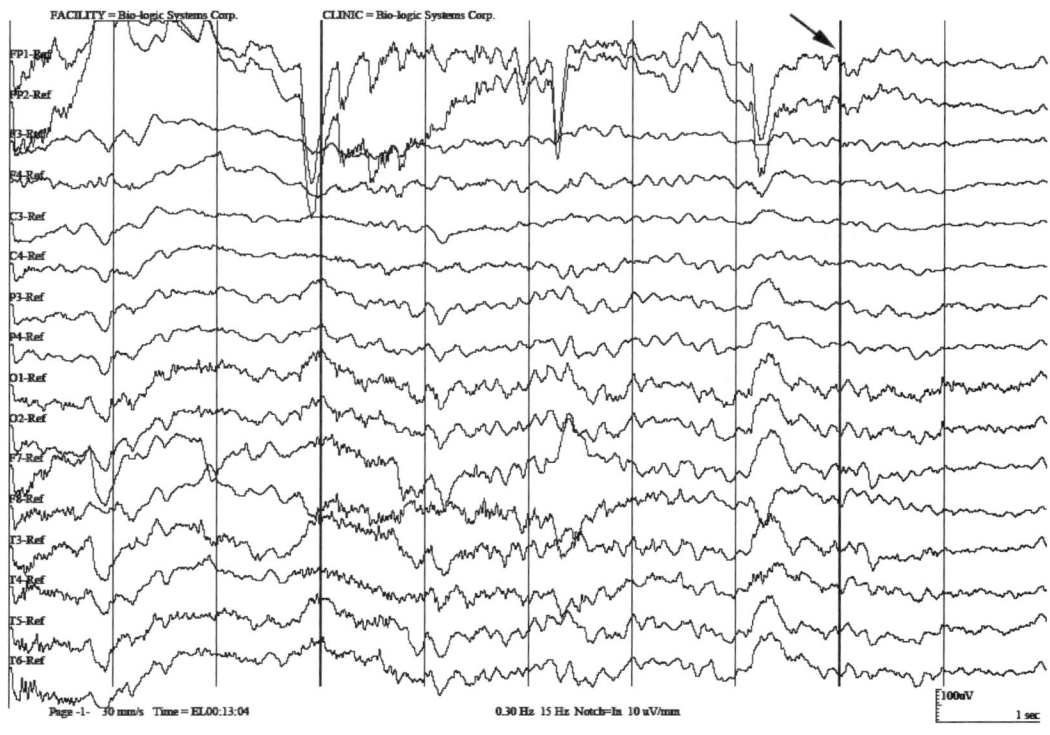

图 4-14 第二次发作前 8 秒左右脑电背景活动为中弥漫性 θ 波,头下垂发作起始时电压突然下降

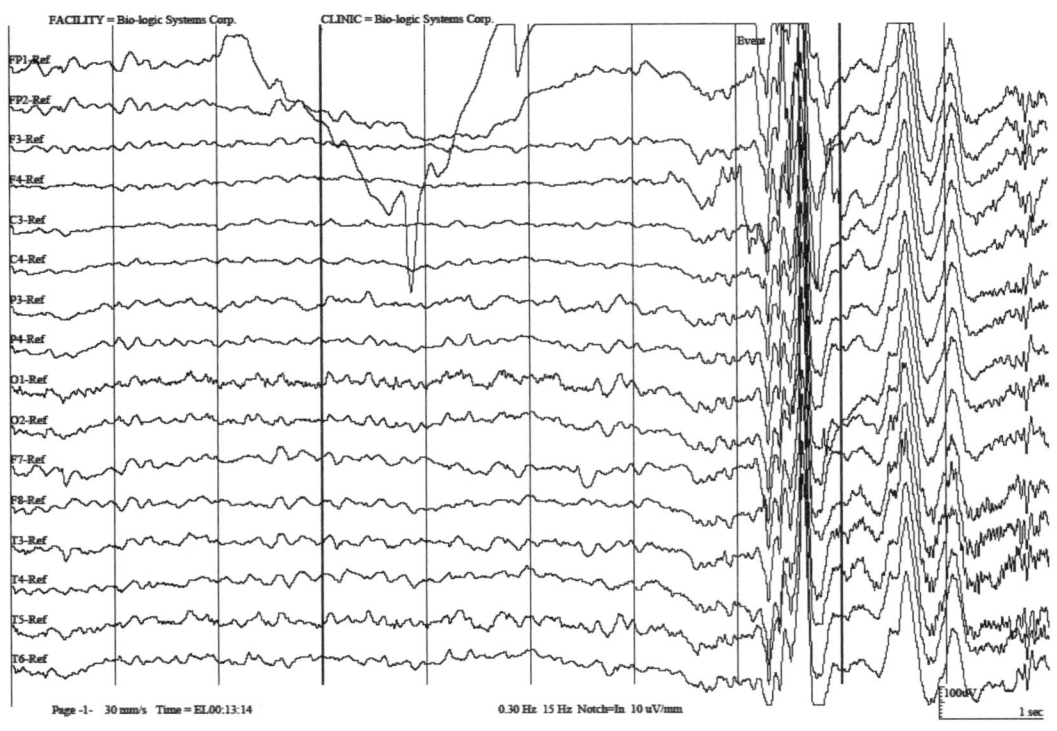

图 4-15 头下垂身体软倒期间的全导联低快波,持续约 10 秒,后倒后动作伪迹多

2. 头颅磁共振:T_1WI、T_2WI、FLAIR(均加做垂直海马长轴冠状位)显示左侧内囊、额叶、颞叶、岛叶在 T_2WI 上呈异常信号伴脑回膨大,皮质发育不良可能。

● 诊断及讨论

一、定位诊断

临床症状为意识障碍伴肢体强直、阵挛、无规律动作或张力突然丧失,有进行性智能发育衰退和发育不良,提示大脑皮质高级功能一过性失调和持久性衰退共存,定位于大脑皮质高级功能区。

二、定性诊断

(1)临床特点为发作性、重复性、刻板性,且为慢性病程,有逐渐加重的趋势,符合癫痫等发作性疾病的临床特征,并得到视频脑电的支持。

(2)主要发作形式多样,以强直发作为主,也有失张力发作和自动症发作。

(3)伴有严重的智能发育迟滞以及语言和运动功能退化。

(4)幼儿期发病,影像学上存在大脑皮质发育不良的证据,结合其多重发作形式和精神发育迟滞等特点,具备诊断癫痫综合征的标准。

(5)强直发作为主,脑电图表现为慢-棘-慢特征性改变,以 Lennox-Gastaut 综合征最为符合。

综合定位与定性诊断,诊断考虑为:①症状性癫痫,脑皮质发育不良;②强直发作,失张力发作,复杂局灶性发作;③癫痫性脑病,Lennox-Gastaut 综合征(早发型);④重度精神发育迟滞。

三、治疗及预后

患者于 2013 年 11 月初在外院就诊,在苯妥英钠基础上加用了托吡酯口服,剂量为 25 mg qd,我院完成视频脑电检查后建议托吡酯继续加量,1 个月内逐渐递增到 50 mg bid,但在托吡酯加量 1 个月余后发作无明显减少。2014 年初患者再次来诊,头颅 MRI 提示存在半球皮质发育不良,为症状性 Lennox-Gastaut 综合征(LGS),建议患者接受脑磁图检查,如可定位,考虑皮质脑电记录指导下的病灶切除术。而且患者目前主要发作形式为强直发作和失张力发作,如果无法进行病灶切除,也可以考虑胼胝体切开或迷走神经刺激术,可减少跌倒外伤的危险。但是患者家庭暂时不能接受有创治疗。因此,建议加用氯硝西泮 2 mg bid,并逐渐减少托吡酯剂量直至停用。患者回家随访 2 个月后托吡酯已停用,氯硝西泮达到 2 mg bid 后,发作可以减少到 1 周 1～2 次,智能状况和运动能力无改善。2014 年 6 月至今,发作又逐渐增多。

四、病例点评及疾病分析

(一)临床表现

Lennox-Gastaut 综合征(LGS)是一种儿童癫痫性脑病,以下述三联征为特征:①多种形式的难治性发作,以强直、失张力及不典型失神发作为主;②认知和行为异常;③EEG 显示阵发性快活动和慢(小于 2.5 Hz)的全面性棘慢波放电(GSWD)。

ILAE 对 LGS 的定义缺乏共识,将其归入全面性隐源性或症状性癫痫范畴,主要有以下特征:LGS 常见于 1～8 岁儿童,轴性强直、失张力及不典型失神发作是最常见的发作类型,但是肌阵挛、全面强直阵挛发作或部分性发作等其他类型也常见。频繁发作和持续状态常见。EEG 通常显示背景活动异常,呈现低于 3 Hz 的慢棘慢波,睡眠 EEG 可有快节律(大约 10 Hz)爆发出现。普遍而言,患儿智能发育迟滞,癫痫发作难以控制,预后不佳。

LGS 的发病率低于 2.8/10 000 存活新生儿,但由于其难治性,患病率高,占儿童癫痫的 5%～10%,5% 患儿死亡,80%～90% 患儿成年后仍有癫痫发作,几乎所有患儿出现严重的认知、行为和运动功能障碍。

强直发作是 LGS 最常见和最有特征的发作类型,占 80%～90%,通常时间短暂,2～10 秒,并且双侧对称,多为轴性或轴性-近端强直发作,累及颜面、颈部、躯干,或伴随累及上肢近端肌,表现为抬头、眼球上翻、睁眼、眼球上视、张嘴或强笑、上肢和双肩上举并外展或内收。有时可以是全面性强直发作,同时累及远端肌,上肢半屈曲、握拳,仿佛拳击手保护面部动作。下肢少见受累,有时可伸直。强直好发于慢波睡眠期,同步脑电图表现为双侧的阵发性快活动。

失张力发作包括突然、短暂(1～4 秒)和严重的姿势性肌张力丧失,大约发生于一半的病例,可累及全身或仅累及头部。全身性肌张力丧失能够导致"闪电样"猝倒,轻微短暂的失张力发作可能仅有点头或者屈膝。"突然跌倒或点头,但可马上站起来。"失张力发作是导致严重鼻部和牙齿损伤的最常见原因。脑电图伴有全面性多棘波、慢的 GWSD 以及加速性快节律,可单独出现或联合出现。

不典型失神发作见于大约 2/3 的患儿,发作渐发渐止,伴意识浑浊而不是意识丧失,患儿可继续其正在从事的活动,但动作变慢,常常出错。与典型失神发作相反,不典型失神通常持续时间较长,可达数分钟,肌张力改变通常较明显,发作后认知障碍恢复慢,发作间期 EEG 通常不正常,发作期为慢的棘慢波(小于 2.5 Hz),预后差。

(二)诊断

诊断上,几乎所有患儿的脑高分辨率 MRI(2/3 患儿)或 PET 扫描(1/3 患儿)均异常。脑电图背景活动异常,伴或不伴慢 GSWD 是病初发作间期 EEG 的特点,强直发作的特征性阵发性快节律,不典型失神发作的慢 GSWD,可以见于发作间期,也可以见于发作期。局灶性棘波或尖慢波可以见于额颞区,多为多灶性。

该病例需要与 Landau-Kleffner 综合征(LKS)进行鉴别。LKS 也称获得性癫痫性失语,常出现在 2～8 岁儿童,亚急性发病,患儿语言发育最初并不落后于同龄儿童,发病后出现进行性加重的"失语"症状,以感觉性失语和听觉失认最为突出,伴有单发性或偶发的癫痫发作,发作形式包括部分性发作、不典型失神及癫痫持续状态等,但是一般不伴非语言相关智商异常,精神行为异常少见,脑电图在清醒状态下多数背景活动正常,癫痫样放电表现为反复出现的高波幅棘波、棘-慢波。本例患者虽然发病后出现进行性语言功能退化,但是脑电特征明显较 LKS 患者严重,且失语之外也有进行性加重的智能和运动能力减退。因此,不符合 LKS 的诊断。

LGS 治疗十分棘手,对抗癫痫药物(AEDs)高度耐药,AEDs 治疗使发作暂时减少,但不能完全控制发作,常需合理的联合用药,但是效果常常仅持续数周至 4 个月,此后发作再次增多,因此需要不断地调整药物品种和剂量,甚少可使患者获得无发作,几乎没有治愈的报道,对精神发育迟滞更是缺少对策。

传统 AEDs 中,丙戊酸对 LGS 各种发作形式有效,是首选药物,但是对幼儿肝毒性风险大,氯硝西泮和其他苯二氮䓬类主要对强直发作和肌阵挛发作有效。苯妥英对强直发作和癫痫持续状态有效,卡马西平对部分性发作有效,但是可能加重其他类型发作,苯巴比妥和扑米酮因其对认知和行为的影响及镇静副作用,被禁用于 LGS。

新型 AEDs 治疗 LGS 的短期试验中,通常疗效是暂时的,持续数周。拉莫三嗪对跌倒和失神发作等多种发作有效,但可加重肌阵挛发作。左乙拉西坦对除强直发作以外的所有发作类型有效,托吡酯能显著降低跌倒和强直阵挛发作的频率,但是对认知、行为及生理方面的副作用超过其疗效,非氨酯可减少跌倒发作、失神及其他发作形式,但是有致死性肝损,仅用于特殊病例,如无明确疗效,使用不能超过 2 个月,加巴喷丁可加重发作,被禁用于 LGS。

针对有频繁猝倒的癫痫性脑病,胼胝体切开术是唯一有效的手术方法,也适用于难治性强直发作,偶尔针对 GTCS。对大多数患儿,胼胝体前 2/3 切开即足够,并可降低手术的副作用,但是术后 2 年可能出现复发。有明确局部病灶的少数病例,可采取病灶切除术。迷走神经刺激治疗儿童癫痫性脑病颇有前景,但是对 LGS 的效果很有限。

LGS 病情迁延且逐渐加重,成年期残疾率甚高,患者往往丧失社会功能。有学者认为儿童期如有条件接受病灶切除术或接受胼胝体切除术,减少发作后可有效避免精神发育迟滞的加重。

参考文献

[1] van Rijckevorsel K. Treatment of Lennox-Gastaut syndrome: overview and recent findings [J]. Neuropsychiatr Dis Treat, 2008,4(6): 1001 - 1019.

[2] AES 65th Annual Meeting December 2 - 6, 2011, Baltimore, MD, USA. Epilepsy Curr, 2012,12(Suppl 1): 1 - 418.

(张　璟　邓钰蕾　陈生弟)

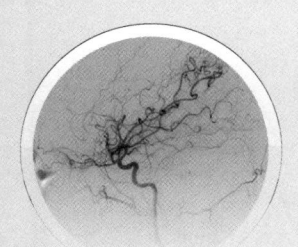

第五章

神经遗传病

病例 1 发作性肢体不自主扭动 23 年余

● 病史

现病史：女性，25 岁，2 岁时无明显诱因出现四肢不自主扭动，发作期间无意识丧失，持续时间小于 1 分钟，可自行缓解。此后上述症状反复出现，幼时无明显诱因。自 11 岁后多在突然站立、起跑后 2～3 步、情绪紧张时发作，发作前有肌肉僵硬发紧感，减慢动作偶可控制发作。发作表现为肢体不自主扭动，多累及左侧肢体，偶可左右两侧交替，伴躯干受累，无面部受累，发作持续小于 30 秒，发作频率 2～3 次/天至 1 次/数月，13～14 岁时发作频繁，约 10 次/天，发作时意识清楚。8 岁时被诊断为"舞蹈多动症"，予以药物治疗（具体不详），因服用后出现口角歪斜遂停用，后口角歪斜症状好转。至今未进行药物治疗。

既往史：7 月时有"良性婴儿惊厥"史，12 岁及 14 岁时有"发作性小脑性共济失调"史（持续约 1 周后自行缓解）。

个人史：无殊。

家族史：否认家族遗传病史。

● 查体

一、内科系统体格检查

体温 37.0 ℃，脉搏 70 次/分，呼吸 20 次/分，血压 110/74 mmHg，心、肺、腹部无异常。

二、神经系统专科检查

精神智能状态：神志清楚，对答切题，计算力、定向力正常。

脑神经：双瞳等大等圆，直径 3 mm，双眼各方向运动正常，无眼震，双侧鼻唇沟对称，伸舌居中，双侧咽反射存在。

运动系统：四肢肌张力正常，四肢肌力 5 级。

反射：双侧肱二头肌、肱三头肌、桡骨膜、膝反射、踝反射（＋＋）。

感觉系统：深、浅感觉及复合感觉无异常。

病理征：阴性。

共济运动：指鼻、跟膝胫试验稳准，Romberg 征阴性。

步态：无异常。

脑膜刺激征：阴性。

● 辅助检查

一、实验室检查

血常规、肝肾功能、血电解质、甲状腺功能检测：均在正常范围。

二、其他辅助检查

头颅 MRI、脑电图：未见明显异常。

三、基因检测

该患者存在 *PRRT2* 基因突变（c.931C＞T）（图 5-1）。值得注意的是，患者该位点突变为纯合突变，其

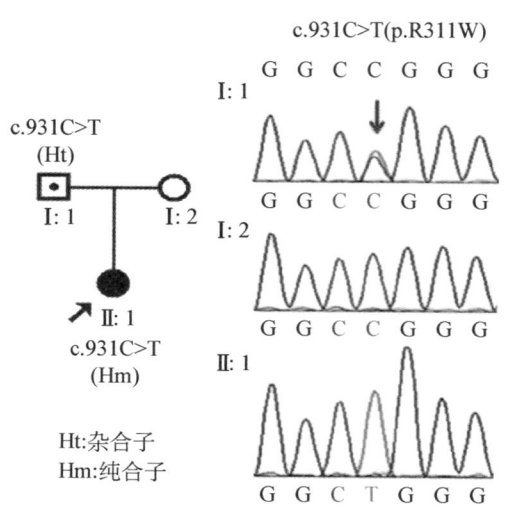

图 5-1 患者及父母 PRRT2 基因测序图,I:1 为父亲,I:2 为母亲,II:1 为先证者

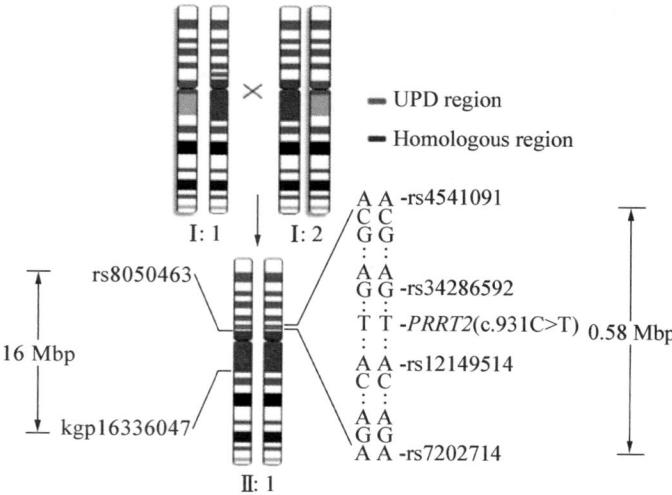

图 5-2 患者及父母 SNP 芯片检测结果,患者 rs4541091～rs7202714 之间均与父亲同源,提示存在单亲二倍体(UPD)

父亲为该位点杂合子,而母亲该位点为野生型。进一步完善基因芯片检测发现患者 16 号染色体上一部分序列全部来源于父亲(0.58 Mbp),即存在单亲二倍体,由此导致了纯合突变的产生(图 5-2)。

● **诊断及讨论**

一、定位诊断

患者主要表现为肢体不自主扭动的舞蹈样动作,为非随意动作,定位于锥体外系。

二、定性诊断

年轻女性,2 岁起病,青少年期发作频繁,发作诱因多为突然动作,主要表现为肢体不自主扭动的舞蹈样动作,发作持续时间小于 1 分钟,发作期间意识清楚,发作间期神经系统检查及神经电生理学检查正常,符合发作性动作诱发性运动障碍(paroxysmal kinesigenic dyskinesia, PKD)的诊断标准。患者有良性婴儿惊厥史及发作性小脑性共济失调史,考虑为复杂型 PKD,进一步基因检测证实该患者存在 PRRT2 基因突变。

三、鉴别诊断

1. 癫痫单纯部分性发作:临床上也可表现为发作性局部肢体不自主动作且发作时意识清楚,持续时间数秒钟到数分钟不等,发作形式刻板,突发突止,对抗癫痫药物有效。但发作前无明显诱因,且发作时脑电图可见痫样波发放。该患者发作前常有运动启动、情绪紧张等诱因。发作时可有左侧发作也可双侧发作,表现形式多样,并可通过减慢动作控制部分发作,故不考虑癫痫发作。可行 AEEG 监测,如在发作时未见痫样波发放则可进一步排除。

2. 发作性过度运动诱发性运动障碍:常由过度运动(如长跑、游泳等)所致肌张力障碍,发作持续时间较发作性动作诱发性运动障碍长,达数分钟至数小时不等。

四、治疗及预后

本病对抗癫痫药,如卡马西平、奥卡西平等有显著疗效,托吡酯、巴比妥类药物亦可作为治疗药物。小剂量卡马西平(50～100 mg/d)睡前服用不仅能有效控制发作,并能避免嗜睡、头晕等不良反应。本病随年龄增长呈自发缓解趋势,通常在 20～30 岁发作频率减少,部分病人发作完全停止。由于其自愈性,患者通常预后良好,对远期生存无影响,但对于未明确诊断和治疗的患者,频繁发作可明显影响其生活质量,尤其对于青年期患者,应更加注意其心理影响。

五、病例点评及疾病分析

本例患者之前于外院被诊断为"舞蹈多动症",予以药物治疗后(具体不详),出现口角抽动的不自主面部动作,停止服药后该症状缓解。基于对本病认识的缺乏,部分患者通常被误诊为癫痫、精神性疾病等,不仅给患者带来沉重的心理负担,不当用药更会恶化症状。因此,加强对发作性动作诱发性运动障碍的认识,至关重要。

发作性动作诱发性运动障碍(PKD)是发作性运动障碍中最常见的一种类型,是一组由突然运动所诱发的非随意运动障碍性疾病,发作时以异常运动或姿势为特征,如肌张力障碍、舞蹈样动作、投掷样动作或以上非随意运动形式的任意组合,肌张力障碍是最常见的发作形式。

发作性动作诱发性运动障碍由 Kertesz 于 1967 年首先报道,2004 年 Bruno 等提出其诊断标准:由突然动作诱发;发作持续时间短暂(<1 分钟);发作期间意识清晰;发病年龄 1~20 岁,如有家族史,发病年龄可适当放宽;苯妥英钠或卡马西平能有效控制发作;神经系统检查和神经电生理学检查正常,且排除其他疾病。运动障碍一般于儿童期或青少年早期起病,在青春期达到发作高峰,至成年期发作频率逐渐减少甚至不再发作。男女发病比例为(4~8):1,尤其以散发病例更为明显。典型的发作性动作诱发性运动障碍大多由突然运动诱发,例如起跑、起立开门或接电话等,而运动形式、速度、幅度的改变,意图动作、疲劳、情绪紧张等亦可诱发。不自主运动多累及一侧肢体,亦可两侧肢体同时受累或伴躯干受累。约 24.1% 的患者发作时可累及面部肌肉,出现面部异常动作、言语障碍等。约 48% 的患者可有发作前兆症状,大多表现为受累肢体肌肉发紧或无力感,部分患者可以在先兆症状出现时通过减慢或停止动作来缓解发作。约 95.6% 的患者发作持续时间不超过 1 分钟。绝大多数患者对抗癫痫药敏感,尤其是卡马西平治疗效果显著,小剂量(50~100 mg/d)可有效控制发作,但应该根据患者的发作频率、对日常生活的影响及职业的不同需求等制定个体化治疗方案。

在已报道的发作性动作诱发性运动障碍病例中,大部分为家族性,也有散发病例报道。家族性患者的遗传方式为常染色体显性遗传伴不完全外显,外显率约 61%~90%。在 1999 年,Tomita 等对 8 个日本发作性运动诱发性运动障碍家系进行连锁和单倍体型分析,将其致病基因定位于 16p11.2~16q12.1,并命名为 EKD1。此后,另外两个 EKD 位点被发现,分别被命名为 EKD2(16q13~16q22.1)和 EKD3。2011 年,来自中国的研究小组证实了 PRRT2(proline-rich transmembrane protein 2)基因为家族性发作性动作诱发性运动障碍的致病基因。目前共有 71 种 PRRT2 突变被报道,其中 c. 649dupC(p. R217PfsX8)为 PRRT2 的突变热点。此外,在发作性非运动源性运动障碍、发作性过度运动诱发性运动障碍、良性家族性婴儿惊厥、偏瘫型偏头痛、阵发性斜颈、发作性共济失调、儿童失神发作及热性惊厥患者中也存在 PRRT2 基因突变,因此"PRRT2 相关性疾病(PRD)"这一概念被提出。PRRT2 基因编码一含有 340 个氨基酸的跨膜蛋白,包含两个胞外区、1 个胞质区及 2 个跨膜区。PRRT2 蛋白被证实与突触相关蛋白 25 存在相互作用,而突触相关蛋白 25 与囊泡组装、转运及递质释放有关,提示突触功能及递质释放异常为其发病机制,有待于进一步明确。

参考文献

[1] 黄啸君,曹立,陈生弟. 发作性动作诱发性运动障碍临床表现及遗传学研究进展[J]. 中国现代神经疾病杂志,2013,13:457 - 462.

[2] Bruno MK, Hallett M, Gwinn-Hardy K, et al. Clinical evaluation of idiopathic paroxysmal kinesigenic dyskinesia: new diagnostic criteria [J]. Neurology, 2004,63:2280 - 2287.

[3] Chen WJ, Lin Y, Xiong ZQ, et al. Exome sequencing identifies truncating mutations in PRRT2 that cause paroxysmal kinesigenic dyskinesia [J]. Nat Genet, 2011,43:1252 - 1255.

[4] Erro R, Sheerin UM, Bhatia KP. Paroxysmal dyskinesias revisited: a review of 500 genetically proven cases and a new classification [J]. MovDisord, 2014,29:1108 - 1116.

[5] Kertesz A. Paroxysmal kinesigenic choreoathetosis: an entity within the paroxysmal choreoathetosis syndrome. Description of 10 cases, including 1 autopsied [J]. Neurology, 1967,17:680 - 690.

[6] Lee HY, Huang Y, Bruneau N, et al. Mutations in the gene PRRT2 cause paroxysmal kinesigenic dyskinesia with infantile convulsions [J]. Cell Rep, 2012,1:2 - 12.

[7] Spacey SD, Valente EM, Wali GM, et al. Genetic and clinical heterogeneity in paroxysmal kinesigenic dyskinesia: Evidence for a third EKD gene [J]. MovDisord, 2002,17:717 - 725.

[8] Tomita Ha, Nagamitsu S, Wakui K, et al. Paroxysmal kinesigenic choreoathetosis locus maps to chromosome 16p11. 2-q12. 1[J]. Am J Hum Genet, 1999,65:1688 - 1697.

[9] van Vliet R, Breedveld G, de Rijk-van Andel J, et al. PRRT2 phenotypes and penetrance of paroxysmal kinesigenic dyskinesia and infantile convulsions [J]. Neurology, 2012,79:777 - 784.

[10] Valente EM, Spacey SD, Wali GM, et al. A second paroxysmal kinesigenic choreoathetosis locus (EKD2) mapping on16q13-q22. 1 indicates a family of genes which give rise to paroxysmal disorders on human chromosome 16 [J]. Brain, 2000,123:2040 - 2045.

[11] Wang JL, Cao L, Li XH, et al. Identification of PRRT2 as the causative gene of paroxysmal kinesigenic dyskinesias [J]. Brain, 2011,134:3493 - 3501.

(黄啸君 曹 立 陈生弟)

病例 2   进行性双下肢乏力伴酸胀感 5 年

● 病史

现病史：女性,19 岁,无明显诱因于 14 岁出现左下肢乏力伴酸胀感,随后累及右下肢,行走呈剪刀样步态,呈进行性加重。15 岁后自觉记忆力减退,18 岁出现尿急、尿失禁。目前行走缓慢,尚能独自行走,无言语含糊、吞咽困难等不适。

既往史：无特殊。

个人史：足月顺产,1 岁行走,5 岁讲话。自幼读书成绩差,班级最后一名。

家族史：父母为表兄妹近亲结婚。

● 查体

一、内科系统体格检查

体温 37.0 ℃,脉搏 68 次/分,呼吸 20 次/分,血压112/68 mmHg,心、肺、腹部无异常。

二、神经系统专科检查

精神智能状态：神志清楚,反应差,记忆力减退。MMSE：22 分。

脑神经：双瞳等大等圆,直径 3 mm,直接和间接对光反应灵敏,眼球各方向活动好,无眼震,双侧鼻唇沟对称,伸舌居中,双侧咽反射灵敏。

运动系统：双上肢肌张力正常,双下肢肌张力明显增高,双上肢肌力 5⁻级,双下肢肌力 4 级,高弓足。

反射：双上肢腱反射(＋＋),双下肢腱反射(＋＋＋),髌阵挛、踝阵挛(＋)。

感觉系统：深浅感觉正常。

病理征：双侧巴氏征(＋)。

共济运动：正常。

步态：剪刀样步态。

脑膜刺激征：阴性。

● 辅助检查

一、实验室检查

血常规、肝肾功能、血电解质、甲状腺功能、血清叶酸、血清维生素 B_{12} 检测均未见异常。

二、其他辅助检查

头颅 MRI：患者头颅 MRI 矢状位 T_1WI 显示胼胝体明显变薄;正常头颅 MRI 矢状位 T_1WI 示胼胝体形态正常;患者横断面提示脑室旁白质高信号,脑室略增宽(图 5-3)。

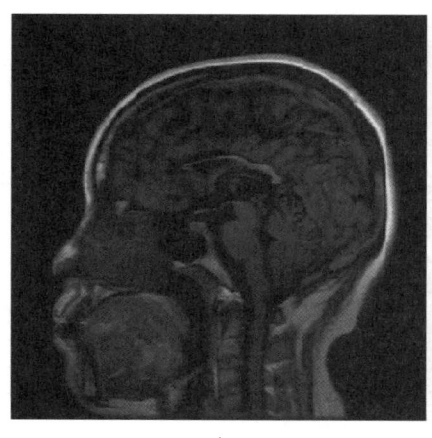 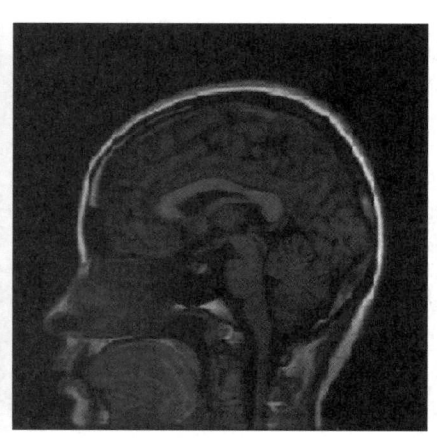

A   B

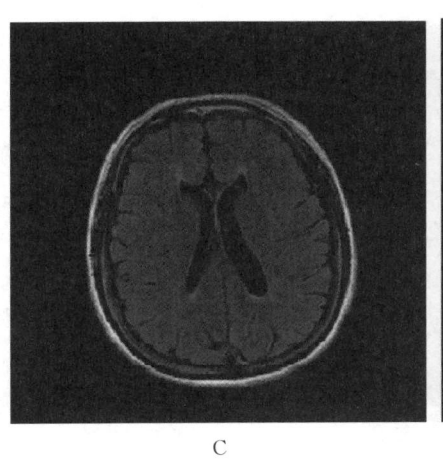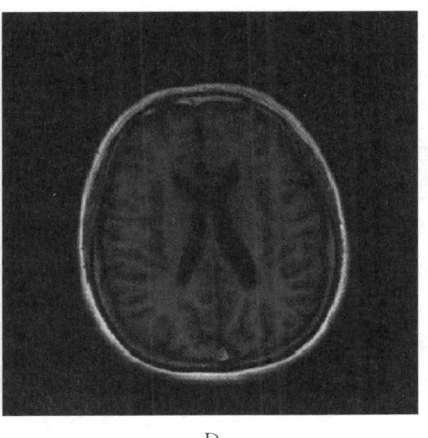

C D

图 5-3　头颅 MRI

三、基因检测

家系图如图 5-4 所示。

*KIAA*1840 基因检测发现纯合突变 c.4561delT,由于单个碱基缺失造成移码突变,终止密码子提前出现,肽链合成提前终止(p. Ser1521GlnfsX8)。对家庭的遗传分析显示父母均为突变 c.4561delT 的携带者(图 5-5)。

● 诊断及讨论

一、定位诊断

患者表现为剪刀样步态,双下肢肌张力增高,腱反射

亢进,膝踝阵挛阳性,双下肢病理征阳性,定位于锥体束。

二、定性诊断

年轻女性,青春期起病,首发症状为步态异常,同时伴有认知功能减退,症状进行性加重,父母近亲婚配,故定性考虑神经遗传变性性疾病。结合患者双下肢无力、张力增高的首发症状,考虑遗传性痉挛性截瘫。除遗传性痉挛性截瘫的典型表现外,患者存在认知功能下降,头颅 MRI 检查提示胼胝体萎缩,因而诊断为复杂型遗传性痉挛性截瘫。结合认知障碍及胼胝体萎缩为遗传性痉挛性截瘫 11 型(spastic paraplegia 11,

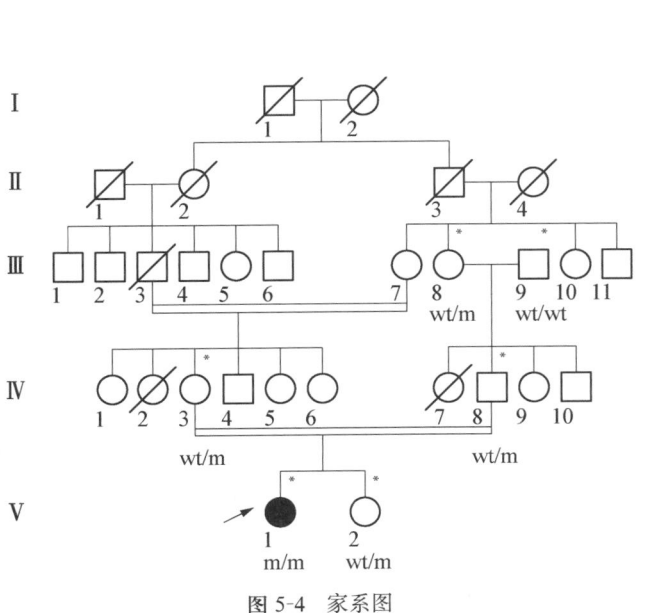

图 5-4　家系图

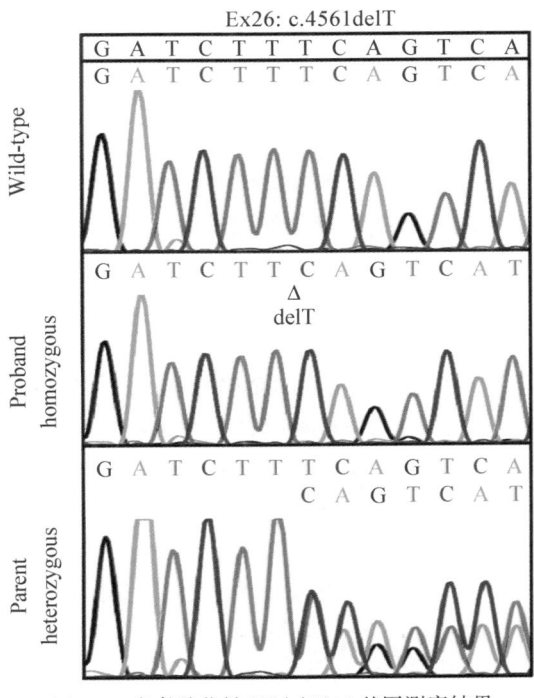

图 5-5　患者及父母 *KIAA*1840 基因测序结果

SPG11)的典型表现,故诊断患者为 SPG11,进一步的基因检测结果也证实这一诊断。

三、鉴别诊断

1. 脊髓型颈椎病:与遗传性痉挛性截瘫一样,脊髓型颈椎病也可有下肢慢性进行性无力及肌张力增高等表现,查体也可见下肢锥体束受累等体征,主要是由于膨出的椎间盘压迫皮质脊髓束所致。但脊髓型颈椎病常有上肢受累,累及后根时有神经根性疼痛及肢体麻木,颈椎 X 线片及 MRI 示颈椎骨质增生等表现。颈椎病不可能累及颈椎以上部位。该患者青少年起病,表现为双下肢进行性乏力,同时患者 5 岁才会讲话,读书学习成绩较差,高级皮质受累证据明显。发病 5 年未累及上肢,故可排除脊髓型颈椎病。

2. 遗传性运动神经元病:约 10% 肌萎缩性侧索硬化症(amyotrophic lateral sclerosis,ALS)呈家族性。由 SOD1 基因突变导致的 ALS 通常呈常染色体显性遗传,但也可引起常染色体隐性遗传 ALS。该疾病存在临床异质性,在同一家族内表型也存在差异,例如,家系内发病年龄差异、起病症状不同等,但通常都表现为手部肌肉局灶性和不对称性的无力及萎缩。下运动神经元受累通常显而易见,而上运动神经元受累不明显。肌电图可有广泛神经源性肌电改变,头颅 MR 一般无明显异常。该患者表现为双下肢无力,受累较对称,发病 5 年无力症状仅限于下肢而上肢正常,同时患者自幼智力发育迟缓,头颅 MR 提示胼胝体萎缩,临床表现与 ALS 不符,故排除。

四、治疗及预后

目前对于遗传性痉挛性截瘫的治疗主要为对症治疗,巴氯芬或替扎尼丁等肌松药物可缓解下肢的张力增高。目前缺乏对因治疗手段。

五、病例点评及疾病分析

痉挛性截瘫诊断的主要依据为其临床表现,由于其类型的多样性,更应结合遗传方式及其他临床资料,如合并症状、影像学资料、实验室检查等进一步进行判断,以缩小其亚型范围,进一步结合基因分析,使诊断更准确简洁。

遗传性痉挛性截瘫是一组具有高度临床及遗传异质性的疾病。其病理基础为基因突变引起的双侧皮质脊髓束和后索轴索变性,以胸段病变明显,由此表现为对称性双下肢进行性肌无力和肌张力增高,可伴有膀胱括约肌功能障碍及深感觉障碍。根据临床特征可分为单纯型和复杂型。复杂型痉挛性截瘫是指在双下肢肌无力、肌张力增高、反射亢进的基础上合并其他特殊的临床表现,例如痴呆、小脑萎缩、癫痫、胼胝体萎缩、白质病变、周围神经病、骨骼异常、肌肉萎缩及视神经萎缩等。根据遗传方式的不同,遗传性痉挛性截瘫可分为常染色体显性遗传性痉挛性截瘫、常染色体隐性遗传性痉挛性截瘫、X 连锁遗传性痉挛性截瘫以及线粒体遗传性痉挛性截瘫。截至目前遗传性痉挛性截瘫已定位 72 型,其中已有 55 型的致病基因被克隆。在常染色体隐性遗传性痉挛性截瘫中已定位 48 型基因,其中 41 型被克隆。

由 KIAA1840 基因突变引起的 SPG11 是常染色体隐性遗传痉挛性截瘫(autosomal recessive hereditary spastic paraplegia,ARHSP)的最常见原因,约占 ARHSP 患者的 18.9%。KIAA1840 基因含有 40 个外显子,其编码的 spatacsin 蛋白含有 2 443 个氨基酸残基,有 4 个跨膜区域,属于芳香族二氧化酶超级家族成员,表达于中枢神经系统的大脑皮质、小脑、海马、松果体等。Spatacsin 蛋白功能目前尚不明确,但它似乎对于保持神经元的存活是必不可少的。KIAA840 基因的多种突变类型均导致蛋白功能的缺失。SPG11 患者父母为近亲结婚者多见,常于婴儿期或青少年起病(1~31 岁),临床特点有首发步态异常、智力发育迟缓(许多早发患者表现为儿童期学习困难,智商低)、胼胝体发育不良(thin corpus callosum,TCC)、周围神经病变、手部肌萎缩和小脑性共济失调。起病后约 10 年,患者出现 SPG11 突变的所有临床表现,包括进展性的下肢痉挛、胼胝体萎缩、智力低下和(或)认知倒退;并在发病 10~20 年后逐渐发展至无法独立行走。患者的认知倒退严重程度与其病程相关,包括严重的近期记忆障碍、情绪不稳、言语流畅度下降、执行能力下降、注意力缺陷、MMSE 评分低,精神问题伴行为障碍的病例亦有报道。SPG11 突变患者的其他特点包括构音障碍、高弓足、脊柱侧弯、帕金森症状,而病程长的患者还可能发生吞咽困难。超过 90% 的 SPG11 异常患者头颅 MRI 可观察到 TCC。此外,头颅 MRI 可观察到脑室旁白质高信号及额叶皮质萎缩。因此认知障碍和 TCC 是 SPG11 可靠的表型特征。本例患者父母为近亲婚配,父母表型均正常,遗传方式考虑常染色体隐性遗传。患者青年起病,临床症状符合典型痉挛性截瘫症状及体征,此外还存在智能减退,因此该患者表型为复杂型痉挛性截瘫。头颅 MRI 发现胼胝体萎缩,此为 SPG11

特征性的表现。且由于 SPG11 是 ARHSP 最常见类型，也是合并有 TCC 的 HSP 中常见类型，因此，从临床表现上，该患者为 SPG11 的可能性最大，最终的基因检测结果也证实了该诊断。

　　*KIAA*1840 基因突变已被认为与约 40% 的青年型肌萎缩性侧索硬化症 5 型相关，同时也与 Kjellin 综合征相关，其临床特征除痉挛性截瘫以及胼胝体萎缩外，还表现为中央视网膜变性、智力低下及肌萎缩。平均而言，该疾病患者在发病 16 年后丧失独立行走能力。三种疾病的共同特点除痉挛性截瘫以及胼胝体萎缩以外还包括轴索性神经病和小脑体征，因此认为上述表型可能与中枢及外周神经轴索的联合变性以及皮质、丘脑、脊髓神经元丢失有关。

参考文献

[1] Bauer P, Winner B, Schule R, et al. Identification of a heterozygous genomic deletion in the spatacsin gene in SPG11 patients using high-resolution comparative genomic hybridization [J]. Neurogenetics, 2009,10: 43 - 48.

[2] Blackstone C. Cellular pathways of hereditary spastic paraplegia [J]. Annu. Rev, 2012, Neurosci, 35,25 - 47.

[3] Harding AE. Hereditary spastic paraplegias [J]. Semin. Neurol, 1993,13: 333 - 336.

[4] Finsterer J, Löscher W, Quasthoff S, et al. Hereditary spastic paraplegias with autosomal dominant, recessive, X-linked, or maternal trait of inheritance [J]. Journal of the Neurological Sciences, 2012,318: 1 - 18.

[5] Lo Giudice T, Lombardi F, Santorelli FM, et al. Hereditary spastic paraplegia: clinical-genetic characteristics and evolving molecular mechanisms [J]. Experimental Neurology, 2014, 261: 518 - 539.

[6] Orlacchio A, Babalini C, Borreca A, et al. Spatacsin mutationscause autosomal recessive juvenile amyotrophic lateral sclerosis [J]. Brain, 2010,133: 591 - 598.

[7] Orlén H, Melberg A, Raininko R, et al. SPG11 mutations cause Kjellin syndrome, a hereditary spastic paraplegia with thin corpus callosum and central retinal degeneration [J]. Am J Med Genet B Neuropsychiatr Genet, 2009,150B: 984 - 992.

[8] Pippucci T, Panza E, Pompilii E, et al. Autosomal recessive hereditary spastic paraplegia with thin corpus callosum: a novel mutation in the SPG11 gene and further evidence for genetic heterogeneity [J]. Eur J Neurol, 2009,16: 121 - 126.

[9] Schule R, Schöls L. Genetics of hereditary spastic paraplegias [J]. Semin Neurol, 2011,31: 484 - 493.

[10] Southgate L, Dafou D, Hoyle J, et al. Novel SPG11 mutations in Asian kindreds and disruption of spatacsin function in the zebrafish [J]. Neurogenetics, 2010,11: 379 - 389.

[11] Stevanin G, Azzedine H, Denora P, et al. Mutations in SPG11 are frequent in autosomal recessive spastic paraplegia with thin corpus callosum, cognitive decline and lower motor neuron degeneration [J]. Brain, 2008,131: 772 - 784.

（黄啸君　曹　立　陈生弟）

病例 3　发作性四肢无力十余年

● 病史

　　现病史：男，15 岁，2 岁时家属晨起发现病人四肢无力，软瘫在床上，眼球及面部有活动，神志清楚，无大小便失禁，送至当地诊所予以补液治疗，3 天后好转，力气恢复正常。此后每年均有 2 次左右类似发作，春天较多，发作前诱因常为受凉、感冒、腹泻等，四肢无力数小时后达到高峰，发作时双下肢有酸胀感，无明显麻木疼痛。发作时多在当地医院治疗 2～3 天后好转，家属诉当地医院给予补钾治疗。2011 年发作 3 次，2012 年 3 月再次发作，此次发作治疗效果欠佳，治疗后力气有部分恢复。但反复出现缓解-加重，至今自觉右手乏力，可以行走，生活基本自理，休学在家。为求进一步诊治，收治入院。

　　既往史：患者 1 岁会走路，自小身材较同龄人矮小，长跑不能完成，长时间行走后诉脚踝酸痛。

　　个人史：长期生活于原籍，否认疫水疫区接触史。

　　家族史：家族内无类似病史。

● 查体

一、内科系统体格检查

　　体温 36.5 ℃，脉搏 70 次/分，呼吸 18 次/分，血压 115/69 mmHg，心、肺、腹部无异常。

二、神经系统专科检查

　　精神智能状态：神智清楚，精神差，言语清晰，对答切题,查体合作,高级智能未见异常。

脑神经:双瞳孔等大等圆,直径 3 mm,对光反射灵敏,双眼各方向运动正常,眼震(一)。双侧鼻唇沟对称,鼓腮露齿正常,伸舌居中,无舌肌纤颤、萎缩,咽反射存在,转颈、耸肩正常。

运动系统:身材矮小(155 cm)。四肢肌肉无萎缩、无肥大,肌张力正常。右上肢肌力近端 3 级,远端 4 级,握力 4 级。左上肢肌力近端 4^- 级,远端 4 级,握力 5 级。双手无名指指间关节僵硬,屈曲困难。左下肢肌力近端 4 级,远端 5^- 级,右下肢肌力近端 3^+ 级,远端 5^- 级。

反射:双侧肱二头肌、肱三头肌、桡骨膜反射未引出,双侧膝反射(++),踝反射(+),双侧踝阵挛、髌阵挛(一)。

感觉系统:四肢针刺觉对称,未见明显减退。

病理征:未引出。

共济运动:双侧指鼻试验及跟膝胫试验可,双手轮替动作可,Romberg 征(一)。

步态:直线行走尚可,右腿稍拖曳。

脑膜刺激征:阴性。

● **辅助检查**

一、实验室检查

相关实验室检查:血常规、电解质正常。性激素全套、促生长素(GH)、胰岛素样生长因子 1(IGF1)、胰岛素样生长因子结合蛋白 3(IGFBP3)、甲状旁腺素(PTH)、250HD₃、甲状腺功能、血皮质醇昼夜节律(8:00、16:00、24:00)、促肾上腺皮质激素(ACTH)、24 小时尿皮质醇无异常。肌酸激酶:1 020 IU/L(↑)(参考值 22~269 IU/L);乳酸脱氢酶正常。静息乳酸 1.58 mmol/L(参考值 0.70~2.70 mmol/L),活动后乳酸 5.99 mmol/L(↑)(参考值 0.70~2.70 mmol/L)。

二、其他辅助检查

头颅 MRI:未见明显异常。

骨龄摄片、垂体 MR 动态增强及睾丸、附睾、精索、前列腺 B 超:正常。

胸部正位片:两肺纹理增粗紊乱。

心脏超声:左心室肥大。

心电图:无异常。

肌电图:神经传导速度、肌电图、重复神经电刺激检测未见明显异常,运动诱发试验 CMAP 平均波幅未见衰减。

右上肢肌肉活检(2012-06-01):骨骼肌的主要病理改变为出现个别萎缩肌纤维,以及Ⅰ型肌纤维较Ⅱ型肌纤维略小,上述病变不具有疾病特异性,可以出现在离子通道病中。没有发现代谢性肌肉病、炎性肌肉病和肌营养不良症的典型病理改变特点(图 5-6)。

三、基因检查

SCN4A、*CACNA1S*、*KCNE3* 基因筛查未见突变,*KCNJ2* 基因检测存在 A919G(p.307M>V)杂合突变,患者父母无该突变(图 5-7)。该变异 ACMG 分级为"致病"。

● **诊断及讨论**

一、定位诊断

患者主要症状为发作性四肢无力,神经系统查体肌力减退,近端重于远端,肌张力不高,肱二头肌、肱三头肌、桡骨膜反射未引出,病理征阴性,故初步定位于下运动神经元通路和肌肉。此外,患者以运动系统受累为主,无感觉系统及自主神经系统受累症状,肌无力无晨轻暮重的特点,神经肌肉电生理检查无神经源性损害,重复神经电刺激检查无异常,结合肌酸激酶升高,故进一步定位于肌肉。

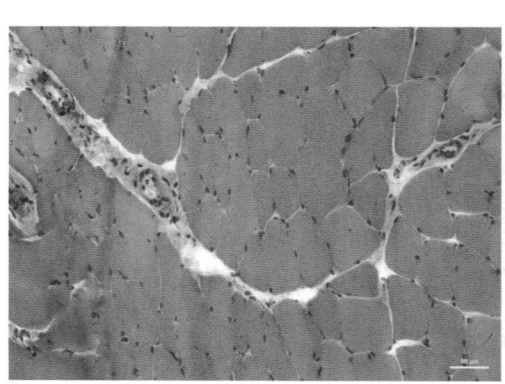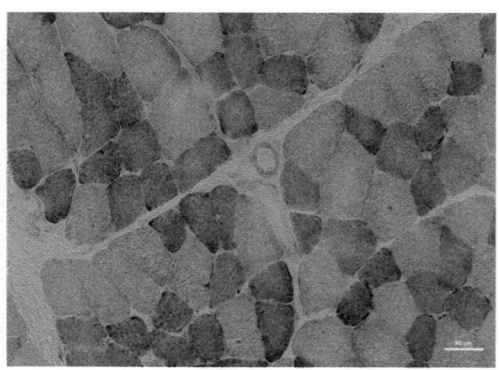

图 5-6 HE 染色可见个别萎缩肌纤维,NADH-TR 染色见Ⅰ型肌纤维较Ⅱ肌纤维小(bar=50 μm)

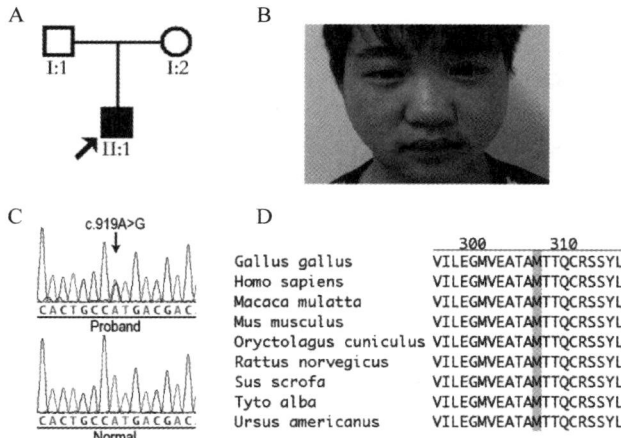

图 5-7　A. 患者家系图；B. 患者面部照片示眼距宽；C. *KCNJ2* 基因检测结果；D. 患者变异位置保守性

二、定性诊断

患者青年男性，临床表现为发作性肌无力，发作间期完全正常，症状无晨轻暮重的特点，肌肉活检基本排除了代谢性肌肉病、炎性肌肉病和肌营养不良症的诊断，故定性为离子通道疾病。患者甲状腺功能正常，血皮质醇、性激素等激素水平及性腺结构正常，基本排除了常见的继发性离子通道病。患者身材矮小，生长发育迟缓，心脏超声提示"左心室肥大"，血电解质正常，提示患者为遗传因素所致的以周期性麻痹为主要特点的骨骼肌离子通道病。

原发性周期性麻痹以发作性肌肉无力为特征，伴有血钾水平的变化，包括低钾型周期性麻痹、高钾型周期性麻痹、Andersen 综合征（又称 Andersen-Tawil syndrome，ATS），由 *SCN4A*、*CACNA1S*、*KCNJ2*、*KCNJ5* 等基因突变引起。根据 Andersen 综合征的典型三联征：周期性麻痹，心律失常，发育异常。该患者表现为血钾水平正常的周期性麻痹，伴有生长发育迟缓，虽没有典型的心律失常表现，但是该患者有左心室肥大，结合患者存在 *KCNJ2* 基因的新发变异，该患者可确诊为 Andersen 综合征（LQT7）。

三、鉴别诊断

1. 原发性低钾性周期性麻痹（Hypo PP）：患者可有周期性肌无力发作及其家族史，但是患者多无典型的室性心律失常及长 QT 间期综合征，发育一般无异常，临床上据此两点可与 Andersen 综合征鉴别。此外，Hypo PP 血钾多低于正常水平，而 Andersen 综合征血钾可正常、升高或是降低，基因检测发现 *KCNJ2* 或 *KNCJ5* 基因突变有助于确诊。

2. 代谢性肌病：该病人本次无力主要在上下肢近端（三角肌和髂腰肌受累明显），肌酸激酶升高，代谢性肌病不能排除，但肌活检结果不符合代谢性肌病的特点。

3. 重症肌无力：症状呈波动性，晨轻暮重，病态疲劳。新斯的明试验阳性，血钾正常。该病人临床症状无明显病态疲劳，肌电图检查可鉴别。

四、治疗及预后

入院后予以补达秀 1 粒每天 3 次；辅酶 Q10 10 mg 每天 3 次；维生素 C 10 mg 每天 3 次口服。肌力较前明显恢复。

五、病例点评及疾病分析

Andersen 综合征即长 QT 间期综合征第七型（LQT7），是一种以钾敏感性周期性瘫痪、室性节律障碍以及轻微的面部或骨骼形态异常为特征的常染色体显性遗传性疾病。该病在家族内可有明显的表型变异，有不全外显的特点。临床上，任何周期性瘫痪伴有发育异常或是心律失常的患者均应考虑患有 Andersen 综合征的可能。典型的三主征：血钾敏感性周期性瘫痪、室性心律失常伴长 QT 间期综合征以及形态异常，可以进行临床诊断，基因检测发现 *KCNJ2* 或 *KCNJ5* 基因突变有助于确诊。迄今，有 30 余种 *KCNJ2* 基因不同的错义突变和小缺失突变已被报道，约 60% 的患者存在 *KCNJ2* 基因突变，其中 30% 患者为新发突变，有 40% 的患者未发现基因突变，两组患者之间无表型差异。

Andersen 综合征在周期性瘫痪发作时，血清钾可以升高、正常或是降低，患者对口服补钾的反应不确定。周期性瘫痪起病年龄为 4～18 岁，肌无力可以持续数小时至数日，64% 的 *KCNJ2* 基因突变携带者存在周期性瘫痪。与经典的原发性周期性麻痹不同，除钾摄入及剧烈运动后休息可以诱发 Andersen 综合征发作外，偶见皮质类固醇激素诱发。发作时通常不伴有肌强直，有时可以出现肢体近端或是远端的持续性无力。

64% 的患者存在室性心律失常，以双向性室性心动过速最常见。67% 的患者存在 QT 间期延长，亦有部分患者 QT 间期正常，但是伴有异常的 U 波及长 QU 间期，静态心电图常表现为二联律。患者可因心律失常出现晕厥，甚至猝死。周期性瘫痪与心律失常表现具有性别特异性，女性患者（81%）以心律失常多见，男性（40%）则以周期性麻痹多见。

形态发育异常与心律失常及周期性瘫痪的严重程度无关，通常表现轻微，在临床体格检查时很容易被医生忽略，可有身材矮小、低位耳、眼距过宽、牙齿发育异常、下颌过小、第五指先天性侧弯、并指畸形、脊柱侧凸等,罕见的临床表现有高嗓音、共济失调性步态障碍等,还可有心脏形态异常,如半月瓣异常。

该患者表现为血钾水平正常的周期性麻痹,伴有生长发育迟缓(身材矮小)。患者的身材矮小在多次就诊时均未引起重视。虽然没有典型的心律失常表现,但是该患者有左心室肥大,我们推测为疾病早期导致的心肌病理变化,长期随访患者可能会出现典型的室性心律失常。结合患者存在 *KCNJ2* 基因的新发变异(p. 307M>V),而且该变异的 ACMG 分级为"致病",故该患者可确诊为 Andersen 综合征。

Yoon 对一家系内所有成员的认知功能进行研究发现,虽然患者的 IQ 与未患病家庭成员均在正常范围内,但是患者均有学习困难的主诉,突出表现在执行功能、推理能力、数学及阅读能力等认知功能的下降。Chan 发现存在 *KCNJ2* 基因突变的患者不仅存在认知功能的下降,头颅 MRI 检查还存在脱髓鞘,表现为脑室周围及皮质下白质损伤,提示 *KCNJ2* 基因可能在髓鞘形成和神经功能的维持中起一定的作用。

在伴有低钾血症的患者,口服补钾可以中止发作;乙酰唑胺和胺碘酮对心律失常和肌无力症状可有明显的改善,对如何预防恶性心律失常的出现还不确定。尽管很少有证据表明 β 受体阻滞剂能真的改变心脏频率,这类药物仍常用于治疗室性心动过速。植入式心脏复律除颤器对因心动过速性导致的晕厥有效。2013 年进行的一项动物实验发现,使用河鲀毒素(tetrodotoxin,TTX)选择性抑制钠离子通道之后,可以缓解钙超负荷引起的心律失常,可能是 ATS 治疗的新方向。

参考文献

[1] Andelfinger G, Tapper AR, Welch RC, et al. KCNJ2 mutation results in Andersen syndrome with sex-specific cardiac and skeletal muscle phenotypes [J]. American Journal of Human Genetics, 2002,71: 663-668.

[2] Bendahhou S, Fournier E, Gallet S, et al. Corticosteroid-exacerbated symptoms in an Andersen's syndrome kindred [J]. Human Molecular Genetics, 2007,16: 900-906.

[3] Canun S, Perez N, Beirana LG. Andersen syndrome autosomal dominant in three generations [J]. American Journal of Medical Genetics, 1999,85: 147-156.

[4] Chan HF, Chen ML, Su JJ, et al. A novel neuropsychiatric phenotype of KCNJ2 mutation in one Taiwanese family with Andersen-Tawil syndrome [J]. Journal of Human Genetics, 2010,55: 186-188.

[5] Davies NP, Imbrici P, Fialho D, et al. Andersen-Tawil syndrome: new potassium channel mutations and possible phenotypic variation [J]. Neurology, 2005,65: 1083-1089.

[6] Haruna Y, Kobori A, Makiyama T, et al. Genotype-phenotype correlations of KCNJ2 mutations in Japanese patients with Andersen-Tawil syndrome [J]. Human mutation, 2007, 28: 208.

[7] Junker J, Haverkamp W, Schulze-Bahr E, et al. Amiodarone and acetazolamide for the treatment of genetically confirmed severe Andersen syndrome [J]. Neurology, 2002,59: 466.

[8] Plaster NM, Tawil R, Tristani-Firouzi M, et al. Mutations in Kir2.1 cause the developmental and episodic electrical phenotypes of Andersen's syndrome [J]. Cell, 2001,105: 511-519.

[9] Sansone V, Griggs RC, Meola G, et al. Andersen's syndrome: a distinct periodic paralysis [J]. Annals of neurology, 1997, 42: 305-312.

[10] Tristani-Firouzi M, Jensen JL, Donaldson MR, et al. Functional and clinical characterization of KCNJ2 mutations associated with LQT7 (Andersen syndrome) [J]. The Journal of Clinical Investigation, 2002,110: 381-388.

[11] Yoon G, Oberoi S, Tristani-Firouzi M, et al. Andersen-Tawil syndrome: prospective cohort analysis and expansion of the phenotype [J]. American journal of medical genetics Part A, 2006,140: 312-321.

(刘晓黎 曹 立 陈生弟)

病例4 双足下垂 21 个月

● 病史

现病史:患儿,女性,30 月龄。4 月龄时出现双足下垂,1 岁起出现大腿下 1/3 以下肌肉萎缩,并有右手拇指不能背屈,右手灵活度较左侧差,双手肌肉无明显萎缩。1 岁半会迈步,需穿矫形鞋。6 月龄及 1 岁时行肌电图提示周围神经病变。患儿病程中无呼吸困难,无肺部感染。

个人史:足月顺产,1 岁会说话,智力发育正常。

家族史：否认家族遗传病史，父母体健，非近亲婚配。

● 查体

一、内科系统体格检查

体温 37.0 ℃，脉搏 78 次/分，呼吸 20 次/分，血压 102/63 mmHg，心、肺、腹部无异常。

二、神经系统专科检查

精神智能状态：神志清楚，对答切题，计算力、定向力正常。

脑神经：双瞳等大圆形，直径 4 mm，直接和间接对光反应灵敏，双眼各向活动自如，无眼震，双侧鼻唇沟对称，伸舌居中，悬雍垂居中，咽反射灵敏，腭弓上抬可。

运动系统：双上肢近端肌力 5 级，握力 5⁻级，下肢近端肌力 5 级，胫前肌 1 级，腓肠肌 3 级。脊柱轻度侧弯。

反射：双上肢腱反射（＋），双下肢膝反射（＋），踝反射未引出。

感觉系统：感觉检查不配合。

病理征：未引出。

共济运动：指鼻、跟膝胫试验稳准，Romberg 征阴性。

步态：跨阈步态。

● 辅助检查

一、实验室检查

血尿串联质谱（2010.10，6 月龄，外院）：所测氨基酸及酰基肉碱正常。

二、其他辅助检查

胸部透视：膈肌活动正常。

腰椎磁共振（2011.3，11 月龄）：正常。

神经肌电图（2010.10，外院）：多发性周围神经损害，累及双下肢运动轴索。

神经肌电图（2011.6，14 月龄）（表 5-1～3）：提示双侧胫神经、左侧正中神经复合肌肉动作电位幅度偏低，双侧腓总神经复合肌肉动作电位消失；双下肢末端运动神经传导速度明显延迟；四肢感觉神经动作电位及感觉神经传导速度轻度下降。针极肌电图提示静息状态下双侧腓肠肌及胫前肌存在纤颤和正向尖波。结论：双侧腓总神经变性，双侧胫、腓肠神经传导速度变慢。

表 5-1　神经肌电图

Nerve/Sites	Latency s	Ampl. mV	Distance cm	Velocity m/s
L 正中神经-APB				
1.腕	3.00	1.6		
2.肘	6.20	2.4	13	40.6
R 正中神经-APB				
1.腕	2.80	4.6		
2.肘	6.10	3.9	14	42.4
R 腓总神经-EDB				
1.踝部正中	5.30	0.1		
2.腓骨小头下	11.55	0.1	17.5	28.0
L 腓总神经-EDB				
1.踝部正中	5.00	0.0		
2.腓骨小头下	10.45	0.0	16.5	30.3
L 胫神经-AH				
1.踝	6.15	0.4		
2.腘窝	14.00	0.4	18.5	23.6
R 胫神经-AH				
1.踝	6.45	0.3		
2.腘窝	15.70	0.3	20	21.6

表 5-2 神经肌电图

Nerve/Sites	Rec. Site	Latency ms	Peak Ampl uV	Distance cm	Velocity m/s
R 腓浅神经-Foot					
1. Lateral Leg	Foot	1.80	6.6	8.3	46.1
L 腓浅神经-Foot					
1. Lateral Leg	Foot	1.45	6.0	6	41.4

表 5-3 神经肌电图

	Spontaneous						MUAP			Recruitment
	IA	Fib	PSW	Fasc	Other	Auto. Mup	Amp	Dur	PPP	Pattern
R. 胫前肌	N	1+	few	None	None	None	N	N	N	N
R. 腓肠肌(内侧头)	N	1+	1+	None	None	None	N	N	N	Reduced
L. 腓肠肌(内侧头)	N	1+	1+	None	None	None	N	N	N	N
L. 胫前肌	N	1+	1+	None	None	None	N	N	N	N

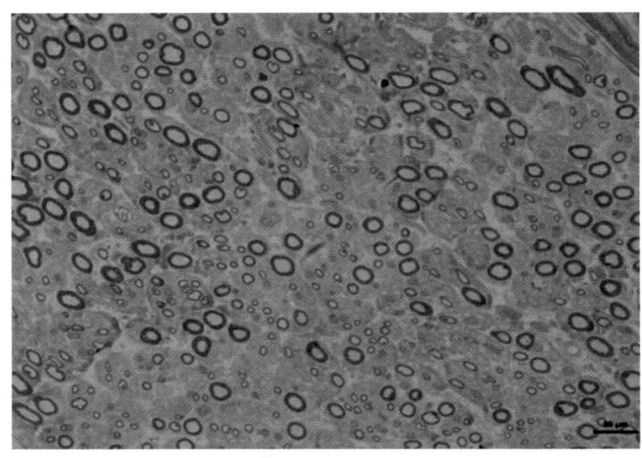

图 5-8 神经束内有髓神经纤维中度减少,个别小直径有髓神经纤维成簇排列现象(箭头)

病理检查:轴索性周围神经病变

腓肠神经半薄切片:神经束内有髓神经纤维中度

减少,以大直径有髓神经纤维减少为主。可见个别小直径有髓神经纤维成簇排列现象,未见髓球样结构。没有发现薄髓鞘的有髓神经纤维以及有髓神经纤维周围出现洋葱球样结构(图 5-8)。

三、基因检测

外院(2010.10):未见 SMN 基因 7,8 号外显子缺失。

外院(2011.6):MFN2 阴性。

全基因组外显子测序:患者免疫球蛋白结合蛋白 2(immunoglobulin-binding protein 2,IGHMBP2)基因存在复合杂合突变 c.344C>T(p.115T>M)及 c.1737C>A(p.579F>L)(图 5-9),对其父母行 IGHMBP2 基因检测发现其父亲存在杂合突变 c.1737C>A(p.579F>L),其母亲存在杂合突变 c.344C>T(p.115T>M)。

c.344C>T(p.115T>M)

c.1737C>A(p.579F>L)

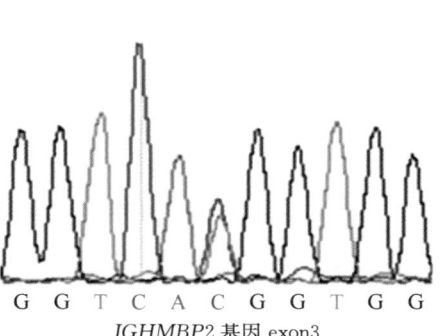

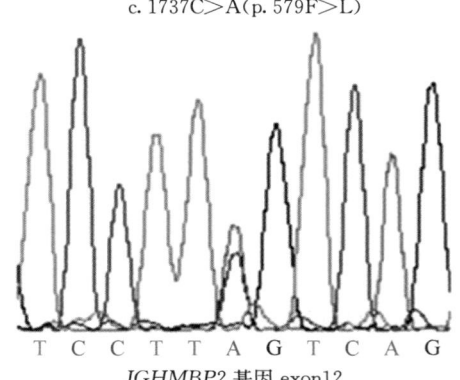

IGHMBP2 基因 exon3   IGHMBP2 基因 exon12

图 5-9 基因检测图

● 诊断及讨论

一、定位诊断

患儿表现为双足下垂双大腿下 1/3 以下肌肉萎缩、肌力下降,并有右手拇指不能背屈,远端明显,定位在周围运动神经。

二、定性诊断

婴儿期起病,隐性遗传可能性大。进行性肢体远端肌无力与肌萎缩,以下肢为显著。神经肌电图示轴索性周围神经损害,病理示神经束内有髓神经纤维数目中-重度减少,部分有髓神经纤维轴索出现空泡样变,首先考虑腓骨肌萎缩症 2 型(charcot-marie-tooth disease type 2,CMT2)或是远端型遗传性运动神经病。对患者进行全外显子测序检测,发现其 *IGHMBP2* 基因存在复合杂合突变,父母各携带一个致病基因。

2003 年,Pitt 等归纳了脊肌萎缩症伴呼吸功能障碍型(spinal muscular atrophy with respiratory distress 1, SMARD1)/远端型运动神经病 Ⅵ 型(distal hereditary motor neuropathy VI, dHMNVI)的临床特征:①发病年龄:出生 6 周~6 个月内;②进展性下肢远端肌无力,伴因膈肌麻痹所致的呼吸窘迫;③神经病理:有髓纤维缺失,没有髓鞘再生或者脱髓鞘的依据;④神经肌电图:1 根以上运动神经的传导速度减慢的典型表现。结合患儿的临床表现和基因检测结果,考虑为不典型的"远端型运动神经病Ⅵ型"。

三、鉴别诊断

1. 腓骨肌萎缩症 2 型:CMT2 是一种运动系统受累相对较重的遗传性运动感觉性轴索型周围神经病,约占 CMT 患者的 30%(1/10 000),典型表现为慢性进行性双下肢和/或双上肢远端肌无力和肌萎缩,伴或不伴轻度感觉障碍。依据基因型的不同分为多个亚型,*MFN2* 基因突变最常见。本患儿在婴儿期起病,出现进行性肢体远端肌无力与肌萎缩,未出现感觉障碍与呼吸窘迫,从临床表型上难以区分 CMT2 与 SMARD1,确诊需要基因诊断。

2. 其他类型远端型遗传性运动神经病(distal hereditary motor neuropathy,dHMN):dHMN 主要表现为肢体远端的无力和萎缩,下肢起病常见,伴腱反射减退或消失,多无感觉障碍。依据致病基因的不同,可以分为多个亚型,具体的分型诊断需要基因检测。

3. 遗传性痉挛性截瘫:是一组具有高度临床及遗传异质性的疾病,表现为对称性双下肢进行性肌无力和肌张力增高,可伴有膀胱括约肌功能障碍及深感觉障碍。其病理基础为基因突变引起的双侧皮质脊髓束和后索轴索变性。本患儿主要表现为双下肢下运动神经元性肌无力与肌萎缩,可与此病相鉴别。

四、治疗及预后

远端型脊肌萎缩症伴呼吸功能障碍型尚无有效的治疗方法,多数患者在青少年时期因呼吸窘迫死亡,亦有不典型患者疾病缓慢进展的报道。我们未对患者采取药物治疗,嘱其家人进行良好的家庭护理与营养支持,避免上呼吸道感染。

五、病例点评及疾病分析

根据该患儿的临床表现、肌电图、肌肉活检结果,最初诊断为"腓骨肌萎缩 2 型",因 CMT2 基因较多,且考虑患者有可能为新类型的 CMT2,由于患者父母有继续生育的意愿,因此我们借助全外显子测序技术以尽快明确致病基因。结果未发现已明确的 CMT2 各亚型致病基因突变,而发现 *IGHMBP2* 基因上存在复合杂合突变 c.344C>T 及 c.1737C>A,故诊断修改为"远端型运动神经病Ⅵ型",其父母分别存在杂合突变 c.1737C>A 及 c.344C>T。本例患儿临床表现不伴有呼吸困难,胸部透视示膈肌活动正常,与典型病例存在差别,提示 SMARD1 存在临床异质性。且本患儿肌电图及病理结果符合 CMT2 的诊断,提示在远端型遗传性运动神经病的诊断上可能与 CMT2 重叠,而随着分子遗传检测技术的发展,发现这两种疾病在致病基因上存在着一定的交叉,目前 *IGHMBP2* 除被认为可导致远端型运动神经病 Ⅵ 型外,还可导致 CMT2S。CMT2S 和远端型运动神经病Ⅵ型可能是 *IGHMBP2* 基因突变所引起的不同临床表型。CMT2S 是常染色体隐性遗传的轴索型遗传性周围神经病,其临床表现多为单纯的轴索型周围神经病,多在 10 岁前起病,以进行性加重的四肢远端肌无力、肌萎缩为主要临床表现,同时会伴有不同程度的感觉障碍。

远端型遗传性运动神经病(distal hereditary motor neuropathy,dHMN)又称为远端型脊肌萎缩症(distal spinal muscular atrophy,dSMA),是一组由于脊髓前角运动神经元退行性变引起的对称性肌无力和肌萎缩,呈常染色体显性遗传,也可呈常染色体隐性遗传或 X 连锁隐性遗传。远端型脊肌萎缩症伴呼吸功能障碍型

(spinal muscular atrophy with respiratory distress 1, SMARD1)又称为远端型遗传性运动神经病Ⅵ型(dHMNVI),除了有肢体远端的肌无力和萎缩外,还合并有呼吸困难,呈常染色体隐性遗传,相比CMT2S这一表型,dHMNVI的临床症状可能更重。

2001年Grohmann等在6个SMARD1家系中把免疫球蛋白结合蛋白2基因(immunoglobulin-binding protein 2,IGHMBP2)作为候选基因进行突变分析,证实了IGHMBP2基因为SMARD1的致病基因。IGHMBP2基因突变形式有错义、无义、移码、缺失、插入和剪切位点突变,以错义突变最常见,其次为无义突变。IGHMBP2基因含有15个外显子,跨越约36.7 kb,编码993个氨基酸,包括7个假想的解旋酶模体和1个DEAD盒样的模体,这些都是RNA解旋所特有的。IGHMBP2基因还包含有1个DNA结合区,此DNA结合区包括解旋酶模体VVI和核酸结合R3H模体。IGHMBP2基因在人体内广泛表达,对维持运动神经元结构和功能的完整性很重要,IGHMBP2基因突变可能导致脊髓运动神经元功能障碍,而引起SMARD1发病。

SMARD1多数患者在1~6月龄因严重膈肌麻痹所致的呼吸困难起病,同时出现下肢远端的进行性肌无力与萎缩,多数患儿出生时体重偏低。少数患者有感觉与自主神经功能障碍,表现为痛觉减退,出汗过多,便秘与小便失禁等。结合IGHMBP2检测发现纯合或是复合杂合突变可以确诊为SMARD1。

2003年,Pitt首次提出了SMARD1的诊断标准:①出生体重低于第三百分位数;②出生后3个月内起病;③单侧或是双侧膈肌麻痹;④起病1个月内需要呼吸机依赖,无发育畸形或是其他并发症。2007年,Guenther等运用数学算法总结出SMARD1的诊断标准:出生后6周至6个月内出现呼吸窘迫,伴有横膈膨出或早产史。这一标准预测IGHMBP2基因突变的敏感度为98%,特异度为92%。

远端型脊肌萎缩症伴呼吸功能障碍型尚无有效的治疗方法,呼吸机依赖给患者家庭带来了巨大的经济压力。良好的物理治疗、专业性呼吸支持与营养支持可以提高患者的生存质量,预防性使用抗生素可以减少肺部感染引起的呼吸窘迫。

参考文献

[1] 张付峰,唐北沙. 远端型遗传性运动神经元病的分子遗传学研究进展[J]. 中华神经医学杂志,2005,06:632-635.

[2] Grohmann K, Schuelke M, Diers A, et al. Mutations in the gene encoding immunoglobulin mu-binding protein 2 cause spinal muscular atrophy with respiratory distress type 1[J]. Nature Genetics, 2001,29:75-77.

[3] Grohmann K, Varon R, Stolz P, et al. Infantile spinal muscular atrophy with respiratory distress type 1 (SMARD1) [J]. Annals of Neurology, 2003,54:719-724.

[4] Guenther UP, Varon R, Schlicke Met, et al. Clinical and mutationalprofile in spinal muscular atrophy with respiratory distress (SMARD): defining novel phenotype sthrough hierarchical cluster analysis [J]. Human Mutation, 2007,28:808-815.

[5] Luan X, Huang X, Liu X, et al. Infantile spinal muscular atrophy with respiratory distress type I presenting without respiratory involvement: Novel mutations and review of the literature [J]. Brain Dev, 2016,38:685-689.

[6] Pitt M, Houlden H, Jacobs J, et al. Severe infantile neuropathy with diaphragmatic weakness and its relationship to SMARD1. Brain: A Journal of Neurology, 2003,126:2682-2692.

[7] Porro F, Rinchetti P, Magri F et al. The wide spectrum of clinical phenotypes of spinal muscular atrophy with respiratory distress type 1: A systematic review [J]. Journal of the Neurological Sciences, 2014,346:35-42.

（黄啸君　曹　立　陈生弟）

病例5　右侧肢体无力40天

● 病史

现病史:女,45岁,2012年4月14日晨起洗漱时发现右手拧毛巾无力,右腿迈步沉重,上午工作时写字费力。下午去外院急诊,查体右侧肢体肌力4级,右侧Hoffmann征阳性、闭目难立征阳性,脑脊液蛋白质0.46 g/L,头颅CT示"双侧丘脑、双侧基底节区、侧脑室旁低密度灶",考虑"脑梗死?脱髓鞘脑病?",予以拜阿司匹林、疏血通、开文通(长春西汀)、依达拉奉等治疗,右上肢肌力较前好转,下肢无力感无改善,右手精细工作仍完成欠佳。自发病以来,精神可,胃纳佳,二便如常,体重无明显变化。

既往史:情绪易激动3年,自觉因家事而起,长期口服帕罗西汀1粒每天1次,症状稍好转。2011年曾有一次去超市后不识来时路。否认有糖尿病、高血压、心脏病、高脂血症等病史。

个人史:月经规律,经期常有头昏感。

家族史:其兄、父、姑姑、爷爷均有脑卒中史,40岁左右发病,言语困难随后出现肢体偏瘫,10年后病逝。

● 查体

一、内科系统体格检查

体温36.7℃,脉搏74次/分,呼吸14次/分,血压130/80 mmHg,心、肺、腹部无异常。

二、神经系统专科检查

精神智能状态:神志清,精神可,发音清晰,记忆力、理解力、时间、定位可,查体配合。神经功能缺失NIHSS评分为0分,吞咽功能评级1级。SAS:无焦虑症状;SDS:轻度抑郁;WMS:记忆商数89,记忆中下水平;目前智力处于正常水平。

脑神经:双侧额纹对称,双瞳等大正圆,直径约3 mm,双侧对光反射灵敏,眼球各方向活动自如。双侧鼻唇沟对称,伸舌居中,右侧咽反射迟钝。转颈、耸肩有力。

运动系统:四肢肌张力正常,右上肢近端及远端肌力4+级,右下肢近端肌力4+级,左侧肌力Ⅴ级,上肢及

下肢轻瘫试验示右侧稍差。

反射:双侧肱二头肌、肱三头肌、桡骨膜、膝反射(+++),踝反射(++)。

感觉系统:深、浅感觉、皮质复合觉正常。

病理征:右侧Hoffmann征(+),右侧巴氏征(+)。

共济运动:双侧指鼻试验、轮替试验、跟膝胫试验稳准。直线行走可,闭目难立征(-)。

步态:正常。

脑膜刺激征:阴性。

● 辅助检查

一、实验室检查

甲状腺功能、肿瘤标记物、肝肾功能、电解质、血脂全套:未见明显异常。

脑脊液(2012-04-19):蛋白质0.46 g/L,IgG-OB(-),细胞数$2×10^6$/L,糖3.2 mmol/L,液氯化物126 mmol/L。

二、其他辅助检查

心电图、胸片、心超:未见明显异常。

头颅MR平扫(2012-05-22):脑干、双侧丘脑、基底节区、侧脑室体旁、额顶枕叶多发腔梗灶(部分为软化灶);脑白质变性;两侧颞叶对称性异常信号;垂体形态增大伴异常信号(图5-10)。

头颅MRA:左侧椎动脉V4段发育不良,左侧椎动脉发育性纤细。

颈椎MRI:C5~C6、C6~C7椎间盘膨隆,C6~C7终板炎,颈椎退变。

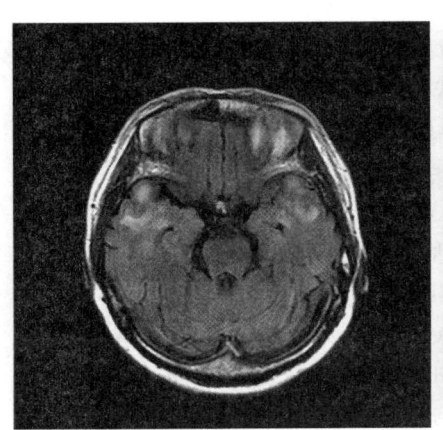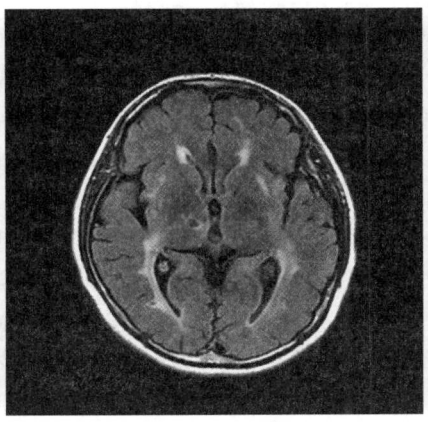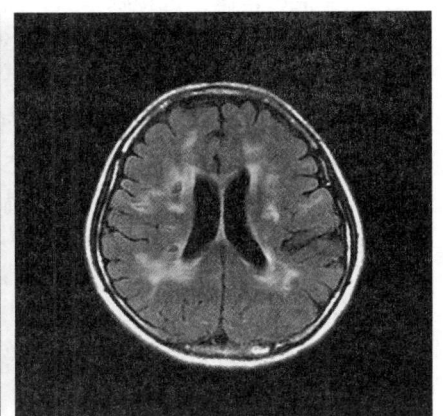

图5-10 头颅MRI

三、基因检测

患者 NOTCH3 基因存在点突变：c.328C＞T（图5-11），该突变在家族中呈共分离。

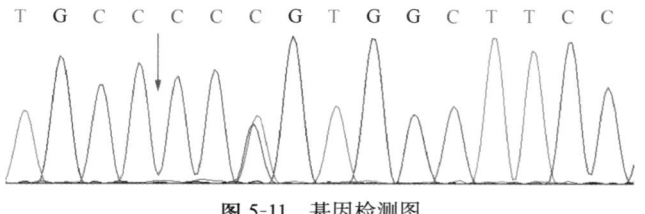

T G C C C C G T G G C T T C C

图 5-11 基因检测图

● 诊断及讨论

一、定位诊断

患者右侧肢体无力、右侧 Hoffmann 征（＋），右侧巴氏征（＋），双侧腱反射亢进定位于双侧锥体束病变，以左侧受累为主；结合头颅 MRI 结果，综合定位于：左侧顶叶深部及两侧额顶叶深部、侧脑室旁、基底节区及两侧丘脑和脑干多发病灶。

二、定性诊断

患者中年起病，呈常染色体显性遗传特征，无高血压、糖尿病、高胆固醇等脑血管病危险因素，出现脑缺血性卒中发作，伴有情感障碍（暂无认知障碍），头颅 MRI 可见脑白质多发病变，新旧不一，考虑为伴有皮质下梗死和白质脑病的常染色体显性遗传性脑动脉病（cerebral autosomal dominant arteriopathy with subcortical infarcts and leukoencephalopathy，CADASIL）。

三、鉴别诊断

1. 常染色体隐性遗传性家族性皮质下血管性脑病（CARASIL）：该病病因不明，发病年龄、临床表现、MRI 与 CADASIL 类似。病理可见大脑深穿通动脉增厚伴玻璃样变、纤维化及平滑肌细胞变性，但电镜下无嗜酸颗粒物质，NOTCH3 基因无突变。

2. 脑淀粉样血管病：一种微小血管疾病，临床以脑叶浅层出血为特征，只有少数患者表现为进行性加重的痴呆和缺血性卒中，MRI 可见脑室旁白质损害。病理可见小血管壁淀粉样沉积物。

3. 皮质下动脉硬化脑病（Binswanger 病）：多在中老年人出现，阶梯性发展的痴呆以及反复出现的脑卒中发作，有长期严重的高血压病史。病理可见高血压小动脉硬化导致的内膜肥厚。

4. 多发性硬化：多在青春期或成年早期发病，病程进行性加重或出现缓解复发，可出现视神经和脊髓损害，进展期 MRI 增强阳性，一般不出现双侧颞极白质损害，脑脊液 OB 阳性。外周血管无异常改变。

四、治疗及预后

CADASIL 目前无根治方法，入院后针对精神异常、急性脑卒中，认知功能障碍予以营养神经、改善微循环等对症支持治疗。

五、病例点评及疾病分析

患者中年起病，呈常染色体显性遗传，无血管病的危险因素。出现缺血性脑卒中发作，伴有情感障碍，头颅 MRI 可见脑白质多发病变，新旧不一，首先考虑为 CADASIL。行 NOTCH3 基因热点突变筛查明确了临床诊断。

CADASIL 是一种成年发病的遗传性小动脉疾病。国外统计患病率为 4.14/100 000，国内尚无报道。CADASIL 由 NOTCH3 基因突变所致，该基因位于 19P13.1-13.2，含 33 个外显子，编码的 Notch3 受体由 2 321 个氨基酸组成。Notch3 主要在成人的动脉平滑肌中表达，对血管平滑肌细胞（VSMC）的稳定起重要作用。目前有关 NOTCH3 基因突变所致 CADASIL 的发病机制有 3 种假说：①信号转导通路异常；②细胞外受体蛋白异常堆积；③Notch3 受体蛋白细胞内转运和成熟障碍。目前已发现超过 160 种 NOTCH3 基因突变，包括错义、缺失和剪切突变，其中 95％为错义点突变，突变位点绝大部分位于 2～24 号外显子，尤其以 4 外显子多见，其次为 3、5、6、8、11、18 号外显子。进行基因检测时可首先筛查上述外显子，若未发现突变再进行其他外显子的筛查。

CADASIL 的临床表现症状各异，即使在同一个家族中的患者，临床表现变化也很大。典型的患者中年起病，平均发病年龄 45 岁，具有明显的家族遗传倾向，临床表现以缺血性卒中发作、皮质下痴呆、有先兆型偏头痛发作和精神异常为主要特征。自然病程多为 30 岁（6～48 岁）出现先兆型偏头痛发作，10 年后出现首次卒中，20～30 年后出现皮质下痴呆，病程多为 10～40 年，平均死亡年龄为 65 岁（30～80 岁）。

约 20％～40％的患者有先兆型偏头痛，通常在 20～30 岁之间发生，与性别无关。对于伴有偏头痛发作的患者，偏头痛常是该类患者疾病的首发症状。表现为发作前 5～10 分钟单侧或是双侧视觉模糊或感觉异常,一般不超过 1 小时。典型偏头痛发作常呈单侧剧烈头痛伴血管波动感、恶心、呕吐、畏光或是恐惧声响等。头痛发作的频率在第 1 次卒中发作后似乎会有所降低,发作间期可无症状。反复发生的皮质下缺血性卒中(TIA 或完全性脑卒中)是 CADASIL 患者最常见的临床表现,发生率约为 85%。首次发生卒中的年龄从 20～70 岁不等(平均 45～50 岁),无性别差异。卒中多发生在皮质下,部位主要在颞叶、顶叶、额叶白质,内囊、外囊、基底节和丘脑。大多数患者表现为典型的腔隙性梗死特征:纯感觉或是纯运动性卒中、共济运动性轻偏瘫和感觉运动性卒中。其他少见的临床表现包括伴或不伴运动或感觉障碍的构音障碍、单肢轻瘫或感觉异常、分离性共济失调、非流利性失语及偏盲等。皮质下痴呆的发生率约为 60%,符合血管性痴呆的诊断标准,以额叶症状和记忆障碍为主要表现。约 20%患者出现精神异常,如严重抑郁、躁狂、自杀行为或是自杀倾向。5%～10%的患者可以出现癫痫发作或是仅以癫痫发作为主要表现,少数患者出现锥体外系症状,脊髓症状和脑内出血不常见。到目前为止,未见累及周围神经、肌肉或是其他器官的报道。

病理和基因检查是诊断 CADASIL 的金标准。神经病理改变为侧脑室周围基底节、丘脑和脑干的多个深部位腔隙性梗死及广泛弥漫性白质髓鞘脱失,病灶常对称分布。电镜下可见电子致密嗜酸颗粒(granular osminophilic material, GOM)沉积于血管平滑肌细胞表面褶皱内,主要累及进入深部脑白质的穿通动脉,是 CADASIL 特征性的病理改变,见于我国所有基因确诊的患者。基因检测发现 NOTCH3 基因突变有助于确诊。此外,脑 MRI 检查是诊断 CADASIL 的主要工具,多发性腔隙性梗死及白质疏松是 CADASIL 重要的影像学表现。典型的 MRI 表现为广泛的长 T_1、长 T_2 异常信号,多位于皮质下、脑室周围,病变不累及弓形纤维。早期可为散在斑片状病灶,大小不一,以后逐渐融合成大片状。左右半球多数对称,也可单侧较重,但均为双侧受累。小脑一般不受累,而脑干病灶多位于髓内较深部位。MRI 异常通常早于临床症状 10～15 年出现,常在 30～40 岁出现。

我国 CADASIL 的诊断标准由袁云于 2007 年提出,主要包括以下几点:①发病情况:中年起病,常染色体显性遗传,多无高血压、糖尿病、高胆固醇等血管病传统危险因素;②临床表现:脑缺血性小卒中发作、认知障碍或情感障碍等表现中的 1 项或多项;③头颅 MRI:大脑白质对称性高信号病灶,颞极和外囊受累明显,伴有腔隙性脑梗死灶;④病理检查:血管平滑肌细胞表面 GOM, Notch3 蛋白免疫组化染色呈现阳性;⑤基因检查:NOTCH3 基因突变。满足前 3 条加 4 或 5 为确定诊断;只有前 3 条为可疑诊断,只有前 2 条为可能诊断。

CADASIL 作为一种单基因神经遗传性疾病,目前没有根治办法,主要是针对急性卒中、偏头痛、痴呆及精神异常等进行对症治疗。抗血小板及抗凝药物由于会增加颅内出血风险,对非动脉粥样硬化性血管病变疗效甚微,所以临床上倾向于不用。西洛他唑片被报道能有效提高 CADASIL 患者脑血流量和脑血管舒缩反应性,干预缺血性卒中的发生与发展。维拉帕米被证实对散发或家族性偏头痛有一定疗效,胆碱能药物如(多奈派齐)对于额叶及颞叶皮质区病变所致的痴呆疗效较好。尽管该病尚无确切有效的治疗措施,防范就显得尤为重要。研究认为血压的不稳定性是加速和加重白质变性的一个重要危险因素,吸烟可能会使 CADASIL 患者脑梗死提早发生,这些因素都该尽量加以控制。

参考文献

[1] 孙一忞,吴志英. CADASIL 患者的临床、影像和 Notch3 基因突变特点及我国研究现状[J]. 中国卒中杂志,2012:136-140.
[2] 袁云. CADASIL 的诊断与鉴别诊断[J]. 中国神经精神疾病杂志,2007,36:641-643.
[3] Chabriat H, Joutel A, Dichgans M, et al. Cadasil [J]. Lancet neurology, 2009,8:643-653.
[4] Chabriat H, Vahedi K, Iba-Zizen MT, et al. Clinical spectrum of CADASIL: a study of 7 families. Cerebral autosomal dominant arteriopathy with subcortical infarcts and leukoencephalopathy [J]. Lancet, 1995,346:934-939.
[5] Herve D, Chabriat H. CADASIL [J]. Journal of Geriatric Psychiatry and Neurology, 2010,23:269-276.
[6] Razvi SS, Davidson R, Bone I, et al. The prevalence of cerebral autosomal dominant arteriopathy with subcortical infarcts and leucoencephalopathy (CADASIL) in the west of Scotland [J]. Journal of Neurology, Neurosurgery, and Psychiatry, 2005,76:739-741.
[7] Singhal S, Bevan S, Barrick T, et al. The influence of genetic and cardiovascular risk factors on the CADASIL phenotype [J]. Brain: A Journal of Neurology, 2004,127(Pt 9):2031-2038.

(黄啸君 曹 立 陈生弟)

病例 6　性功能减退伴四肢麻木、无力、体重下降 2 年

● 病史

现病史：男，52岁，2年前无明显诱因下出现性功能减退，逐渐加重至消失，大小便无异常。1年前出现右下肢麻木和发热，伴双下肢无力、易疲劳，程度较轻，不影响生活和工作，症状持续存在。2009年3月出现左下肢麻木，并感双下肢无力加重，且双下肢偶有局部钝痛，部位不固定，自感双下肢近端肉跳。1个月前出现双手无力，稍有麻木，无肉跳、萎缩。10月前开始出现恶心、纳差，无呕吐，伴腹泻、便秘交替。一月前在外院行结肠镜检查无异常，半月前至我院内分泌科就诊，检查各项血糖、免疫、肿瘤指标、全身 PET-CT 未见明显异常，肌电图显示下肢神经传导减慢以及周围神经病变。患者自发病来，神志清，精神一般，胃纳可，二便可，睡眠可，2年来体重减轻 15.5 kg（由 71.5 kg 降至 56 kg）。

既往史：有"慢性胃炎"病史10余年，未正规治疗；37岁时发现"左眼玻璃体混浊"，42岁时手术后好转。否认高血压、糖尿病病史。

个人史：无冶游史，生长于原籍，无嗜酒史，有吸烟史20余年，1包/日，已戒10年。

家族史：近亲结婚家族史，其外婆和爷爷为亲兄妹。妹妹和一个弟弟有"玻璃体混浊"，父亲也有类似眼部症状，未正规诊治。否认明确家族遗传性疾病及传染性疾病。

● 查体

一、内科系统体格检查

体温 37 ℃，脉搏 76/分，呼吸 18 次/分，血压 124/80 mmHg，心、肺、腹部无异常。

二、神经系统专科检查

精神智能状态：神志清楚，言语清晰，对答切题，步入病房，查体合作。

脑神经：双侧瞳孔等大等圆，直径 3 mm，对光反射灵敏，双眼球各向活动灵活，双侧额纹对称，鼻唇沟对称，伸舌居中，咽反射正常。

运动系统：四肢肌张力正常，双侧髂腰肌肌力 5^- 级，余均 5 级。

反射：双侧肱二、三头肌反射（＋＋），双侧膝踝反射（－），提睾反射、肛门反射（－）。

感觉系统：双上肢肘关节远端、双侧腹股沟以下针刺觉减退，右侧膝关节 10 cm 以下针刺觉减退，双下肢振动觉减退，右侧为主。

病理征：未引出。

共济运动：双侧跟膝胫不稳，直腿抬高试验（－）。

步态：正常

脑膜刺激征：阴性。

立卧位血压：

卧 118/90 mmHg，心率 80 次/分

立 1 min 70/40 mmHg，心率 82 次/分

　　3 min 80/60 mmHg，心率 86 次/分

　　5 min 84/60 mmHg，心率 96 次/分

● 辅助检查

一、实验室检查

血常规（2009-10-10）：白细胞计数 3.5×10^9/L（↓），中性粒细胞 0.446（↓），中性粒细胞 1.54×10^9/L（↓），淋巴细胞 0.453（↑），单核细胞 0.086（↑）。

血常规（2009-10-15）：白细胞计数 3.3×10^9/L（↓），中性粒细胞 1.38×10^9/L（↓），中性粒细胞 0.421（↓），淋巴细胞 0.427（↑），单核细胞 0.119%（↑）。

血常规（2009-10-29）：正常。

尿常规、粪常规、肝肾功能、电解质、血糖、免疫、肿瘤指标、HIV、RPR：未见明显异常。

脑脊液（2009-10-14）：有核细胞计数 2.00×10^6/L，蛋白质定量 596.00 mg/L（↑），氯化物 128.80 mmol/L，糖 2.77 mmol/L，免疫球蛋白 IgG 90 mg/L。

脑脊液寡克隆带、血寡克隆带：血脑屏障破坏，脑脊液中 24 小时鞘内 IgG 合成率偏高，并于脑脊液中可见异于血清中的 IgG 条带。血清蛋白电泳未见异常

蛋白区带,免疫球蛋白、轻链定量正常,固定电泳未见异常蛋白区带。

二、其他辅助检查

全身 B 超、全身 PET-CT:未见明显异常。

胸椎 MR 平扫＋增强:未见明显异常。

膀胱＋残尿测定:膀胱未见明显异常,残余尿约:0 ml。

骨髓细胞学检查:骨髓增生活跃,粒红比稍低,粒、红、巨三系均增生活跃,粒系核稍左移,血小板散在或成簇可见。

肌电图:周围神经变性,感觉损害为主,下肢神经 SEP 异常,右侧明显。NCV:下肢神经传导减慢以及周围神经病变。

神经、皮肤以及肌肉活检(2009-10-09):电镜检测表现:真皮层内、肌纤维间、血管壁内、神经内膜以及神经周隙内存在大量淀粉样聚集物,对周围组织产生挤压。同时活检标本显示出广泛的胶原纤维增生以及神经纤维分散。刚果红染色的淀粉样物质在光镜下表现为橘红色的团块状物质,而在偏振光下则呈现出特征性苹果绿荧光。光镜神经内膜以及神经间质内出现大量转甲状腺素蛋白(transthyretin,TTR)抗体阳性反应,且位置与淀粉样物相对应(图 5-12,图 5-13)。

三、基因检测

TTR 基因三号外显子有突变:c. 307A＞G. (p. G83R)。患者的两个弟弟及一个妹妹亦存在此突变,家族中的正常人不存在此杂合突变(图 5-14)。

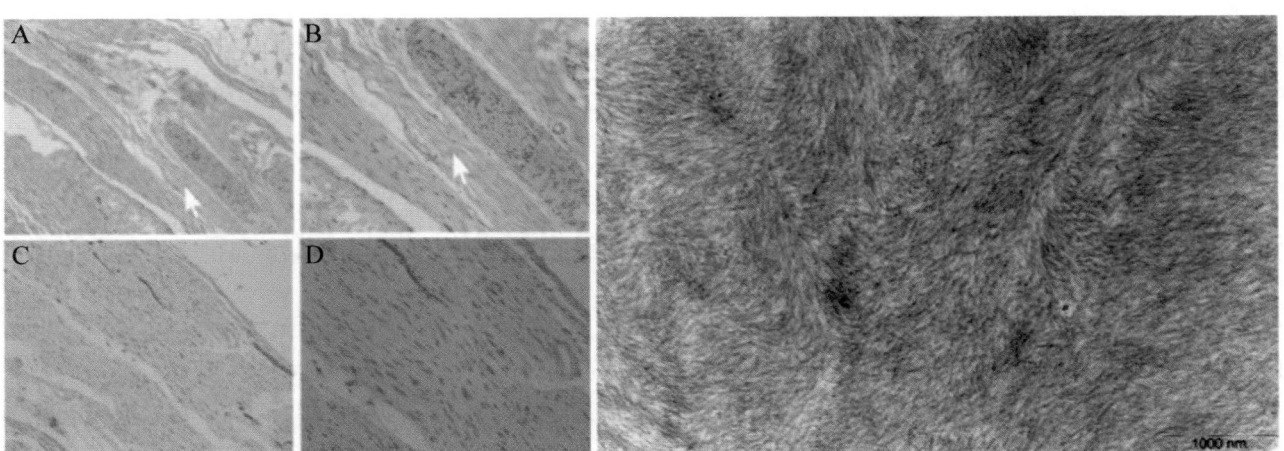

图 5-12　左图为 HE 染色,右图为电镜检测结果(bar＝1 000 nm)

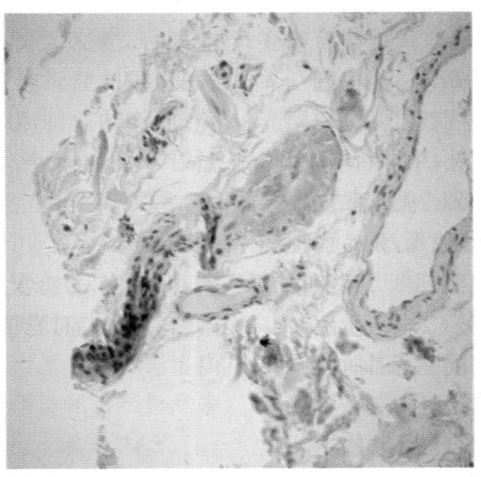

图 5-13　刚果红染色结果

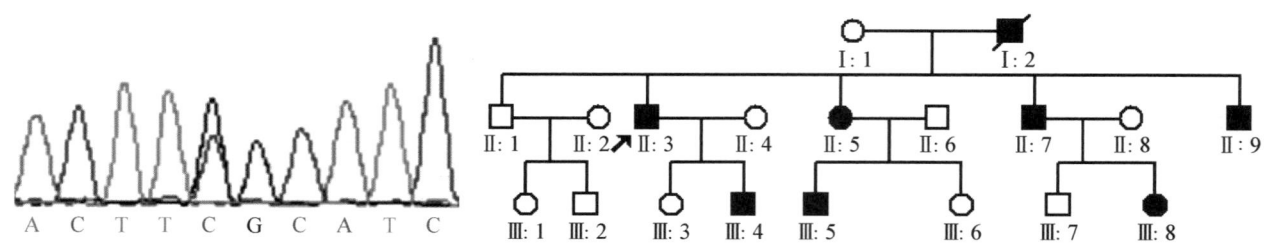

图 5-14　左图为 *TTR* 基因突变 c.307A＞G(p.G83R)的测序图;右图为该家系图

● 诊断及讨论

一、定位诊断

患者存在性功能减退、直立性低血压,提睾、肛门反射(一),定位于自主神经系统损害;肢体麻木、短手套、长袜套样针刺觉减退的感觉系统病变,还有肌力减退、腱反射消失的运动系统受累,结合肌电图表现,定位于周围神经。

二、定性诊断

患者为中年男性,病程 2 年,有近亲结婚家族史及可疑"玻璃体混浊"家族史,故应该首先考虑遗传性疾病。

患者 37 岁左右出现玻璃体混浊,胃肠功能紊乱病史 10 余年,近 2 年前出现阳痿,1 年前出现下肢感觉障碍和肌无力。体检发现有直立性低血压,实验室检查显示脑脊液蛋白质增高,肌电图周围神经变性,提示患者存在多系统受累。结合病理发现大量淀粉样聚集物及免疫组化染色神经内膜以及神经间质内出现大量 TTR 抗体阳性反应,基因检见 *TTR* 基因 3 号外显子有杂合突变,可以确诊为 *TTR* 突变引起的家族性淀粉样多发性神经病(Familial amyloid polyneuropathy,FAP)。

三、鉴别诊断

1. 糖尿病性周围神经病:有些糖尿病患者自主神经症状突出,累及括约肌功能、性功能、胃肠及循环功能,酷似 FAP Ⅰ型。本例患者血糖检测正常,可以排除。

2. 遗传性感觉性神经病:感觉症状突出,运动和自主神经受累较轻,常伴耳聋,视神经萎缩,与本例不符,可以排除。

3. 腓骨肌萎缩症:临床表现和肌电图与 FAP 相似,主要侵犯下肢运动和感觉,但 CMT 的自主神经损害少见,两者一般需通过神经活检及基因检测加以鉴别。

四、治疗及预后

本病无特效疗法,主要是对症和支持疗法为主,嘱咐患者做好足部皮肤护理,避免引起无痛性溃疡。病程一般持续 10～15 年,患者多死于恶病质(吸收不良引起)、心肾并发症。

五、病例点评及疾病分析
(一)临床表现

该患者有玻璃体混浊家族史和近亲结婚史,同时出现自主神经功能不全和感觉运动神经病变,符合 FAP 的诊断。*TTR* 是 FAP 最常见的突变基因,行基因检测有助于确诊。

FAP 也称为遗传性淀粉样变性(hereditary amyloid neuropathy,HAP),因其在神经系统及多种内脏器官的细胞外均有淀粉样物质的沉积,并具有遗传特性而得名。FAP 是一组常染色体显性遗传病,主要损害感觉、运动周围神经和自主神经,常伴有内脏损害。该病的临床表型与突变类型呈现地理分布多样性,世界范围内的发病率约为 1.1/100 000,葡萄牙是高发区,其次为瑞典、日本,在我国罕见。

目前认为,FAP 的淀粉样蛋白可衍生于转甲状腺素蛋白(transthyretin,TTR)、载脂蛋白 A1(apolipoprotein A1,apoA1)和凝溶胶蛋白(gelsolin)。这三种蛋白质在体内的异常沉积可以作为 FAP 不同类型的标记。Ⅰ型和Ⅱ型主要是由于 *TTR* 基因突变,其中 V30M 是Ⅰ型的热点突变;Ⅲ型主要是由于 *apoA*1 基因突变,Ⅳ型是由于 *gelsolin* 基因突变。*TTR* 基因突变是 FAP 中最多和最严重的类型。

FAP 临床上分为四型,型与型之间有交叉,各型均为男性多于女性。FAPⅠ型(葡萄牙型、葡萄牙-瑞典-日本型)在葡萄牙、瑞典、日本为流行地区,散发性病例世界范围内偶有报道。发病年龄为20～80岁（25～35岁多见），患者先出现双下肢对称性感觉（痛觉、温觉）障碍，感觉障碍可上升至上肢和躯干。运动障碍多在感觉障碍数年后发生，表现为下肢肌群无力，肌肉渐萎缩，多有肌束震颤，可有垂足，下肢受累数年后可逐渐发展到上肢。自主神经损害也很常见，表现为胃肠功能紊乱、体位性低血压、阳痿、膀胱及直肠括约肌功能障碍、皮肤干燥等。早期起病（30～40岁）的患者自主神经功能障碍病情较重，晚期起病（60～80岁）的患者病情相对较轻。80%的患者有心脏受累，表现为限制性心肌病、各种类型的心律失常、严重的传导阻滞，后者常需要植入心脏起搏器。10%的患者有眼部症状，如玻璃体混浊、齿形瞳孔（scalloped pupils）、虹膜萎缩。病程持续10～15年，腕管综合征少见，脑神经较少受累。

FAP Ⅱ 型（Indiana/Swiss 型 或 Maryland/German 型），多在40～50岁发病，首发症状是上肢受累，出现腕管综合征，表现为疼痛、感觉异常，进行性加重的对称性无力，还可出现限制型心肌病。以后逐渐出现双上肢、双下肢远端感觉障碍，自主神经损害也常出现，可伴有白内障、玻璃体混浊、视力下降甚至失明、肝脾大、心肌病等，阳痿和肾功能不全在此型罕见。病情较FAPI型轻，病程持续10～40年。

FAP Ⅲ 型（Iowa 型）在30～40岁起病，其临床表现与FAPI型相似，上肢下肢均受累，周围神经感觉障碍、运动障碍较常见，自主神经障碍少见，多伴有消化性溃疡、肾功能不全、肝损伤。FAPIV 型（脑神经病型或是Finnish 型），主要见于芬兰人群，大多于30～40岁起病，典型的三联征包括神经病学症状、眼征及皮肤病变，可伴有多系统损害的症状，如心脏、肾脏及咽喉的异常。眼征主要表现为角膜格子样营养不良（corneal lattice dystrophy），多为疾病的首发症状，在30岁之前即可出现。皮肤病变表现为皮肤松弛、皮肤老化及皮肤粗糙等，是该型的主要症状，严重时需要整形处理。脑神经异常以面神经最常见，舌下神经、舌咽神经、迷走神经也常受累，周围神经受累以振动觉及触觉减退或是消失常见，危及生命的肾功能异常及心脏并发症罕见。有报道表明，该型的纯合子发病较早，具有致死性。

（二）诊断

实验室检查可见肝肾功能异常，脑脊液蛋白质增多；心电图检查可见心律失常，T波、Q波的改变；心脏彩超可见肥厚性心肌改变；随体位改变的异常心率和血压变化；肌电图检查显示神经源性损害，神经传导速度在FAPI型可见运动传导速度正常或是轻度减慢（不会低于正常范围的70%），感觉传导速度延长，在FAP Ⅱ 型可见正中神经的运动传导速度减慢，在FAPIV 型可见轴索损害和脱髓鞘改变。*TTR* 基因、*apo*A1 基因和凝溶胶蛋白（gelsolin）基因的基因诊断有助于确诊。

根据既往文献，本案例中先证者临床表现和电生理检测结果符合典型的 *TTR* 突变导致的FAP表型，病理结果提示患者周围神经存在淀粉样变。最终基因检测证实患者存在 *TTR* 杂合致病变异。与既往文献报道不同的是，本患者发病年龄虽然相对偏晚，但是自主神经损害仍然表现得十分明显，同时玻璃体混浊在FAP患者中并不十分常见。这说明FAP是一类具有高度临床异质性的疾病。

（三）治疗

本病无特效疗法，迄今尚无特异性消退淀粉样物质沉积灶的方法。目前主要以对症和支持疗法为主，临床试用的药物及肝移植主要是针对 *TTR* 基因突变造成的本病。加巴喷丁、普瑞巴林、度洛西汀类药物对神经性疼痛疗效较好，手术减压可以缓解腕管综合征引起的压迫症状。三环类抗抑郁药可加重体位性低血压，应慎用。双氟尼酸（diflunisal）和氯苯唑算葡甲胺（tafamidismeglumine）是 TTR 稳定剂，能防止转甲蛋白淀粉样纤维在体内形成和沉积。2011年，欧盟委员会批准 Tafamidis 用于 FAP 早期患者的治疗，该药可有效延缓疾病进展，改善患者的营养状况，主要副作用是腹泻和泌尿系统感染。肝移植从1990年开始运用于临床，1995年开始实行多米诺肝移植，用于治疗由 *TTR* 变异导致的FAP，是目前治疗FAP唯一有效的方法。

FAP隐袭起病，早期诊断困难，部分患者症状出现前可有神经电生理及病理改变。对临床有慢性周围神经病变及脏器功能受损，且具有家族史的患者应考虑本病。组织病理检查有重要意义。如果患者的腹部脂肪、胃肠道和神经活检显示有淀粉样沉积，并且特异的被抗 TTR 抗血清所染色，就要考虑为与 TTR 相关的 FAP。

参考文献

［1］王朝霞. 家族性淀粉样变性多神经病—附一家系临床、病理和分子遗传学研究［J］. 北京大学学报（医学版），2003：408 - 411.
［2］Akiya S, Nishio Y, Ibi K, et al. Lattice corneal dystrophy type II associated with familial amyloid polyneuropathy type IV［J］. Ophthalmology, 1996,103：1106 - 1110.
［3］Barreiros AP, Galle PR, Otto G. Familial amyloid polyneuropathy

[J]. Digestive Diseases (Basel, Switzerland), 2013,31: 170－174.

[4] Coelho T, Maia LF, Martins da Silva A, et al. Tafamidis for transthyretin familial amyloid polyneuropathy: a randomized, controlled trial [J]. Neurology, 2012,**79**: 785－792.

[5] Hund E, Linke RP, Willig F, et al. Transthyretin-associated neuropathic amyloidosis. Pathogenesis and treatment. Neurology,

2001,56: 431－435.

[6] Plante-Bordeneuve V, Said G. Familial amyloid polyneuropathy [J]. Lancet Neurology, 2011,10: 1086－1097.

（黄啸君　曹　立　陈生弟）

病例7　发作性四肢抽搐8年

● 病史

现病史：女,24岁,8年前在学校打扫卫生时突然摔倒在地、意识丧失、四肢抽搐、口吐白沫、小便失禁,持续约10分钟后恢复正常。发作后有全身乏力感。此后逐渐间断性出现上述症状,发作形式同前,每年发作数次不等。2004年在当地医院诊断为"癫痫",给予妥泰(托吡酯)1片每天2次,开浦兰(左乙拉西坦)1片每天2次,服药3年病情无明显改善,并且发作次数有所增加,从每月1次至3次不等。同时出现四肢不自主抖动,持物或夹菜时加重,安静状态下略有好转;逐渐疏于做家务,人显呆滞。2008年上半年在外院就诊,诊断同前,药物改为氯硝西泮1/3片每天2次,德巴金(剂量不详),无明显改善。自发病来,神志清,表情淡漠,胃纳可,大便正常,偶有小便失禁。

既往史：无殊。

个人史：长期生活于原籍,否认疫水疫区接触史,无烟酒嗜好。

家族史：其妹妹在17岁时也出现同样病情。

● 查体

一、内科系统体格检查

体温38.4℃,脉搏80次/分,呼吸20次/分,血压130/85 mmHg,心、肺、腹部无异常。

二、神经系统专科检查

精神智能状态：神志清楚,表情淡漠,言语少,反应迟钝,定向力、记忆力、理解力、计算力下降。

脑神经：双侧瞳孔等大等圆,直径3 mm,对光反射灵敏,眼球活动正常,双侧鼻唇沟对称,伸舌稍右偏。

运动系统：颈软,四肢肌张力略高,肌力查体欠合作。

反射：四肢腱反射(＋＋＋)。

感觉系统：查体欠合作。

病理征：未引出。

共济运动：指鼻试验、轮替动作、跟膝胫试验欠合作。闭目难立征阴性,直线行走欠合作。

脑膜刺激征：阴性。

● 辅助检查

一、实验室检查

血常规、粪常规、肝肾功能、电解质、血脂、红细胞沉降率、甲状腺功能全套：无异常。

心肌酶谱：谷草转氨酶31 IU/L;乳酸脱氢酶154 IU/L;肌酸激酶362 IU/L(↑)(参考值：22～269 IU/L);C-反应蛋白2.6 mg/L。

乳酸3.40 mmol/L(↑)(参考值0.70～2.70 mmol/L)

二、其他辅助检查

头颅MR平扫＋弥散成像：未见明显异常。

脑电图：高度异常脑电图,弥漫性慢波伴频繁痫样放电。

电生理检查：SCV、SEP提示感觉传导异常,BAEP、VEP正常范围;肌电图未见异常。

肌肉和腋窝皮肤活检：HE染色细胞形态及组织结构无异常。PAS染色在汗腺细胞中发现PAS阳性的Lafora小体(图5-15)。电镜观察发现皮肤组织细胞内散在的糖类沉积物。

三、基因检测

患者及其妹妹均存在EPM2A基因2号外显子纯合缺失突变,其父母为杂合缺失突变(图5-16,图5-17)。

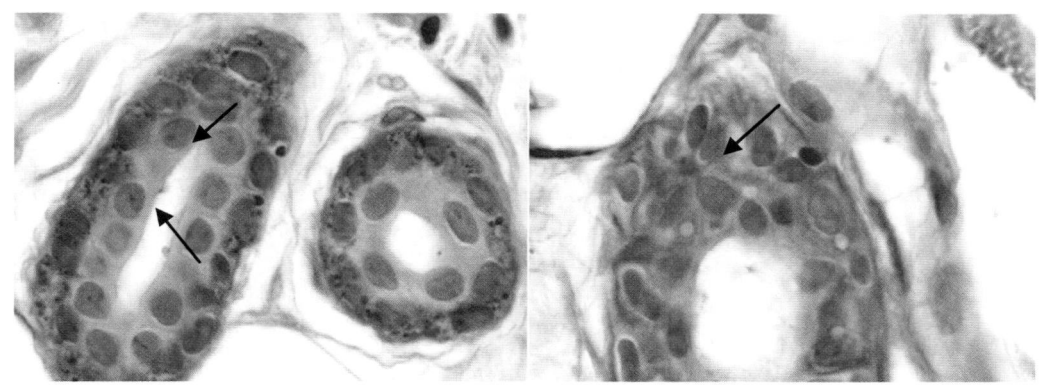

图 5-15 腋窝皮肤 PAS 染色阳性的 Lafora 小体。图中黑色粗箭头所指为 Lafora 小体。放大倍数：1 000 倍

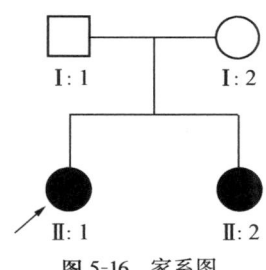

图 5-16 家系图

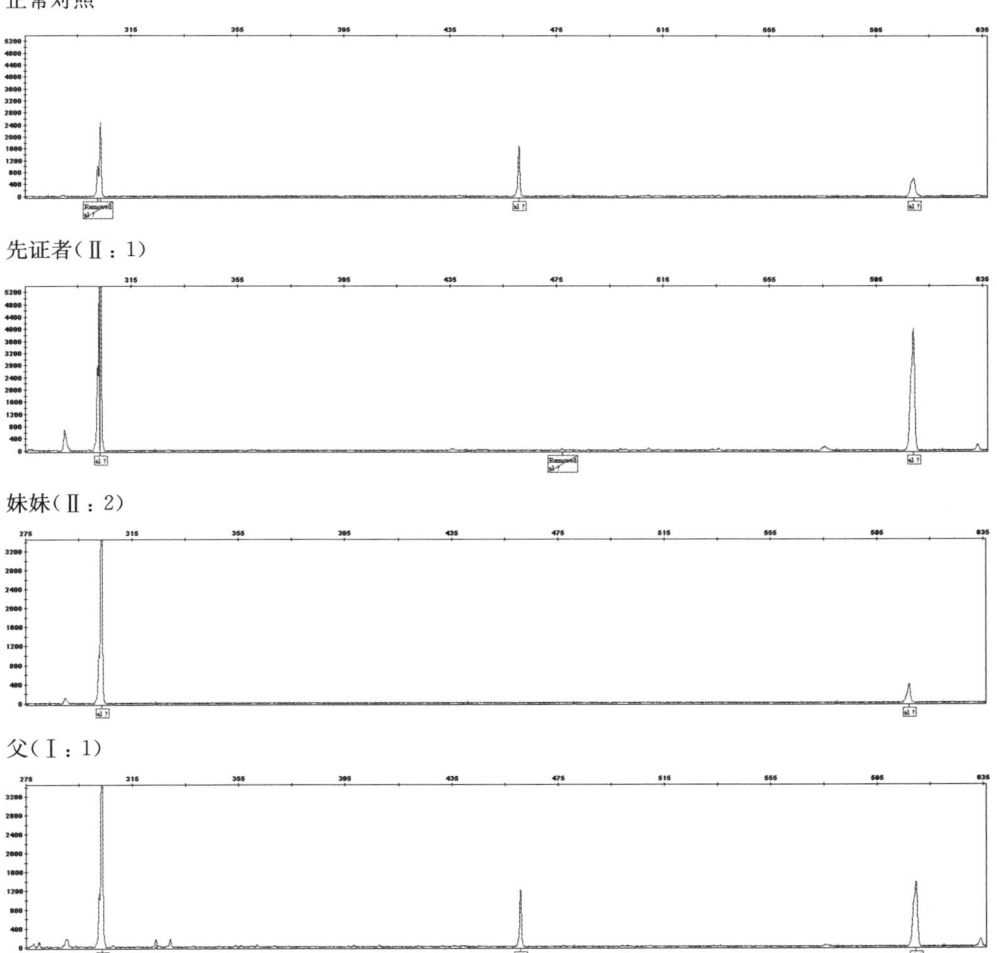

母（Ⅰ∶2）

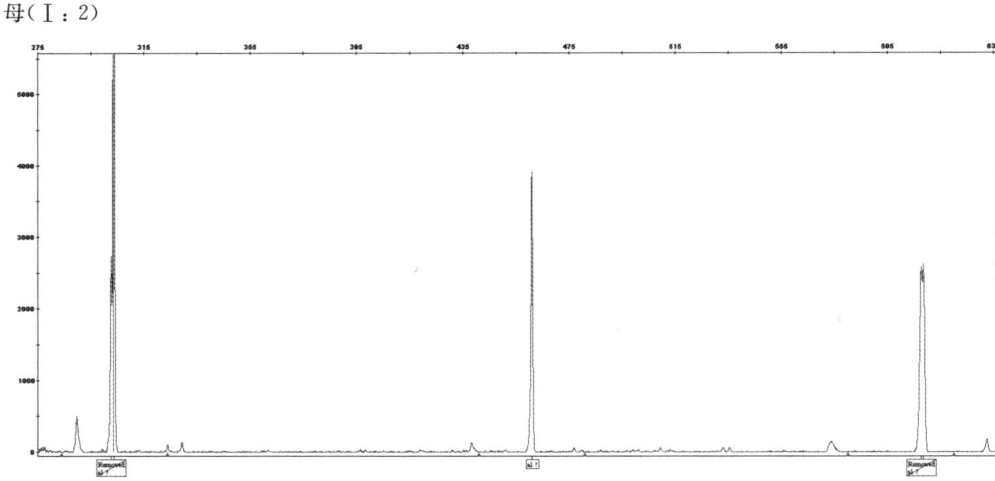

图 5-17　荧光半定量 PCR 峰分布图。横轴为荧光亮度。纵轴为片段大小。从左至右 3 个峰的位置分
别为 304 bp，461 bp 和 600 bp。从上至下分别为正常对照，先证者（Ⅱ∶1），妹妹（Ⅱ∶2），父
（Ⅰ∶1），母（Ⅰ∶2）的荧光半定量 PCR 产物毛细管电泳后峰分布图

● 诊断及讨论

一、定位诊断

根据反复发作性肢体抽搐，发作形式一致，定位于大脑皮质神经元异常放电；反应迟钝，定向力、记忆力、理解力、计算力下降，表现为认知功能下降，定位于皮质或皮质下高级认知功能受损；四肢不自主抖动，四肢肌张力略高，定位于锥体外系；四肢腱反射（＋＋＋），定位于双侧皮质脊髓束受累。

二、定性诊断

患者 16 岁发病，首发全身强直阵挛性癫痫发作，伴有认知功能下降，症状呈进行性加重，阳性家族史，结合皮肤活检见 Lafora 小体，*EPM2A* 基因 2 号外显子纯合缺失突变，可以确诊为 Lafora 病。

三、鉴别诊断

1. 特发性震颤：本病以震颤为唯一的临床表现，主要表现为姿势性震颤，没有其他神经症征，本病可排除。

2. 亨廷顿病：本病是常染色体显性遗传的基底节和大脑皮质变性疾病。好发于 30～50 岁，一部分见儿童和青少年。绝大多数有家族史。表现为缓慢进展进行性加重的舞蹈手足徐动样动作，精神症状和进行性痴呆，头颅 MRI 可见大脑皮质和尾状核萎缩。本例患者的不自主动作是震颤，而不是舞蹈手足徐动样动作，

以及其他病情特点，本病可排除。

3. 肝豆状核变性：本病是遗传性铜代谢障碍所导致的肝硬化和基底节为主的脑部变性疾病，也多发于青少年，需要鉴别。肝豆状核变性的临床表现为进行性加重的锥体外系症状、肝硬化、精神症状、肾功能损害、角膜色素环，以及血清铜蓝蛋白降低，与本病例不符，可以排除。

四、治疗及预后

该病尚无有效治疗方法，主要予以对症治疗。予以氯硝西泮、丙戊酸钠抗癫痫治疗，同时避免应用卡马西平、苯妥英钠等可能加重该病的药物。该病预后不良，患者多于发病后 6～10 年死亡。

五、病例点评及疾病分析

青少年起病的反复发作性肌阵挛、癫痫，伴有精神异常及认知功能下降，应首先考虑到 Lafora 病的可能，行皮肤活检及基因检查可以确诊。治疗时避免应用加重发作的抗癫痫药物，同时避免发热、外伤等诱发因素。

Lafora 病是进行性肌阵挛癫痫的一种，最早由 Lafora 和 Gluelkin（1911 年）描述，通过运用显微镜观察到神经细胞内的小体而命名。Lafora 型进行性肌阵挛癫痫属常染色体隐性遗传疾病。Lafora 病相关基因为 *EPM2A*、*EPM2B*（*NHLRC1*），基因产物为 Laforin 以及 Malin。约 70.1％的患者存在 *EPM2A* 基因突变，突变类型多种多样，包括无义、错义、移码、缺失和插入突变，突变遍及整个基因，27％的患者存在 *NHLRC1* 基

因突变,2.6%的患者为新发基因突变。研究提示,与 *EPM2A* 基因突变相比,*NHLRC1* 基因突变的患者疾病进展相对缓慢,病程较长,两者需要呼吸机辅助呼吸分别是起病后的 20 年和 6.5 年。

Lafora 病典型的临床特点包括癫痫、肌阵挛和痴呆。患儿多于 8~18 岁(15 岁多见)隐匿发病,首发症状包括头痛、学习能力下降、肌阵挛、全面性典型癫痫发作,常伴有视幻觉,以强直阵挛发作多见。部分患者婴儿期有孤立性热性惊厥和非热性惊厥史。病程中癫痫发作类型多样,主要的癫痫发作类型为光敏感性肌阵挛发作以及强直阵挛发作和枕叶癫痫发作。后期癫痫常难以控制,可以出现癫痫持续状态。肌阵挛在病程初期不严重,随疾病进展而加重,晚期可有持续性肌阵挛失神发作,同时伴有精神异常和快速进行性的认知功能下降,其他症状包括构音困难、共济失调、肌张力障碍及痉挛状态等。病情进展迅速,多于发病 10 年后死亡。不典型的 Lafora 病于儿童期起病,患儿表现为学习困难,8~13 岁时逐渐出现癫痫和肌阵挛发作,并逐渐进展至痴呆,伴有缄默症、呼吸困难和吞咽困难。研究提示,*EPM2A* 基因 4 号外显子突变与经典型 Lafora 病相关,1 号外显子的突变与不典型 Lafora 病相关。

Lafora 病的特征性病理表现为 Lafora 小体,为一种细胞内葡聚糖包涵体,呈圆形或椭圆形,直径约 8~15 nm,HE 染色呈淡红色,PAS 染色强阳性。在脑、肝、脉络丛、脊神经、视网膜、横纹肌及皮肤中的大、小汗腺等多种组织细胞中都有发现。电镜下 Lafora 小体表现为球状包涵体,由紧紧缠绕的 10 nm 左右的细丝组成,不具备包膜,皮肤活检见 Lafora 小体可作为诊断依据。Lafora 病患者中 Lafora 小体的阳性率达 80%~100%,皮肤活检有一定的假阴性率和假阳性率,基因检查能够进一步明确诊断。特征性脑电图表现为慢背景下的全导棘慢波和多棘慢波;睡眠期放电减少;频发多灶性放电,以头后部电极为著。

在临床工作中,对有全身或局部反复阵发性的肢体、肌群收缩性动作,无意识障碍者应行脑电图检查,如出现与临床发作同步的多棘慢波,同时伴有认知功能的快速下降,则应想到该病的可能。目前针对 Lafora 病的治疗主要是对症治疗,缓解癫痫和肌阵挛。首选丙戊酸类药物,尽量避免应用加重肌阵挛的药物如苯妥英钠、卡马西平。若效果欠佳者可选用氯硝西泮。目前认为拉莫三嗪可能会加重肌阵挛,也可能没有影响,因此也避免应用该药,同时注意避免高热、头部外伤等诱发因素。

参考文献

[1] Acharya JN, Satishchandra P, Shankar SK. Familial progressive myoclonus epilepsy: clinical and electrophysiologic observations [J]. Epilepsia, 1995,36: 429-434.

[2] Gayatri NA, Livingston JH. Aggravation of epilepsy by anti-epileptic drugs [J]. Developmental Medicine and Child Neurology, 2006,48: 394-398.

[3] Ganesh S, Delgado-Escueta AV, Suzuki T, et al. Genotype-phenotype correlations for EPM2A mutations in Lafora's progressive myoclonus epilepsy: exon 1 mutations associate with an early-onset cognitive deficit subphenotype [J]. Human Molecular Genetics, 2002,11: 1263-1271.

[4] Gomez-Abad C, Gomez-Garre P, Gutierrez-Delicado E, et al. Lafora disease due to EPM2B mutations: a clinical and genetic study [J]. Neurology, 2005,64: 982-986.

[5] Norio R, Koskiniemi M. Progressive myoclonus epilepsy: genetic and nosological aspects with special reference to 107 Finnish patients [J]. Clinical Genetics, 1979,15: 382-398.

[6] Ramachandran N, Girard JM, Turnbull J, et al. The autosomal recessively inherited progressivemyoclonus epilepsies and their genes [J]. Epilepsia, 2009,50 Suppl 5: 29-36.

[7] Singh S, Sethi I, Francheschetti S, et al. Novel NHLRC1 mutations and genotype-phenotypecorrelations in patients with Lafora's progressive myoclonic epilepsy [J]. Journal of Medical Genetics, 2006,43: e48.

(刘晓黎 曹 立)

病例 8 进行性行走困难 30 年,伴发作性肢体抽搐 10 年

● 病史

现病史:男,35 岁,4 岁时出现双足背屈困难,行走时脚尖着地。起初不明显,后逐渐加重,并且长时间行走后出现双膝关节疼痛。5 岁出现行走困难,伴左足不自主内翻,进行性加重。6 岁时握笔姿势出现异常,表现为内旋,尚为工整。一年级时,学习成绩尚可,成绩

在90分左右,但说话声音低,写字慢。二年级下半学期(曾留级),学习开始跟不上,行走姿势异常进一步加重,并觉双膝关节不能前弯。至小学五年级时,出现右足不自主内翻,不能独立行走,行矫正术治疗。小学毕业后不能继续学业。16岁不能行走并出现发音困难,饮水呛咳。20岁双手常呈握拳姿势,说话速度明显减慢,困于轮椅。25岁时,患者在午休后出现一侧肢体及口角不自主抽搐,眼球向同侧凝视伴意识丧失,持续约5分钟后好转。后反复出现类似发作,时间多超过30分钟,予以"丙戊酸钠"口服,症状控制不佳。此时,症状明显加重,言语逐渐困难,只能讲单字,完全不能行走,保持坐位亦有困难,出现二便失禁。28岁完全不能言语,仅能以点头示意,后逐渐出现头颈肌无力,头后仰或偏向左侧,只能以眨眼示意。30岁左右时,反应迟钝,呼之反应差。32岁后,抽搐症状逐渐减少,自行停用丙戊酸钠,家属诉患者四肢的僵硬感较前略有好转。

患者的妹妹,女,25岁,足月顺产,14个月会走路,当时行走无特殊。5岁时出现行走异常,亦表现为足背上抬困难,踝关节僵硬。写字时,握笔姿势正常,但写字速度较同龄儿童明显慢。入学后一年级成绩尚可,在90分左右。三年级时,学习明显跟不上,行走困难逐渐加重。四年级时,行走偶需搀扶,六年级时,需要扶墙行走,说话慢。16岁时,不能行走,需要坐轮椅,说话慢,言语含糊不清,能写字,但非常慢,饮水有呛咳。16~20岁之间,说话逐渐困难,发音费劲。20岁后,出现一侧肢体抽搐伴意识丧失,持续数分钟至数小时不等。22岁时,不能讲话,但是反应尚可。后逐渐出现反应迟钝,呼之常无反应,二便失禁。

既往史: 4周岁时排便困难。

个人史: 足月顺产,8个月会讲话,13个月会走路,生长发育与同龄人类似。

家族史: 父母非近亲,其妹妹5岁起出现相同症状。

● 查体

一、内科系统体格检查

体温37.1℃,脉搏68次/分,呼吸20次/分,血压116/69 mmHg,心、肺、腹部无异常。

二、神经系统专科检查

精神智能状态: 神智清楚,反应迟钝,言语不能,计算力定向力差。

脑神经: 双瞳等大圆形,直径4 mm,直接和间接对光反应灵敏,双眼各向活动自如,无眼震,两侧额纹对称,鼻唇沟对称,伸舌居中,咽反射灵敏,腭弓上抬可,洼田饮水试验5级。

运动系统: (12岁)双下肢肌张力增高呈剪刀样步态。(35岁)四肢肌肉极度萎缩,肌力0级。双上肢关节屈曲挛缩,下肢张力不高。

腱反射和病理反射: (12岁)腱反射亢进,踝阵挛(+),双侧巴氏征(+);(35岁)四肢腱反射未引出,双侧病理征阴性。

感觉系统: 全身感觉正常。

共济运动: (12岁)双上肢轮替差,现不能完成。

步态: 卧床,不能行走。

脑膜刺激征: 阴性。

● 辅助检查

见图5-18。

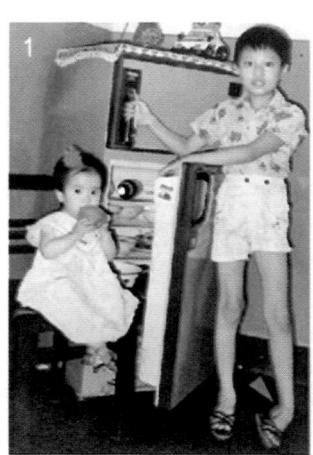
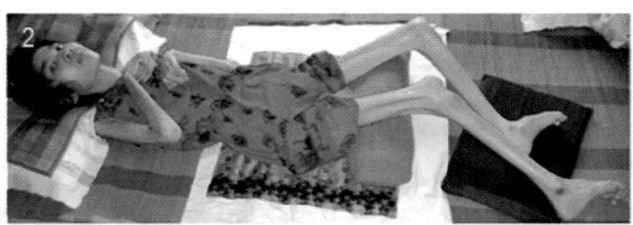
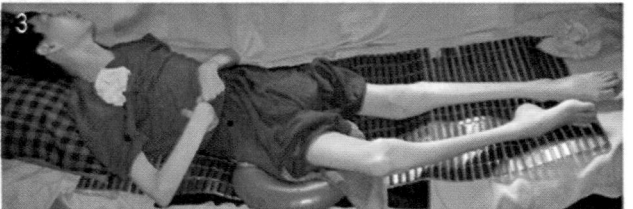

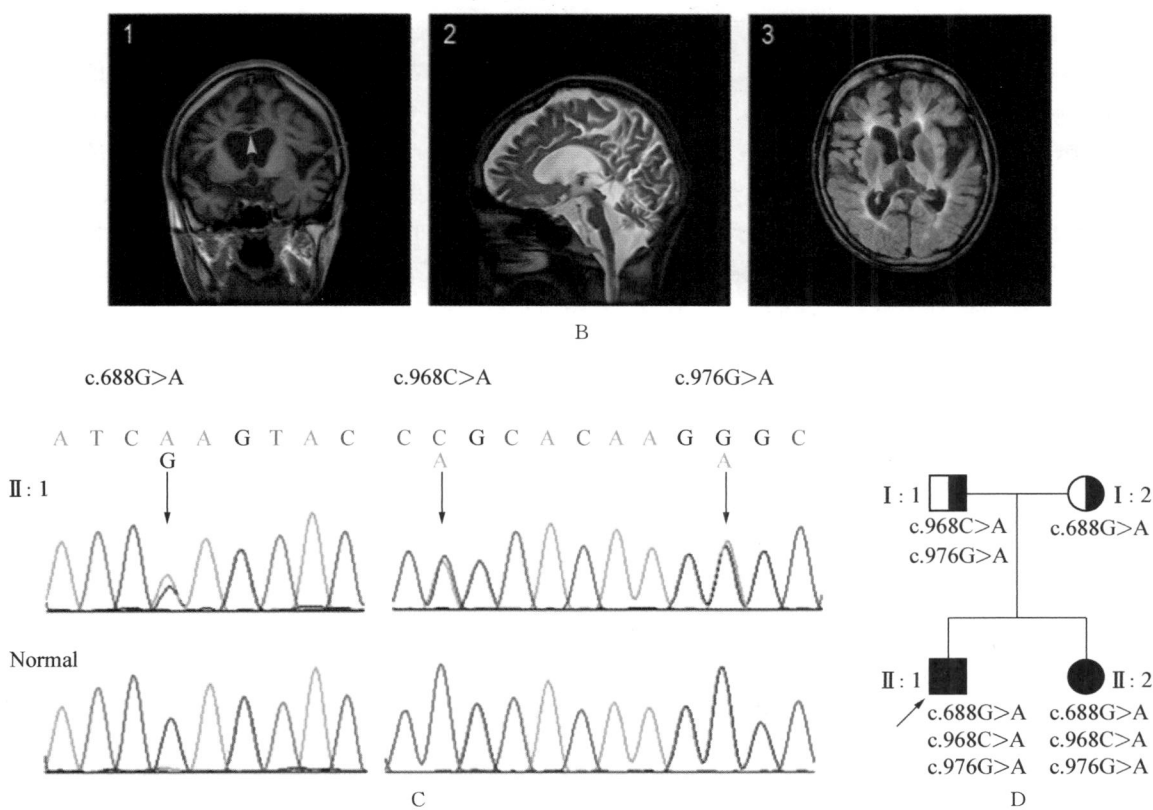

图 5-18 A(左). 先证者 12 岁出现行走困难,左足痉挛内翻。A(右). 先证者(35 岁)及其妹妹(25 岁),四肢肌肉明显萎缩,四肢关节挛缩屈曲,不能言语。B. 先证者头颅 MRI:可见大脑皮质、胼胝体、小脑萎缩,伴脑白质营养不良及基底节区低信号。C. 先证者 *FA2H* 基因检测示 *FA2H* 基因存在突变 c.688G>A,c.968C>A,c.976G>A。D. 先证者家系图,其父母分别为突变 c.688G>A 及突变 c.968C>A,c.976G>A 携带者。先证者妹妹存在与先证者相同突变。

● **诊断及讨论**

一、定位诊断

患者 4 岁时出现行走困难,12 岁时主要体征为双下肢肌张力增高,双下肢腱反射亢进,病理征阳性,定位双侧皮质脊髓束;同时有双上肢轮替动作差,定位小脑;小学后认知功能逐渐减退,25 岁后出现癫痫,定位高级皮质;后期出现不能言语、吞咽困难,定位后组脑神经。故患者病变首先出现在双侧锥体束,后期逐渐出现小脑、皮质、后组脑神经受累。

二、定性诊断

患者幼年起病,进行性加重,家族中妹妹在相似年龄出现相同症状,定性考虑遗传变性疾病。首发症状为进行性行走困难,体征表现为双下肢张力增高,反射亢进及病理征阳性,诊断遗传性痉挛性截瘫。病程中症状进行性加重,同时出现认知功能减退、言语困难及癫痫。头颅 MRI 显示患者存在脑白质变性,同时大脑皮质、胼胝体、小脑均有明显萎缩,双侧基底节区存在明显异常信号,考虑铁质沉积。结合患者症状及影像学特点,符合痉挛性截瘫 35 型表现。

三、鉴别诊断

1. **遗传性脊髓小脑共济失调**:遗传性脊髓小脑共济失调是一组以共济失调为主要临床表现的神经系统遗传变性病。病变部位主要在脊髓、小脑、脑干,故也称脊髓-小脑-脑干疾病。多于成年发病(大于 30 岁),表现为平衡障碍、进行性肢体协调运动障碍、步态不稳、构音障碍、眼球运动障碍等,并可伴有复杂的神经系统损害,如锥体系、锥体外系、视觉、听觉、脊髓、周围神经损害,亦可伴大脑皮质功能损害如认知功能障碍和(或)精神行为异常等,也可伴有其他系统异常。本患者存在锥体系、大脑皮质损害,同时伴有共济失调症状,但患者的首发症状主要为双下肢锥体系受累,发病7年后逐渐出现小脑及皮质受累,因此认为小脑萎缩为伴随症状,故不考虑该诊断。

2. 肾上腺脑白质营养不良:肾上腺脑白质营养不良以进行性脑功能障碍伴肾上腺皮质功能不全为特点,是一种脂质代谢病,有遗传,主要见于男性患者。本病的主要病变是大脑白质广泛的脱髓鞘,由枕部向额部蔓延,以顶、颞叶受损最明显。起病于3～14岁之间,神经系统表现和肾上腺皮质受损的症状可以分别单独出现。神经症状进行性发展,可表现为视力障碍、智力低下、步态不稳,抽搐发生较晚。可伴有耳聋、眼部视神经萎缩,颅内压增高时病儿有头痛、呕吐等表现。肾上腺皮质受损表现为肾上腺皮质功能不全,小儿早期表现为乏力、记忆力减退、劳动力下降。皮肤色素沉着,呈棕黑色,以面部、四肢暴露部位明显。黏膜色素沉着,以口唇、舌、牙龈处明显,呈点片状,蓝黑色。可伴有食欲不振、恶心、呕吐、腹胀、腹泻、注意力不集中、思睡、失眠、性格改变等表现。本患者有行走不稳、智能减退等表现,但无肾上腺皮质功能不全表现,头颅MRI未见由枕部向额部蔓延的广泛白质变性,故不考虑该诊断。

四、治疗及预后

目前对于遗传性痉挛性截瘫的治疗主要为对症治疗,巴氯芬或替扎尼丁等肌松药物可缓解下肢的张力增高。目前无对因治疗手段。

五、病例点评及疾病分析

遗传性痉挛性截瘫35型(spastic paraplegia 35,SPG35)是一种罕见的复杂型遗传性痉挛性截瘫,其遗传方式为常染色体隐性遗传。SPG35的致病基因为FA2H基因,其产物FA2H酶催化含2-羟基脂肪酸的鞘脂合成,这些化合物参与多个生物过程。FA2H具有两个高度保守的结构域,一个是位于第15～85位氨基酸的细胞色素b5样血红蛋白结构域,负责FA2H的氧化还原反应;另一个是位于第210～367位氨基酸的甾醇去饱和酶结构域。实验结果揭示,FA2H对维持髓鞘起到重要作用。至今已报道FA2H基因突变近30种。其中,无义突变因为可导致蛋白产物的减少或酶活性的严重下降,从而产生的表型较为严重,与之相比,错义突变所造成的表型严重程度则相对较轻。FA2H基因突变既往被认为与三种神经变性疾病相关:遗传性痉挛性截瘫35型、脑白质病以及脑组织铁

沉积神经变性疾病。目前认为这三种疾病为同一基因导致的不同表型,故将三者统称为脂肪酸羟化酶相关的神经变性病(fatty acid hydroxylase-associated neurodegeneration, FAHN)。SPG35临床表现以痉挛性截瘫为特点,伴有构音障碍、与脑白质营养不良相关的中等程度的智能减退,部分病人也可伴有肌张力障碍、视神经萎缩、共济失调和癫痫发作。本例患者自幼出现痉挛性截瘫的临床症状,并且合并有肌张力障碍,之后逐渐出现共济失调、智能减退、癫痫发作等症状。归纳总结目前所有报道的SPG35病例,所有患者均有典型的痉挛性截瘫表现,而癫痫,虽是SPG35具有特征性的临床特点,但并非在所有患者中均出现。而相对的,构音障碍、智能减退出现频率较高。SPG35患者的头颅MRI典型特征主要表现为T_2WI苍白球低信号、白质高信号,胼胝体、脑干及小脑萎缩。本例患者的头颅MRI表现较典型,同时存在有铁沉积、白质病变、小脑及胼胝体的萎缩,但并非所有患者会同时出现上述影像表现。因而对存在构音障碍、智能减退同时伴有白质病变、小脑萎缩的遗传性痉挛性截瘫患者,需要考虑SPG35/FAHN的可能性。SPG35一般为儿童期起病,发病年龄在5.76 ± 3.20岁,但近年来也有一些晚发病例的报道,且临床表现较不典型。虽然作为一种罕见病,但在中国发病率并不低,通过对31个隐性遗传痉挛性截瘫家系及55个散发痉挛性截瘫患者的基因筛查,SPG35被认为是国内发病率第二高的常染色体隐性遗传痉挛性截瘫(AR-HSP),仅次于SPG11。这些结果均提示在复杂型AR-HSP患者中需考虑SPG35/FAHN的可能性,而不仅仅局限于合并癫痫、认知减退、脑白质病、脑部铁沉积的遗传性痉挛性截瘫患者。

参考文献

[1] Blackstone C. Cellular pathways of hereditary spastic paraplegia [J]. Annu Neurosci, 2012,35: 25 - 47.

[2] Edvardson S, Hama H, Shaag A, et al. Mutations in the fatty acid 2-hydroxylase gene are associated with leukodystrophy with spastic paraparesis and dystonia [J]. Am J Hum Genet, 2008,83: 643 - 648.

[3] Finsterer J, Löscher W, Quasthoff S, et al. Hereditary spastic paraplegias with autosomal dominant, recessive, X-linked, or maternal trait of inheritance [J]. J Neurol Sci, 2012,318: 1 - 18.

[4] Harding AE. Hereditary spastic paraplegias [J]. Semin Neurol, 1993,13: 333 - 336.

[5] Kruer MC, Paisán-Ruiz C, Boddaert N, et al. Defective FA2H leads to a novel form of neurodegeneration with brain iron accumulation (NBIA) [J]. Ann Neurol, 2010,68: 611 - 618.

[6] Liao X, Luo Y, Zhan Z, et al. Spg35 contributes to the second common subtype of ar-hsp in china: Frequency analysis and functional characterization of FA2H gene mutations [J]. Clinical Genetics, 2015,87: 85-89.

[7] Pensato V, Castellotti B, Gellera C, et al. Overlapping phenotypes in complex spastic paraplegias SPG11, SPG 15, SPG 35 and SPG 48[J]. Brain, 2014,137: 1907-1920.

[8] Pierson TM, Simeonov DR, Sincan M, et al. Exome sequencing and snp analysis detect novel compound heterozygosity in fatty acid hydroxylase-associated neurodegeneration [J]. European Journal of Human Genetics, 2012,20: 476-479.

[9] Rupps R, Hukin J, Balicki M, et al. Novel mutations in FA2H-associated neurodegeneration: an under recognized condition? [J]. J Child Neurol, 2013,28: 1500-1504.

[10] Schüle R, Schöls L. Genetics of hereditary spastic paraplegias [J]. Semin Neurol, 2011,31: 484-493.

（黄啸君 曹 立 陈生弟）

病例 9 发作性下肢无力、僵硬 10 年

● 病史

现病史：女,17 岁,7 岁时出现突发动作时下肢无力、僵硬,迈步困难,持续约 10~20 秒,可自行缓解。突然运动、情绪紧张、疲劳时易出现。天气寒冷时症状更为明显,夏天症状较轻。发作多为双下肢,无肢体不自主抖动,每天发作最多 10 次,未治疗。

既往史：小学常有下肢抽筋。

个人史：长期生活于原籍,否认疫水疫区接触史,无烟酒嗜好。

家族史：其父亲、奶奶和姑姑亦有类似症状,未治疗,现无症状。

● 查体

一、内科系统体格检查
体温 36.5 ℃,脉搏 77 次/分,呼吸 18 次/分,血压 120/80 mmHg,心、肺、腹部无异常。

二、神经系统专科检查
精神智能状态：神智清楚,精神差,言语清晰,对答切题,查体合作,高级智能未见异常。

脑神经：双瞳孔等大等圆,直径 3 mm,对光反射灵敏,双眼各向运动正常,眼震(一)。双侧鼻唇沟对称,伸舌居中,咽反射存在。

运动系统：四肢肌力 5 级,发作时肌张力增高。

反射：双侧肱二头肌、肱三头肌、桡骨膜反射、膝反射、踝反射(++)。

感觉系统：深浅感觉正常。

病理征：未引出。

共济运动：正常。

步态：正常。

脑膜刺激征：阴性。

● 辅助检查

一、实验室检查
血钾、肌酸激酶：均正常。

二、其他辅助检查
肌电图(2011-11-18)：左侧尺神经末梢段 SCV 减慢,其余神经 MCV、SCV 正常,CMAP、SNAP 波幅无明显改变。四肢肌肉 EMG 可见正相波和以正相波为主的肌强直电位频繁活动,MUP 时限、波幅无明显改变,短棘多相波轻度增多,呈肌源性肌电改变(图 5-19)。

基因检测：患者 *SCN4A* 基因存在 G1333A(p. V445M)杂合突变,其奶奶、父亲和姑姑均存在该突变,家族中正常人无此突变(图 5-20)。

● 诊断及讨论

一、定位诊断
患者主要症状为下肢僵硬,神经系统查体无定位体征,肌电图示肌强直电位,故定位于肌源性损害。

先天性肌强直先证者腓肠肌（内侧头）EMG：

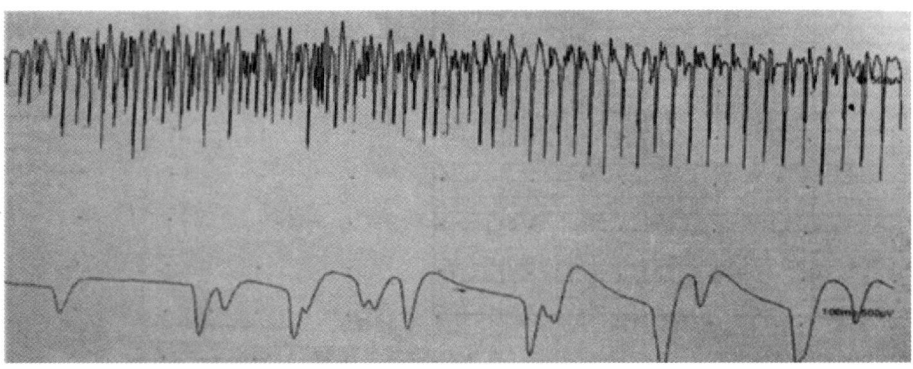

先天性肌强直先证者伸肌总肌 EMG：

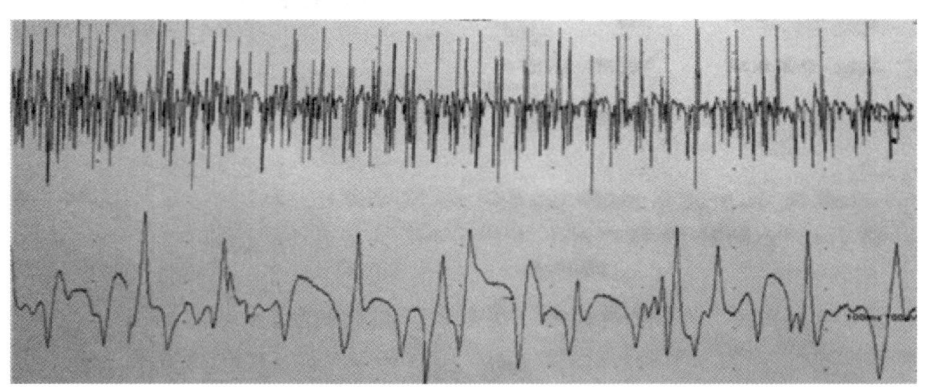

图 5-19　患者肌电图

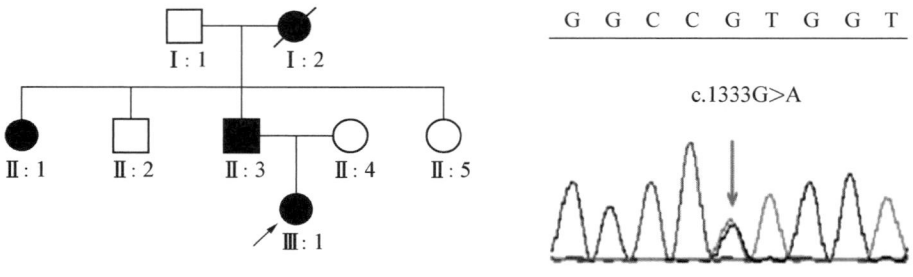

图 5-20　患者家系图（左）及 SCN4A 基因测序图

二、定性诊断

患者为青年女性，临床症状呈发作性，且有阳性家族史，故定性考虑遗传性离子通道病。患者表现为寒冷和运动诱发的肌肉强直现象，久坐后迈步不能和肢体僵硬，肌电图检查可见肌强直电位，符合先天性肌强直以及先天性副肌强直的特征。

先天性肌强直根据遗传方式分为 Thomsen 型及 Becker 型，其中 Thomsen 型呈常染色体显性遗传，其致病基因为 CLCN1。本家系遗传方式为常染色体显性遗传，故对先证者进行 CLCN1 基因筛查，并未发现突变。

而先天性副肌强直同样呈常染色体显性遗传，其致病基因为 SCN4A。故对先证者也进行 SCN4A 基因检测，发现存在 G1333A（p. V445M）杂合突变。其奶奶、父亲和姑姑均存在该突变，家族中正常人无此突变，存在共分离现象。因此，SCN4A 为该患者的致病基因。

综上所述，该患者可诊断为"先天性副肌强直"。

三、鉴别诊断

1. 先天性肌强直：是以肌强直和肌肥大为主要临床表现的一种遗传性肌病，分为常染色体显性遗传和隐性遗传两型。Thomsen 病呈常染色体显性遗传，Becker 病呈常染色体隐性遗传。主要表现为肌肉强力收缩后不能立即松弛，例如用力握拳后须较长时间才能松开，久坐后不能立即站起，静立后不能起步等，但反复用力后上述症状可逐渐消失。而副肌强直在反复活动后肌强直反而加重，此点可鉴别。在非寒冷环境仍出现肌强直表现，冷水诱发试验阴性，这两点也可与副肌强直鉴别。肌电图呈典型的肌强直电位。此外基因检测也可明确诊断。

2. 强直性肌营养不良：又称萎缩性肌强直，多在青春期以后起病，肌力减弱、肌萎缩明显，无普遍性肌肥大，有白内障、心律失常、前额秃发、睾丸萎缩、月经失调和智力减退等多系统损害，可与之鉴别。

3. 神经性肌强直：是由运动神经兴奋性增高而引发的肌肉僵硬、肌肉颤搐和收缩后松弛延迟。神经性肌强直可作为一种副肿瘤综合征出现，或与其他免疫性疾病相伴出现。获得性神经性肌强直，血清和脑脊液中常可发现电压门控型钾通道抗体。

4. 后天性肌强直：多发生于某些神经系统疾患之后，肌强直较局限，少出现叩击性肌强直，无遗传家族史。

四、治疗及预后

本病患者多数在成年后病情逐渐趋于稳定和好转，一般无需特殊治疗。主要是在生活中注意防寒保暖，避免过度劳累。

五、病例点评及疾病分析

先天性副肌强直与钠离子通道性肌强直病属于等位基因病，详细的病史询问可以辅助分型，如是否伴有疼痛，是否对"钾负荷"敏感等。

先天性副肌强直（paramyotoniacongenita, PMC）又称 Eulenberg 病，是由于骨骼肌膜超兴奋性导致的遗传性肌肉疾病，以寒冷或活动诱发的肌强直及无力和反复活动后加重肌强直为主要临床特征，呈常染色体显性遗传。本病发病率报道不一，全球发病率约为 1/25 万，国内报道罕见。

先天性副肌强直由骨骼肌钠通道基因（SCN4A）突变引起，已发现多个基因突变位点，热点突变为 Thr1313Met 和 1448 位点精氨酸替代。SCN4A 基因全长 30.34 kb，定位于 17q23.3，含 24 个外显子和 23 个内含子，编码由 1 836 个氨基酸组成的骨骼肌电压门控钠离子通道 IV 型 α 亚单位。突变的通道遇冷时，肌膜静息电位降低，Na^+ 通透性增加使膜除极，细胞内的 Na^+ 增加，干扰了肌肉收缩后肌质网对 Ca^+ 的摄取。轻度去极化产生重复放电（肌强直），持续的去极化导致肌无力。G1333A 突变位于结构域 I 的 S6 跨膜片段处，突变后导致钠离子通道失活，具体的机制尚不清楚。

PMC 患者多在 10 岁以内起病，表现为遇冷或活动诱发的全身肌强直及肌无力，其肌强直程度不如先天性肌强直严重，最初侵犯暴露部位包括舌肌、面肌、颈肌及手部肌肉，肌无力持续数分钟至数小时。不同于先天性肌强直，先天性副肌强直反复肌肉收缩后肌强直加重。患者可有发作性软瘫，在寒冷及运动后诱发，肌无力发作前可先出现肌强直加重，称为副肌强直性周期性麻痹。在部分家族中，患者出现与高钾性周期性麻痹类似的自发性肌无力发作。肌无力的发作主要在肢体近端肌肉，发作可持续数分钟至数天，无肌萎缩，也无内分泌障碍。

先天性副肌强直的诊断主要依靠临床表现，电生理检查示运动和感觉神经传导速度正常，5 Hz 重复神经电刺激出现 CMAP 波幅的降低，肌强直放电比较广泛，在远端肌肉更明显。电生理诊断的结果与温度密切相关，肢体温度较低时，肌肉的兴奋性增加，可见正锐波和纤颤电位，肌强直可能加重。温度低于 28 ℃，纤颤电位消失，低于 20 ℃，肌强直放电消失，出现电静息，室温状态下肌电图结果可能完全正常。手部冷暴露后，短时运动诱发试验，CMAP 波幅下降，1 小时或更长时间才能恢复到基线水平。长时运动诱发试验，CMAP 波幅立即出现中等程度下降，3 分钟降低最明显，1 小时或更长时间恢复。单纤维肌电图纤维密度增加，时间抖动（jitter）增宽，偶尔出现阻滞。冷水诱发试验及钾诱发试验是先天性副肌强直比较特异的检查，可以诱发肌强直及肌无力。钾诱发的肌无力一般在 1 小时内达高峰，1.5 小时恢复正常。钾盐应从小剂量开始，以防止引起心律失常。

本病多为非进行性，成年后病情稳定或有好转。避免受寒或过度劳累，剧烈活动后先做放松运动，然后再休息，对肌无力和肌强直有预防作用。先天性副肌强直症伴有的肌无力多数短暂轻微，无需治疗。若无力发作严重可给予葡萄糖酸钙静脉注射 1～2 g，无效可给予葡萄糖或葡萄糖加胰岛素，也可使用双氢克尿噻。针对肌强直症状可以口服美西律 200 mg，每日 3 次。

参考文献

［1］冯新红，崔丽英. 骨骼肌离子通道病研究现状和进展[J]. 中国

实用内科杂志,2011,31:84-86.

[2] Raja Rayan DL, Hanna MG. Skeletal muscle channelopathies: nondystrophic myotonias and periodic paralysis [J]. *Current opinion in neurology*, 2010,23:466-476.

[3] Statland JM, Barohn RJ. Muscle channelopathies: the nondystrophic myotonias and periodic paralyses [J]. *Continuum (Minneapolis, Minn)*, 2013,19(6 Muscle Disease):1598-1614.

[4] Wang DW, VanDeCarr D, Ruben PC, et al. Functional consequences of a domain 1/S6 segment sodium channel mutation associated with painful congenital myotonia [J]. *FEBS Letters*, 1999, 448:231-234.

（刘晓黎　曹　立）

病例 10　反复四肢抽搐伴反应迟钝进行性加重 3 个月

● 病史

现病史: 女,25 岁,2011 年 8 月 28 日因"上呼吸道感染"于当地医院补液后自觉不适,当夜 11 点突然出现四肢抽搐,表现为上肢屈曲,下肢伸直,牙关禁闭,口吐白沫,呼之不应,发作持续 7 分钟后缓解,约 3 分钟后再次发作,共发作 4 次。发作时间基本相等,发作间期呼之不应。送至当地医院,给予"地西泮"等治疗后,未再有类似抽搐。但有情绪烦躁,无胡言乱语,无激越、打人等行为。后经治疗后上述症状基本缓解,出院后能正常起居生活。10 月 9 日,家属觉患者晚上祷告时出现反应迟钝,平时能够熟练背诵的祷词出现多处错误,当晚 8:30 患者再次突发四肢抽搐,症状与前次相似,反复持续发作,半小时以上未缓解,后经地西泮治疗后逐渐缓解。10 日下午 4:00 患者出现躁动,遂至当地医院治疗 16 天,25 日头颅 MRI 提示:"左侧颞叶异常信号",给予丙戊酸钠控制癫痫,改善循环、营养神经等治疗,未再有抽搐发作,出院时症状较前改善,但仍有反应迟钝。出院后反应迟钝缓慢加重,常有对答缓慢,思考费力,经提醒后仍有回忆困难,经常不能记起发生的事情,偶有对答错误,注意力难以集中,沟通及交流能力也较前明显下降,遂于 11 月 12 日再次至当地医院就诊,查头颅 MRI"左侧额颞叶异常信号,考虑脑炎可能大,较前有进展",予拉莫三嗪 25 mg 睡前服,丙戊酸钠 0.5 每天 2 次,泼尼松 20 mg,四肢抽搐未再发作,但仍有反应迟钝及记忆力减退。发病以来,神智清楚,胃纳可,二便正常,体重无明显变化。

既往史: 否认高血压、糖尿病病史。

个人史: 长期居住生活于原籍,否认疫区疫水接触史,无烟酒等不良嗜好。已婚已育。高中学历。

家族史: 无家族相关性疾病。

● 查体

一、内科系统体格检查

体温 36.7 ℃,脉搏 74 次/分,呼吸 14 次/分,血压 130/80 mmHg,身高 155 cm,心、肺、腹部无异常。

二、神经系统专科检查

精神智能状态: 神智清楚,查体配合,但注意力欠集中,计算力差,反应迟钝,近记忆力差,时间、空间、人物定向力可。韦氏智能测定 73 分。

脑神经: 双侧瞳孔等大等圆,直径 3.0 mm,对光反射灵敏,双眼球各向活动灵活,无眼震,双侧外展露白 2 mm,无复视。双侧鼻唇沟对称,伸舌居中,咽反射正常。

运动系统: 四肢肌张力正常,四肢肌力 5 级。

反射: 双侧肱二头肌、肱三头肌、桡骨膜、膝反射(＋),双侧踝反射(－)。

感觉系统: 深浅感觉正常。

病理征: 未引出。

共济运动: 指鼻试验完成可,跟膝胫试验正常。闭目难立征(－),直线行走完成。

步态: 正常。

脑膜刺激征: 阴性。

● 辅助检查

一、实验室检查

血清乳酸测定:

2011-11-13(外院):乳酸 3.5 mmol/L;运动后

10.4 mmol/L。

2011-11-26：乳酸 10.00 mmol/L（↑）；10 分钟运动 12.00 mmol/L（↑）；运动后休息 10 分钟 5.10 mmol/L（↑）。

2011-11-13（外院）：血氨 42 μmol/L。

2011-11-26：乳酸脱氢酶 249 IU/L（↑），肌酸激酶 26 IU/L，CK-MB 质量 2.6 ng/ml。

2011-11-26：红沉、凝血功能、血常规：正常。

2011-11-26：肝肾功能、电解质、血糖、血脂、C-反应蛋白：正常。

2011-11-26：丙戊酸 38.3 μg/ml（↓）。

2011-11-28：P-ANCA、C-ANCA 阴性，抗 RNP/Sm 抗体、抗 Sm 抗体、抗 SSA 抗体、抗 SSB 抗体、抗 SCL-70 抗体、抗 Jo-1 抗体均阴性；免疫球蛋白 IgG、IgA、IgE、IgM 正常。

二、其他辅助检查

心电图（2011-11-28）：T 波改变。

眼底摄片（2011-11-30）：视盘边界清晰，C/D 不大，黄斑无渗出出血。左颞上网膜血管稍迂曲。

心超（2011-12-02）：微量心包积液，EF70%。

肌电图及神经传导（2011-12-02）：EMG、NCV 未见明显异常。

动态脑电图（2011-12-02）：未见明显异常。

头颅 MRI（2011-12-06）：双侧颞叶及左侧额叶异常信号灶伴轻度脑萎缩。

病理（左肱二头肌）（2011-11-29）：骨骼肌的主要病理改变为出现典型和不典型的破碎红纤维（ragged red fibers，RRF）和破碎蓝纤维（ragged blue fibers，RBF），符合线粒体病的病理改变特点，同时伴有肌纤维内脂肪滴增多，提示同时伴随脂肪代谢异常。类似的病理改变可以出现在 MELAS 等线粒体病中。没有发现炎性肌肉病或神经源性骨骼肌损害的病理改变（图 5-21）。

外周血线粒体基因检查示：mtDNA 存在 A3243G 突变（图 5-22）。

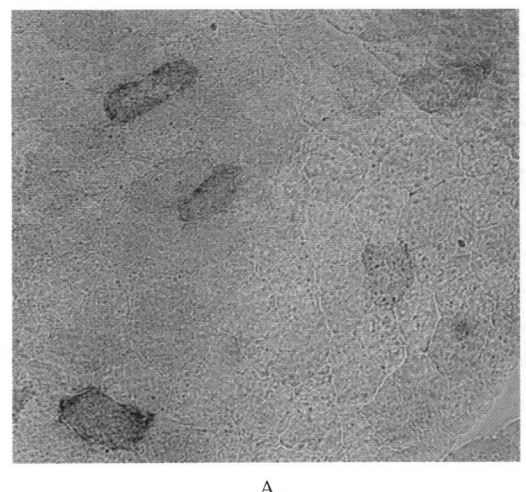 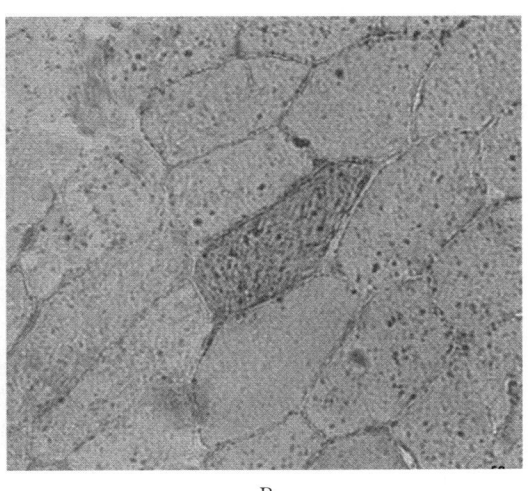

A　　　　　　　　　　　　　B

图 5-21　肌肉活检图。A. SDH 染色可见个别破碎蓝染肌纤维；B. ORO 染色显示部分肌纤维内脂肪滴轻-中程度增多

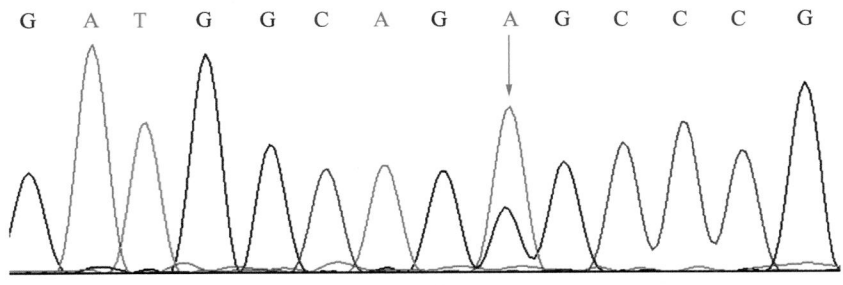

图 5-22　线粒体基因测序图，mtDNA A3243G

● 诊断及讨论

一、定位诊断

根据记忆力、理解力、计算力、注意力等高级皮质功能进行性减退及肢体反复发生抽搐、意识丧失等癫痫发作定位于大脑皮质。

二、定性诊断

患者年轻女性，身材较为矮小，反复出现全面性强直阵挛性癫痫发作，认知功能进行性减退，双侧颞叶及左侧额叶异常信号灶伴轻度脑萎缩改变，血乳酸升高，疑诊为"线粒体脑肌病"。骨骼肌病理检测发现典型和不典型的 RRF 和 RBF，结合外周血线粒体基因检查示 mtDNA 存在 $A3243G$ 突变，确诊为"线粒体脑肌病并发乳酸血症和卒中样发作（MELAS）"。

三、鉴别诊断

1. 脑血管炎：临床表现具有多样性和不典型性，仅从临床表现较难鉴别，尤其是原发性脑血管炎。风湿免疫抗体阴性及脑脊液检查也不能完全排除脑血管炎的诊断，可据血乳酸升高及基因检测结果做出鉴别诊断。

2. 脑梗死：也可出现卒中样表现及认知功能障碍，但是脑梗死患者鲜有癫痫发作和血乳酸升高，而且该患者为年轻女性，基本不考虑此病。

四、治疗及预后

患者入院后予银杏达莫改善循环，甘油果糖脱水降颅内压，辅酶 Q_{10}、维生素 B 营养神经，丙戊酸钠控制癫痫发作，症状有改善，未再出现癫痫样发作。

五、病例点评及疾病分析

患者既往疑有"脑炎"病史，入院后可进行脑脊液检查排除"病毒性脑炎"的诊断。基因检测前，可进行脑脊液中乳酸水平检查，升高更具有提示意义。线粒体疾病多数有不耐疲劳史，详细地询问病史有利于对疾病的全面认识及早期诊断。

线粒体脑肌病（mitonchondrialencephalomyopathy），呈母系遗传，是一组由于线粒体结构和功能异常从而累及中枢神经系统和肌肉系统的疾病。神经系统主要表现有卒中样发作、癫痫、肌阵挛、眼外肌麻痹及视神经损害等，肌肉损害主要表现在近端为主的肌萎缩、无力。核基因和（或）线粒体基因异常均可导致线粒体脑肌病的发生，具有明显遗传及临床表现的特异性。

超过 100 种线粒体基因组的突变点与人类疾病有关，mtDNA 缺陷导致了线粒体蛋白质翻译错误，使氧化磷酸化功能受损，造成线粒体呼吸链缺损，可能代表了线粒体脑肌病的发病机制。突变的 mtDNA 比率决定着表型的表达，这是因为在细胞发展成为某种线粒体呼吸链的生化缺陷之前，其负荷量必须超过临界阈值，不同的突变负荷导致了临床表现的多样性。突变阈值的高低取决于受累组织器官对能量的依赖程度，这与孟德尔遗传方式不同，对能量代谢要求高的器官如脑、骨骼肌、心脏、肾脏等是线粒体疾病的主要累及器官。

另外，相同 mtDNA 突变在不同患者临床表现可能不同，这与 mtDNA 的突变数目有关，突变 mtDNA 数目越多临床症状越重。Chinnery 等研究了超过 150 例存在 $A3243G$（MELAS）和 $A8344G$（MERRF）突变的患者，发现他们骨骼肌中突变的 mtDNA 比率与神经系统病变特征的发生频率密切相关。

根据临床和病理特点可将线粒体脑肌病分为许多类型，如坏死性脑脊髓病（Leigh 综合征）、卷发样脑灰质营养不良综合征（Menke 病）和进行性皮质灰质萎缩症（Alpers 病）、Kearns-Sayre 综合征（KSS）、线粒体脑肌病并发乳酸血症和卒中样发作（MELAS）、肌阵挛癫痫并发肌肉破碎红纤维（MERRF）、慢性进行性眼外肌麻痹（CPEO）等，临床上以后四种多见。MERRF 综合征主要是由 $A8344G$ 基因突变引起，KSS 和 CPEO 为 mtDNA 片段的缺失，其发生可能是在卵子或胚胎形成时期。

80% 的 MELAS 综合征由线粒体基因 $A3243G$ 突变引起，15% 由 $T3271$ 和 $A3252G$ 突变引起，还有一些罕见的线粒体基因突变位点。突变多数在外周血中可以检测到，但是部分患者外周血检测未发现突变，需要进一步行肌肉组织基因检测。MELAS 综合征患者多于儿童期（2～10 岁）起病，临床表现为卒中样发作伴偏瘫、偏盲或皮质盲、偏头痛、恶心、呕吐、反复癫痫发作、智力低下、身材矮小、神经性耳聋等。临床表现具有一定的异质性，当 MELAS 患者肌细胞内的 $A3243G$ 突变超过 90% 时，临床上出现卒中样发作、痴呆、癫痫和共济失调等；若 $A3243G$ 突变小于 50% 时，则只出现慢性进行性眼外肌瘫痪、肌肉损害和耳聋等。

MELAS 的病理特点是骨骼肌活检光镜下发现破碎红纤维，电镜下可见异常线粒体和晶格包涵体；中枢神经系统的改变以出现灶状坏死性病变为特征，并表现为脑组织内的多发软化灶。另一常见的病理学改变是钙质沉积，以基底节，尤其是苍白球易发生此改变，其次为丘脑、齿状核和间脑,因此 MELAS 的 CT 及 MRI 常见基底节钙化。生化检测能发现血清乳酸堆积、脑脊液乳酸水平增高,如果脑脊液蛋白质异常增高则应考虑为 KSS 综合征。一旦患者具备线粒体脑肌病的临床表现如卒中样发作、癫痫、眼外肌麻痹及肌萎缩无力等症状,基因及生化检测、电生理、影像学检查又具有以上改变时,就应考虑本病的可能,但确诊有赖于骨骼肌活检。这是因为绝大多数基因编码的线粒体蛋白质尚未探明,单从临床、家族史和发病情况很难确定遗传类型。

目前对线粒体脑肌病尚无有效的治疗方法。常选用的药物有能量合剂如 ATP、辅酶 A 等,作为氧化磷酸化辅助因子的补充,防止氧自由基对线粒体内膜的损害;大剂量 B 族维生素(B_1、B_2、B_6)和辅酶 Q_{10} 可降低血乳酸和丙酮酸水平,使者临床症状有不同程度的改善。在应用抗惊厥药物时,应禁止使用苯巴比妥类药物,防止加重对呼吸链的损害。对症治疗包括加强营养、用药物纠正心律失常和植入起搏器、用抗痫药控制癫痫和纠正乳酸酸中毒等并发症,可以解决特殊问题和改善患者的生活质量。

参考文献

［1］张晓云,耿左军. 线粒体脑肌病的研究进展[J]. 临床荟萃,2006,12:903-904.
［2］Chinnery PF, Howell N, Lightowlers RN, et al. Molecular pathology of MELAS and MERRF. The relationship between mutation load and clinical phenotypes [J]. Brain: A Journal of Neurology, 1997,120(Pt 10):1713-1721.
［3］Goodfellow JA, Dani K, Stewart W, et al. Mitochondrial myopathy, encephalopathy, lactic acidosis and stroke-like episodes: an important cause of stroke in young people [J]. Postgraduate Medical Journal, 2012,88:326-334.
［4］Longo N. Mitochondrial encephalopathy [J]. Neurologic Clinics, 2003,21:817-831.
［5］Pauli W, Zarzycki A, Krzysztalowski A, et al. CT and MRI imaging of the brain in MELAS syndrome [J]. Polish Journal of Radiology/Polish Medical Society of Radiology, 2013,78:61-65.
［6］Tucker EJ, Compton AG, Thorburn DR. Recent advances in the genetics of mitochondrial encephalopathies [J]. Current Neurology and Neuroscience Reports, 2010,10:277-285.

（黄啸君　曹　立　陈生弟）

病例 11　进行性肢体无力、肌肉萎缩 14 年

● 病史

现病史:女性,61 岁。47 岁时出现右下肢肉跳感,并出现足背不能抬起,嗣后渐觉右下肢无力,外院诊断为"颈椎病"并行手术治疗。术后症状无改善,后双上肢出现肉跳、无力,伴肌肉萎缩,症状进行性加重,丧失独立行走能力。57 岁时出现气喘症状,目前咳嗽、咳痰困难。

既往史:外院行颈椎病手术。

个人史:无特殊。

家族史:家族中有类似患者,其父亲 39 岁起病,56 岁去世,其两个弟弟及 1 个妹妹均有类似症状。

● 查体

一、内科系统体格检查
体温 36.7 ℃,脉搏 72 次/分,呼吸 14 次/分,血压 130/80 mmHg,双肺呼吸音低,未见明显干湿啰音。心、腹部无异常。

二、神经系统专科检查
精神智能状态:神智清楚,对答切题,定向力正常,查体合作。

脑神经:双瞳等大圆形,直径 3 mm,直接和间接对光反应灵敏,双眼各向活动自如,无眼震,双侧鼻唇沟对称,伸舌居中,悬雍垂居中,咽反射灵敏。

运动系统:双上肢近端肌力 5 级,远端 4⁻级,双下肢肌力 2 级,下肢萎缩明显。

反射:四肢腱反射消失。

感觉系统:深浅感觉正常。

病理征:左侧巴氏征(+)。

共济运动:正常。

步态:不能合作。

脑膜刺激征:阴性。

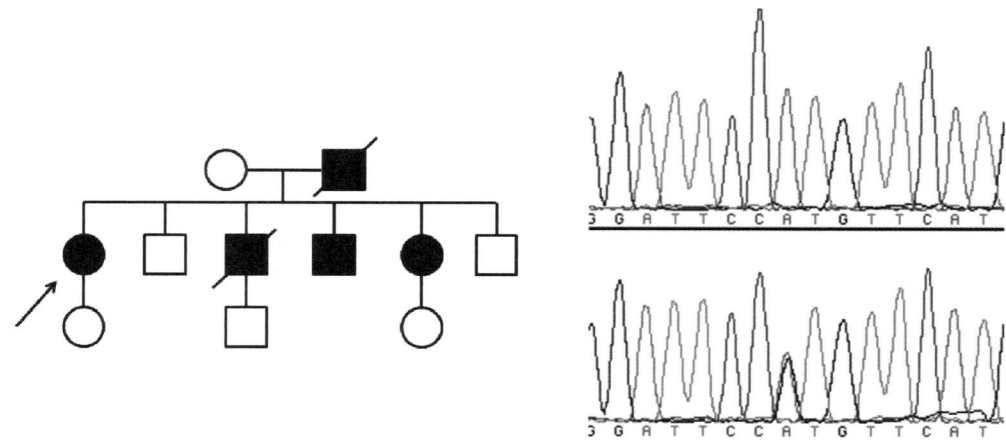

图5-23　患者家系图（左）及 *SOD1* 基因检测结果（右）：2号外显子存在杂合突变 c.140A＞G（p. His47Arg）

● 辅助检查

一、神经电生理检查

NCV：所检神经 MCV 正常范围，部分神经 CMAP 波幅明显下降；未见传导阻滞；SCV 正常，SNAP 波幅无明显异常改变。F 波潜伏期正常范围，尺神经 F 波出现率下降。

EMG：多数肌肉可见纤颤波、正相波等自发电位活动，轻收缩时 MUP 时限增宽，波幅增高，个别肌肉可见巨大电位；重收缩时募集减少，呈单纯相。

电生理诊断：广泛肌肉神经源性肌电改变，前角损害首先考虑。

二、家系图及 SOD1 基因检测结果：

见图 5-23。

● 诊断及讨论

一、定位诊断

患者主要症状为肌无力、肌萎缩、肉跳及腱反射消失，提示下运动神经元受累，同时病理征阳性，提示上运动神经元也受累。感觉无异常，二便不受影响，故定位上、下运动神经元受累。

二、定性诊断

老年女性，中年起病，病程呈进行性加重。病变累及上、下运动神经元，感觉不受累，结合肌电图及基因检测结果，可以确诊为运动神经元病中的肌萎缩侧索硬化症（amyotrophic lateral sclerosis，ALS）。

三、鉴别诊断

1. 颈椎病：脊髓型颈椎病可以表现为手肌无力和萎缩伴双下肢痉挛，而且颈椎病和 ALS 均好发于中年以上的人群，两者容易混淆，由于颈椎病引起的压迫性脊髓损害很少超过 C4，因而舌肌和胸锁乳突肌肌电图检查发现失神经现象强烈提示 ALS，超过一个神经根分布区的广泛性肌束颤动也支持 ALS 的诊断，颈椎病性脊髓病时 MRI 可显示脊髓受压，但出现这种影像学改变并不能排除 ALS，一方面有些患者虽然影像学有颈髓受压的证据，但并不一定导致脊髓损害的症状和体征，另一方面，颈椎病可与 ALS 同时存在。

2. 多灶性运动神经病：是一种周围神经病，因其有明显的肌无力和肌萎缩伴肌束颤动，而腱反射正常或亢进，容易与 ALS 或脊髓性肌萎缩（spinal muscular atrophy，SMA）混淆，神经电生理检查发现运动传导阻滞，运动神经活检发现脱髓鞘改变及静脉用丙种球蛋白（IVIG）试验性治疗有效支持多灶性运动神经病，磁共振光谱显示皮质乙酰天冬氨酸缺失及运动皮质刺激发现中枢运动传导障碍提示 ALS。

3. 良性肌束颤动：病因未明，其特点为广泛束颤不伴肌无力、肌萎缩和腱反射异常，正常人在疲劳、寒冷、焦虑、剧烈运动及抽烟和喝咖啡时容易出现，EMG 有自发性电活动，但无运动单位的形状改变，在少数情况下束颤可为 ALS 的首发症状，应引起注意。肌束颤动高度提示运动神经元核周病变，除多灶性运动神经病和淀粉样周围神经病外，其他周围神经病罕见，肌病患者出现束颤时应警惕合并周围神经病的可能。

四、治疗及预后

长期以来 ALS 缺乏有效的治疗措施。1995 年利鲁唑作为 ALS 的标准治疗药物上市后,经过大量的临床验证发现该药可延长 ALS 患者处于疾病轻、中度状态和存活的时间,推迟发生呼吸困难的时间,但不能使已经出现的运动障碍获得改善。该药主要是通过抑制突触前谷氨酸的释放,阻滞兴奋性氨基酸受体,抑制神经末梢和神经细胞体上的电压依赖性钠通道而发挥作用。用药方法为 50 mg 每天 2 次,口服,疗程为 1~1.5 年。该药耐受性好,常见副反应有恶心、乏力和谷丙转氨酶升高。

ALS 的对症治疗对改善患者的生存质量具有重要意义。物理治疗可延缓肌萎缩的进展,预防关节挛缩。吞咽功能障碍时应及时插胃管或行胃造瘘手术,保证营养供应,避免呛咳导致的吸入性肺炎。发生呼吸困难时应行气管切开,机械通气。对劳累性呼吸困难的患者可给间歇性正压辅助呼吸。

五、病例点评及疾病分析

ALS 是一种进行性加重的上下运动神经元均受累的中枢神经系统变性病,选择性侵犯脊髓前角细胞、脑干和皮质的运动神经元。临床上表现为上下肢无力,肌肉萎缩,延髓性麻痹,最终导致呼吸衰竭,平均生存时间 3~5 年。ALS 起病形式为运动功能受累,其临床表现多种多样,但一般多为单一部位起病,可以为上、下肢或球部,并且通常由一个部位进展至另一个部位,但少数患者最初发病时可表现为两个部位同时受累,定义为复合型起病的 ALS。本患者中年起病,表现为进行性肌无力肌萎缩,查体发现上下运动神经元同时受累,感觉无异常,临床诊断 ALS 明确,而患者存在阳性家族史,因此考虑家族性 ALS。

根据文献报道,大约有 10% 的 ALS 病例呈家族性。由 SOD1 基因突变导致的 ALS 通常呈常染色体显性遗传,但也可引起常染色体隐性遗传 ALS。常染色体显性遗传的 ALS 往往存在不完全外显。到 85 岁,约 80% 的突变携带者出现症状。而该疾病存在临床异质性,在同一家族内表型也存在差异,例如,家系内发病年龄差异、起病症状不同等,但通常都表现为手部肌肉局灶性和不对称性的无力及萎缩。下运动神经元受累通常显而易见,而上运动神经元受累不明显。

研究证明在 SOD1 G93A 转基因小鼠脊髓中存在自由基产物的堆积,而在大脑中却没有。自由基产物的堆积加速了神经元的变性。由此推测致病机制之一是在原位产生的自由基引发氧化损伤,因而可透过血脑屏障的抗氧化剂可能是治疗方法之一。

在表型与基因型关系方面,SOD1 突变中 H46R 这一突变往往具有较良好的预后,表现为病程时间相对较长,平均病程达 17 年。同时研究发现该突变仅导致 SOD1 酶活性水平的小幅减少。本例中患者突变为 H47R,紧靠 H46R,因此有理由推测其对酶活性的影响可能类似 H46R,对 SOD1 影响较小,因而导致的临床表型也较轻,患者会有较长的生存期,这与该病例的表型也相符合。

在 SOD1 突变中,最常见的为 A4V,约 50% 的家族性 ALS 是由该突变导致。而突变 G37R 和 L38V 则与较早发病年龄相关。此外,A4V 突变往往提示较短生存期,与之相反,携带突变 G37R,G41D 和 G93C 的患者生存期较长。由 SOD1 突变引起的家族性 ALS 患者在临床特征上与没有 SOD1 突变的 ALS 患者无明显差别,但往往发病更早,生存期更短。

治疗方面,前瞻性随机对照试验发现运用锂剂联合利鲁唑治疗与单独应用利鲁唑治疗可延缓疾病的进展。在 ALS 转基因小鼠中证实了该结论,应用锂剂的小鼠其脊髓中运动神经元的死亡出现明显的延迟,同时锂剂增加了运动神经元中正常线粒体的数目,降低了 SOD1 聚集,降低了反应性星形胶质细胞的增生。研究表明锂剂治疗增强了聚集蛋白质或异常线粒体的内吞,这些都提示锂具有神经保护作用。

参考文献

[1] 王维治. 神经病学[M]. 5 版. 北京:人民卫生出版社,2004:221 - 224.

[2] Brown RH Jr, Meininger V, Swash M. Amyotrophic lateral sclerosis [M]. London:Martin Dunitz, 2008:3 - 58.

[3] Cudkowicz ME, McKenna-Yasek D, Sapp PE, et al. Epidemiology of mutations in superoxide dismutase in amyotrophic lateal sclerosis [J]. Annals of Neurology, 1997,41:210 - 221.

[4] De Belleroche J, Orrell R, King A. Familial amyotrophic lateral sclerosis/motor neurone disease (FALS):a review of current developments [J]. Journal of Medical Genetics, 1995, 32:841.

[5] Fornai F, Longone P, Cafaro L, et al. Lithium delays progression of amyotrophic lateral sclerosis [J]. Proceedings of the National Academy of Sciences, 2008,105:2052 - 2057.

[6] Kimura F, Fujimura C, Ishida S, et al. Progression rate of ALSFRS-R at time of diagnosis predicts survival time in ALS [J]. Neurology, 2006,66:265 - 267.

[7] Siddique T, Deng HX. Genetics of amyotrophic lateral sclerosis [J]. Human Molecular Genetics, 1996,5(Supplement 1):1465 - 1470.

(黄啸君 曹 立 陈生弟)

病例 12　走路姿势异常 27 年

● 病史

　　现病史：女性，32 岁。4～5 岁开始出现行走呈内八字，以脚尖着地，脚跟不着地，呈现逐渐加重。

　　既往史：22 岁时曾行脚部矫形术。

　　个人史：否认吸烟喝酒等不良嗜好。

　　家族史：父亲约 20 岁出现行走姿势异常，行走时呈内八字，后因交通事故去世。目前 6 岁女儿走路也呈内八字。

● 查体

一、内科系统体格检查

　　体温 37 ℃，脉搏 72 次/分，呼吸 11 次/分，血压 132/74 mmHg，心、肺、腹部无异常。

二、神经系统专科检查

　　精神智能状态：神智清楚，对答可，查体合作。

　　脑神经：双瞳等大圆形，直径 3 mm，直接和间接对光反应灵敏，双眼各向活动自如，无眼震，双侧鼻唇沟对称，伸舌居中，咽反射灵敏。

　　运动系统：双上肢肌张力正常，上肢肌力 5 级，双下肢肌张力增高，髂腰肌肌力 4 级，余下肢肌力 5 级。

　　反射：双上肢腱反射（＋＋＋），双膝反射（＋＋＋），踝阵挛（－）。

　　感觉系统：深浅感觉正常。

　　病理征：未引出。

　　共济运动：共济正常。

　　步态：剪刀样步态。

　　脑膜刺激征：阴性。

● 辅助检查

一、实验室检查

　　血常规、肝肾功能、电解质、维生素 B₁₂、叶酸、甲状腺功能等：均在正常范围。

二、其他辅助检查

头颅及胸髓 MRI：未见异常。

三、基因检测

家系图：见图 5-24。

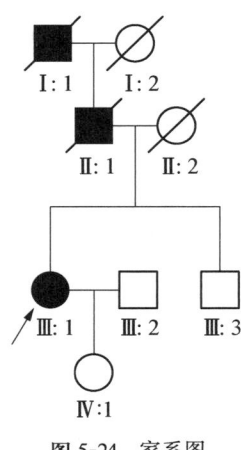

图 5-24　家系图

　　对遗传性痉挛性截瘫患者 SPG4（SPAST）基因行多重连接探针扩增技术（MLPA）：见图 5-25。

● 诊断及讨论

一、定位诊断

　　患者主要表现为步态异常，查体双下肢张力增高，肌力下降，反射亢进及剪刀样步态，感觉无异常，二便无异常，故定位于胸段脊髓的双侧皮质脊髓束受累。

二、定性诊断

　　患者幼年起病，表现为进行性行走困难，下肢张力增高及反射亢进，有阳性家族史，遗传方式为常染色体显性遗传。根据临床症状及家族史，考虑诊断为遗传性痉挛性截瘫。患者除进行性加重的下肢症状外无合并其他临床症状，故诊断为单纯型遗传性痉挛性截瘫。患者家族史呈常染色体显性遗传，故首先考虑 SPG4 可能，基因检测证实该诊断。

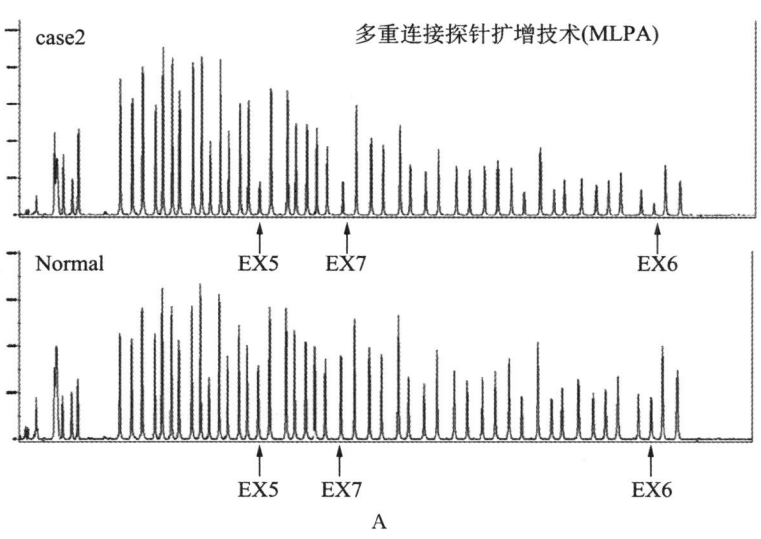

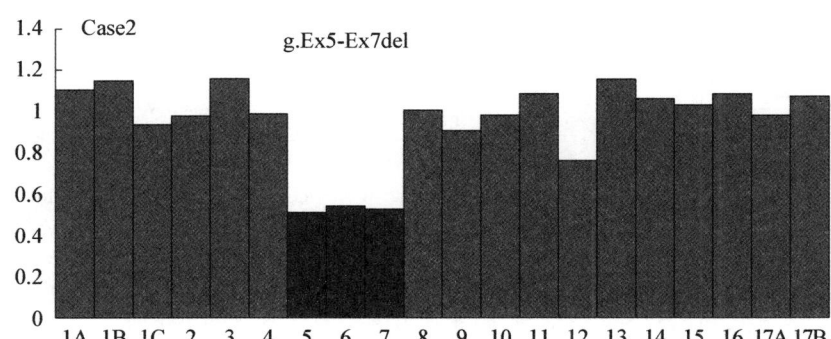

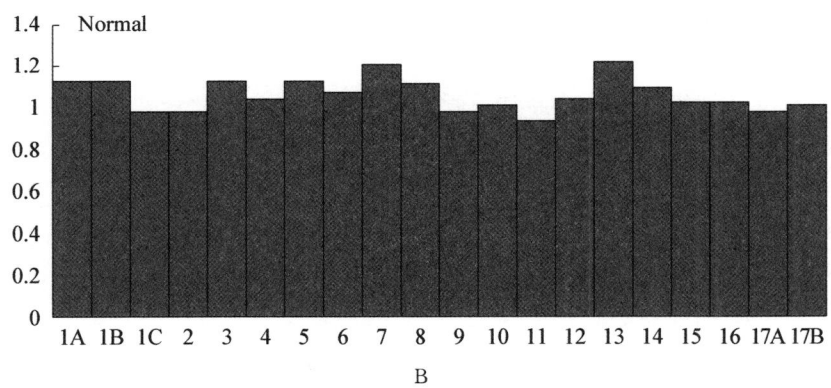

图 5-25 A. 患者 *SPAST* 基因外显子 5～7 标准化相对信号值 (N-RSVs) 明显降低, 提示这 3 个外显子缺失。B. 正常对照为 7 号外显子单个碱基缺失, 标准化相对信号值未见异常

三、鉴别诊断

1. 脑性瘫痪: 遗传性痉挛性截瘫和脑性瘫痪均有双下肢痉挛性瘫痪, 但脑性瘫痪常有早产、宫内窘迫、难产、窒息等病史, 在出生时就有症状, 随年龄增大而症状逐渐稳定或略有好转, 多无家族史。本患者无相关异常出生史, 且有痉挛性瘫痪家族史, 故可排除。

2. 原发性侧索硬化症: 也有双下肢肌张力增高、腱反射亢进、病理征阳性, 但多在中年发病, 不伴有运动协调障碍, 无弓形足。该患者儿童期起病, 行走不稳, 病理征未引出, 故不支持该诊断。

3. 高颈段肿瘤：生长特别缓慢的脊髓或枕骨大孔区的肿瘤，但该患者颈椎 MRI 未提示占位，故可排除。

四、治疗及预后

目前对于遗传性痉挛性截瘫的治疗主要为对症治疗。巴氯芬或替扎尼丁等肌松药物可缓解下肢的张力增高。目前无针对性治疗手段。

五、病例点评及疾病分析

本例患者幼年起病，表现为进行性行走困难，下肢张力增高及反射亢进，感觉、自主神经无受累，排除继发性因素诊断痉挛性截瘫。患者有阳性家族史，遗传方式为常染色体显性遗传，故考虑遗传性痉挛性截瘫。患者无智能减退、脑白质病变、癫痫等其他神经系统症状体征，因此为单纯型遗传性痉挛性截瘫。而在常染色体显性遗传的单纯型遗传性痉挛性截瘫中，SPG4 所占的比例最高。

SPAST 基因异常是单纯型常染色体显性遗传痉挛性截瘫(autosomal dominant hereditary spastic paraplegia，AD-HSP)中最常见的类型，大约 40% 的 AD-HSP 以及 20% 的散发性 HSP 由该基因所致。突变位点主要集中于 SPAST 的细胞内高活性 ATP 酶(AAA)区、微管蛋白相互作用和转运区(MIT)、微管蛋白黏附结合区(MTBD)。SPAST 基因编码 Spastin 蛋白，由 616 个氨基酸组成，是一种微管切割蛋白，属 AAA 蛋白家族成员之一，与微管动力学相关。微管骨架调节异常及管状内质网网络的相互作用受损，导致轴浆运输障碍是 HSP 可能的发病机制。

此类型 HSP 发病年龄可从儿童到老年不等，一半以上的突变携带者超过 30 岁才会出现症状，临床以隐匿进展的双下肢痉挛性步态为初发症状，病程一般较长，许多患者在出现双下肢痉挛症状后 20 年才会丧失行走能力，并可合并尿急、上肢腱反射亢进、踝关节振动觉减退、下肢肌肉萎缩症状。极少部分患者可表现为复杂型 HSP，包括小脑共济失调、癫痫、胼胝体发育不良、智力减退。HSP 患者体检可提示双下肢腱反射亢进和病理征阳性。SPAST 突变患者的头颅 MRI 常无阳性征象，偶有报道发现轻度小脑蚓部萎缩和(或)胼胝体发育不良，另有报道 1 例先天性蛛网膜囊肿家系。

参考文献

[1] Blackstone C. Cellular pathways of hereditary spastic paraplegia [J]. Annual Review of Neuroscience, 2012,35: 25-47.
[2] Erichsen AK, Inderhaug E, Mattingsdal M, et al. Seven novel mutations and four exon deletions in a collection of Norwegian patients with SPG4 hereditary spastic paraplegia [J]. Eur J Neurol, 2007,14: 809-814.
[3] Errico A, Ballabio A and Rugarli EI. Spastin, the protein mutated in autosomal dominant hereditary spastic paraplegia, is involved in microtubule dynamics [J]. Hum Mol Genet, 2002, 11: 153-163.
[4] Finsterer J, Löscher W, Quasthoff S, et al. Hereditary spastic paraplegias with autosomal dominant, recessive, X-linked, or maternal trait of inheritance [J]. Journal of the Neurological Sciences, 2012,318: 1-18.
[5] Lo Giudice T, Lombardi F, Santorelli FM, et al. Hereditary spastic paraplegia: clinical-genetic characteristics and evolving molecular mechanisms [J]. Experimental neurology, 2014, 261: 518-539.
[6] McDermott CJ, Burness CE, Kirby J, et al. Clinical features of hereditary spastic paraplegia due to spastin mutation [J]. Neurology, 2006,67: 45-51.
[7] Nielsen JE, Johnsen B, Koefoed P, et al. Hereditary spastic paraplegia with cerebellar ataxia: a complex phenotype associated with a new SPG4 gene mutation [J]. Eur J Neurol, 2004,11: 817-824.
[8] Orlacchio A, Gaudiello F, Totaro A, et al. A new SPG4 mutation in a variant form of spastic paraplegia with congenital arachnoid cysts [J]. Neurology, 2004,62: 1875-1878.
[9] Park SH, Zhu PP, Parker RL, et al. Hereditary spastic paraplegia proteins REEP1, spastin, and atlastin-1 coordinate microtubule interactions with the tubular ER network [J]. J Clin Invest, 2010,120: 1097-1110.
[10] Schüle R, Schöls L. Genetics of hereditary spastic paraplegias. Seminars in Neurology [J]. 2011,31: 484-493.
[11] Shoukier M, Neesen J, Sauter SM, et al. Expansion of mutation spectrum, determination of mutation cluster regions and predictive structural classification of SPAST mutations in hereditary spastic paraplegia [J]. Eur J Hum Genet, 2009,17: 187-194.

（黄啸君 曹 立 陈生弟）

病例 13　发作性四肢无力 10 年，下肢无力加重 2 个月

● 病史

现病史：男，25 岁，2002 年（15 岁）时，患者（空腹）早自习趴在桌上睡觉醒来后，发现四肢无力，行走几步后摔倒在地。在校医院就诊，诊断为"低钾性麻痹"，补钾治疗 1 周后恢复正常。后反复发作，每次发作补钾治疗后均好转。发作最严重时，不能独立行走，在当地医院检查：血清钾：3.22 mmol/L，补钾治疗 2 天后恢复正常。发作频率为每月约 3～4 次，程度轻重不一。每次发作均为清晨发作，睡眠差、情绪激动、焦虑不安、受凉或饥饿时更容易发作。最近一次发作为 2 个月前，补钾治疗 1 周，上肢肌力明显恢复，但下肢无力未完全缓解。

既往史：无殊。

个人史：长期生活于原籍，否认疫水疫区接触史，无烟酒嗜好。

家族史：其堂兄有类似症状，具体不详。

● 查体

一、内科系统体格检查

体温 36 ℃，脉搏 80 次/分，呼吸 18 次/分，血压 118/76 mmHg，心、肺、腹部无异常。

二、神经系统专科检查

精神智能状态：神志清楚，吐词清晰，计算力、定向力正常。

脑神经：双瞳等大圆形，直径 3 mm，直接和间接对光反应灵敏，双眼各向活动自如，无眼震，双侧鼻唇沟对称，伸舌居中，悬雍垂居中，咽反射灵敏。

运动系统：双上肢肌力 5 级，右下肢肌力 4$^+$ 级，左下肢肌力 4 级。

反射：双侧肱二头肌、肱三头肌、桡骨膜反射、膝反射、踝反射（＋＋）。

感觉系统：深浅感觉正常。

病理征：未引出。

共济运动：正常。

步态：正常。

脑膜刺激征：阴性。

● 辅助检查

一、实验室检查

2012-9-25：血清钾 3.85 mmol/L（参考值 3.50～5.10 mmol/L），肌酸激酶（CK）276 IU/L（↑）（参考值 22～269 IU/L）。

二、其他辅助检查

常规肌电图：常规神经传导及针极肌电图未见明显异常

肌电图运动诱发试验：见表 5-4。

表 5-4　患者肌电图运动诱发试验结果

Nerve/Sites	Latency Ms	AmplmV
R 尺神经-ADM		
1. 腕	3.00	4.6
2. 肘	3.05	5.1
3.	2.90	5.9
4.	2.80	5.3
5.	2.80	5.1
6.	2.75	5.5
7.	2.85	4.4
8.	2.85	4.5
9.	2.80	4.3
10.	2.85	4.5
11.	2.75	4.6
12.	2.70	4.8

结果：CMAP 波幅衰减约 16%。

三、基因检测

SCN4A 基因存在 c.2024G＞A（p.675R＞Q）杂合突变（图 5-26）。

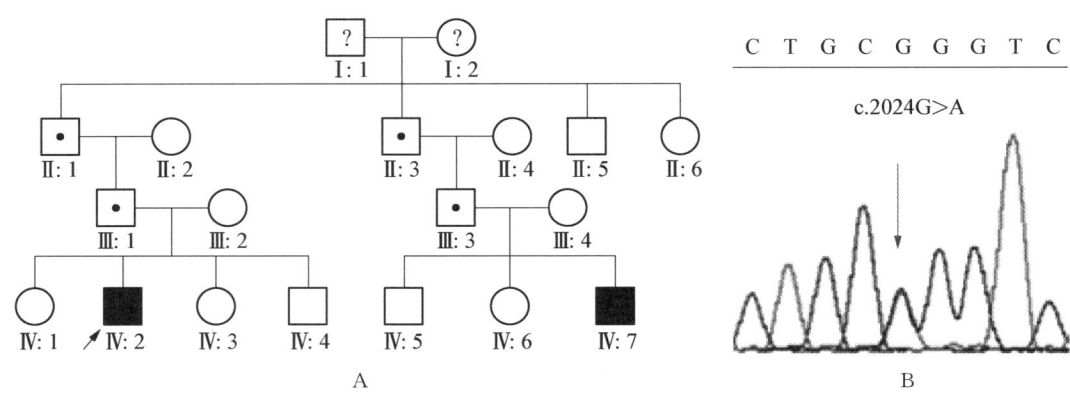

图 5-26　A. 患者家系图,箭头所指为先证者;B. SCN4A 基因测序图

● 诊断及讨论

一、定位诊断

主要症状为下肢肌无力,查体无定位体征,定位于下运动神经元。

二、定性诊断

患者为青年男性,肌无力症状呈周期性发作,且有阳性家族史,肌电图示 CMAP 波幅衰减约 16%,故定性考虑遗传性离子通道病。睡眠差、情绪激动、焦虑不安、受凉或饥饿时更容易诱发肌无力现象,且下肢比上肢受累更加明显;发作时血钾降低,补钾治疗部分有效,符合低钾性周期性麻痹的特征。

低钾性周期性麻痹的患者存在 CACNA1S、SCN4A、KCNE3 三种基因的点突变,我们对该患者进行了上述基因的筛查,发现存在 SCN4A 基因的 G2024A(p. 675R>Q)杂合突变。因此 SCN4A 为该患者的致病基因。

综上所述,该患者诊断为"低钾性周期性麻痹"。

三、鉴别诊断

1. 重症肌无力:本病症状也呈波动性,晨轻暮重,病态疲劳。疲劳试验及新斯的明试验阳性,血清钾正常,肌电图重复神经电刺激异常可以鉴别。

2. Andersen 综合征:患者可以有周期性麻痹性瘫痪及心电图的异常,不同之处是该类患者多有发育异常,如身材矮小、双低耳垂、指(趾)弯曲、宽额、小下颌等。基因检测存在 KCNJ2 或 KCNJ5 基因突变亦可鉴别。

3. 周期性瘫痪不同类型之间的鉴别:主要区别在于发作时血钾浓度,也有各自主要的临床表现。高钾型通常在婴儿期或是儿童期发病,肌无力症状持续时间短暂,在发作间期可有轻微的肌强直,补钙后肌力恢复。

4. 其他继发性周期性麻痹疾病:如甲亢、原发及继发性醛固酮增多症、肾小管酸中毒、排钾性利尿药及腹泻等。需要问诊是否服用利尿剂等药物,以及进行以上相关疾病的实验室检查。

四、治疗及预后

建议患者采用低盐饮食,避免大量进食以及剧烈活动或是暴露于寒冷环境下。药物治疗采用乙酰唑胺 250~750 mg/d 可以预防发作,对于乙酰唑胺治疗无效甚至发作加重的患者可以使用碳酸酐酶抑制剂氯磺酰胺 50~150 mg/d。每日口服氯化钾 5~10 g 可以预防大多数患者的发作。发作期应及时补钾,根据心电图、血钾水平、肌无力程度调整剂量。尽量避免静脉补钾,因为有诱发心律失常的风险。

五、病例点评及疾病分析

通过发作性肌无力、血清钾水平、肌电图的特点以及 SCN4A 基因检测的结果,低钾性周期性麻痹的诊断明确。明确的基因诊断有助于进一步遗传咨询与指导产前诊断。

低钾性周期性麻痹(Hypokalemic periodic paralysis,HypoPP)是一种以发作性肌无力伴有血清钾离子浓度降低为特征的骨骼肌系统离子通道病,是周期性麻痹中最常见的一种类型。发病率约为 1/100 000,此病多与遗传有关,又称家族性低钾性周期性麻痹,我国则以散发多见。

原发性家族性低钾性周期性麻痹呈常染色体显性遗传,在女性外显率较低,散发病例也很多见。依据受累基因的不同可以分为三型:HypoPPI型,由 CACNA1S 基因突变引起,约占 HypoPP 患者总数的 69%;HypoPP Ⅱ型,由 SCN4A 基因突变引起,约占 HypoPP 患者总数的 8.4%;HypoPP Ⅲ型,由 KCNE3 基因突变引起,约占 HypoPP 患者总数的 2%,该基因在 HypoPP 中的作用尚不肯定,还有 22.4% 未明确突变基因。90% 的基因突变见于 CACNA1S 和 SCN4A 基因中 S4 跨膜片段中精氨酸的碱基替代,CACNA1S 中 R1239H 和 R528H 是常见的热点突变。

HypoPP 的具体发病机制不清楚,一般认为是肌细胞膜离子通道功能异常引起的。在正常人中,肌细胞外钾离子的减少使内膜趋向去极化,达一定程度时才发生瘫痪,而患者的肌细胞内膜经常处于轻度去极化状态,且很不稳定,电位稍有变化即产生钠离子电导降低,膜的兴奋性下降。在疾病发作期间钾离子过多进入细胞内,血钾降低,细胞极化过度,从而导致低钾性麻痹。

HypoPP 以反复出现的伴有血清钾水平下降的发作性肌无力为主要临床特征,血清钾水平与肌无力症状不完全平行。在男性外显率为 93%,在女性为 67%。男性患者约为女性患者的 3~4 倍,病情多重于女性。通常于青春期起病,典型发作是在夜间或是次日清晨,可因注射胰岛素、氟氢可的松或肾上腺素、葡萄糖以及剧烈运动后休息、饮酒、受寒、紧张、月经来潮或情绪激动所诱发。发作前可有过度饥饿、多汗、干渴、腹泻、潮红、心悸、异常疲劳等表现。患者在发作时始终保持意识清醒,肌肉瘫痪波及范围多变。四肢肌肉较早受累,近端肌肉无力重于远端,而躯干肌损害较轻。通常从下肢开始,后延及上肢,但在年龄较大的患者,上肢较下肢受累较早。眼肌、表情肌、舌肌、咽喉肌、膈肌、咀嚼肌及括约肌一般不受影响,非典型病例可以出现单肢无力或是部分肌群无力。发作一般于数小时至 1~2 天达高峰,伴有四肢肌张力降低,深浅反射减弱至消失,一般无感觉异常。

发作消退时,肌无力最后累及的肌肉最先恢复正常。发作后可以出现头痛、虚脱、多尿及恶心。发作频率从每日出现到数年出现一次不等,每次发作持续时间可从数小时到数天。随年龄增长发作次数有减少的趋势,部分患者在 40 岁或 50 岁后出现空泡性肌病,从而出现持续的肢体无力。极少数病人因呼吸肌麻痹或心脏传导系统紊乱而造成死亡。

血钾测定是诊断 HypoPP 的关键指标,疾病发作时可以监测到血钾浓度降低,但临床上并不是所有的患者血钾浓度均降到正常值以下,下降波动幅度在 1~5 mmol/L 左右。心电图检查可见 PR 间期、QRS 波及 QT 间期延长,还可以出现 T 波低平及 U 波,偶见二度房室传导阻滞。发作时肌电图检查可见肌肉收缩时运动单位电位减少,肌力减弱。可以出现肌肉动作电位的下降,并逐渐消失。高频重复电刺激可在轻度受累的肌肉上诱发出肌肉动作电位波幅递增,但严重受累的肌肉则无此反应。肌肉活检可见 T 管系统和肌浆网增殖、再生和扩张形成的空泡样变性,也可见管状聚合物,均为非特异性病理变化。发作期可以出现血清肌酸激酶(CK)的升高,可达正常值的 20 倍以上。CK 的改变及恢复多滞后于血钾的变化。基因检测发现有 CACNA1S、SCN4A、KCNE3 的基因突变有助于明确诊断。

症状轻微者不需长期治疗,但要注意预防肌无力的发作,如低盐饮食、避免大量进食、饮酒以及暴露于寒冷环境中。口服乙酰唑胺、补钾制剂可用于缓解期的预防,但是目前尚无 RCT 试验的证据。在一项随机双盲的安慰剂对照试验中表明,双氯磺酰胺可以有效降低 HypoPP 患者肌无力的发作频率。对于 Ⅱ 型 HypoPP,部分研究表明乙酰唑胺会加重肌无力发作,也有研究表明可以有效减少发作频率。

发作期补钾治疗有效,可以采用口服补钾 0.2~0.4 mmol/kg,并且根据心电图、血清钾水平以及受累肌肉力量的变化进行相应调整。静脉补钾有诱发致命性心律失常的危险,通常避免使用。采取静脉补钾时,要及时观察患者的临床变化和监测血清钾水平。由于葡萄糖可以促进钾向细胞内转移,加剧细胞外低钾,因此补钾时避免采用葡萄糖作为溶液的稀释剂,一般采用甘露醇作为稀释剂。对于持续性低钾的重症患者,应尽快补钾至相对安全水平(3 mmol/L)以上,并采取心电监护以便及时发现各种心律失常。如果患者出现呼吸困难,提示呼吸肌麻痹,补钾的同时应尽快行气管插管或切开,采用呼吸机支持治疗,及时纠正呼吸困难和缺氧。

根据临床发作的过程、体征、低血钾及心电图的特征性改变,基因检测结果,有家族史者做出诊断不难。针对散发性病例及不典型疾病患者,还应排除继发性因素所导致的低钾。

参考文献

[1] 涂秋云,资晓宏,李小波,等.低钾型周期性麻痹的肌酶学变化及诊断意义[J].中国危重病急救医学,2004,1：54-55.

[2] Cannon SC. An expanding view for the molecular basis of familial periodic paralysis [J]. Neuromuscular Disorders, 2002, 12：533-543.

[3] Jurkat-Rott K, Weber M-A. Skeletal Muscle Channelopathies. In：Neuromuscular Imaging [M]. edn. Edited by Wattjes MP, Fischer D：Springer New York, 2013：113-126.

[4] Miller TM, da Silva MRD, Miller HA, et al. Correlating phenotype and genotype in the periodic paralyses [J]. Neurology, 2004, 63：1647-1655.

[5] Raja Rayan DL, Hanna MG. Skeletal muscle channelopathies：nondystrophic myotonias and periodic paralysis [J]. Current Opinion in Neurology, 2010, 23：466-476.

[6] Ruff RL. Skeletal muscle sodium current is reduced in hypokalemic periodic paralysis [J]. Proceedings of the National Academy of Sciences of the United States of America, 2000, 97：9832-9833.

[7] Statland JM, Barohn RJ. Muscle channelopathies. the nondystrophic myotonias and periodic paralyses [J]. Continuum (Minneap Minn), 2013, 19：1598-1614.

（刘晓黎　曹　立）

病例 14　阵发性头晕伴行走不稳一年

● 病史

现病史：男性,45岁,自2009年3月出现阵发性头晕,伴视物旋转,改变体位时明显,走直线不稳,似醉酒,仍能独立行走,并伴有写字不灵活,倒水倒在外面。近期患者出现视力下降,视物模糊；说话语速稍慢,清晰度尚可,否认饮水呛咳,二便无障碍,性功能无障碍。

既往史：否认高血压、糖尿病、脑卒中等病史。

个人史：否认吸烟史,每日饮白酒<2两/天。

家族史：其妹妹被诊断为SCA1。

● 查体

一、内科系统体格检查

体温36.7℃,脉搏72次/分,呼吸12次/分,血压130/80 mmHg,心、肺、腹部无异常。

二、神经系统专科检查

精神智能状态：神智清楚,对答可,查体合作。

脑神经：双侧瞳孔等大等圆,直径3 mm,对光反应正常,双眼可见水平眼震。双侧鼻唇沟对称,伸舌居中,口齿欠清。

运动系统：四肢肌力、肌张力正常。

反射：双膝反射(++),余腱反射(+)。

感觉系统：深浅感觉正常。

病理征：未引出。

共济运动：左侧指鼻试验稍差,双侧快复轮替试验差。

步态：阔基步态,直线行走不能。

脑膜刺激征：阴性。

● 辅助检查

一、实验室检查

血常规、肝肾功能、电解质、血脂全套、维生素B12、叶酸检测：均在正常范围。

二、其他辅助检查

头颅MR(外院)：未见明显异常。

三、基因检测

毛细管电泳ATXN1 CAG拷贝数26/46(图5-27)。

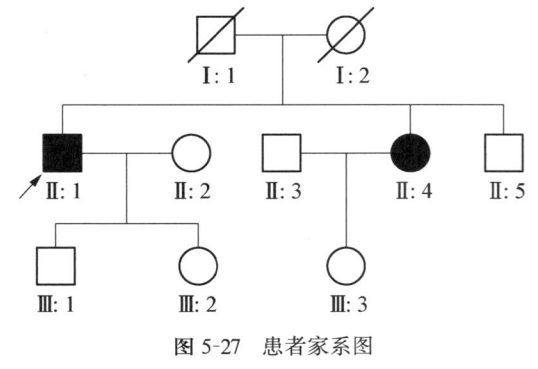

图5-27　患者家系图

● 诊断及讨论

一、定位诊断

患者主要临床表现为头晕、视物旋转，伴行走不稳，主要体征为左侧指鼻试验稍差，双侧快复轮替试验差，口齿欠清，故定位于小脑。

二、定性诊断

中老年男性，慢性起病，临床主要表现为小脑性共济失调，有阳性家族史，故考虑诊断为遗传性共济失调中的脊髓小脑性共济失调。患者妹妹已确诊为 SCA1，故首先考虑 SCA1 可能，基因检测证实该诊断。

三、鉴别诊断

1. 多系统萎缩：多系统萎缩（mutiple system atrophy，MSA）是中枢神经系统一组散发性、进行性的主要累及自主神经系统、锥体外系、锥体系、小脑等多部位的变性疾病，可分为 MSA-P 型和 MSA-C 型，其中 MSA-C 型也可表现为慢性进展性共济失调，但 MSA 无家族史，病情进展较 SCA 快，且自主神经症状（如便秘、尿潴留、体位性低血压等）较突出。该患者主要表现为行走不稳及构音障碍，查体以共济失调体征为主。二便无障碍、性功能无障碍等自主神经功能失调表现，锥体系及锥体外系也无受累迹象，结合该患者以上临床表现及家族史不考虑 MSA。

2. 常染色体隐性遗传的共济失调：本类疾病为一类遗传性神经系统变性疾病，其临床表现及致病基因具有很强的异质性，包括弗里德赖希共济失调（Friedreich ataxia，FA）、共济失调毛细血管扩张症（ataxia-telangiectasia，AT）、伴维生素 E 缺乏性共济失调（ataxia with vitamin E deficiency，AVED）等。这类疾病一般在儿童期起病，可合并多种神经系统或非神经系统症状。父母一般均正常。该患者成年起病，临床表现以共济失调症状为主，且家族中具有类似症状的妹妹被诊断为 SCA1，故暂不考虑常染色体隐性遗传的共济失调。父母虽未发病，其原因可能是表型未外显便已去世造成。

四、治疗及预后

迄今尚无特效治疗，对症治疗可缓解症状，金刚烷胺、丁螺环酮可改善共济失调。毒扁豆碱或胞磷胆碱可促进乙酰胆碱合成，可试用营养神经药如 B 族维生素、ATP、辅酶 A、肌苷等。康复理疗及功能锻炼可有裨益。

五、病例点评及疾病分析

遗传性共济失调是一组高度异质的遗传性神经变性疾病。临床上以步态不稳，眼动不协调，构音困难、双手活动笨拙为主要特征，通常与小脑萎缩有关。遗传性共济失调分为常染色体显性遗传性共济失调、常染色体隐性遗传性共济失调、X 连锁遗传性共济失调和线粒体遗传性共济失调。目前临床上有超过 35 种常染色体显性遗传性共济失调，它们通常于 30～40 岁起病，其中最常见的亚型为 SCA1、2、3、6、7。常染色体隐性遗传共济失调通常于儿童期起病，最常见的亚型为 Friedreich 共济失调、毛细血管扩张性共济失调、眼球运动不能性共济失调 1 型及 2 型。遗传性共济失调可以以孤立性小脑综合征为主要表现，而临床上更多的遗传性共济失调常合并其他神经系统或神经系统以外表现，包括锥体系、锥体外系、感觉异常、认知功能障碍、心脏病、糖尿病、骨骼畸形、免疫异常等。

SCA1 的致病基因为 *ATXN1*，定位于 6 号染色体短臂 2 区 2 带 3 亚带，由 816 个氨基酸组成，其正常功能与基因转录和 RNA 的剪接有关。在 SCA1 中，*ATXN1* 外显子中 CAG 拷贝数的异常扩增，产生多聚谷氨酰胺链。正常人群中 CAG 的拷贝数为 25～36，SCA1 患者可高达 41～81。多聚谷氨酰胺链突变型 *ATXN1* 的表达及活性改变可获得新的毒性功能。多聚谷氨酰胺链可造成这些蛋白的错误折叠，从而在神经元的细胞质及细胞核内形成包含物或在大脑内造成蛋白聚集，增强毒性蛋白的活性，最终导致神经元细胞死亡。翻译后修饰能够调节突变的 ATXN1 的稳定性及活性，这些修饰包括磷酸化、泛素化、小泛素相关修饰物（small ubiquitin-related modifier，SUMO）修饰等，它们和突变的 ATXN1 一起共同参与了 SCA1 的发病。此外，DNA 转录调节障碍、线粒体功能障碍、轴索运输受损、神经兴奋性毒性的异常信号通路都是 SCA1 可能的发生机制。

SCA1 的突变携带者一般在 30～40 岁时起病。大部分患者在起病后 10～28 年丧失行走能力，平均病程 15 年。病变主要累及下橄榄核、脑桥核以及 Purkinje 细胞。首发症状多为下肢共济失调，行走不稳，发音困难，部分患者可有舞蹈样运动及眼肌麻痹，还可合并感觉运动神经病、轻度认知功能障碍、不宁腿综合征等。体检可发现眼震，腱反射亢进，巴氏征阳性。头颅 MR

可见小脑、脑干、脊髓萎缩。目前缺乏有效治疗。

参考文献

[1] Banfi S, Servadio A, Chung MY, et al. Identification and characterization of the gene causing type 1 spinocerebellar ataxia. Nat Genet, 1994,7: 513-520.

[2] Hersheson J, Haworth A, Houlden H. The inherited ataxias: genetics heterogeneity, mutation database, and future directions in research and clinical diagnostics [J]. Human Mutation, 2012,33(9): 1324-1332

[3] Ju H, Kokubu H, Lim J. Beyond the glutamine expansion: influence of posttranslational modifications of ataxin-1 in the pathogenesis of spinocerebellar ataxia type 1 [J]. Mol Neurobiol, 2014,50: 866-874.

[4] Robitaille Y1, Schut L, Kish SJ. Structural and immunocytochemical features of olivopontocerebellar atrophy caused by the spinocerebellar ataxia type 1(SCA-1) mutation define a unique phenotype [J]. Acta Neuropathol, 1995,90: 572-581.

[5] Suman Jayadev, MD and Thomas D. Bird, MD. Hereditary ataxias: overview [J]. GENETICS in MEDCINE, 2013,15 (9): 673-683.

[6] Tsoi H, Yu AC, Chen ZS, et al. A novel missense mutation in CCDC88C activates the JNK pathway and causes a dominant form of spinocerebellar ataxia [J]. J Med Genet, 2014,51: 590-595.

[7] Verbeek DS, van de Warrenburg BP. Genetics of the dominant ataxias [J]. Semin Neurol, 2011,31: 461-469.

（黄啸君　曹　立　陈生弟）

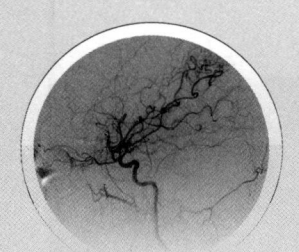

第六章

神 经 免 疫 病

病例 1　进行性双眼视力下降半年,加重 6 天

● 病史

现病史:男,45 岁,6 个月前无明显诱因下突发双眼视物模糊,开始时以双眼视野中央区视物模糊,4 天内视力下降逐渐进展,右眼视力 0.25,左眼视力仅存光感。无明显眼部疼痛、头痛和肢体麻木,否认病前"上感史"。就诊于当地眼科,诊断为"视神经炎",给予甲泼尼龙冲击治疗(1 g 静滴,5 天),右眼视力 0.6,左眼视力无光感。此后患者口服泼尼松并逐渐减量,3 月后因诊断"糖尿病"停用泼尼松。本次入院前 6 天,在无明显诱因下,晨起后再次突发右眼视力下降,性质同前,并逐渐加重,至入院前 1 天双眼无光感。就诊于我院眼科,眼底摄片示:右视盘充血、边界模糊,周边血管散在小片状出血、渗出;左眼视盘色白界清,动脉纤细,以"双眼视神经炎"收治于眼科,给予地塞米松激素治疗(5 mg 静滴,7 天),联合静脉丙种球蛋白冲击治疗(0.4 mg/kg 静滴,5 天),但双眼视力无明显改善。发病 2 周后转入我科。

既往史:吸烟 20 余年,平均 1 包/天;糖尿病史半年,平时血糖控制可;否认饮酒史。否认自身免疫性疾病史,否认高血压、糖尿病、冠心病史。

个人史:长期生活于温州地区,吸烟 20 年,已戒烟半年。否认疫水疫区接触史,否认近亲结婚史及冶游史。无特殊药物毒物接触史。

家族史:否认家族遗传病史及肿瘤家族史。

● 查体

一、内科系统体格检查

体温 36.5 ℃,脉搏 68 次/分,呼吸 18 次/分,血压 120/80 mmHg,心、肺、腹部无异常。

二、神经系统专科检查

精神智能状态:神智清楚,计算力、记忆力及空间定向力均正常。

脑神经:双眼视力粗测无光感,双瞳孔等大等圆,直径 4.5 mm,直接及间接光反射均消失,双眼球各向活动充分,未见眼震;两侧额纹对称,鼻唇沟对称,伸舌居中,悬雍垂居中,双侧咽反射迟钝,腭弓上抬尚可。

运动系统:四肢肌张力正常,四肢肌力 5 级。

反射:双侧肱二头肌、肱三头肌腱反射(++),桡骨膜转化(-),双侧膝、踝反射(++),髌踝阵挛未引出。

感觉系统:双侧针刺觉对称,关节运动觉正常。

共济运动:指鼻、跟膝胫试验与 Romberg 征均正常。

步态:正常。

脑膜刺激征:阴性。

● 辅助检查

一、实验室检查

脑脊液:压力 130 mmH₂O,有核细胞 1×10^6/L,蛋白质 930 mg/L,糖 5 mmol/L(同步血糖 8.65 mmol/L),氯化物 118 mmol/L,寡克隆带(-);乳胶凝集试验

（一），细菌、真菌及抗酸杆菌涂片和培养（一）；未见异型淋巴细胞。

其他血液生化检查：血清抗巨细胞病毒 IgG＞250 U/ml（↑），抗 EB 病毒 EBNA IgG＞58 U/ml（↑），抗 EB 病毒 VCA IgG＞518 U/ml（↑），肺源支原体抗体、抗呼吸道合胞病毒抗体、抗甲流病毒抗体、抗乙流病毒抗体、抗副流 1/2/3 型病毒抗体、抗军团菌 1 型抗体、抗 Q 热立克次体抗体、抗肺炎衣原体抗体、抗腺病毒抗体的 IgM 和 IgG 亚型均为（一）。血清抗水通道蛋白 4 抗体（一）。抗核抗体、抗 RNP/Sm 抗体、抗 Sm、SSA、SSB、SLL-70、Jo 抗体以及抗双链 DNA IgG 抗体（一）；p-ANCA、c-ANCA、抗中性粒细胞胞浆抗体靶抗原（PR3）和（MPO）均为（一）。甲状腺全套、TRAb 以及 TPOAb 均正常。血清 CRP、RF、ASO 以及血清 IgA、IgM、IgG、IgE 均在正常范围内。HIV 及梅毒抗体检测（一）。血清 AFP、CA125、CA199、fPSA、PSA、NSE 均在正常范围内。

血常规、血糖、糖化血红蛋白、肝肾功能、电解质、DIC 全套以及叶酸、维生素 B_{12}、同型半胱氨酸等均正常。

二、其他辅助检查

双眼测压：12 mmHg。

双眼底镜检（入院当天）：右视盘充血、边界模糊，周边血管散在小片状出血、渗出；左眼视盘色白界清，动脉纤细。

眼血管超声：左侧睫状后短动脉彩色多普勒信号未探及，意见：左侧视网膜中央动脉内径偏细。

眼底荧光素血管造影（fundus fluorescein angiography, FFA）：视乳头周围的浅层毛细血管有明显扩张，不伴荧光素渗出。

头颅 MRI 平扫＋增强：双侧视神经未见明显异常信号，双侧侧脑室体旁及额顶叶多发小缺血灶（图 6-1）。

颈椎 MRI 平扫＋增强：C4-5 及 C5-6 椎间盘突出。

胸椎 MRI 平扫＋增强：胸椎退行性变。

诱发电位：VEP P100 潜伏期延长，波幅降低，左侧波形未引出；双侧 BAEP 及胫神经 SEP 基本正常。

颈部血管超声：右侧颈总动脉粥样斑块形成。

基因检测：mtDNA 11 778 位点突变。

● 诊断及讨论

一、定位诊断

患者表现突发的双眼视力进行性下降，眼底及视

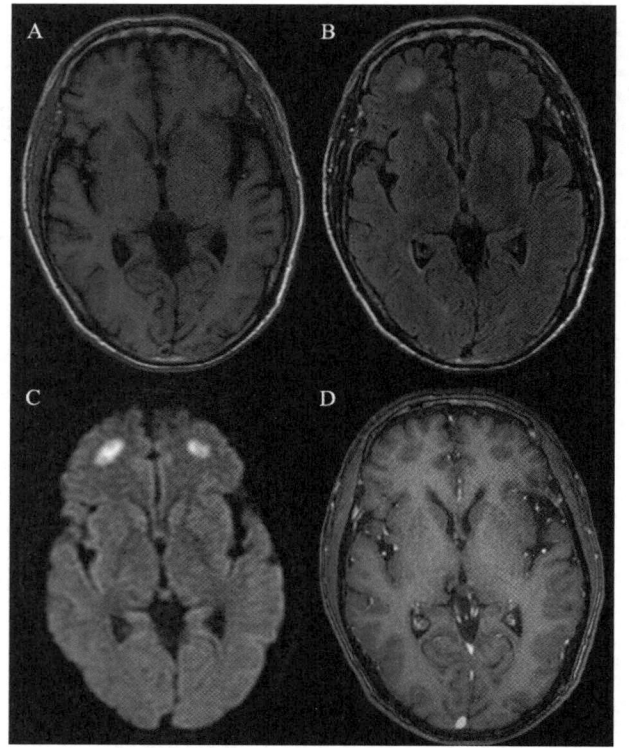

图 6-1 头颅 MRI 示颅内及双侧视神经未见明显脱髓鞘改变和强化现象。A. T₁ FLIAR；B. T₂ FLIAR 像；C. DWI；D. 增强像。

觉诱发电位显示双侧视神经受累，无其他神经系统阳性体征，定位于双侧视神经。

二、定性诊断

中青年男性，亚急性起病，以双眼亚急性无痛性中心视力丧失为特征，除视力障碍外无其他症状体征。两次发病间隔半年，表现形式相同，对激素和丙种球蛋白等治疗没有良好反应，眼底检查早期呈视乳头充血水肿（右眼），晚期呈视神经萎缩（左眼），VEP 呈现典型视神经受损表现，外周血线粒体基因检测出 11 778 位点突变。根据 Man 等人 2002 年提出的复发性孤立性视神经炎（recurrent isolated optic neuritis, RION）诊断标准：患者急性或亚急性双眼视力下降，或两眼相继发病间隔时间小于 1 年，可有家族史，线粒体基因突变检测出现三个位点（11 778、3 460 和 14 484）中任意一点突变，即可确立诊断。虽然本病例未追问出明确家族史，但结合临床表现、相关检查和基因检测结果，Leber 遗传性视神经病变（Leber's hereditary optic neuropathy, LHON）诊断基本明确。

三、鉴别诊断

本例患者为中年男性，相较于典型 LHON 来说，发

病较晚,需要与以下疾病鉴别。

1. 急性球后视神经炎(optic neuritis, ON):ON 与 LHON 在临床症状和病程进展方面均有相似性,但有以下几个鉴别点有助于临床医生区分两者:①ON 出现视力下降时常有眼球转动痛,LHON 为无痛性视力下降;②ON 一般无家族史,LHON 常有家族史;③ON 的急性期眼底一般可正常,而 LHON 的眼底视乳头周围的毛细血管有明显扩张,晚期两者都可呈现视神经萎缩表现;④ON 患者急性期 VEP 检查表现为潜伏期延长,波幅略下降;LHON 急性期 VEP 表现为波幅下降、潜伏期延长,萎缩期呈波形消失;⑤ON 对激素治疗疗效肯定,LHON 对激素治疗无反应;⑥LHON 自然病程呈逐渐进展无反复发病,而 ON 因临床视力恢复较好,有时可表现为反复发作。

2. 中枢神经系统脱髓鞘性疾病:另需鉴别的是以球后视神经炎为首发的视神经脊髓炎视神经脊髓炎(neuromyelitis optica, NMO)或多发性硬化(Multiple sclerosis, MS)等,以球后视神经炎为首发症状的 MS 具有单眼发病伴球后疼痛、女性多见(3:1~4:1)、双相病程、中枢神经系统多发性损害及其相应的多种诱发电位变化,结合多数中枢神经系统内脱髓鞘性疾病急性期对大剂量激素冲击治疗有良好的反应性,神经系统受损表现可得到完全或部分缓解。而典型的 LHON 则呈现双眼同时发病或相继受累、男性多见、进展性病程、对激素治疗无反应等临床特征。目前对于类 NMO 起病,最后临床确诊的 LHON 报道仅有 2 例。2011 年 Collin 等人提出对于 NMO 抗体阴性的 NMO 和 LHON,如下 3 点以资鉴别:①以无痛性视力突然下降起病;②视力呈进行性下降,病程多迁延数月;③颅内 MRI 的 T_2 加权像上无明显视神经或颅内其他部位的增强效应。有数据表明非典型 LHON 大约占 LHON 的一半以上,这就为 LHON 早期识别和诊断带来了很大困难。尤其 LHON 与早期 MS、NMO 等中枢神经系统脱髓鞘性疾病的转归不同更密切影响患者临床预后。2013 年英国学者总结过去 20 年内 1 666 例 MS 患者进行三个常见 LHON 突变位点筛查,仅发现 3 例 17 788 位点和 2 例 3 460 位点突变患者。因此,我们认为 LHON 和 MS 以及 NMO 类中枢神经系统脱髓鞘类疾病的转归没有相关性。

四、治疗及预后

患者入院后给予了激素冲击治疗(500 mg iv,5 天)和丙种球蛋白治疗(0.4 mg/kg iv,5 天),口服辅酶 Q_{10} 等,患者出院时双眼仍无光感,半年后随访视力无明显恢复,无其他神经受损症状和体征。

五、病例点评及疾病分析

LHON 于 1858 年由 Von Grafe 医生首次报道,并在 1871 年根据德国医生 Leber 名字命名的一类好发于青年男性、具有家族遗传特征、以急性或亚急性双眼进行性视力下降为临床表现的疾病。1988 年 Wallace 等人发现了 LHON 是由于线粒体 DNA(mDNA)的突变、导致线粒体上的 NADPH 脱氢酶活性受损,出现线粒体的能量代谢失活而导致的视神经进行性损伤,最终出现视神经萎缩。目前国内外对 LHON 的 mtDNA 突变有不下 25 个突变位点报道,但约 90% 以上的病例主要是由于 11 778、3 460 和 14 484 突变引起(表 6-1)。本例患者经基因检测证实为 11 778 位点突变,与多数报道相符。

表 6-1 LHON mtDNA 突变位点

突变位点	相关基因	氨基酸突变	首次报道
G11778A	ND4	R340H	Wallace et al. 1988
G3460A	ND1	A52T	Huoponen et al. 1991 Howell et al. 1991
T14484C	ND6	M64V	Johns et al. 1992 Mackey and Howell 1992

对 LHON 的临床表现,国内张惠蓉教授等总结出如下特点:①男性多见,青春期发病为主,我国报道发病年龄多为 10~25 岁,国外多 15~35 岁;女性为遗传基因携带和传递者,本身发病较少;②患者双眼同时或先后(多在短期内)无痛性视力骤降,罕见无光感者,临床资料显示约 40% 的患者两眼发病有一时间间隔,<2 个月为 23%,2~6 个月为 32%,超过 6 个月为 6%,小部分患者视力可缓慢回升;③色觉早期即可出现异常(以红绿色盲、色弱常见);④除少数视力降至无光感者可有瞳孔散大和对光反应消失,单眼病变者可伴有相对性瞳孔传导障碍外,其眼前节(包括全部角膜、虹膜、睫状体、前房、后房、晶状体悬韧带、房角、部分晶状体、周边玻璃体、视网膜及眼外肌附着点部和结膜等)均正常;⑤LHON 眼底表现早期以类似视神经乳头炎、视神经视网膜炎为主,晚期则以视神经萎缩为特征;⑥FFA 可见视乳头周围的浅层毛细血管有明显扩张,但这些扩张的毛细血管并不渗漏荧光素,此为本病的特异性体征,晚期视神经萎缩时则可出现视盘荧光染色;⑦视野损害有中心或旁中心暗点和生理盲点扩大,并可表

现为弥漫性视敏度下降；⑧VEP 多在中心视力出现障碍后才能查出，表现为波幅下降、潜伏期延长，萎缩期呈波形消失；⑨视网膜神经纤维层（retinal nerve fibre layer，RNFL）检查可见视网膜神经纤维层的改变；⑩偶尔有些 LHON 患者临床上还伴有痉挛性截瘫、痴呆、耳聋、共济失调等神经系统或全身其他疾病。但除上述典型 LHON 常见的 10 个特点外，一些非典型 LHON 呈现 60 岁以后起病，无家族遗传史，单眼视力受损，脑脊液呈炎性改变，极个别报道视力部分自行缓解或在激素治疗后得以改善。

近年来有研究显示 LHON 的临床表现和预后与基因突变位点相关，如表 6-2 提示 LHON 的转归和其基因分型有密切相关性。

表 6-2　LHON 临床表现和 mtDNA 基因突变位点

临床表现	3 460	11 778	14 484
发病率（%）	8～25	50～70	10～15
男：女	3：1	4：1～6：1	8：1
异质性（%）	40	5.6	36.4
家族内有类似病人（%）	71	50	100
能量代谢	严重受损	中度受损	轻度受损
与单体 J 相关（%）	无	32	75
自发缓解率（%）	22	4	37～50

目前对 LHON 尚无明确有效的治疗手段和方法，但大量药物研发和临床试验正在显示出新的前景和希望。

药物治疗方面，一个多世纪以来人们试图用各种经验性药物，如激素、丙种球蛋白、羟钴氨酸和氰化物抑制剂等治疗和改善 LHON，但均未得到有效证实。随着对 LHON 发病机制的进一步了解，目前针对线粒体功能的改善性药物和治疗方式获得了大多数学者认可，如大剂量辅酶 Q10（400 mg/d）、艾地苯醌（75 mg/

kg/d）、α-硫辛酸（600 mg/d）以及维生素 E（400 IU/d）等药物的联合应用已在临床广泛接受。目前在临床试验阶段的药物主要有溴莫尼定（α2 受体激动剂）、二甲胺四环素以及第三代苯醌分子 EPI-743 均不同程度显示了较好的临床应用前景。

虽然学者们正在开展大量有关 LHON 的基因治疗性研究（如修饰后视网膜神经节细胞移植，病毒载体转导目的基因等），截至目前，尚无临床有效报道。

参考文献

[1] Man PY, Turnbull DM, Chinnery PF. Leber hereditary optic neuropathy [J]. J Med Genet, 2002,39：162 - 169.
[2] McClelland CM, Van Stavern GP, Tselis AC. Leber hereditary optic neuropathy mimicking neuromyelitis optica [J]. J Neuroophthalmol, 2011,31：265 - 268.
[3] Newman NJ. Treatment of hereditary optic neuropathies [J]. Nat Rev Neurol, 2012,8：545 - 556.
[4] Newman NJ. Hereditary optic neuropathies. In：Miller NR, Newman NJ（Eds.）[M], Walsh & Hoyt's Clinical Neuro-Ophthalmology [M]. Philadelphia：Lippincott Williams & Wilkins, 2015：466 - 476.
[5] Perez F, Anne O, Debruxelles S, et al. Leber's optic neuropathy associated with disseminated white matter disease：a case report and review [J]. Clin Neurol Neurosurg, 2009,111：83 - 86.
[6] Pfeffer G, Burke A, Yu-Wai-Man P, et al. Clinical features of MS associated with Leber hereditary optic neuropathy mtDNA mutations [J]. Neurology, 2013,81：2073 - 2081.
[7] Pfeiffer ML, Hashemi N, Foroozan R, et al. Late-onset Leber hereditary optic neuropathy [J]. Clin Experiment Ophthalmol, 2013,41：690 - 693.
[8] Wallace DC, Singh G, Lott MT, et al. Mitochondrial DNA mutation associated with Leber's hereditary optic neuropathy [J]. Science, 1988,242：1427 - 1430.
[9] Yen MY, Wang AG, Wei YH. Leber's hereditary optic neuropathy：a multifactorial disease [J]. Prog Retin Eye Res, 2006,25：381 - 396.

（杨　欣　陈生弟）

病例 2　反复发作性肢体麻木伴视力下降 10 年

● 病史

现病史：女，40 岁，2001 年 11 月无明显诱因出现

右上肢烧灼样疼痛，2 天后出现右侧肢体麻木感，3 天后出现左侧肢体麻木乏力感，二便无障碍。至我院就诊，查脊髓 MRI 显示"C2-4 脊髓病变"，脑脊液 OB（＋），免疫全套检查均为阴性，给予甲泼尼龙 500 mg/d

冲击 5 天后改为口服泼尼松,并逐渐减量。2004 年出现右眼视力下降,伴胀痛,视力从 1.5 下降至 0.5,查右侧 VEP 异常,头颅 MRI 未见异常,脊髓 MRI 未发现新的病灶,给予甲泼尼龙冲击后好转,开始 CTX 冲击治疗,CTX 累积剂量为 9.8 g。2012 年 6 月再次出现左眼视力下降,视力从 1.2 下降至 0.3,给予甲泼尼龙冲击后好转,并给予干扰素-β-1b 治疗,250 μg 隔日 1 次,皮下注射。症状未复发。2013 年 6 月复查头颅和脊髓 MRI 未有新发病灶。本次发病以来,患者神智清楚,睡眠差,二便正常。

既往史: 否认肝炎结核史,否认药敏史。

个人史: 长期生活于原籍,否认疫水疫区接触史,否认不洁性接触史。否认吸烟和饮酒史。

家族史: 否认家族遗传病史。

● 查体

一、内科系统体格检查

体温 37.0 ℃,脉搏 76 次/分,呼吸 20 次/分,血压 135/75 mmHg,心、肺、腹部无异常。

二、神经系统专科检查

精神智能状态: 神智清楚,计算力、定向力正常。

脑神经: 右侧视力 0.5,左侧视力 0.3。双眼各向活动自如,无眼震,双瞳等大圆形,直径 3 mm,直接和间接对光反应灵敏。两侧额纹对称,鼻唇沟对称,伸舌居中,悬雍垂居中,咽反射灵敏,腭弓上抬可,颈软,无抵抗。

运动系统: 四肢肌张力正常,左上肢肌力 4 级,右上肢 3 级,左侧髂腰肌、股四头肌、股后肌群 5⁻级,右侧髂腰肌、股四头肌、股后肌群 4 级,双侧胫前肌和腓肠肌 5 级。

反射: 双侧肱二头肌、肱三头肌、桡骨膜及膝、踝反射均(＋＋)。

感觉系统: 双侧 C3 以下针刺觉、温度觉、振动觉减退。

病理征: 未引出。

共济运动: 左侧指鼻试验稳准,右侧指鼻试验欠佳,双侧跟膝胫试验欠佳,Romberg 征(＋)。

步态: 略宽。

脑膜刺激征: 阴性。

● 辅助检查

一、实验室检查

相关血液和生化检查: P-ANCA、C-ANCA、ANA、ENA 等均为阴性,免疫球蛋白、抗双链 DNA、抗心磷脂抗体、类风湿因子、补体、红细胞沉降率、C 反应蛋白(高敏)正常。维生素 B₁₂ 和叶酸正常。抗梅毒螺旋体抗体 0.16,HIV 阴性。甲状腺功能、肝肾功能正常。

水通道蛋白(AQP4): 阴性。

脑脊液: 细胞数 9.00 × 10⁶/L,蛋白质定量 290.00 mg/L(参考值＜500 mg/L),氯化物 118.00 mmol/L(参考值 118～132 mmol/L),糖 2.50 mmol/L(参考值 2.2～3.9 mmol/L),潘氏试验阴性,脑脊液中可见异常寡克隆带。

二、其他辅助检查

心电图、胸片、心脏超声: 未见明显异常。

颈椎 MRI 平扫＋增强(2008 年): C2-C4 异常信号,无增强(图 6-2A、B)。

头颅 MRI 平扫＋增强(2012 年): 右侧额叶可见异常信号,无增强效应(图 6-2C、D)。

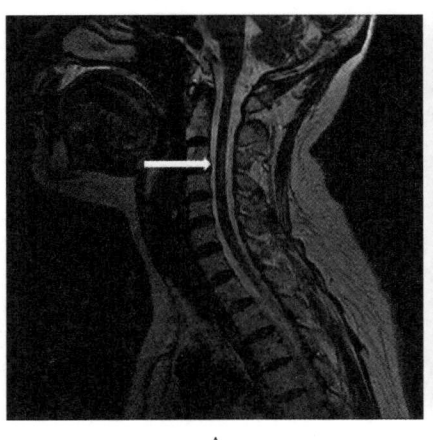

A

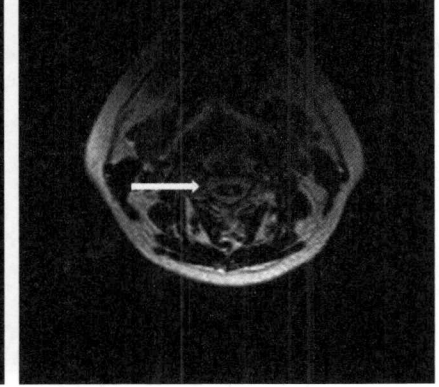

B

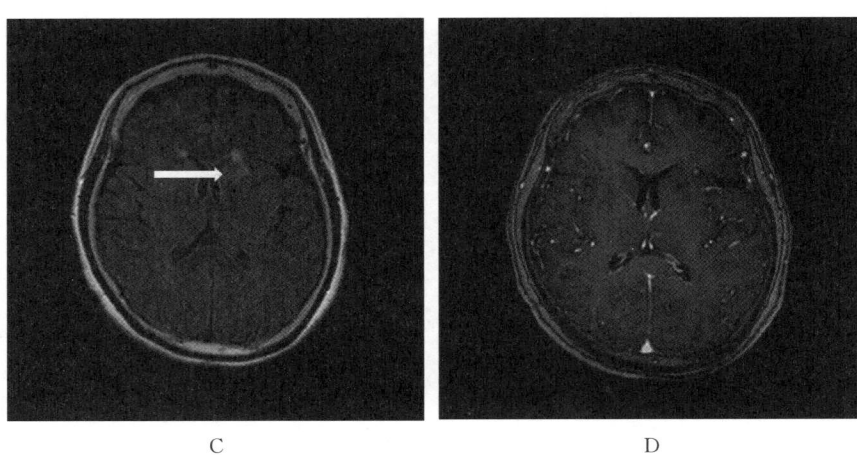

C   D

图6-2 A、B. 脊髓MRI-FLAIR：箭头所指是病灶（<3个节段），横断面显示为局灶性病
灶；C. 头颅MRI-FLAIR：箭头所指是病灶，位于脑室旁；D. 头颅MRI增强像：脑
室旁病灶没有增强相应

视觉诱发电位（VEP）：双侧异常。

眼底检查和荧光摄片：均无异常。

诊断及讨论

一、定位诊断

患者有双侧肢体麻木，检查显示C3以下针刺觉减退，定位于颈段脊髓。此外，两侧视力减退，伴胀痛，眼科检查无异常发现，定位于双侧视神经。

二、定性诊断

中年女性，共有3次发作，表现为脊髓炎和双侧视神经炎表现，脊髓病灶<3个节段，激素治疗好转，整个病程中无其他神经系统累及，故定性为中枢神经系统脱髓鞘性疾病。头颅MRI显示脑室旁多发脱髓鞘样病灶，脑脊液可见OB带，血清AQP4为阴性，考虑为多发性硬化（复发缓解型）。

三、鉴别诊断

1. 视神经脊髓炎（neuromyelitis optica，NMO）：在亚洲人群中，MS需和NMO进行鉴别。NMO又被称为"Devic病"，主要累及视神经和脊髓的一种神经系统脱髓鞘疾病，较少累及脑部。视神经病变通常累及双侧，迅速进展至失明。脊髓症状多累及3个节段或以上，水通道蛋白4（AQP4）抗体多为阳性。该患者视神经为单侧受累，脊髓病灶为偏侧且节段小于3个节段，（AQP4）为阴性，急性期激素治疗后症状恢复好，故可排除。

2. 系统性免疫疾病所伴发的视神经脊髓病变：如系统性红斑狼疮（SLE）、干燥综合征和贝赫切特综合征等，一般多有其他系统的特征性临床表现，如复发性口腔和生殖器溃疡、复发性眼色素膜炎、皮肤病变、眼干和口干、关节炎和消化道病变等，实验室检查有特异性抗体的增高，如抗核抗体、dsDNA、干燥综合征抗体A（anti-sjogren A，SSA）、干燥综合征抗体B（anti-sjogren B，SSB）等。询问病史，该患者没有其他系统的特征性表现，实验室检查无抗体增高，不符合其诊断标准。

四、治疗及预后

该患者的诊断比较明确，其难点主要在治疗上。患者激素治疗有效，但反复发作，遗留很多后遗症。在加用免疫抑制剂治疗（环磷酰胺）后，仍有复发，增加了治疗难度。之后采用干扰素治疗，病情逐渐稳定，未有再次发作，目前仍在随访中。

五、病例点评及疾病分析

多发性硬化（multiple sclerosis，MS）是一种中枢神经系统炎性脱髓鞘性疾病，病理上主要表现为脑和脊髓部位髓鞘脱失和轴索变性。临床表现多样，具有"空间上的多发"和"时间上的多发"两大特点，好发于20～50岁的中青年，女性高于男性。MS的发病与人种相关，发病率在高加索人中高达（3～6）/100 000，而在亚洲人中仅仅为1/1 000 000。环境因素与MS发病也密切相关，处于高纬度地区的MS发病率明显高于赤道地区。

MS的病变主要累及中枢神经的白质系统，如视神经、脑干和脊髓等,临床多表现为单个肢体的麻木、无力或共济障碍,视力丧失、复视和面部麻木感等等,累及脊髓还可表现为双下肢瘫痪、感觉障碍平面、排尿障碍等症状,部分病灶可无临床症状。

迄今为止,MS 的诊断主要是依据临床特征、影像学及实验室变化,并排除其他疾病。自 1965 年 Schumacher 等制订了 MS 的临床标准,提出了时间和空间上的多发概念后,MS 的诊断标准不断在演变之中,最新的版本是 2010 版 McDonald 诊断标准(见表 6-3),但该诊断标准中的 MRI 标准在 2016 年,由欧洲多发性硬化 MRI 协作组(MAGNIMS)进行了修订,主要包括以下 10 个方面:①脑室旁病灶从至少 2 个,增加到至少 3 个;②增加视神经病灶为 MS 的特征性病灶;③皮质性病灶的定义更新;④不再区分症状性或非症状性病灶;⑤全脊髓 MRI 扫描成为发现空间多发的必要条件,但减弱了脊髓病灶对时间多发的诊断作用;⑥脑脊液成为诊断原发进展性 MS 的重要条件;⑦对 11 岁以上的儿童,MRI 无播散性脑脊髓炎的特点,可使用成人的 MS 诊断标准;⑧对 11 岁或以下的儿童,MRI 即使没有播散性脑脊髓炎的特点,使用成人 MS 诊断标准也需非常慎重;⑨MS 的 MRI 诊断标准适用于所有人群,包括亚洲人群和欧美人群;⑩MS 的 MRI 诊断标准可用来诊断影像学孤立综合征,如果在该病人出现临床发作,证实时间多发,临床即可诊断为 MS。

该患者的临床表现为反复发作的脊髓和视神经病变,共有 3 次临床发作,2001 年为脊髓病变,2004 年右侧视神经炎病变,2012 年左侧视神经病变,持续时间超过 24 小时,有客观的神经系统体征、MRI 和 VEP 等辅助检查支持临床的症状和体征,甲泼尼龙冲击治疗后恢复良好,病情演变符合 MS 的特点,排除其他疾病,符合 2010 版 McDonald 诊断标准。

该患者首先使用了 CTX 作为 MS 的缓解期治疗,但是仍出现复发,后改用干扰素治疗后病情趋向稳定,迄今未有复发。干扰素和醋酸格拉替雷(GA)是缓解期 MS 治疗的一线用药,但是需要皮下注射治疗。目前,一些新型口服类的缓解期药物已经陆续完成Ⅲ期临床试验,用于临床 MS 的缓解期治疗,如 fingolimod(FREEDOMS 试验)、cladribine(CLARITY 试验)、BG12(DEFINE 试验)、Laquinimod(ALLEGRO 试验)、Teriflunomide(TEMSO 试验)等,都显示出良好的疗效和安全性,但是这些药物还需要在临床上不断地使用来评估其确切的疗效和安全性。

此外,单抗类药物对 MS 的治疗作用也有一定的突破。那他珠单抗(natalizumab, tysabri)是第一个被批准用于治疗 MS 的单抗类药物,那他珠单抗是针对整合素的 α4 亚单位的单克隆抗体,可防止自身免疫细胞与中枢神经的微血管黏附而进入中枢神经系统,从而减轻炎症性脱髓鞘反应。AFFIRM、SENTINEL、GLANCE 等临床试验显示单用那他珠单抗,或是与干扰素/GA 联合使用能显著减少对一线缓解期药物疗效差,病情仍有高度活动的 MS 患者的复发率。但是,在临床使用中,部分那他珠单抗治疗的患者出现进行性多灶性白质脑病(PML),一种 JC 病毒感染所导致的严重脑病。其他正在研究之中的单抗类药物包括 CD52 单抗(alemtuzumab),CD20 单抗(rituximab, ocrilizumab, ofatumumab),CD25 单抗(daclizumab)等。当然,传统意义上的一些免疫抑制类药物,如硫唑嘌呤、环磷酰胺等药物仍然有其相应的适应人群。但是,由于这些药物有明显的副作用,目前一般仅作为二线药物。

MS 的预后与多种因素相关,如每次发作累及的部位、复发的次数和累及的系统等。研究显示对于所有类型的 MS 患者,疾病进展的年龄越小,首次发病后 2～5 年的致残程度越重,其预后越差。对于复发缓解型 MS 来说,高复发率、第一和二次复发的间隔时间短、5 年后致残程度越重、累及的系统越多,其预后越差。继发进展型 MS 中,疾病进展的时间越短,其预后越差。原发进展型 MS 中,第 2～5 年后的致残程度越重、累及系统越多,其预后越差。

表 6-3 2010 版 MS 的 McDonald 诊断标准

临床表现	MS 诊断所需的其他资料
≥2 次临床发作[a];≥2 次病灶或 1 次病灶加上病史中明确的 1 次发作史[b]	无[c]
≥2 次临床发作[a];1 次病灶	空间上的多发,表现为: 4 个区域中(脑室旁,皮质旁,幕下,或脊髓)[d] 至少有 2 个区域出现 1 个或以上病灶;或等待下一次发作[a]。

(续表)

临 床 表 现	MS 诊断所需的其他资料
1 次临床发作[a]；≥2 次病灶	时间上的多发，表现为： 发作后的任何一个时间点随访 MRI 上出现新的 T2 病灶和/或 Gd 增强病灶；或者同时存在无症状的 Gd 增强和非增强病灶；或等待下一次发作[a]。
1 次临床发作；1 次病灶(临床孤立综合征)	空间上的多发，表现为： 4 个区域中(脑室旁，皮质旁，幕下，或脊髓)至少有 2 个区域出现 1 个或以上病灶；或等待下一次发作。 时间上的多发，表现为： 发作后的任何一个时间点随访 MRI 上出现新的 T2 病灶和/或 Gd 增强病灶；或者同时存在无症状的 Gd 增强和非增强病灶；或等待下一次发作[a]。
隐匿性进展型 MS(原发性进展型 PPMS)	疾病进展至少 1 年以上加上以下 3 个标准中的 2 个[d]： 1. 脑内空间上的多发：≥1 次 T2 病灶(脑室旁，皮质下，或幕下)，具有 MS 特征性病灶 2. 脊髓时间上的多发：≥2 次 T2 病灶 3. CSF 阳性(寡克隆带和/或 IgG 指数增高)

附注：如果符合诊断标准，临床上没有更合理的解释，可诊断为"MS"；如果有怀疑，诊断标准并不是非常符合，诊断为"可能 MS"；如果在随访过程中，有其他更合理的解释，诊断为"非 MS"。

a 1 次发作(复发；加重)定义为患者自诉或客观上观察到的一侧中枢神经系统的炎性脱髓鞘病灶，持续时间至少在 24 小时以上，不伴有发热或感染，发作必须有客观的临床检查信息。既可以是目前的发作也可以是过去的发作，但是，过去的发作如果没有客观的临床检查信息，如果症状和发展演变符合 MS 的特点，仍然可作为 1 次临床发作。一些发作的临床症状，只有反复发作并累计不少于 24 小时，才能纳入。除非 MS 已经被确诊，至少 1 次发作有客观的临床检查结果，包括视力模糊患者的视觉诱发电位结果，其他神经系统表现的 MRI 检查结果等。

b 临床诊断如果是基于客观 2 次或以上的发作是最为可靠。病史中提供 1 次发作，没有客观记录的神经系统检查结果，如果症状和发展演变符合 MS 的特点，仍然可作为 1 次临床发作；但至少 1 次发作是有客观的检查结果。

c 无需其他的检查。但是，最好所有的 MS 在诊断时都有影像学检查的结果。如果没有影像学或其他检查(如脑脊液等)或是阴性的，诊断务必小心，需要考虑其他诊断的可能性。记住，诊断 MS 时没有其他更为合理的诊断可能性，必须有客观的神经系统检查结果。

d Gd 增强 MRI 并不是必需的。有脑干综合征和脊髓综合征的患者，引起症状的病灶不算。

参考文献

[1] Bernd C, Kieseier, Olaf Stüve, et al. A critical appraisal of treatment decisions in multiple sclerosis-old versus new [J]. Nat Rev Neurol, 2011,7：255 – 262.

[2] Kappos L, Bates D, Edan G, et al. Natalizumab treatment for multiple sclerosis：updated recommendations for patient selection and monitoring [J]. Lancet Neurol, 2011,10：745 – 758.

[3] Polman CH, Reingold SC, Banwell B, et al. Diagnostic criteria for multiple sclerosis：2010 revisions to the McDonald criteria [J]. Ann Neurol, 2011,69：292 – 302.

[4] Filippi M, Rocca Ma, Ciccarelli O, et al. MRI criteria for the diagnosis of multiple sclerosis：MAGNIMS consensus guidelines [J]. Lancet Neurol, 2016,15(3)：292 – 303.

（马建芳　陈生弟）

病例 3　反复发作下肢麻木乏力 5 年

● 病史

现病史：女，30 岁，2008 年 1 月无明显诱因下出现双下肢麻木，皮肤厚重感，自觉像穿着袜子，逐渐加重，从足渐渐向上至大腿，但能自行行走，未予重视。3～4 天后出现左下肢乏力，行走困难。自觉入院前几日双下肢温度觉异常，洗脚时感觉水是冰冷的，双手感觉正常，后逐渐出现排尿困难，于 2008 年 2 月 4 日收治入院。入院后查体显示 T4 以下感觉减退，左下肢肌力 3 级，诊断为"脊髓炎"，给予丙种球蛋白和激素治疗，症状逐渐好转，激素减量出院。2010 年 10 月无诱因下出现左足麻木，逐渐向上发展至左膝，后至左臀部，右足趾麻木感，胸部束带感，二便功能无障碍，再次入院，给予激素和丙种球蛋白冲击治疗,症状部分缓解。2011年劳累后出现右脚麻木,逐渐向上发展,至右侧大腿和臀部,二便无障碍,给予激素和丙种球蛋白冲击治疗后,加用 CTX 冲击治疗,每月冲击至累计剂量 8 g 后停用。2013 年 1 月再次出现行走乏力,伴排尿困难,右眼视物模糊,于 2013 年 3 月 4 日收治入院。

既往史:甲状腺功能亢进,平时服用甲疏咪唑治疗。高泌乳素血症,但未发现垂体瘤,平时服用溴隐亭治疗。否认自身免疫性疾病史,否认高血压、糖尿病、冠心病史。

个人史:长期生活于上海地区,否认疫水疫区接触史,否认近亲结婚史及冶游史。无特殊药物毒物接触史。

家族史:否认家族遗传病史及肿瘤家族史。

● 查体

一、内科系统体格检查
体温 36.7 ℃,脉搏 78 次/分,呼吸 18 次/分,血压142/72 mmHg,心、肺、腹部无异常。

二、眼科检查
未见异常

三、神经系统专科检查
精神智能状态:神智清楚,计算力、记忆力及空间定向力均正常。

脑神经:右眼视力 0.6,左眼视力正常。双瞳孔等大等圆,直径 3.0 mm,直接及间接光反射均存在。双眼睑无下垂,闭目有力,双眼球各向活动充分,未见眼震。两侧额纹对称,鼻唇沟对称,伸舌居中,悬雍垂居中,咽反射迟钝,腭弓上抬尚可,余脑神经正常。

运动系统:双侧上肢肌力 5 级,右髂腰肌 3 级,股四头肌 0 级,股后肌群 2 级,胫前肌 0 级,腓肠肌 0 级;左髂腰肌 3 级,股四头肌 1 级,股后肌群 3 级,胫前肌 1级,腓肠肌 1 级。双下肢肌张力呈折刀样增高。

反射:双上肢肱二头肌、肱三头肌腱反射(+),桡骨膜转化(-),双侧膝反射(+++),踝反射(+),踝阵挛及髌阵挛未引出。

病理征:左侧巴氏征(+),左侧 Chaddock 征(+)。

感觉系统:T4 以下深浅感觉减退。

共济运动:指鼻试验正常。跟膝胫试验及Romberg 征无法完成。

步态:不配合。

脑膜刺激征:阴性。

● 辅助检查

一、实验室检查
脑脊液:压力 140 mmH$_2$O,有核细胞 5×10^6/L,蛋白质 482 mg/L,糖 2.86 mmol/L(同步血糖 5.2 mmol/L),氯化物 125 mmol/L,血清和脑脊液均未见寡克隆带;乳胶凝集试验(-),细菌、真菌及抗酸杆菌涂片和培养(-);未见异型淋巴细胞。

血清 AQP4 抗体:182.6 U/ml(↑)。

相关血液及生化检查:抗核抗体、抗 RNP/Sm 抗体、抗 Sm、SSA、SSB、SLL-70、Jo 抗体以及抗双链 DNA IgG 抗体(-);p-ANCA、c-ANCA、抗中性粒细胞胞浆抗体靶抗原(PR3)和(MPO)均为(-)。T3、T4、TRAb 以及 TPOAb 均正常,TSH 0.007 μIU/ml(↓)。血清 CRP、RF、ASO 以及血清 IgA、IgM、IgG、IgE 均在正常范围内。HIV 及梅毒抗体检测(-)。血清AFP、CA125、CA199、fPSA、PSA、NSE 均在正常范围内。血常规、血糖、糖化血红蛋白、肝肾功能、电解质、DIC 全套以及叶酸、维生素 B$_{12}$、同型半胱氨酸等均正常。

二、其他辅助检查
双眼 OCT:正常。双眼底镜检:正常。

头 MRI:左侧颞叶条状异常信号。

胸椎 MRI:T2~T6 水平颈髓内可见斑片状、条状异常信号(图 6-3)。

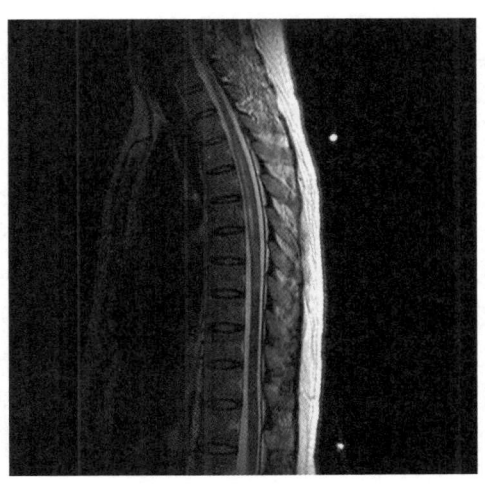

图 6-3 胸椎 MRI(T$_2$ FLIAR 加权像):T2~T6水平胸髓内可见斑片状、条状异常信号

诱发电位：右眼 VEP 潜伏期延长，BAEP 及双侧胫神经 SEP 基本正常。

● 诊断及讨论

一、定位诊断

患者表现为反复发作的双下肢无力麻木，双下肢肌张力增高，左侧病理征阳性，伴排尿困难，定位于脊髓；体检显示 T4 以下深浅感觉减退，胸椎 MRI 显示 T2～T6 水平颈髓内可见斑片状、条状异常信号，定位于胸段脊髓(T2～T6 水平)。右眼视力下降，VEP 潜伏期，眼科检查未见异常，定位在右侧视神经。

二、定性诊断

青年女性，缓解复发病程，主要表现为双下肢自下而上的麻木无力，伴有排尿异常，对于大剂量激素联合丙种球蛋白静脉治疗比较敏感，结合胸椎 MRI 的长节段病变，考虑反复发作的长节段脊髓炎，此次同时出现右侧视神经炎发作，AQP4 抗体阳性，考虑视神经脊髓炎。

三、鉴别诊断

1. 病毒感染后脊髓炎：病毒感染后出现的脊髓炎表现，起病急，发病前有病毒感染，瘫痪较重，病程呈单相，病程中无复发，脑脊液病毒抗体滴度显著增高，病毒复制阳性是其特征性表现。

2. 多发性硬化(multiple sclerosis, MS)：MS 是中枢神经系统免疫性疾病，病损均呈现空间和时间上的多发性，一般 MS 的脊髓病变节段多不超过 3 个，血清 AQP4 抗体多为阴性，且颅内有多发性脱髓鞘斑块，该患者主要以脊髓炎为临床表现，颈椎 MRI 呈现长节段病变，头颅内无时间和空间上的多发性斑块，血清 AQP4 抗体明显增高，故排除。

3. 系统性免疫疾病累及脊髓：如系统性红斑狼疮(SLE)、干燥综合征和贝赫切特综合征等，一般多有其他系统的特征性临床表现，如复发性口腔和生殖器溃疡、复发性眼色素膜炎、皮肤病变、眼干和口干、关节炎和消化道病变等，实验室检查有特异性抗体的增高，如抗核抗体、dsDNA、SSA、SSB 等。询问病史，该患者没有其他系统的特征性表现，实验室检查无抗体增高，不符合其诊断标准。

四、治疗及预后

给予甲泼尼龙 500 mg 静脉滴注冲击治疗 5 天后改为口服，结合丙种球蛋白 0.4 g/kg 静滴 5 天，同时辅助 B 族维生素等对症治疗，患者双下肢肌力和排尿障碍，右眼视力部分改善。

五、病例点评及疾病分析

视神经脊髓炎(neuromyelitis optica, NMO)又称为 Devic 病，是主要累及视神经和脊髓的中枢神经系统炎性脱髓鞘性疾病。与多发性硬化(multiple sclerosis, MS)相比，NMO 患者临床进展的恶性程度大，如视力急剧下降、双下肢截瘫、尿潴留等神经功能障碍等，其致残率和致死率都明显高于缓解复发型 MS。

2004 年，Lennon 等采用间接免疫荧光法，在鼠的中枢神经系统组织基质识别了一种称为 NMO-IgG (AQP4)的特异性抗体，并在临床确诊的 NMO 患者中证实其灵敏度为 73%，特异度为 91%，并且在其他自身免疫病包括 MS 中检测不到 NMO-IgG，因此，此生物标记可能比临床标准能更好地区分 MS 和 NMO。

2006 年 Wingerchuk 修正的诊断标准(见 6-4)，删除了原来标准中的"无除视神经和脊髓外的其他临床疾病证据"的必要条件，增加了 NMO-IgG 血清学检测阳性的必要条件。新标准也是目前诊断 NMO 最常用的诊断标准。该患者表现为反复发作的长节段脊髓炎，此次发作出现右侧视神经炎的发作，AQP4 抗体阳性，符合 NMO 的 2006 年诊断标准。

表 6-4　Wingerchuk(2006 年)的诊断标准

必要条件	ON 急性脊髓炎
支持条件	(1) 连续的脊髓 MRI 病灶≥3 个椎体节段 (2) 头颅 MRI 不符合 MS 诊断标准 (3) NMO-IgG 血清学检测阳性

(诊断需要所有的必要条件和 2 条支持条件)

2016 版中华医学会神经病学分会 NMOSD 治疗指南推荐如下：急性期治疗：甲泼尼龙、血浆置换、静脉滴注丙种球蛋白、激素联合免疫抑制剂。缓解期的治疗主要针对 AQP4-IgG 阳性的 NMOSD 以及 AQP4-IgG 阴性的复发型 NMOSD，指南推荐的一线药物包括硫唑嘌呤、马替麦考酚酯、甲氨蝶呤、利妥昔单抗(rituximab)等，二线药物包括环磷酰胺、他克莫司、米托蒽醌，定期静脉注射免疫球蛋白。该患者急性期治疗为大剂量激素治疗，部分缓解症状。整个病程中使用 CTX 免疫抑制剂的治疗，但脊髓炎仍然反复发作，并出现视神经炎的发作，导致一定的神经系统残障症状，可考虑使用其他的免疫抑制剂、单抗类药物利妥昔单抗治疗，来预防复发，减少神经系统残障。

参考文献

[1] 王维治. 神经系统脱髓鞘疾病[M]. 北京：人民卫生出版社，2011.
[2] Kitley J, Leite MI, Küker W, et al. Longitudinally extensive transverse myelitis with and without aquaporin 4 antibodies [J]. JAMA Neurol, 2013,70：1375-1381.
[3] Lennon VA, Wingerchuk DM, Kryzer TJ, et al. A serum antoantibody marker of neuromyelitis optica：distinction from multiple sclerosis [J]. Lancet, 2004;364：2106-2112.
[4] Wingerchuk DM, Lennon VA, Pittock SJ, et al. Revised diagnostic criteria for neuromyelitis optica [J]. Neurology, 2006,66：1485-1489.

（马建芳　陈生弟）

病例 4　左眼视力下降 2 周

● 病史

现病史：女，20 岁，2013 年 5 月 10 日无明显诱因出现左眼下方偏盲，转动时疼痛，右眼视力正常，无头晕、头痛，无恶心、呕吐，无肢体活动障碍。5 月 14 日至外院就诊，查视力左眼 0.3，右眼 1.0，头颅 CT 未见异常，光学相干断层成像（optical coherence tomography，OCT）检查显示左眼下方缺损，B 超显示左眼内未见明显异常，诊断为"球后视神经炎"，给予地塞米松 10 mg 静滴，但无明显好转，故为进一步诊治于 22 日收入我院。本次发病以来，神智清楚，精神可，二便正常。

既往史：否认肝炎、结核史，否认药敏史。

个人史：长期生活于原籍，否认疫水疫区接触史，否认不洁性接触史。否认吸烟和饮酒史。

家族史：否认家族遗传病史。

● 查体

一、内科系统体格检查

体温 36.8 ℃，脉搏 78 次/分，呼吸 20 次/分，血压 120/65 mmHg，心、肺、腹部无异常。

二、神经系统专科检查

精神智能状态：神智清楚，计算力、定向力正常。

脑神经：左眼视力 0.3，右眼视力 1.0。双眼各向活动自如，无眼震，双瞳等大圆形，直径 3 mm，直接和间接对光反应灵敏。两侧额纹对称，鼻唇沟对称，伸舌居中，悬雍垂居中，咽反射灵敏，腭弓上抬可。

运动系统：四肢肌张力正常，四肢肌力 5 级。

反射：双侧肱二头肌反射、肱三头肌反射、桡骨膜反射、膝反射、踝反射均（＋＋）。

感觉系统：针刺觉存在，对称。

共济运动：指鼻、跟膝胫试验稳准，Romberg 征阴性。

步态：正常。

脑膜刺激征：阴性。

● 辅助检查

一、实验室检查

相关血液与生化检查：P-ANCA、C-ANCA、ANA、ENA 阴性。

免疫球蛋白 IgA 1.4 g/L(140 mg/dl)，IgG 11.5 g/L，IgM 2.7 g/L，IgE 18.9 IU/ml C3 600 mg/L(↓)，C4 110 mg/L(↓)；抗双链 DNA IgG 17.6 IU/ml；类风湿因子 12 IU/ml（参考值 0～20 IU/ml）；C 反应蛋白（高敏）(hsCRP)<0.15 mg/L（参考值成人<5 mg/L）；红细胞沉降率 3 mm/h（参考值 0～20 mm/h）；维生素 B$_{12}$>1 500 pg/ml，叶酸 41.5 ng/L(4.15 ng/dl)；抗梅毒螺旋体抗体 0.16，HIV 阴性，抗心磷脂 IgG 0.2 GPL/ml；甲状腺功能：T3 0.85 nmol/L(↓)，T4 67.77 nmol/L，TSH 0.436 μIU/ml，TGAb 2.26 IU/ml，TG 3.99 ng/ml，TPOAb 0.30 IU/ml。

AQP4：阴性。

肝肾功能、甲状腺功能：未见明显异常。

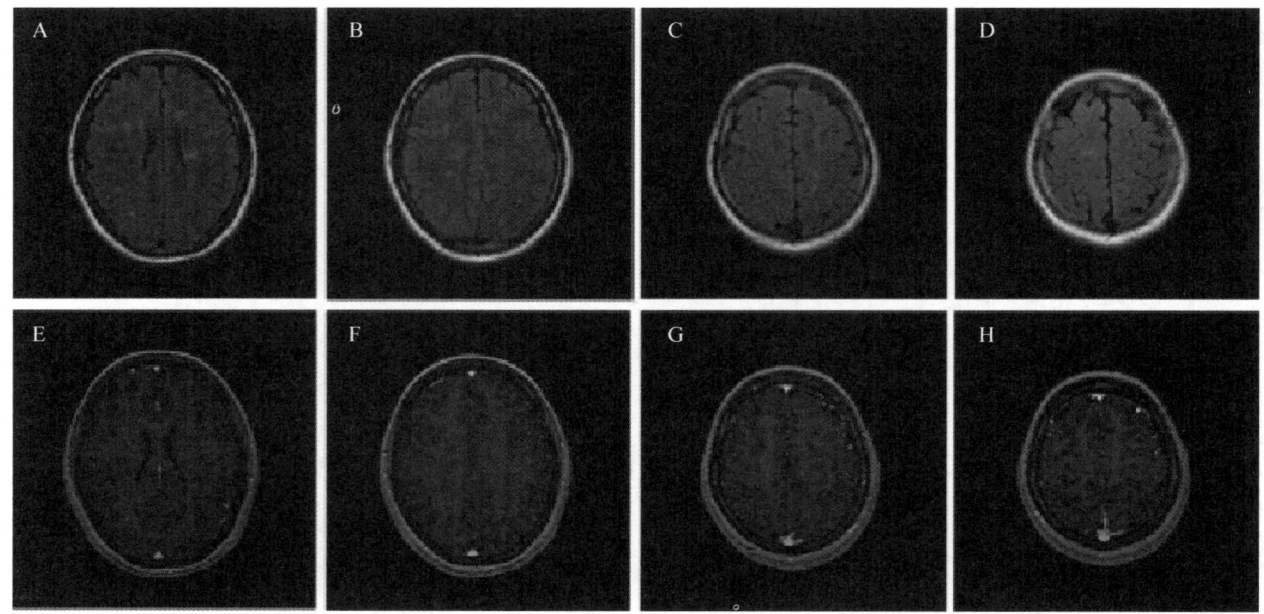

图6-4　A～D.头颅MRI-FLAIR:颅内多发性脱髓鞘病灶,位于脑室体旁(A、B),皮质下(C、D);E～H.头颅MRI增强:无明显增强效应。

脑脊液:细胞数:2.00×10^6/L,蛋白质定量100.00 mg/L(参考值<500 mg/L),氯化物121.00 mmol/L(参考值118～132 mmol/L),糖3.00 mmol/L(参考值2.2～3.9 mmol/L),潘氏试验阴性,血清及脑脊液中均见异常IgG寡克隆带。

二、其他辅助检查

心电图、胸片、心脏超声、颈椎MRI:未见明显异常。

头颅MRI(平扫+增强):双侧侧脑室颞角旁、侧脑室旁、侧脑室体后角旁及双侧额顶枕叶多发脱髓鞘病变(图6-4)。

视觉诱发电位(VEP):P100潜伏期延长(左侧)。眼底检查和荧光摄片均无异常。视野测定显示左眼下方偏盲。

● 诊断及讨论

一、定位诊断

患者表现为左侧视力下降,伴胀痛,视力为0.3,眼科检查均为正常,定位在左侧视神经。视觉诱发电位进一步明确病变定位在左侧视神经。

二、定性诊断

年青女性,突发单侧视力下降,伴眼球转动时疼痛,首先考虑脱髓鞘性或炎性疾病。病程中无其他神经系统累及。头颅MRI显示脑室旁多发脱髓鞘样病灶,脑脊液未见寡克隆带,AQP4阴性,考虑临床孤立综合征。

三、鉴别诊断

1. 急性播散性脑脊髓炎(acute disseminated encephalomyelitis,ADEM):多在感染、疫苗接种后出现的中枢神经系统多灶性炎性脱髓鞘性疾病,起病急,进展快,多伴有发热、头痛、局灶神经系统体征,如视力障碍、偏瘫、癫痫、脊髓症状、意识障碍等,严重时可有昏迷。头颅MRI可显示T_2WI高信号的多个病灶。脑脊液压力多升高,细胞数和蛋白质升高,多呈单向病程。该患者发病前无感染和疫苗接种等诱因,临床上仅仅表现为视力改变,无发热等其他症状,颅内的病灶少,脑脊液正常,故不考虑。

2. 视神经脊髓炎(neuromyelitis optica,NMO):又被称为"Devic病",主要累及视神经和脊髓的一种神经系统脱髓鞘性疾病。视神经病变通常累及双侧,迅速进展至失明。脊髓症状多累及3个节段或以上,AQP4抗体多为阳性。该患者视神经为单侧受累,治疗后恢复可,AQP4为阴性,故排除。

3. 急性球后视神经炎:一般归于眼科常见疾病,多于单侧起病,临床表现为突发中心视力下降,发病从数小时至数天不等，一般在起病后的1～2周内视力受损达高峰。原发性视神经炎（optic neuritis，ON）的自然病程有一定的自愈倾向。一般来说，原发性视神经炎与以视神经炎起病的多发性硬化的鉴别有一定困难，随访是关键。随着病情的演变，逐渐出现临床多次类似MS的发作，MRI检查支持MS的病灶特点，整个病程符合空间和时间上的多发，排除其他疾病后，可诊断为MS。该患者此次发作为单侧视神经炎，激素疗效好，头颅MRI显示脑室旁＞3个的符合MS特点的脱髓鞘类病灶，具有空间上的多发，但是增强MRI未见强化病灶，目前还缺乏时间上多发的证据，虽然高度怀疑MS，仍需随访进一步明确。

四、治疗及预后

入院后给予甲泼尼龙冲击治疗500 mg共5天，减量至口服泼尼松60 mg每日顿服，激素逐渐减量，后给予丙种球蛋白0.4 g/kg共5天，治疗后左眼视力略有恢复，6个月后视力恢复到0.6。随访头颅MRI无新发病灶，目前激素已经停药。

五、病例点评及疾病分析

临床孤立综合征（clinically isolated syndrome，CIS）通常是首次发生的多发性硬化（multiple sclerosis，MS）可能的临床表现，又被称为中枢神经系统首次发生的、单时相的、单病灶或多病灶的脱髓鞘病综合征。多累及视神经、脑干和脊髓，表现为视神经炎（optic neuritis，ON），脑干孤立综合征以及脊髓孤立综合征，即孤立的横贯性脊髓炎（或急性脊髓炎）。2008年关于MS的专家共识中指出，CIS大致可以分为以下3种情况：①孤立的临床事件，时间和空间均为孤立；②孤立的临床事件，时间孤立，而空间上可以多发；③病变在同一部位反复出现，虽然空间上是孤立的，但时间上可为多次。另外还包括累及大脑半球等脱髓鞘病变或单时相的瘤样炎性脱髓鞘病（tumor-like inflammatory demyelinating diseases，TIDD）。但是，2010版McDonald诊断标准中，CIS仅指孤立的临床事件，时间和空间均为孤立。该患者女性，临床上单次发作，表现为视神经炎，颅内有多个病灶，位于脑室旁（＞3）和皮

质下，存在空间的多发，但是病灶无增强，无时间多发的临床证据，按照2008版MS的专家共识中，可诊断为CIS。按照2010版McDonald诊断标准（请详见表6-3），符合"一次临床发作，但具有空间多发的证据"，目前不符合MS的诊断，需随访临床的再次发作和影像学的新病灶变化。

CIS是一组综合征，有的可进展成多发性硬化（MS），或视神经脊髓炎（NMO），有的仅仅为单时相的脊髓炎或视神经炎等。CIS被认为是MS的早期症状。研究显示，以视神经起病的CIS，约10%～85%的患者转化为MS，以脊髓症状起病的患者约有41%～61%转化为MS，以脑干综合征起病的CIS约有53%～60%转化为MS，其危险因素包括发病年龄轻、非高加索人种、女性、临床症状累及多系统、头颅MRI多个病灶、脊髓病变小于2个节段、脑脊液OB带阳性、携带HLA-DRB1*1501基因多态等。

大部分CIS的症状比较轻，自行缓解，无需治疗。一般情况下，以下症状需要治疗，如严重的视力下降、视神经炎伴严重疼痛、明显的无力、共济失调或眩晕等脊髓和脑干症状。大剂量的甲泼尼龙静脉治疗能缩短临床症状缓解的时间，但是并不能改善最终症状恢复的程度。疾病修饰药物治疗，如β干扰素和醋酸格拉替雷能显著降低CIS转化为MS的比率，但是远期疗效还不确定。该患者可密切随访临床发作，头颅和脊髓的MRI病灶的改变和是否新增病灶，观察其是否转化为MS，如果符合MS的诊断标准，需考虑是否启动疾病修饰治疗。

参考文献

[1] 刘建国，戚晓昆.临床孤立综合征的临床研究进展[J].中华神经科杂志，2011，44：132-134.
[2] Miller DH, Chard DT, Ciccarelli O, et al. Clinically isolated syndromes [J]. Lancet Neurol, 2012, 11: 157-169.
[3] 中华医学会神经病学分会神经免疫学组.多发性硬化诊断和治疗中国专家共识（2014版）[J].中华神经科杂志，2015，48：362-367.

（马建芳　陈生弟）

病例 5 　头晕伴恶心和呕吐、持续低钠两年

● 病史

现病史：女性，31 岁，2012 年 6 月无明显诱因下出现头晕、纳差、恶心、呕吐和乏力感，检查提示低钠血症，考虑"抗利尿激素异常分泌综合征"可能，给予限水、补钠等治疗，低钠血症略好转，但未完全恢复正常，患者仍有头晕、恶心和呕吐。3 个月后出现复视，头颅 MRI 显示两侧中脑背盖、三脑室、中脑导水管、右侧基底节异常信号，腰穿显示脑脊液压力正常，有核细胞计数为 $1.0 \times 10^6/L$，蛋白质定量为 437 mg/L，氯化物 125 mmol/L，糖 3.00 mmol/L，血清和脑脊液未见寡克隆带，结合低钠血症，考虑渗透性脱髓鞘脑病，给予大剂量甲泼尼龙冲击治疗 3 天（500 mg/d），后症状逐渐缓解，1 个月后复查头颅 MRI 显示颅内病灶部分消失或缩小。2013 年 7 月无明显诱因下出现左眼疼痛，伴视力下降至仅存光感，其间未就诊及治疗。2014 年 9 月无明显诱因下出现头痛，位于右侧额颞部，呈胀痛，无明显恶心呕吐，头颅 MRI 显示右侧侧脑室旁后角异常信号，以"颅内脱髓鞘病变"于 9 月 25 日收治入院。

既往史：否认自身免疫性疾病史，否认高血压、糖尿病、冠心病史。

个人史：长期生活于上海地区，否认疫水疫区接触史，否认近亲结婚史及冶游史。否认吸烟饮酒史。无特殊药物毒物接触史。

家族史：否认家族遗传病史及肿瘤家族史。

● 查体

一、内科系统体格检查

体温 37 ℃，脉搏 80 次/分，呼吸 20 次/分，血压 104/69 mmHg，心、肺、腹部无异常。

二、神经系统专科检查

精神智能状态：神智清楚，计算力、定向力正常。

脑神经：左眼仅有光感，右眼视力正常。右侧瞳孔直径 3.0 mm，直接及间接光反射（＋），右侧瞳孔直径 3.5 mm，直接及间接光反射（＋），双眼球各向活动充分，未见眼震；两侧额纹对称，双侧鼻唇沟对称，伸舌居中，悬雍垂居中，双侧咽反射迟钝，腭弓上抬尚可。

运动系统：四肢肌张力正常，四肢肌力 5 级。

反射：右侧肱二头肌、肱三头肌反射（＋＋），左侧肱二头肌、肱三头肌反射（＋），桡骨膜转化（－），双侧膝、踝反射（＋）。

感觉系统：深浅感觉检查均无明显异常。

病理征：未引出。

共济运动：指鼻、跟膝胫试验完成好，Romberg 征阴性。

步态：正常。

脑膜刺激征：阴性。

● 辅助检查

一、实验室检查

脑脊液（2012 年 9 月 17 日）：压力正常，有核细胞计数为 $1.0 \times 10^6/L$，蛋白质定量为 437 mg/L，氯化物 125 mmol/L，糖 3.00 mmol/L，血清和脑脊液寡克隆带（－）；乳胶凝集试验（－），细菌、真菌及抗酸杆菌涂片和培养（－）；未见异型淋巴细胞。

其他血液和生化检查：血糖、糖化血红蛋白、肝肾功能、电解质、DIC 全套以及叶酸、维生素 B_{12}、同型半胱氨酸等均正常。AQP4 抗体（2014 年 9 月）：40 IU/L（↑）。抗核抗体、抗 RNP/Sm 抗体、抗 Sm、SSA、SSB、SLL-70、Jo 抗体以及抗双链 DNA IgG 抗体（－）；p-ANCA、c-ANCA、抗中性粒细胞胞浆抗体靶抗原（PR3）和（MPO）均为（－）。甲状腺全套、TRAb 以及 TPOAb 均正常。血清 CRP、RF、ASO 以及血清 IgA、IgM、IgG、IgE 均在正常范围内。HIV 及梅毒抗体检测（－）。血清肺源支原体抗体、抗呼吸道合胞病毒抗体、抗甲流病毒抗体、抗乙流病毒抗体、抗副流 1/2/3 型病毒抗体、抗军团菌 1 型抗体、抗 Q 热立克次体抗体、抗肺炎衣原体抗体、抗腺病毒抗体的 IgM 和 IgG 亚型均为（－）。血清 AFP、CA125、CA199、fPSA、PSA、NSE 均在正常范围内。

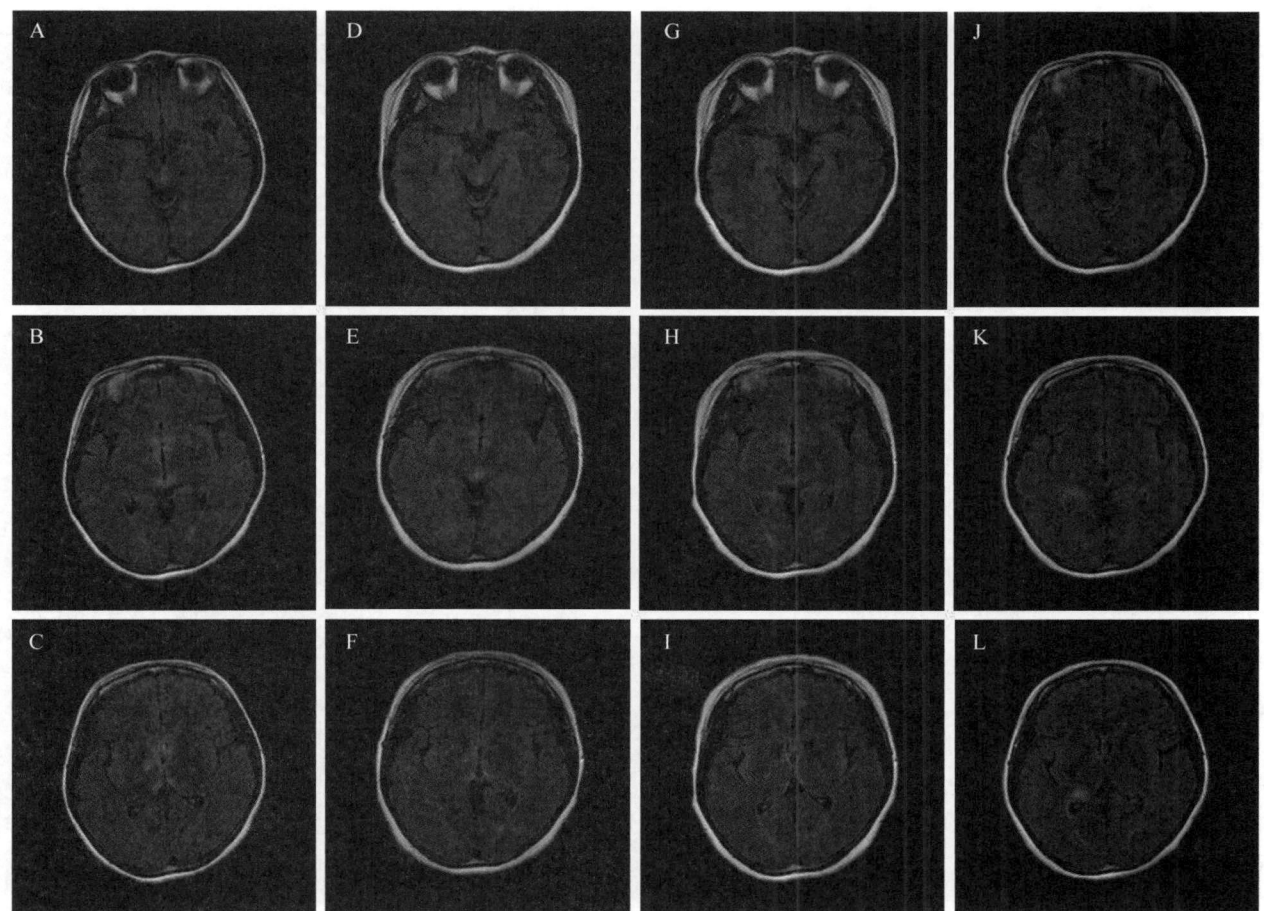

图 6-5　头颅 MRI FLAIR 相表现：A～C 为 2012 年 9 月，D～F 为 2012 年 10 月，G～I 为 2013 年 2 月，J～L 为 2014 年 9 月

二、其他辅助检查

头颅 MRI（2012 年 9 月 13 日）：两侧中脑背盖、三脑室、中脑导水管、右侧基底节异常信号，无明显增强（图 6-5A～C）。

头颅 MRI（2012 年 10 月 31 日）：两侧中脑背盖、三脑室、中脑导水管、右侧基底节异常信号，病灶较 9 月 13 日明显缩小（图 6-5D～F）。

头颅 MRI（2013 年 2 月 25 日）：两侧中脑背盖、三脑室、中脑导水管、右侧基底节异常信号，病灶较 2012 年 10 月明显缩小（图 6-5G～I）。

头颅 MRI（2014 年 9 月 24 日）：右侧侧脑室旁后角异常信号（图 6-5J～L）。

眼底检查：左侧视神经萎缩。

● 诊断及讨论

一、定位诊断

患者表现为持续低钠，提示抗利尿激素分泌异常，定位于下丘脑；反复头晕，伴恶心和呕吐，排除消化道疾病和颅内压增高后，定位于导水管周围呕吐中枢；左眼疼痛，伴视力下降，定位于左侧视神经；结合头颅 MRI 检查结果，定位于颅内白质为主（两侧中脑背盖、三脑室、中脑导水管、右侧基底节、右侧侧脑室旁后角）和左侧视神经。

二、定性诊断

青年女性，急性起病，呈多次复发，累及视神经和颅内多个部位，以白质为主，对大剂量激素治疗有效，定性为中枢神经系统脱髓鞘性或炎性病变。且头颅 MRI 的病灶多位于中脑导水管周围，三脑室周围，AQP4 抗体滴度明显升高，无其他系统累及（皮肤、肾脏和关节等），提示视神经脊髓炎可能。但是患者整个病程中暂无脊髓受累表现，故目前诊断为视神经脊髓炎谱系疾病（neuromyelitis optica spectrum disorder，NMOSD）。

三、鉴别诊断

1. 渗透性脱髓鞘脑病：多见于过快纠正低钠时，特征性表现为脑桥中央对称性脱髓鞘病灶，也可位于脑桥外部位，如基底节区。MRI 显示对称性分布的 T_1WI 低信号，T_2WI、PDI 和 FLAIR 高信号病灶，一般无强化效应，在 MRI 轴位上通常显示脑桥基底部对称的三角形或蝴蝶形，矢状位上呈卵圆形，冠状位上呈特征性蝙蝠翼样（bat wing）。该患者首次发病症状为持续低钠，且头晕呕吐症状和低钠血症之间的先后关系并不十分明确，颅内出现多发脱髓鞘病变，容易被误诊为渗透性脱髓鞘脑病。但患者整个病情呈缓慢加重，非补钠过程中病情急性加重，为一个重要的"红旗标志"。颅内病变多位于 NMO 病变常见部位，为第二个"红旗标志"。后患者出现视神经炎的表现，第三次复发，进一步排除"渗透性脱髓鞘脑病"的可能。最后进行 AQP4 检测，进一步明确 NMOSD。

2. 多发性硬化：多发性硬化（MS）和 NMOSD 都是中枢神经系统脱髓鞘性疾病，病损均呈现空间和时间上的多发性，使得两者的鉴别诊断困难。一些其他临床特征可以帮助我们识别两者，如发病年龄、性别、前驱感染史，脑脊液的鞘内合成指数、MRI 特征表现、AQP4 抗体等。该患者的入内病灶特点更符合 NMO 的间脑病变，视神经 1 次发作后失明，也提示 NMO 的视神经病变的特点，即进展快、病情重、预后差。

四、治疗及预后

患者入院给予大剂量甲泼尼龙冲击治疗（500 mg/d，共 5 天）后，头痛缓解，后建议硫唑嘌呤治疗，患者拒绝后出院。

五、病例点评及疾病分析

NMO 谱系疾病是指临床表现与 NMO 相似，但又不完全符合 NMO 诊断标准（Wingerchuk 的 2006 版）的一组疾病。中国在 2016 年制订了 NMOSD 诊断标准的专家共识，按照 AQP4 抗体阳性分为两种类型，见表 6-5。

表 6-5 中国视神经脊髓炎谱系疾病（NMOSD）成人诊断标准

AQP4-IgG 阳性的 NMOSD 诊断标准
（1）至少 1 项核心临床特征
（2）用可靠的方法检测 AQP4-IgG 阳性（推荐 CBA 法）
（3）排除其他诊断

（续表）

AQP4-IgG 阴性的 NMOSD 诊断标准
（1）在 1 次或多次临床发作中，至少 2 项核心临床特征并满足下列全部条件：(a)至少 1 项临床核心特征未 ON、急性 LETM 或延髓最后区综合征；(b)空间多发（2 个或以上不同的临床核心特征）；(c)满足 MRI 附加条件
（2）用可靠的方法检测 AQP4-IgG 阴性或未检测
（3）排除其他诊断

核心临床特征
（1）ON
（2）急性脊髓炎
（3）最后区综合征，无其他原因能解释的发作性呃逆、恶心、呕吐
（4）其他脑干综合征
（5）症状性发作性睡病、间脑综合征、脑 MRI 有 NMOSD 特征性间脑病变
（6）大脑综合征伴有 NMOSD 特征性大脑病变

AQP4-IgG 阴性或未知状态下的 NMOSD 的 MRI 附加条件 ON
（1）急性 ON：需脑 MRI 有下列之一表现：(a)脑 MRI 正常或仅有非特异性白质病变；(b)视神经长 T_2 信号或 T_1 增强信号>1/2 视神经长度，或病变累及视交叉
（2）急性脊髓炎：长脊髓病变>3 个连续椎体节段，或有脊髓炎病史的患者相应脊髓萎缩>3 个连续椎体节段
（3）最后区综合征：延髓背侧/最后区病变
（4）急性脑干综合征：脑干室管膜周围病变

以颅内病变为首发症状的 NMOSD 的症状有以下特点：①延髓最后区病变：一般表现为顽固性呃逆、延髓功能障碍，见图 6-6A；②脑干综合征：四脑室周围，小脑，中脑导水管周围，见图 6-6B；③间脑综合征：丘脑、下丘脑、三脑室周围，见图 6-5A～C；④大脑综合征：单侧或双侧的大脑白质病变，见图 6-6C；⑤长胼胝体病变，见图 6-6D。

该患者是以颅内病变为首发的 NMOSD，其颅内的症状表现为嗜睡、头晕、恶心和呕吐，持续性的低钠血症，头颅 MRI 显示对称性下丘脑和中脑导水管周围的病变，符合 NMOSD 的急性间脑综合征和脑干综合征的临床特征。第二次发作为左侧急性视神经炎发作，第三次发作临床表现为头痛，头颅 MRI 显示右侧脑室旁的新发病灶，同时 AQP4 抗体检测为阳性。符合 AQP4 阳性的 NMOSD 诊断标准。

最新的指南推荐 AQP4 阳性的 NMOSD 的治疗同 NMO，首次发作除急性期治疗外，可启动序贯治疗（免疫抑制治疗），以预防复发，减少神经系统残障。可选用的药物包括硫唑嘌呤、吗替麦考酚酯、甲氨蝶呤、利妥昔单抗（rituximab）等。

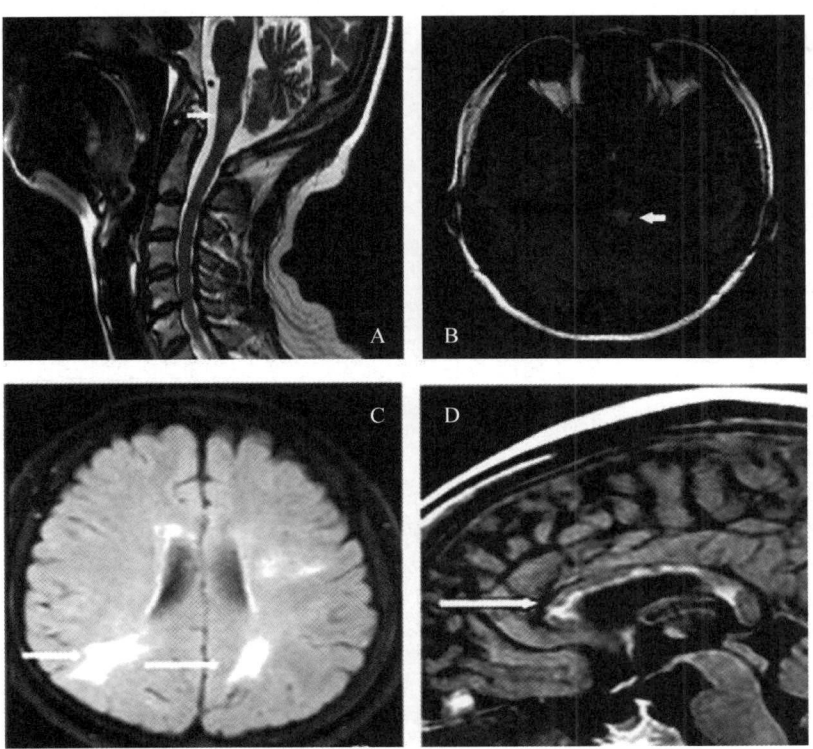

图 6-6 NMOSD 颅内病变的典型改变。A. 最后区病灶；B. 四脑室周围病灶；C. 大脑白质病灶；D. 长胼胝体病灶

参考文献

[1] 王维治. 神经系统脱髓鞘疾病[M]. 北京：人民卫生出版社，2011.

[2] Eichel R，Meiner Z，Abramsky O，et al. Acute disseminating encephalomyelitis in neuromyelitis optica：closing the floodgates [J]. Arch Neurol，2008，65：267-271.

[3] Magaa SM，Matiello M，Pittock SJ，et al. Posterior reversible encephalopathy syndrome in neuromyelitis optica spectrum disorders[J]. Neurology，2009，72：712-717.

[4] Min JH，Waters P，Vincent A，et al. Symptomatic brain involvement as the initial manifestation of neuromyelitis optica [J]. J Clin Neurosci，2013，20：938-942.

[5] Nakajima H，Fujiki Y，Ito T，et al. Anti-aquaporin-4 antibody-positive neuromyelitis optica presenting with syndrome of inappropriate antidiuretic hormone secretion as an initial manifestation[J]. Case Rep Neurol，2011，3：263-267.

[6] Tenembaum S，Chitnis T，Ness J，et al. Acute disseminated encephalomyelitis[J]. Neurology，2007，68：S23-S36.

[7] Kim W，Kim SH，Lee SH，et al. Brain abnormalities as an initial manifestation of neuromyelitis optica spectrum disorder [J]. Mult Scler，2011，17：1107-1112.

（马建芳 陈生弟）

病例 6 发热、记忆力下降半月，加重伴口面部不自主运动 3 天

● **病史**

现病史： 女性，16 岁，2014 年 7 月中旬无明显诱因下出现发热及头痛，最高体温 38.5 ℃，无恶心、呕吐。当地医院考虑病毒性脑炎，予以头孢他啶、阿昔洛韦等抗感染治疗，效果不显著，仍有间断性发热。患者述自发热起，记忆力有所下降，时常不能回忆即刻发生的事件，并呈进行性加重。入院前 3 天，患者母亲诉其反复出现口面部不自主咀嚼样动作，右侧肢体远端不自主

"指划"样动作,脾气性格有改变,时有兴奋、叫喊,认知功能进一步减退,无法进行简单的计算,于 2014 年 8 月收治入院。发病 3 周左右,出现反复的模仿语言和重复刻板动作。例如:问患者今天早上吃的是什么?患者答:吃的是什么,是什么,是什么……右侧肢体时常出现不自主屈伸,扭转等刻板样动作。住院期间,突发一次意识不清,双眼上翻,四肢抽搐,持续 10 分钟后缓解。自发病以来,患者饮食差,嗜睡,体重下降 2 kg,二便基本正常。发病前无上感、腹泻病史,无口唇出疱疹病史。发病过程中,无多汗、失眠、自主神经功能不稳、中枢性低通气等症状。

既往史: 无特殊。

个人史: 长期居住生活于原籍,否认疫区疫水接触史。足月产,出生评分好。学习成绩优异。

婚育史: 未婚未育

月经史: 3～4 d/28

家族史: 无家族相关性疾病史。

● 查体

一、内科系统体格检查

体温 37.8 ℃,脉搏 92 次/分,呼吸 16 次/分,血压 105/65 mmHg,心、肺、腹部无异常。

二、神经系统专科检查

精神智能检查: 嗜睡,精神差,复杂问题无法理解,查体合作,计算能力下降。短期记忆力下降,远期记忆力尚可;MMSE 评分 18 分。患者有明显的模仿重复语言行为,问:早上吃过橘子吗?患者答:吃橘子、吃橘子、吃橘子……

脑神经: 双眼各方向运动正常,双瞳孔等大等圆,直径 3 mm,对光反射灵敏,脸部感觉正常,下颌反射无亢进。双侧鼻唇沟对称,伸舌居中,无舌肌萎缩、纤颤。

眼底检查: 无视网膜色素变性。

感觉系统: 浅、深感觉及皮质复合感觉正常。

运动系统: 四肢肌张力正常,肌力 5 级。患者口面部可见不自主咀嚼样动作,右侧肢体远端呈现不自主屈伸、扭转样刻板动作。

反射: 双侧肱二头肌、肱三头肌、桡骨膜、膝、踝反射均(+++)。

病理征: 未引出。

共济运动: 双侧指鼻试验、跟膝胫试验完成可。

步态: 步态基本正常。

脑膜刺激征: 阴性。

● 辅助检查

一、实验室检查

血常规、肝肾功能、电解质、血糖、血脂、血清铁、尿常规、血气分析、甲状腺功能全套基本正常。抗核抗体、抗 RNP/Sm 抗体、抗 Sm 抗体、抗 SSA 抗体、抗 SSB 抗体、抗 SCL-70 抗体、抗 Jo-1 抗体阴性。

P-ANCA、C-ANCA,循环免疫复合物、类风湿因子、抗链球菌溶血素"O"、IgG、IgA、IgM、转铁蛋白、甲状旁腺素、C-反应蛋白均正常。

Ⅰ型胶原羧基端肽 β 特殊序列、总Ⅰ型前胶原氨基末端肽、铁蛋白、CA125、CA153、CA199、癌胚抗原、AFP、CEA、NSE、细胞角蛋白、甲状旁腺素、促黄体生成激素、促卵泡成熟激素、雌二醇、骨钙素均为正常范围。

HIV 抗体阴性,梅毒螺旋体 RPR 阴性。

脑脊液压力 150 mmH$_2$O,细胞数、蛋白质、糖、氯化物均正常范围。脑脊液 HSV1 型和 2 型病毒 PCR 检测阴性。脑脊液自身免疫抗体检测:抗 Hu,Yo,Ri,Ma2,CRMP5,GAD,amphiphysin,GABABR,AMPAR,DPPX,VGKC,LGI1,Ma2,Glycine R 均阴性。

血清水通道蛋白抗体(一),抗 NMDAR(+)。

二、其他辅助检查

心电图: 正常。

脑电图: 非特异性慢波,未见"delta-brush"。

头颅 MR 平扫+弥散成像: 未见异常,未见边缘叶异常信号(见图 6-7A)。

盆腔 CT 和 MRI: 发现附件区域的囊性病灶,有钙化,提示畸胎瘤(见图 6-7C、D)。

头颅 FDG-PET: 提示右侧颞叶和双侧枕叶低代谢(见图 6-7B)。

● 诊断及讨论

一、定位诊断

患者主要表现为进行性加重的认知功能障碍、记忆力下降、重复模仿语言(echolalia)、重复的刻板动作(stereotype),故定位在颞叶内侧边缘系统和锥体外系;有过一次强直阵挛发作,皮质受累不能除外;有人格改

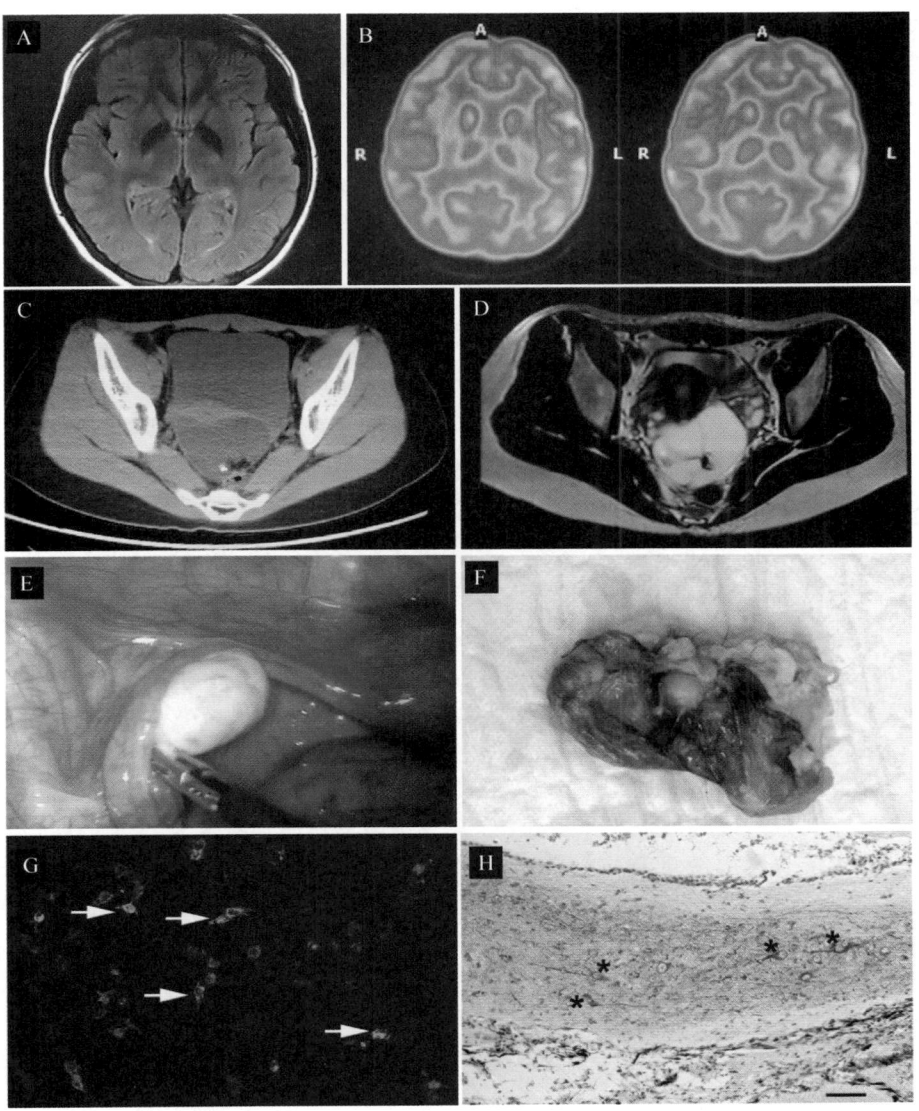

图6-7 A. 正常头颅 MRI；B. FDG-PET 提示右侧颞叶和双侧枕叶低代谢；C、D. 盆腔 CT 和
MRI 发现附件区域的囊性病灶，有钙化，提示畸胎瘤；E. 腹腔镜术中发现卵巢畸胎瘤；
F. 切除的畸胎瘤包含毛发，牙齿，神经组织，脂肪；G. 患者脑脊液接种 HEK293 细胞，
箭头所指阳性结果；H. 患者卵巢畸胎瘤行抗 NMDAR NR1 受体免疫组化染色，星号提
示染色阳性的含 NMDAR NR1 受体的神经元

变，易激惹，兴奋，故额叶内侧受累不能除外。

二、定性诊断

年轻女性，急性起病，发热、头痛：考虑炎症或脑
病。脑脊液基本正常可以排除细菌、真菌感染，倾向于
病毒性或者自身免疫性脑病。定位在颞叶内侧边缘系
统和锥体外系＋上述的倾向于病毒性或者自身免疫性
脑病，故诊断为边缘性脑炎/脑病。

三、鉴别诊断

（1）首先排除 HSV、HIV、梅毒螺旋体、桥本脑炎、

结缔组织血管炎，相应的检查结果阴性。

（2）与自身免疫性脑炎其他类型鉴别：筛查脑脊
液自身免疫性脑炎\脑病相关抗体，包括抗 Hu、Yo、
Ri、Ma2、CRMP5、GAD、amphiphysin、GABABR、
AMPAR、DPPX、VGKC、LGI1、Ma2、Glycine R、
NMDAR 等。

（3）病因的鉴别诊断：依据不同的抗体谱对应的
潜在肿瘤谱筛查相关肿瘤。本例是抗 NMDAR 脑炎
（可能 NMDAR 脑病更合适），需要筛查畸胎瘤。如是
抗 Ma2 脑炎/脑病，应当筛查男性睾丸肿瘤等。

四、治疗及预后

尽快进行免疫治疗对于疾病的预后至关重要。一线推荐使用人免疫球蛋白 IVIG 0.4 g/(kg·d)，连续使用 5 天或采用血浆交换。大剂量激素如甲泼尼龙 500～1 000 mg 3～5 天后减量至停药。发现畸胎瘤的患者应当尽快行肿瘤切除。绝大部分畸胎瘤切除的患者均能够恢复正常生活，无需激素维持治疗。未能发现畸胎瘤的患者，如没有生育要求，可以考虑行卵巢切除。

一线免疫治疗无效或效果不理想的患者可以考虑采用二线治疗，包括利妥昔单抗，环磷酰胺等，尤其那些没有发现肿瘤的患者。其他药物包括硫唑嘌呤和吗替麦考酚酯。

抗 NMDAR 脑炎若能发现肿瘤，及时切除以及早期使用免疫治疗，超过 80% 的患者能够完全恢复。小于 20% 的患者遗留后遗症。少数患者可能复发，其中部分原因在于畸胎瘤的复发和肿瘤切除的不完整。有时，畸胎瘤可以发生在双侧卵巢，单侧切除可能复发，行畸胎瘤评估时应当注意。致残率和死亡率主要发生在没有及时诊断、病程较长、严重自主神经功能不稳的患者中。该患者在进行了免疫球蛋白治疗和行腹腔镜下畸胎瘤切除手术，术后症状完全恢复。半年后随访，脑电图正常，目前已经完全停用激素和抗癫痫药物治疗。

五、病例点评及疾病分析

抗 N-甲基-D-天冬氨酸受体脑炎（anti-N-methyl-D-aspartate receptor encephalitis，NMDAR）是近年来新认识的一种自身免疫性脑炎，其临床表现为精神行为异常、进行性认知功能障碍，口面部及肢体异常运动及自主神经功能障碍等非特异性症状，该病是快速进展性痴呆的原因之一。

Vitaliani 最先于 2005 年报道了 4 例自身免疫性脑炎的患者，其共同特征是女性、严重的精神症状、进行性认知功能障碍和中枢低通气，4 例患者均发现畸胎瘤，他将此脑炎称为畸胎瘤相关性脑炎。之后 Dalmau 于 2007 年确定此类患者均有抗海马神经元细胞膜表面表达的抗 N-甲基-D-天冬氨酸受体 NR1/NR2 功能阈的抗体，进而提出了抗 NMDAR 脑炎的概念。该疾病目前被认为是儿童边缘性脑炎最常见的原因之一，在儿童神经科中，该病的发病率甚至已经超过了单纯疱疹病毒性脑炎的发病率而位居边缘性脑炎病因之首。

NMDAR 是一种离子型受体，在体内参与了诸多复杂的生理过程。主要作用是与突触的可塑性和学习记忆密切相关。NMDAR 的障碍被认为与精神分裂症、脑发育异常、神经系统变性疾病、药物成瘾有关。NMDAR 是由 NR1 与 NR2 两个亚基组成的异聚体，其中 NR1 可与甘氨酸结合，NR2 可与谷氨酸酯结合。NR1 是必须亚基，通过该受体本身、其共轭的离子通道及调节部位三者形成的复合体而发挥功能。谷氨酸作为体内重要的兴奋性递质，能够激活 NMDAR，NMDAR 的过度兴奋可引起神经细胞的兴奋毒性作用，后果可能导致癫痫以及痴呆。NMDAR 受体拮抗剂美金刚可以用于治疗阿尔茨海默病，其机制为拮抗谷氨酸介导的兴奋毒性作用。NMDAR 活性过低则被认为与精神分裂症相关。抗 NMDAR 脑炎患者的体内血清和脑脊液中存在着高滴度的 NMDAR 抗体，这些抗体能够结合 NMDAR，从而干扰谷氨酸、NMDAR 突触信号传导功能，后者可能引起谷氨酸在突触间隙堆积，并通过一系列复杂的机制最终导致神经元细胞内钙离子超负荷，引发神经元死亡。此外，研究还发现 NMDAR 抗体还可以减少中枢抑制性递质 GABA 的释放，从而进一步减弱对突触后谷氨酸能递质的抑制，使得皮质下及前额皮质中谷氨酸的释放增多。目前研究认为卵巢畸胎瘤在某一特定的时段可以分化出表达 NMDAR 的神经细胞，进而诱发机体产生特异性抗体攻击中枢神经系统的 NMDAR，最终导致抗 NMDAR 脑炎的发生。我们的一例抗 NMDAR 脑炎患者卵巢畸胎瘤染色发现了畸胎瘤内部存在着 NMDAR 表达阳性的神经组织。

但是，上述的研究和假设并不能无懈可击地完全模拟出抗 NMDAR 脑炎的发病过程。试想，卵巢畸胎瘤是常见的疾病，绝大部分的畸胎瘤中都存在着中枢神经细胞，而为何 NMDAR 脑炎的发生确是少见？其次，抗 NMDAR 脑炎患者体内的畸胎瘤其实已经无声无息地潜伏了数年，乃至数十年，为何患者发病如此之延迟？NMDAR 是正常的神经元表面受体的表达，应该处于免疫耐受状态，加之血脑屏障的保护，应该不被免疫识别和攻击。畸胎瘤表达的受体是否与正常的神经元受体有差异，或是特定的情况导致免疫耐受机制的消退，或是感染导致的一过性血脑屏障的破坏等诸多连环因素共同促使疾病的发生？部分抗 NMDAR 脑炎的患者发病前存在明确的感染症状是否是疾病发生的诱因？

更为有趣的是 Armangue 等研究发现部分复发性单纯疱疹病毒性脑炎患者体内存在着高滴度的 NMDAR 抗体。8 例青少年或成人复发性单纯疱疹病毒性脑炎的患者脑脊液中有 5 例存在 NMDAR 抗体；而 4 例儿童复发性单纯疱疹病毒性脑炎的患者脑脊液中均存在 NMDAR 抗体。Wickström 等的研究也发现了体内存在着 NMDAR 抗体的儿童单纯疱疹病毒性脑炎的复发率高。目前研究的热点在于是 NMDAR 抗体导致的病毒性脑炎的复发还是病毒的感染导致血脑屏障的破坏或是分子模拟机制以及免疫耐受机制改变从而诱发抗 NMDAR 脑炎？2014 年 Hacohen 等的研究再次把抗 NMDAR 脑炎推向了高潮，NMDAR 抗体是否能够介导中枢白质的病变？22％ 的 NMDAR 抗体阳性的儿童发生了对于免疫治疗有效脑白质病变。部分视神经炎、多发性硬化、急性播散性脑脊髓炎的儿童患者在长期随访过程中出现了 NMDAR 抗体；甚至在 Aquaporin 抗体阳性的视神经脊髓炎患者中也发现了 NMDAR 抗体的踪迹。这些"共抗体"的存在是否意味着抗 NMDAR 脑炎能够与中枢白质脱髓鞘疾病间密切的"转化"？之间的因果关系究竟如何？谁才是造成皮质损伤的元凶？谁又是加重白质受损的凶手呢？

经典的抗 NMDAR 脑炎是发生在有卵巢畸胎瘤的年轻女性，儿童中，但该病可以见于任何年龄的患者中。女性发病率明显高于男性，且合并肿瘤明显高于男性。90％ 以上的患者合并畸胎瘤，小于 5％ 的患者合并其他肿瘤如神经母细胞瘤和霍杰金淋巴瘤。值得注意的是极小部分卵巢畸胎瘤的患者由于肿瘤非常微小，使得常规的影像学未能够发现。无需生育的患者行卵巢切除对于疾病治疗有效支持上述的观点。

抗 NMDAR 脑炎多急性或亚急性起病。前驱症状如发热、头痛、乏力等非特异的病毒感染症状出现在 60％～70％ 的患者中。进行性认知功能减退及精神行为异常是突出的表现。情感障碍如冷漠、抑郁、孤独感或恐惧感；思维障碍、强迫症、幻觉、妄想、意识障碍、人格行为的改变等也时常能够见到，行为异常如阵发性的怪笑、模仿语言（echolalia）和模仿动作（echopraxia）见于 50％ 左右的患者，对于疾病诊断有一定的特异性。如问患者你今天早晨吃的什么？她会回答吃的什么，吃的什么，吃的什么……这和边缘叶、额叶眶面受累可能有关。认知功能和记忆力减退逐渐加重，最终出现痴呆。绝大多数患者会继而进入强直少语期，表现为沉默寡言、运动不能、四肢肌张力增高呈痉挛样状态。口面部异动（oral-facial dyskinesia）和口面部节律性运动（oral-facial myoarrhythmia）是具有特征性的表现，对于诊断和鉴别有价值。具体表现为反复舔舌头、咀嚼动作，不停做鬼脸等症状。部分患者也可以出现上肢舞蹈样动作或刻板动作（stereotype）。痫性发作甚至癫痫持续状态亦能见到。自主神经紊乱症状，如大汗、血压不稳、心律失常、中枢性低通气等；尤其是中枢性低通气也是特征表现之一。发生自主神经不稳的患者有猝死风险，应该密切监护。抗 NMDAR 脑炎若能够早期明确诊断并实施免疫治疗，同时行肿瘤的切除，疾病通常可逆，除少数患者有后遗症外，绝大部分能够完全恢复，无需后续激素维持。如发现较晚，则预后差。未能发现畸胎瘤者预后较有畸胎瘤者差。

该病的脑脊液检查无特异性，50％ 的患者脑脊液检查结果正常，50％ 的患者可以出现蛋白质轻度或中度的增高；细胞数轻度增多，以淋巴细胞数为主；压力正常。脑电图多提示非特异性慢波，有时可有癫痫样放电。脑电图出现"delta-brush"对于疾病诊断有很大的价值，特异性较高，但阳性率小于 20％（见图 6-8）。

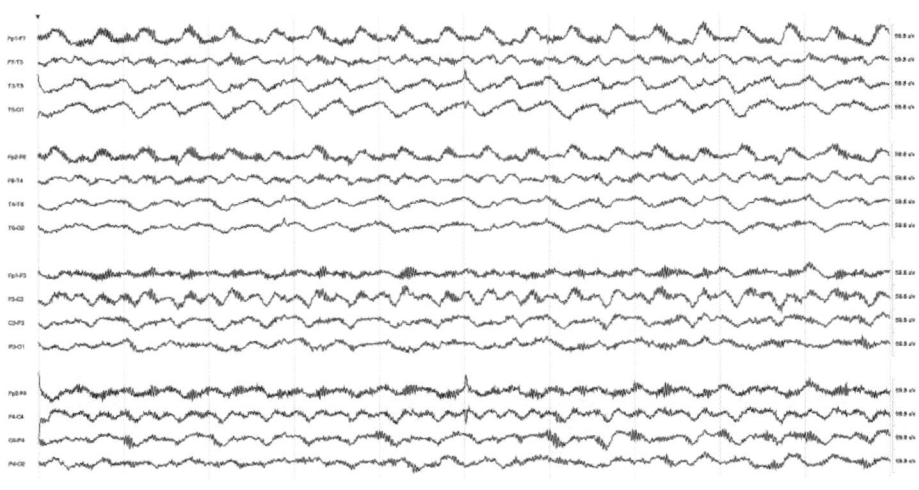

图 6-8 抗 NMDAR 脑炎患者的脑电图提示弥漫的节律异常，"delta-brush"。

头颅影像学检查中头颅 CT 多正常。50% 的患者头颅 MRI 结果正常，MRI 未见异常不能排除抗 NMDAR 脑炎的诊断；另外 50% 的患者可以出现颞叶内侧、海马、扣带回、前额叶内侧面、岛叶的异常信号。T_2 FLAIR 显示最为清晰。多为对称，提示边缘叶受累。少部分患者的异常信号可延伸至脑干，但脑干、下丘脑的病灶更常见于抗 Ma2 自身免疫性脑炎。出现白质异常信号不足为奇，但要进一步筛查包括 Aquaporin 抗体在内的其他自身抗体，判断有无其他合并疾病的情况。此外，动态随访头颅 MRI 对于诊断有帮助。未经合理治疗的抗 NMDAR 脑炎的患者动态随访头颅 MRI 可以发现大脑皮质进行性萎缩。

该病的血清和脑脊液特异性抗体的检测是诊断必备标准。单一血清学阳性结果不能诊断。随着患者病情好转，血清和脑脊液特异性抗体滴度逐渐下降。但完全康复的患者中仍然可以检测到抗体。最后合并肿瘤的筛查：疑似抗 NMDAR 脑炎的患者应当筛查畸胎瘤。B 超、盆腔 CT、盆腔 MRI 有助于发现卵巢畸胎瘤。

很多观察发现以下归纳出的抗 NMDAR 脑炎临床特征对于诊断有帮助：年轻女性，合并畸胎瘤；急性或亚急性起病，严重的精神症状；快速进展性的认知功能障碍，进行性脑萎缩；口面部、肢体异动，刻板动作；模仿语言或动作；严重的肌张力障碍；自主神经不稳；中枢性低通气；脑电图"extreme delta brush"；脑脊液特异性抗体检测阳性是诊断"金标准"。总之，临床遇到快速进展性痴呆伴有严重精神症状，异动症，发热的患者，尤其是年轻的女性和儿童，应当进行 NMDAR 抗体的检测。对于疑似单纯疱疹病毒性脑炎的儿童如有条件，也应当及时行 NMDAR 抗体的检测以排除抗 NMDAR 脑炎。确诊的患者应该进一步筛查有无畸胎瘤。

参考文献

[1] Barry H, Byrne S, Barrett E, et al. Anti-N-methyl-d-aspartate receptor encephalitis: review of clinical presentation, diagnosis and treatment [J]. BJPsych Bull, 2015,39: 19-23.

[2] Hacohen Y, Deiva K, Pettingill P, et al. N-methyl-D-aspartate receptor antibodies in post-herpes simplex virus encephalitis neurological relapse [J]. Mov Disord, 2014,29: 90-96.

[3] Heine J, Prüss H, Bartsch T, et al. Imaging of autoimmune encephalitis-Relevance for clinical practice and hippocampal function [J]. Neuroscience, 2015,309: 68-83.

[4] Titulaer MJ, Höftberger R, Iizuka T, et al. Overlapping demyelinating syndromes and anti-N-methyl-D-aspartate receptor encephalitis [J]. Ann Neurol, 2014,75: 411-428.

[5] Venkatesan A, Benavides DR. Autoimmune encephalitis and its relation to infection [J]. Curr Neurol Neurosci Rep, 2015, 15: 3.

（陈　晟　刘　军　陈生弟）

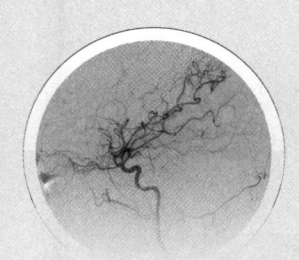

第七章

神经肌肉疾病

病例1　发热伴右上肢和左下肢麻木、疼痛、萎缩半年

● 病史

现病史：男性，22岁，2011年5月中旬受凉后发热，体温38℃以上持续6天，予相应药物治疗后体温恢复正常。2天后，再次出现午后低热，持续时间约6天。期间曾睡气垫床后，晨起感左膝盖以下麻木，持续约半天后自行好转。患者白细胞持续上升，每天上升0.1×10^9/L，最高达20×10^9/L，当地医院查转氨酶增高，诊断为"急性甲肝；胃浅表性糜烂；胆囊炎"，予相应治疗后，转氨酶恢复正常。住院期间曾出现用手取物时手指疼痛。出院后恢复工作，但无明显诱因下出现左足底持续性疼痛，活动后加重，夜间左下肢抽动频繁，无法入睡。1周后体温再次上升至38℃，持续4天，故再次住院治疗，其间双侧足趾甲和手指甲出现条索状青紫，左足背斑块状青紫，予抗生素和活血化瘀治疗后体温下降，青紫好转，但小腿疼痛持续存在，并出现腓肠肌萎缩，右三角肌、桡侧旋前肌、骨间肌萎缩，右小指、环指不能伸直，右手小指，右手环指尺侧和左足背部皮肤感觉减退，诊断为"嗜酸性粒细胞增多症"，予泼尼松10mg/d治疗。出院后，来我院门诊，肌电图提示右上肢、左下肢多发性周围神经变性，血常规示嗜酸性粒细胞增高，骨髓细胞学检查示嗜酸性粒细胞增多症，予甲钴胺、维生素E和辅酶Q_{10}营养神经治疗。目前肌萎缩不再进展，左下肢疼痛较前好转，右手小指、右手环指尺侧和左足背部皮肤感觉减退持续存在，双手在环境温度较低时皮肤苍白，温度上升后好转。为进一步治疗，于2011年12月收治本院。本次发病以来，神智清楚，精神可，二便正常。

既往史：初中起患鼻炎，胃浅表性糜烂和胆囊炎数年，2011年5月曾诊断"急性甲肝"。

个人史：长期生活于原籍，否认疫水疫区接触史，否认冶游史。每日吸烟3～4支/天，无饮酒嗜好。

家族史：否认家族遗传病史。

● 查体

一、内科系统体格检查

体温37.2℃，脉搏70次/分，呼吸20次/分，血压110/70 mmHg，心、肺、腹部无异常。

二、神经系统专科检查

精神智能状态：神志清楚，对答切题，计算力、定向力正常。

脑神经：双瞳等大圆形，直径4 mm，直接和间接对光反应灵敏，双眼各向活动自如，无眼震，两侧额纹对称，双侧鼻唇沟对称，伸舌居中，双侧咽反射灵敏，腭弓上抬可。

运动系统：四肢肌张力正常，右侧肱二头肌、桡侧腕屈肌、骨间肌、指间肌萎缩，左侧腓肠肌萎缩。右侧三角肌、肱二头肌肌力5级，右侧握力5级，右侧腕屈肌肌力4级。左上肢肌力5级，左侧髂腰肌肌力5级，股内收肌群肌力4级，右下肢肌力5级。

反射：双侧肱二头肌、肱三头肌、桡骨膜反射（＋），双侧膝反射（＋＋），双侧踝反射未引出。

感觉系统：右手环指尺侧和左足背部皮肤针刺觉减退。

病理征：阴性。

共济运动：指鼻、跟膝胫试验稳准，Romberg 征阴性。

步态：无明显异常。

脑膜刺激征：阴性。

● **辅助检查**

一、实验室检查

血常规：见表 7-1。

表 7-1　血常规

日期	白细胞计数（×10⁹/L）	嗜酸性粒细胞计数（×10⁹/L）	嗜酸性粒细胞比例
2011-07-07	11	2.58	0.235
2011-07-22	14.8	7.70	0.52
2011-08-04	10.5	0.9	0.086
2011-12-23	7.2	0.97	0.134

其他相关生化检查：P-ANCA、C-ANCA、ANA、ENA 阴性。肌酸激酶 57 IU/L（参考值 22～269 IU/L），类风湿因子 24 IU/ml（↑）（参考值 0～20 IU/ml），C 反应蛋白（高敏）（hsCRP）0.49 mg/L（参考值成人＜5 mg/L），红细胞沉降率 1 mm/h（参考值 0～20 mm/h），肝肾功能、甲状腺功能：未见明显异常。血清寄生虫抗体检查：未见明显异常。

脑脊液：单核细胞 0.01，蛋白质定量 190.00 mg/L（参考值＜500 mg/L），氯化物 126.00 mmol/L（参考值 118～132 mmol/L），糖 3.00 mmol/L（参考值 2.2～3.9 mmol/L），血清及脑脊液中均见异常 IgG 寡克隆带。

骨髓穿刺（2011-07-20，外院）：嗜酸性粒细胞增多症。

二、其他辅助检查

心电图、胸片、心脏超声、颈椎 MRI：未见明显异常。

神经传导速度、肌电图检查（2011-07-19）：右尺神经 MCV、SCV 明显延迟；CMAP、SNAP 极其低平。左腓肠神经 SCV、腓总神经和胫神经 MCV 延迟，左胫神经 CMAP 波幅下降，左下肢 SNAP 波幅下降。右尺神经支配肌肉神经源性肌电损害。结论：右上肢、左下肢多发性周围神经病变。

皮肤神经活检：①左下肢皮肤病理：部分血管周围见炎细胞浸润，血管周围及间质可见嗜酸性粒细胞（图 7-1，图 7-2）。②左腓肠神经病理：有髓神经纤维大

量减少，少数有髓神经纤维出现 Wallerian 变性，无髓神经纤维也减少。神经束内水肿明显，血管周围可见炎细胞浸润（图 7-3）。

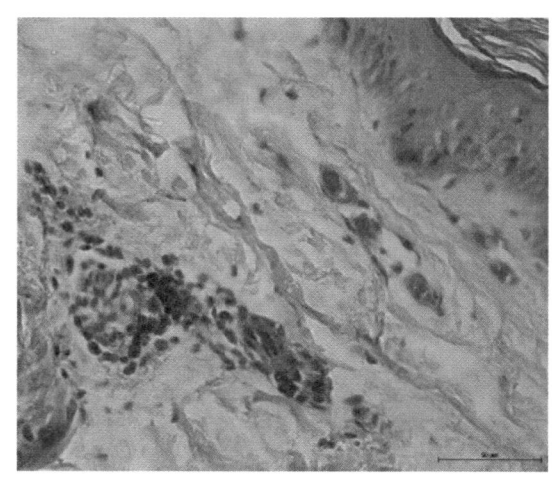

图 7-1　皮肤，血管周围炎细胞浸润（HE 染色，bar＝50 μm）

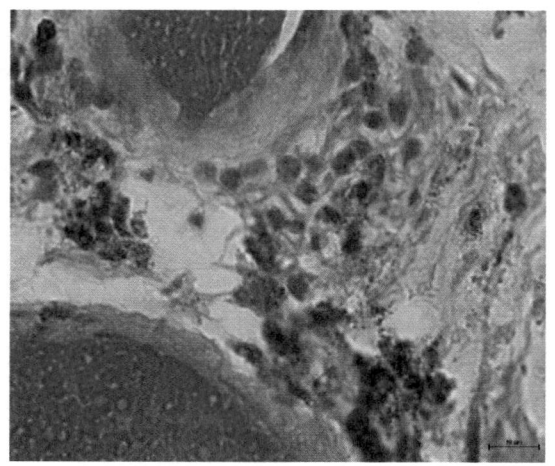

图 7-2　皮肤，血管周围嗜酸性粒细胞浸润（HE 染色，bar＝10 μm）

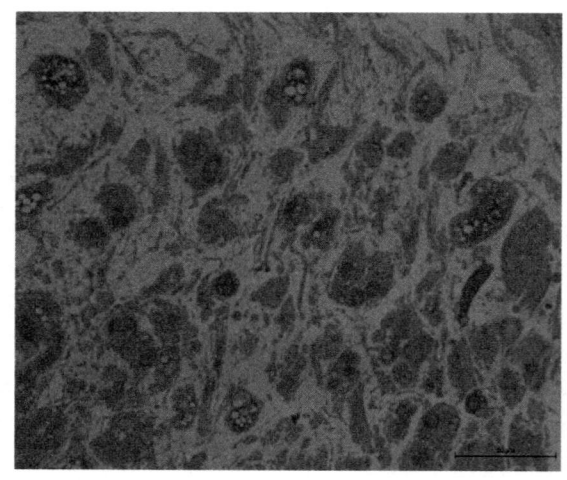

图 7-3　腓肠神经：有髓神经大量减少，轴索 Wallerian 变性间质水肿（甲苯氨蓝染色，bar＝20 μm）

● 诊断及讨论

一、定位诊断

患者表现为右上肢和左下肢肌萎缩、肌力下降，远端明显，定位在周围运动神经；右手环指尺侧和左足背部皮肤针刺觉减退，定位于右侧尺神经和左侧腓浅神经；结合肌电图"右上肢、左下肢多发性周围神经变性"，综合定位于周围神经病变，主要为右侧尺神经、左侧腓总神经。

二、定性诊断

青年男性，急性起病，发热持续一周后逐渐出现肢体疼痛、肌肉萎缩，伴有双手雷诺现象。周围神经病变呈不对称性，表现为右侧尺神经、左侧腓总神经病变为主，符合血管源性周围神经病变的特点；雷诺现象也提示周围小血管或结缔组织病变可能。患者血常规和骨髓穿刺提示嗜酸性粒细胞增多，皮肤活检发现血管周围嗜酸性粒细胞浸润。

根据 Chapel Hill 共识（1994），变应性肉芽肿性血管炎（Churg-Strauss Syndrome, CSS）诊断标准："嗜酸性粒细胞和肉芽肿性炎症累及呼吸道，侵犯全身小至中等血管形成坏死性血管炎，伴随哮喘和嗜酸性粒细胞增高"，该患者出现嗜酸性粒细胞增多、侵犯血管、出现周围神经病变，既往"鼻炎"史，虽然此次发病无明显呼吸系统受累，疾病不典型，仍可首先考虑 CSS。

三、鉴别诊断

1. 结节性多动脉炎：结节性多动脉炎与 CSS 极其相像，均可有哮喘病史，肺脏、心脏及周围神经病变，小至中等血管的血管炎，血管内外肉芽肿形成，组织中嗜酸性粒细胞浸润，外周血嗜酸性粒细胞增多。但结节性多动脉炎多有皮损表现，尤以沿浅表动脉分布的皮下结节，血管造影可发现中小动脉有瘤样扩张。

2. Wegener 肉芽肿：是一种坏死性肉芽肿性血管炎，属自身免疫性疾病。病变累及小动脉、静脉及毛细血管，偶尔累及大动脉，其病理以血管壁的炎症为特征，主要侵犯上、下呼吸道和肾脏，通常以鼻黏膜和肺组织的局灶性肉芽肿性炎症为开始，继而进展为血管的弥漫性坏死性肉芽肿性炎症。

3. 慢性炎症性脱髓鞘性神经病（CIDP）：该患者发热后出现周围神经症状，可能存在前驱感染史，且出现缓解复发并进行性加重，CIDP 不能排除。但该患者肢体远端不对称性起病，脑脊液未见明显蛋白-细胞分离，且嗜酸性粒细胞增多也较少出现于 CIDP。

四、治疗及预后

患者入院前已口服泼尼松 10 mg qd 5 个月余，病情稳定，但感觉减退及雷诺现象持续存在，嗜酸性粒细胞 0.134。入院后，予以口服泼尼松 20 mg qd，甲钴胺 500 μg tid，钙尔奇 D 1 粒 qd，法莫替丁 1 粒 bid。

随访一年余，现口服泼尼松 5 mg qd。血嗜酸性粒细胞处于正常水平，肌肉萎缩、肌电图复查较前变化不明显。天冷时，右手麻木及左下肢无力略加重。肾功能、心脏、胃肠道及中枢神经系统无明显异常。

五、病例点评及疾病分析

该患者长期鼻炎史，此次以发热起病，病情反复，随之出现肢体无力及萎缩，早期的嗜酸性粒细胞增多并未引起临床医生重视，可能考虑其为单纯鼻炎所致。但随着体温的恢复，不对称性肢体运动及感觉症状逐渐加重，并成为困扰患者的主症时，才引起临床医生的再次思考。而对于 CSS 疾病的早期认识不但能够迅速缓解现存血管损害导致的系统受累症状（如该患者的周围神经病变），而且早期规则应用糖皮质激素控制炎性反应，能够减少复发及后期可能出现的肾脏、心脏、消化系统以及中枢神经系统等病变。

CSS 是一种血管炎性疾病，表现为全身小至中等血管坏死性血管炎、血管内外肉芽肿形成、外周血嗜酸性粒细胞增多以及组织及血管周围嗜酸性粒细胞浸润。其组织学特点主要为小血管（动脉和静脉）周围嗜酸性粒细胞浸润、坏死性血管炎及血管内外肉芽肿形成。血管炎、肉芽肿和组织中嗜酸性粒细胞浸润通常很少在疾病的同一时期或同一标本中共存。该患者皮肤病理主要为嗜酸性粒细胞浸润为主，而前两者则较少出现。

CSS 的临床过程大致可分为三个阶段：前驱期、嗜酸性粒细胞浸润期和血管炎期。前驱期的主要表现为哮喘，可伴有过敏性鼻炎或鼻窦炎；嗜酸性粒细胞浸润期和血管炎期可重叠存在，前者为受累器官或系统的组织中嗜酸性粒细胞浸润及肉芽肿形成及其相应临床表现，后者具有坏死性血管炎的相应表现。肺脏是最易受累的器官。周围神经病变是 CSS 的另一主要临床表现，发生率为 65% ～ 92%，大部分报道在 70% 左右。最常见的表现形式为多发性单神经炎。虽然脑出血、脑梗死、抽搐、昏迷等中枢神经受累的病例较周围神经病变少见,但却是 CSS 的主要死因之一。胃肠道病变的发生率报道不一,为 8%～59% 不等,主要为腹痛、腹泻、便血等临床表现,部分病例发生腹膜炎,偶见胰腺炎和胆囊炎。

实验室检查中,嗜酸性粒细胞增高是 CSS 最突出的表现之一,比例通常高于 0.1 或绝对值大于 $1.5 \times 10^9/L$。抗中性粒细胞胞质抗体(ANCA)阳性是本病的另一实验室特点,约 40% 以上的 CSS 患者呈阳性。目前最新诊断标准为 Chapel Hill 共识(1994),嗜酸性粒细胞和肉芽肿性炎症累及呼吸道,侵犯全身小至中等血管形成坏死性血管炎,伴随哮喘和嗜酸性粒细胞增高。还有学者认为,极少数的 CSS 患者可以不具有典型的哮喘症状,本患者临床上无典型哮喘表现,ANCA 为阴性,这也为 CSS 的诊断带来困难。

在治疗方面,糖皮质激素是 CSS 的首选治疗药物,约 80% 病例在激素治疗后病情得到迅速控制。对于激素疗效欠佳或全身受累严重的病例,在激素治疗的基础上,加用环磷酰胺 2 mg/(kg·d)口服,或 600～750 mg/m² 静滴。重症患者还可加用免疫球蛋白 400 mg/kg,连续静滴 5 天。CSS 治疗后的复发率为 15%～43%,复发的 CSS 病例应考虑环磷酰胺方案。CSS 的 5 年存活率可达 90% 以上。影响预后的主要因素包括:①尿蛋白 >1 g/d;②血肌酐>140 mol/L;③心肌病变;④胃肠道受累;⑤中枢神经系统受累。

CSS 是临床少见疾病,但近年来对本病的认识有了长足的进展,由于缺乏病理学的特异性,即使活组织检查也很难做出确定性诊断。而临床上部分患者具有非特异性临床表现,如呼吸系统、周围神经系统或肾脏损害不典型,ANCA 阴性等,也增加了诊断的困难。当患者出现不对称性多神经病变或单神经病变,同时存在嗜酸性粒细胞增多,要考虑到 CSS 的可能。以往认为本病预后凶险,但现在经过早期诊断和规范化治疗,以激素为基础的治疗方案已使本病的预后得到了改善。

参考文献

[1] 赵立. Churg-Strauss 综合征[J]. 中国实用内科杂志,2008,8: 628-630.
[2] Hamdan MA, Al-Rumaithi S, Tolaymat N, et al. Churg-Strauss syndrome presenting as an abdominal mass in a non-asthmatic child [J]. Ann Trop Paediatr, 2007,27: 311-314.
[3] Guillevin L, Lhote F, GayraudM, et al. Prognostic factors in polyarteritis nodosa and Churg-Strauss syndrome. A prospective study in 342 patients [J]. Medicine, 1996,75: 17-28.
[4] Sable-Fourtassou R, Cohen P, Mahr A, et al. Antineutrophil cytoplasmic antibodies and the Churg-Strauss syndrome [J]. Ann Intern Med, 2005,143: 632-638.
[5] Sinico RA, DiToma L, Maggiore U, et al. Prevalence and clinical significance of antineutrophil cytoplasmic antibodies in Churg-Strauss syndrome [J]. Arthritis Rheum, 2005,52: 2926-2935.

（栾兴华　肖　勤　陈生弟）

病例2　右上肢无力 13 年,加重 5 年

● 病史

现病史:女性,40 岁。13 年前无明显诱因下出现右上肢无力,伴右侧背部针刺样疼痛,活动后加重,无胸闷、心悸,无晨轻暮重,无活动受限。症状逐渐加重,右上肢不能举起,右侧背部疼痛加剧。2 年前至当地医院就诊,查乳酸脱氢酶及肌酸激酶升高,肌电图示上下肢肌源性损害,头颅 MR、颈椎 CT 及胸部 CT 均未见明显异常,予以白芍总苷、维生素 E 等药物治疗,症状无明显缓解。于 2011 年 3 月收治入院。体重近一年下降 5 斤。

既往史:13 年前出现双乳溢乳,无血性溢液,当地医院诊断为"双侧纤维瘤",服药后症状消失。

个人史:长期生活于原籍,否认疫水疫区接触史,否认冶游史。无烟酒嗜好。

家族史:否认家族遗传病史。

● 查体

一、内科系统体格检查

体温 37 ℃,脉搏 72 次/分,呼吸 22 次/分,血压 120/70 mmHg,心、肺、腹部无异常。

二、神经系统专科检查

精神智能状态：神志清楚，对答切题，计算力、定向力正常。

脑神经：双瞳等大圆形，直径 4 mm，直接和间接对光反应灵敏，双眼各向活动自如，无眼震，两侧额纹对称，双侧鼻唇沟对称，伸舌居中，双侧咽反射灵敏，腭弓上抬可。

运动系统：四肢肌张力正常，右上肢三角肌肌力 2 级，肱三头肌肌力 4 级，肱二头肌肌力 3 级，左上肢肌力 4 级，左髂腰肌肌力 4 级，余下肢肌力 5 级。

反射：右侧肱二头肌、肱三头肌、桡骨膜反射（一），左侧肱二头肌、肱三头肌、桡骨膜反射（＋），双侧膝反射（＋＋），踝反射（＋）。

感觉系统：针刺觉正常。

病理征：阴性。

共济运动：指鼻、跟膝胫试验稳准，Romberg 征阴性。

步态：正常。

脑膜刺激征：阴性。

● 辅助检查

一、实验室检查

肌酸激酶 988 IU/L（↑）（参考值 22～269 IU/L），乳酸脱氢酶 596 IU/L（↑）（参考值 98～192 IU/L），谷草转氨酶 71 IU/L（↑）（参考值 8～40 IU/L）。血常规、肾功能、电解质、DIC、血脂、血糖、C 反应蛋白、血沉、肿瘤指标、免疫球蛋白、补体、甲状腺功能、甲状旁腺激素均正常。

二、其他辅助检查

右肩关节 MR 平扫：右肩撞击综合征，喙突下滑膜囊少量积液，肱二头肌变性钙化。

右上臂 MRI：右上臂中下段前内肌群萎缩、变性（图 7-4）。

腰椎 MR：椎间盘 L4～L5 轻度膨出。

颈椎 MRI：椎间盘 C5～C6 向右后突出，椎间盘 C4～C5 膨出；C6～C7 水平颈髓中央管轻度扩张；颈椎退行性改变。

肌电图：上下肢肌源性损害。

脾脏 B 超：脾内不均质团块，血管瘤可能。

肝、胆囊、胰、双肾、膀胱、输尿管、甲状腺、甲状旁腺、颈部淋巴结 B 超、头颅 MRI、颈椎 CT、胸片、胸部 CT：未见异常。

右肱二头肌肌肉活检：肌纤维内出现脂肪沉积和镶边空泡形成，同时伴有肌纤维肥大、萎缩、坏死以及结缔组织增生，提示骨骼肌呈代谢性肌肉病及肌病样病理改变特点（图 7-5，图 7-6），电镜检查可见 Jordan 小体形成（图 7-7）。

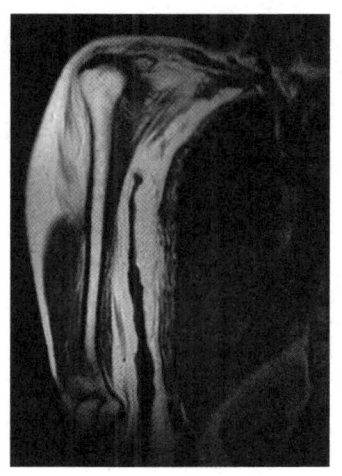

图 7-4　右上臂 MRI：右上臂中下段前内肌群萎缩变性

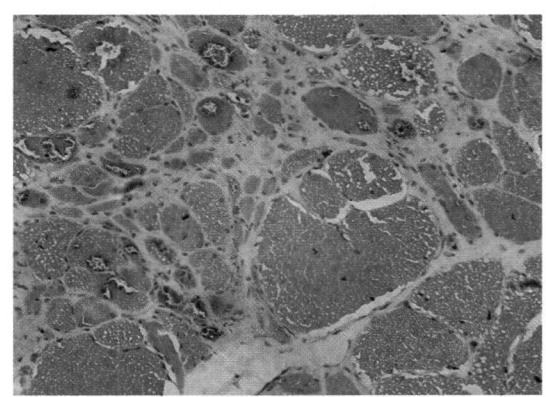

图 7-5　成组和散在分布的小圆状和小角状萎缩肌纤维以及肥大肌纤维，可见镶边空泡和非镶边空泡形成（HE 染色，×400 HP）

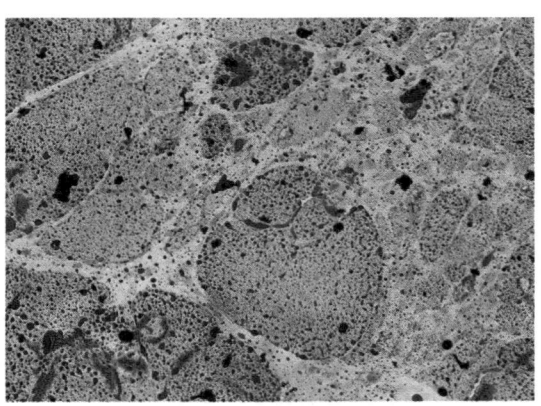

图 7-6　部分空泡肌纤维内脂肪滴大量沉积（ORO 染色，×400 HP）

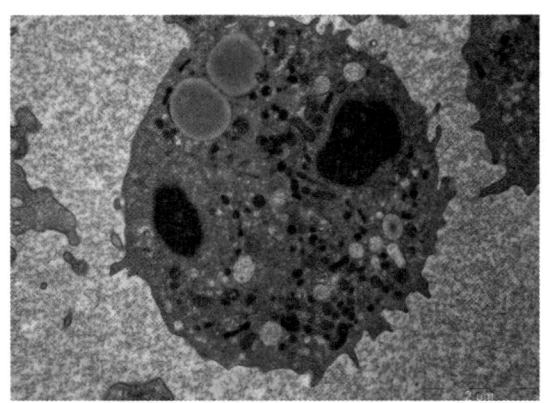

图 7-7　电镜检查见有核细胞内 Jordan 小体形成（铅铀双染，bar=2 μm）

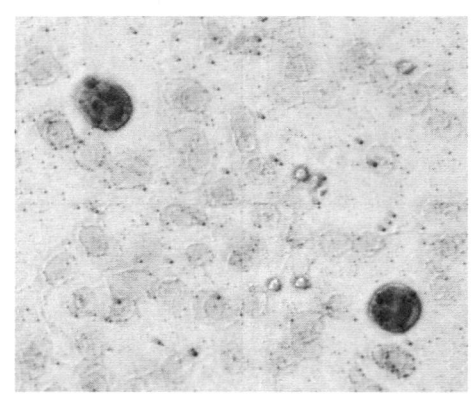

图 7-8　血涂片显示有核细胞内脂肪滴沉积（ORO 染色，×1 000 HP）

血涂片：有核细胞内可见脂肪滴沉积（图 7-8）。

基因检测：*PNPLA2* 基因：Exon2 G245A(p. Gly91Asp) 纯合突变。

● 诊断及讨论

一、定位诊断

患者肌肉无力，肌酸激酶升高，肌电图示上下肢肌源性损害，定位于肌肉。

二、定性诊断

临床表现为慢性进展的肢带肌近端无力、运动易疲劳和不耐受，同时伴有肌痛，提示代谢性肌病可能。病理检查可见肌纤维脂肪滴沉积，符合脂质累积性肌病的病理特点。结合患者临床上肌无力不对称性、病理上镶边空泡的出现以及血涂片和电镜 Jordan 小体形成，进一步提示中性脂质沉积症可能。最后通过 *PNPLA2* 基因突变检测得到了证实。

三、鉴别诊断

1. 多个酰基辅酶 A 脱氢酶缺乏（multiple acyl-CoA dehydrogenation deficiency，MADD）：酰基辅酶 A 脱氢酶缺乏可以为单个酶或多个酶的共同缺乏，MADD 缺陷疾病与编码电子转移黄素蛋白（electron transfer flavoprotein，ETF）及其辅酶 Q_{10} 氧化还原酶（electron transfer flavoprotein: ubiquinone oxidoreductase，ETFQO）的相关基因突变有关，如 *ETFA*、*ETFB* 和 *ETFDH*。主要症状为肌肉疼痛，不耐受疲劳，可伴有进行性肌无力，血肌酶水平升高，肌肉活检提示肌纤维内脂肪滴沉积，肉毒碱水平降低。维生素 B_2 可以部分或完全恢复酶的活性，从而改善症状。

该患者进行性肌无力及不耐受疲劳符合此病，但肌肉无力呈非对称性，肌肉疼痛不明显，且镶边空泡不能用 MADD 解释，故暂不考虑该病。

2. 中链酰基辅酶 A 脱氢酶缺乏（medium chain acyl-CoA dehydrogenases，MCAD）：MCAD 缺陷是最常见的脂肪酸氧化代谢异常的疾病，美国人群发病率约为 1∶15 000。本病最早由 Kolvraa 于 1982 年报道，临床症状各异，肌肉受累症状较少见。典型症状包括不能耐受饥饿、恶心、呕吐、低酮低血糖、疲劳和昏迷。肝脏增大伴肝细胞内脂肪沉积为其特征性表现并伴有二羟酸尿，肝脏、骨骼肌和血浆中肉碱缺乏。诊断依靠血尿串联质谱检查，部分基因缺陷携带者终生无症状。补充肉碱可以缓解部分患者症状。

虽然该患者肌肉活检提示脂肪沉积，符合脂质沉积症的病理改变，但患者临床上无明显恶心、呕吐、低酮低血糖，也没有明显肝脏增大的表现，故暂不考虑 MCAD，可通过血尿串联质谱分析进一步检查肉碱水平协助诊断。

四、治疗及预后

予维生素（$VitB_1$、$VitB_2$、$VitB_6$）、甲钴胺、辅酶 Q_{10}、泼尼松、ATP、辅酶 A、FDP 治疗 1 个月后复查，血谷草转氨酶 30 IU/L，乳酸脱氢酶 224 IU/L（↑），肌酸激酶 198 IU/L。治疗近 2 个月后查右上肢三角肌肌力 3 级，右肱三头肌肌力 4 级，左上肢肌力 4 级，双下肢肌力 5 级，左下肢髂腰肌肌力恢复至正常。

五、病例点评及疾病分析

该患者进行性肌无力及不耐受疲劳，具有代谢性肌肉病的特点，如线粒体肌病、糖原累积病以及脂肪代谢异常性肌病，结合肌肉病理观察到的脂肪沉积，故考虑为脂质沉积症。

镶边空泡和肌纤维内脂肪增多则符合中性脂肪沉积症（neutral lipid storage disorders，NLSDs）的特点。NLSDs 为一种常染色体隐性遗传性疾病，临床上可有两种表型，一种为 NLSDs 合并鱼鳞病；另一种为编码脂肪甘油三酯脂酶（adipose triglyceride lipase，ATGL）的 *PNPLA2* 基因突变导致的 NLSDs 合并肌病（NLSD with myopathy，NLSDM）。前者由 Dorfman 和 Chanarin 等人分别于 1974、1975 年报道，称为 Dorfman-Chanarin 综合征或伴鱼鳞病的中性脂质沉积病（neutral lipid storage disease with ichthyosis），主要表现为先天性非大疱性鱼鳞癣样红皮病（nonbullous congenital ichthyosiform erythroderma，NBCIE），白细胞内可见大量脂肪空泡，多个内脏器官可同时受累，所有患者均有轻到中度的 NBCIE 皮肤改变，其他组织改变主要有：脂肪肝、肌肉病、白内障和多种神经系统症状。后者在 2007 年由法国的 Fischer 等首先报道，至今仅报道 19 例，其临床特点主要为成年期出现缓慢发展的四肢无力和肌酸激酶的轻度增高，部分患者伴随心脏和肝脏等其他脏器的损害，不同器官的细胞内出现脂肪滴沉积是其主要病理改变，包括肌纤维内脂肪滴显著增多以及外周血的粒细胞内脂肪滴沉积（即 Jordan 小体）。最近也发现基因突变携带者可仅表现出肌酸激酶增高而无明显肌无力等其他系统改变，血涂片及肌肉病理均可见脂肪滴增多。该患者也出现上述病理改变。

远端肌肉受累和受累肌群的不对称性是 NLSDM 的重要临床特点，部分患者可以出现多系统损害，包括合并先天性心脏病以及听神经损害，此外该病还可以合并心室扩大、心脏传导阻滞、2 型糖尿病、肝脏肿大或肝功能异常以及脾肿大。与其他脂肪沉积性肌病相比，部分患者可出现镶边空泡和继发性炎性细胞浸润，这些临床和病理特点可为本病的诊断提供重要线索。患者对激素、左旋肉碱和核黄素治疗效果均不佳，以对症治疗为主。

参考文献

[1] 陈涓涓,洪道俊,张巍,等.中性脂肪沉积症合并肌病一家系[J].中华神经科杂志,2009,42：592-595.

[2] Akiyama M, Sakai K, Ogawa M, et al. Novel duplication mutation in the patatin domain of adipose triglyceride lipase (PNPLA2) in neutral lipid storage disease with severe myopathy [J]. Muscle Nerve, 2007,36：856-859.

[3] Campagna F, Nanni L, Quagliarini F, et al. Novel mutations in the adipose triglyceride lipase gene causing neutral lipid storage disease with myopathy [J]. Biochem Biophys Res Commun, 2008,377：843-846.

[4] Fiorillo C, Brisca G, Cassandrini D, et al. Subclinical myopathy in a child with neutral lipid storage disease and mutations in the PNPLA2 gene [J]. Biochem Biophys Res Commun, 2013,430：241-244.

[5] Fischer J, Lefèvre C, Morava E, et al. The gene encoding adipose triglyceride lipase (PNPLA2) is mutated in neutral lipid storage disease with myopathy [J]. Nat Genet, 2007,39：28-30.

[6] Jordans GH. The familial occurrence of fat containing vacuoles in the leukocytes diagnosed in two brothers suffering from dystrophia musculorum progressiva (ERB.) [J]. Acta Med Scand, 1953,145：419-423.

[7] Ohkuma A, Nonaka I, Malicdan MC, et al. Distal lipid storage myopathy due to PNPLA2 mutation [J]. Neuromuscul Disord, 2008,18：671-674.

[8] Pena-Penabad C, Almagro M, Martinez W, et al. Dorfman-Chanarin syndrome (neutral lipid storage disease)：New clinical features [J]. Br J Dermatol, 2001,144：430-432.

（栾兴华　肖　勤　陈生弟）

病例3　反复肌无力伴酸痛发作3年

● 病史

现病史：女性,16 岁。2008 年 9 月,在学校大扫除后出现双腿酸痛,逐渐发展为全身肌肉酸痛无力,行走困难,不能下蹲,当晚出现酱油样尿。在当地医院予补钾治疗,休息 3 日后好转。病程中无肌束颤动,无心悸,无饮水呛咳、吞咽困难、咳嗽、咳痰及腹痛、腹泻。2011 年 7 月,患者逛街 3 小时后感到全身不适,呼吸时感觉腰痛,腿酸,休息 1 日后好转。2011 年 8 月,劳累后再次出现全身肌肉酸痛、乏力,尿液呈酱油色,无咳嗽咳痰,无腹痛腹泻。于外院就诊,查血常规示"白细胞计数 $11.5×10^9/L$ 中性粒细胞 0.83",尿常规"蛋白质(++),隐血(+++)",住院治疗 22 天,诊断考虑为"横纹肌溶解",治疗后好转出院。出院后一直门诊复查,发现肌酸激酶升高,并持续上升,最高达 30 000 IU/L(正常参考值:25~190 IU/L)。2011 年 10 月,查肌酸激酶 1 406 IU/L,尿常规示"白细胞(+++)",外院住院治疗,诊断"横纹肌溶解症、外阴炎",予头孢噻肟抗感染,营养心肌、利尿等治疗后肌酸激酶降至正常出院。2012 年 1 月,患者着凉后再次出现全身乏力,双下肢肌肉疼痛,不能行走。查尿常规示"蛋白质(++),潜血(+++)",诊断"横纹肌溶解症",外院住院治疗 13 天,双下肢乏力、疼痛有所缓解。于 2012 年 2 月 1 日收治入我院。

既往史: 2 岁时曾出现"抽搐"发作,伴高热,5 岁时有类似发作,接受丙戊酸钠(德巴金)治疗,治疗 3 年无发作自行停药。

个人史: 长期生活于原籍,否认疫水疫区接触史,否认近期疫苗接种史,无饮酒嗜好。

家族史: 患者外祖父母为近亲结婚,其兄 2 岁夭折(具体不详)。

● 查体

一、内科系统体格检查
体温 36.8 ℃,脉搏 69 次/分,呼吸 20 次/分,血压 115/70 mmHg,心、肺、腹部无异常。

二、神经系统专科检查
精神智能状态: 神志清楚,对答切题,计算力、定向力正常。

脑神经: 双瞳等大圆形,直径 4 mm,双眼各向活动自如,无眼震,两侧额纹对称,双侧鼻唇沟对称,伸舌居中,悬雍垂居中,双侧咽反射灵敏。

运动系统: 颈项肌肌力 4 级,双侧胸锁乳突肌肌力 4 级。四肢肌张力正常,肌力均为 5 级。

反射: 四肢腱反射(++)。

感觉系统: 四肢深、浅感觉对称正常。

病理征: 未引出。

共济运动: 指鼻、跟膝胫试验稳准,Romberg 征阴性。

步态: 正常。

脑膜刺激征: 阴性。

● 辅助检查

一、实验室检查
天冬氨酸转氨酶(AST) 146 IU/L(参考值:8~

38 IU/L),乳酸脱氢酶(LDH) 395 IU/L(参考值:114~240 IU/L),肌酸激酶 5 889 IU/L(参考值 22~269 IU/L)。血常规、肾功能、电解质、DIC、血脂、血糖、C 反应蛋白、血沉、肿瘤指标、免疫球蛋白、补体、甲状腺功能、甲状旁腺激素均正常。

二、其他辅助检查
头颅 MRI 平扫、超声心动图及 EKG 检查: 未见明显异常。

肌电图: 左侧肱二头肌肌电图可见纤颤波等自发电位大量活动,运动单位电位时限缩短,波幅降低不明显,短棘多相波增多,呈肌源性肌电损害。BAEP、VEP 正常。

肌肉病理: 个别肌纤维萎缩(图 7-9),部分肌纤维内脂肪滴轻度增多(图 7-10),提示肌纤维存在脂肪代谢异常;电镜观察肌肉组织呈轻微病理改变,仅少量脂肪滴增多。

血液串联质谱仪检测: 酰基肉碱 C14(0.34 μmol/L)、C14:1(0.80 μmol/L)、C16(0.23 μmol/L)水平和 C14/C8(4.92)比值明显升高,符合极长链酰基辅酶 A 脱氢酶缺乏症(very long chain acyl-CoA dehydrogenases deficiency, VLCADD)表现。

基因检测: 患者 ACADVL 基因存在 c.592A>G(p.Lys198Glu)和 c.1349G>A(p.Arg450His)两种杂合突变;其父为杂合突变 c.1349G>A(p.Arg450His)携带者;其母亦为杂合突变 c.592A>G(p.Lys198Glu)携带者。

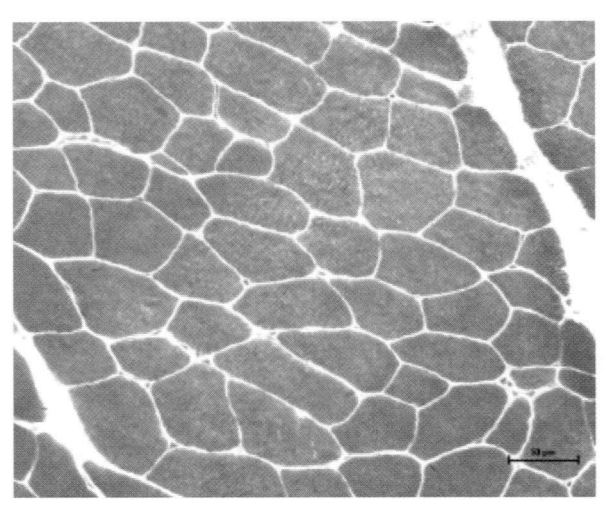

图 7-9 散在分布的小角状萎缩肌纤维,直径为 5~30 μm(HE 染色,bar=50 μm)

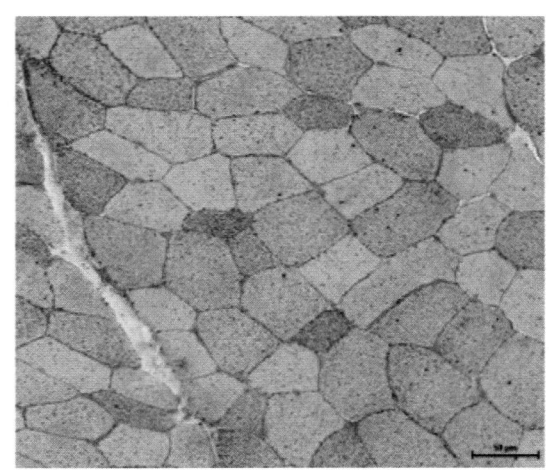

图 7-10　部分肌纤维内脂肪滴轻度增多（ORO 染色，bar＝50 μm）

● 诊断及讨论

一、定位诊断

反复发作肌无力伴肌肉酸痛及肌红蛋白尿，肌酸激酶增高、肌电图示短棘多相波，提示肌肉病变，定位于骨骼肌。

二、定性诊断

患者数次发作都是活动或劳累后出现无力，休息后改善，提示存在运动不耐受，再结合缓解复发的特点，提示能量代谢异常，代谢性肌病可能；肌肉病理出现脂肪沉积，糖及线粒体未见明显病变，提示为脂肪代谢功能障碍；血液串联质谱分析脂肪代谢过程：C14、C14：1、C16 和 C14/C8 比值明显升高，符合 VLCADD 表现；ACADVL 基因检测最终证实患者存在该基因杂合突变。

三、鉴别诊断

1. 肌红蛋白尿的鉴别诊断：当肌肉组织破坏或严重的细胞膜受损时，肌红蛋白便被释放而进入血液循环，由于肌红蛋白的分子量较小，很容易通过肾小球的基底膜。血中的肌红蛋白能迅速经过肾小球而滤过进入尿中，血中或尿中含有肌红蛋白是肌细胞损伤的一个非常敏感和特异性指标。

能引起肌红蛋白尿的病因很多，包括挤压综合征、电击伤、重度烧伤以及急性心肌梗死等。而肌肉病中，伴有肌红蛋白尿的则可见于 VLCADD、肉碱棕榈酰转移酶 Ⅱ（CPT2）缺陷、中央核肌病、糖原代谢异常、低钾

性周期性麻痹、线粒体病、肌腺苷酸脱氨酶缺乏症。

2. 脂质沉积症的鉴别诊断：脂质沉积性肌病（lipid storage myopathy）是由于肌肉中长链脂肪酸代谢障碍，导致大量脂质沉积在肌纤维中而引起的一组骨骼肌疾病。肌纤维中脂肪聚集是本病最显著的病理改变特点。根据脂肪代谢途径大致可分为以下几种，均需串联质谱分析或基因检测进一步明确诊断。

1）肉碱缺乏综合征（carnitine deficiency syndrome）。

2）β氧化过程中酶的缺陷：脂肪酸氧化缺陷性疾病均为常染色体隐性遗传，包括 β 氧化过程中酶的缺陷以及各种肉碱转移酶缺陷性疾病，如短链、中链、长链、极长链以及多个酰基辅酶 A 脱氢酶缺乏症。

3）肉碱棕榈转移酶 Ⅱ（carnitine palmitoyl transferase，CPT）缺乏。

4）肉碱酰基肉碱易位酶（carnitine acylcarnitine translocase，CAT）缺乏。

5）Dorfman-Chanarin 综合征，也称伴鱼鳞病的中性脂质沉积病。

四、治疗及预后

嘱患者避免劳累、空腹并预防感染，予以低脂高碳水化合物饮食，补充中链甘油三酯（medium-chain triglycerides，MCT），并予以左旋肉碱口服。患者未再出现肌肉无力、酸痛，可完成日常生活与学习，目前肌酸激酶已恢复正常。

五、病例点评及疾病分析

该患者急性起病，出现明显的肌红蛋白尿，结合患者肌肉病理发现的脂肪沉积，我们首先要考虑到 VLCADD 和肉碱棕榈酰转移酶 Ⅱ（CPT2），而串联质谱分析则进一步帮助我们锁定了 VLCADD 的诊断。

VLCADD 是常染色体隐性遗传性疾病，极长链酰基辅酶 A 脱氢酶（VLCAD）是线粒体脂肪酸 β 氧化过程第一步关键酶，可催化 14～18 个不同长度的碳链脱氢。极长链酰基辅酶 A 脱氢酶缺陷将导致体内长链脂肪酸不能氧化供能，积聚在细胞内对心肌、骨骼肌、肝脏等产生毒性作用，导致一系列临床症状与体征。极长链酰基辅酶 A 脱氢酶缺乏症共有三种表型，临床以心肌病型最为常见，主要见于新生儿和婴儿，早期发病，病情凶险、病死率高，常有心肌受累伴多脏器衰竭，例如肥厚型或扩张型心肌病、心包积液及心律失常、肌张力低下、反复低血糖发作及肝脏肿大；肝型，主要在儿童期发病，表现为低血糖和异常低血酮症，肝脏肿

大,几乎不累及心肌;肌病型,主要在青少年至成年期发病,临床症状轻微,表现为反复发作性横纹肌溶解,伴有肌肉痛性痉挛或肌肉痛,较少发生低血糖。该患者为青少年起病,临床表现考虑肌病型。

极长链酰基辅酶 A 脱氢酶缺乏症肌病型的确诊依赖于实验室检查:①常规血液检查:急性发作期可表现为肌酶谱水平升高,肌红蛋白尿、尿常规和肾功能异常。肌肉组织活检呈非特异性,约有 1/3 的患者可见肌纤维内脂肪滴增多蓄积于Ⅰ型肌纤维;②血液液相串联质谱仪检测:可发现多种长链酰基肉碱谱水平升高,其中以酰基肉碱 C14:1 升高最明显,且在两次发作间隙仍呈异常升高。因此,可将此项指标作为明确诊断极长链酰基辅酶 A 脱氢酶缺乏症的重要代谢指标;③基因突变分析:基因筛查是确诊极长链酰基辅酶 A 脱氢酶缺乏症的金标准,极长链酰基辅酶 A 脱氢酶由 *ACADVL* 基因编码,通过对其中 20 个外显子设计引物序列进行聚合酶链反应(PCR)和 DNA 测序寻找突变基因以明确诊断,有 85%～93% 的极长链酰基辅酶 A 脱氢酶缺乏症患者可检测到基因突变。此外,极长链酰基辅酶 A 脱氢酶缺乏症的明确诊断方法还包括:检测患者纤维母细胞、外周血淋巴细胞中的极长链酰基辅酶 A 脱氢酶活性;培养患者皮肤纤维母细胞,进行脂肪酸氧化流量分析。以上两种方法检测程序复杂,尚不能在临床普及。

极长链酰基辅酶 A 脱氢酶缺乏症肌病型患者的治疗原则是避免劳累、空腹并预防感染,给予高碳水化合物和低脂饮食,尤其是限制长链脂肪酸的摄入,补充中链甘油三酯。血中游离肉碱缺乏可进一步阻碍脂肪酸 β 氧化,故需补充肉碱以维持血中游离肉碱水平的稳定。该患者在补充中链甘油三酯后临床症状得到明显改善。

成年人活动不耐受及反复发作性横纹肌溶解是肌病型极长链酰基辅酶 A 脱氢酶缺乏症的主要临床表现,与成人型肉毒碱棕榈酰基转移酶Ⅱ缺乏症之症状相似。当患者出现上述症状时,需考虑极长链酰基辅酶 A 脱氢酶缺乏症的可能,建议常规行液相串联质谱检测,该项检测方法快速、无创,明确诊断需进行基因突变分析。

参考文献

[1] 章瑞南,邱文娟. 极长链酰基辅酶 A 脱氢酶缺乏症研究进展[J]. 国际儿科杂志,2011,38:429-433.

[2] Andresen BS, Olpin S, Poorthuis BJ, et al. Clear correlation of genotype with disease phenotype in very-long-chain Acyl-CoA dehydrogenase deficiency [J]. Am J Hum Genet, 1999,64:478-494.

[3] Arnold GL, Van Hove J, Freedenberg D, et al. A Delphi clinical practice protocol for the management of very long chain acyl-CoA dehydrogenase deficiency [J]. Mol Genet Metab, 2009,96:85-90.

[4] Laforêt P, Acquaviva-Bourdain C, Rigal O, et al. Diagnostic assessment and long-term follow-up of 13 patients with very long-chain acyl-coenzyme A dehydrogenase (VLCAD) deficiency [J]. Neuromuscul Disord, 2009,19:324-329.

[5] Marsden DL. Commentary on a Delphi clinical practice protocol for the management of very long chain acyl-CoA dehydrogenase deficiency by Arnold et al [J]. Mol Genet Metab, 2009,96:81-82.

[6] Vellekoop P, Diekman EF, van Tuijl I, et al. Perioperative measures in very long chain acyl-CoA dehydrogenase deficiency [J]. Mol Genet Metab, 2011,103:96-97.

[7] Vianey-Saban C, Divry P, Brivet M, et al. Mitochondrial very-long-chain acyl-coenzyme A dehydrogenase deficiency:clinical characteristics and diagnostic considerations in 30 patients [J]. Clin Chim Acta, 1998,269:43-62.

(栾兴华 肖 勤 陈生弟)

病例 4 进行性四肢乏力 27 年

● 病史

现病史:男性,28 岁。1 岁后反复发热约 1 年,在当地间断予以"青霉素"治疗后好转,家人发现其不会行走,3 岁后始能行走,感双下肢乏力,行走困难,缓慢,呈腰腹部前凸,踮脚,两侧摇摆,不能跨越障碍物,易向前跌倒,长时间活动后感肌肉酸胀,无肌肉疼痛,症状呈进行性加重。18 岁双上肢开始出现乏力,20 岁不能站立,独自行走困难,需轮椅助行,伴有双手、双下肢不自主抖动。病程中无肢体麻木、抽搐,无肉跳,无心悸、胸闷,无尿频、尿急、尿痛,大便 3～7 天解一次,干结,时有解便困难。

既往史：右足背外侧烫伤史 22 年，遗留有瘢痕。否认高血压、糖尿病、心脏病病史，否认特殊药物过敏史，否认有产伤史。

个人史：生于贵州，彝族，大学毕业，现为小学语文教师。长期生活于原籍，否认疫水疫区接触史，否认冶游史。近 3 年偶有饮酒，每次约 1 杯啤酒。

家族史：其母及姐姐双手小指远端外翻，双足第 1 跖趾短小。其父身高 156 cm。否认家族性遗传疾病。

● 查体

一、内科系统体格检查

体温 36.7 ℃，脉搏 90 次/分，呼吸 24 次/分，血压 130/81 mmHg，心、肺、腹部无异常。身高 152 cm，双手小指远端外翻，双肘外翻，双侧马蹄内翻足，第 1 跖趾短小，足趾端粗大（图 1A）。右足背外侧有一长约 3×3 cm² 陈旧性瘢痕。

二、神经系统专科检查

精神智能状态：神志清楚，对答切题，计算力、定向力正常。

脑神经：双侧瞳孔等大等圆，直径约 3 mm，眼球活动好，无眼震，双侧鼻唇沟对称，伸舌居中，咽反射正常，颈屈肌 4 级。

运动系统：四肢肌张力偏低。四肢肌肉萎缩，近端为主，双上肢近端肌力 3 级，远端肌力 4 级，双下肢近端肌力 2 级，远端肌力 4⁻级。

反射：双侧肱二头肌、肱三头肌、桡骨膜、膝、踝反射均未引出。

感觉系统：四肢针刺觉对称正常，关节运动觉正常。

病理征：阴性。

共济运动：双侧指鼻试验稳准，双侧跟膝胫试验、闭目难立征不能完成。

步态：轮椅助行。

脑膜刺激征：阴性。

● 辅助检查

一、实验室检查

血、尿、便常规、肝肾功能以及心肌酶谱正常。甲状腺功能、甲状旁腺激素、性激素、25-羟基维生素 D 未见明显异常。

二、其他辅助检查

肌电图检查：周围神经 MCV、SCV、CMAP、SNAP 未见明显异常，三角肌、肱二头肌、外展拇短肌、腓肠肌、胫前肌 MUP 时限增宽波幅增高，数量减少，呈慢性神经源性肌电改变。左侧小指展肌及右侧三角肌低、高频刺激 RNS，波幅衰减阳性（25.8%～46.1%）。

心脏超声检查：先天性心脏病；房间隔缺损（继发孔型，20 mm），肺动脉高压（45 mmHg）伴轻度三尖瓣关闭不全。

正位胸片：两肺纹理增多、增粗，以左下为重；两膈位置抬高；心脏增大。

肺功能检查：肺通气功能、肺弥散功能正常。

左足正侧位 X 线摄片：左足骨质疏松，第 1 跖骨短小、粗大（图 7-11）。

头颅 MRI、脑电图：未见明显异常。

基因检测：患者 SMN1 基因 7 号外显子和 8 号外显子纯合缺失突变。

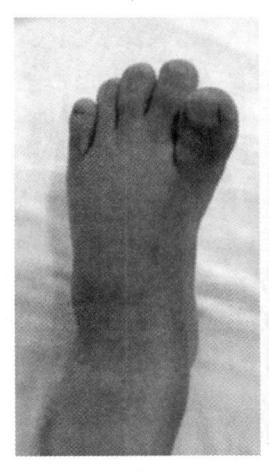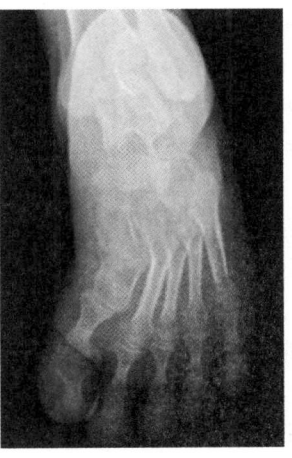

A　　　　　　　　　B

图 7-11　足趾短粗（A）伴骨质疏松（B）

● 诊断及讨论

一、定位诊断

四肢无力进行性加重，腱反射减弱或消失，提示下运动神经元病变；电生理检测显示神经传导速度及波幅正常，而针刺肌电图出现 MUP 时限增宽波幅增高，且肌酸激酶未见异常，提示前角细胞损害可能。

二、定性诊断

患者幼儿期起病,临床表现为前角细胞损害的特点,肌无力下肢重于上肢,近端重于远端,未见上运动神经元体征,类似于肢带型肌营养不良的临床改变,而肌酸激酶正常,EMG 也未见肌源性损害,考虑脊肌萎缩症(spinal muscular atrophy,SMA)可能。

患者身高低于正常人群平均身高 2 个标准差(160.5 cm),考虑为身材矮小症;其虽无明显心血管系统症状,但心超提示房间隔缺损,可能存在先天性心脏病。SMA 是否会同时出现身材矮小及先天性心脏病尚待进一步探讨。

三、鉴别诊断

1. 黏多糖贮积症:该病属于溶酶体病,黏多糖因分解代谢障碍而大量沉积于各种组织内,出现多系统病变。在骨组织沉积可导致成骨发育障碍和变形,关节沉积可引起关节硬化。临床表现分为七种类型,其中 I 型最为常见,特点为身材矮小、面容丑陋、表情迟钝、智力低下;V 型智力发育正常,骨骼改变轻微,可有腰骶部椎体向前滑脱,X 线可见椎体变扁、唇样突出、舟样头畸形等。

该患者身材矮小、骨骼畸形,虽然智力正常,但不能排除此病,进一步脊柱和手关节的 X 摄片有助于该病的鉴别。

2. 中央轴空病:该病属一种先天性肌病,临床上特征性地表现为缓慢进展或非进展性近端肢体无力,其诊断建立在肌肉组织酶化学染色出现特征性的中央轴空结构之上。该病临床表现变异很大:经典型为婴儿期发病,伴有运动发育迟滞;缓慢进展或非进展性对称性的近端肢体无力,可以轻度累及面肌和颈肌,但没有眼外肌的受累;出生时肌张力低下(表现为松软婴儿),呼吸功能不全少见;可伴有骨骼和(或)关节发育异常及轻度肌容积减少。骨关节的异常亦是中央轴空病最常见的体征之一,表现为脊柱侧突、脊柱前弯、先天性关节脱位、关节挛缩、平底足及胸廓畸形。

此患者出现肌无力、萎缩、骨骼畸形,要考虑到中央轴空病的可能。但 CK 正常、肌电图未见明显肌源性损害,必要时可行肌肉活检进一步观察是否存在中央轴空的结构改变。

四、治疗及预后

患者入院后予以相关检查,补充叶酸、甲钴胺,病情未有变化。心脏超声显示先天性心脏病,房间隔缺损(继发孔型,20 mm),建议心脏科行封堵术,患者暂不考虑。

五、病例点评及疾病分析

脊肌萎缩症(spinal muscular atrophy,SMA)是最常见的儿童致死性常染色体隐性遗传病之一,是仅次于肌营养不良症的最常见的神经肌肉疾病,人群发病率约为 1/6 000。SMA 以脊髓前角运动神经元变性为主要病理特征,临床表现为下运动神经元损伤所致的进行性、对称性肌无力和肌萎缩。呼吸肌受累所致的呼吸系统并发症是导致多数患儿死亡的主要原因。位于 5 号染色体长臂 5q13.3 区域的运动神经元存活基因 1(survival motor neuron gene 1,SMN1)为该病的致病基因,SMN1 纯合突变是导致 SMA 的主要原因。美国、欧洲等国学者经过大样本研究,目前已明确在高加索人群中 95% 的 SMA 患者由 SMN1 纯合缺失所致,中国 SMA 患儿中 SMN1 基因纯合缺失约为 95%,与高加索人群数据相似。

脊肌萎缩国际协作会议根据脊肌萎缩症的临床表型共将其分为 4 型:脊肌萎缩症 I 型(Werdnig-Hoffman 病),亦称严重型,出生后 6 个月内发病,患儿无法坐立,通常在 2 岁前死亡,是所有临床分型中最严重的一型;脊肌萎缩症 II 型,又称中间型,于出生后 6～18 个月发病,患儿能坐但无法站立和行走,生存期超过 2 岁,主要视呼吸系统并发症发生情况而定;脊肌萎缩症 III 型(Kugelburg-Welander 病),一般于出生 18 个月后发病,患儿能够独立行走,病情进展缓慢,可生存至成年;脊肌萎缩症 IV 型,亦称为成年型,发病年龄 15～60 岁,以 35 岁左右为高发年龄,发病和进展隐匿,生存时间与正常人无异,可出现行走困难。本患者三岁起病,能够独立行走,符合脊肌萎缩症 III 型。

以往人们认为 SMN 表达降低导致下运动神经元的选择性死亡,致使其支配的骨骼肌萎缩。然而,新近的许多研究表明 SMA 可能并非一种单纯的下运动神经元疾病,而是一个多系统疾病,包括血脑屏障破坏、心脏传导阻滞、心肌病、坏疽、神经肌肉接头病变以及骨质疏松等。我们报道此 SMN1 基因纯合缺失的 SMA 患者,其出现肌无力、萎缩的同时伴有先心病及身材矮小和足趾肥大的临床表现,后者可能为突变的 SMN1 在运动神经元之外的其他系统作用异常所致。

参考文献

[1] 季星,刘晓青,沈嘉玮,等.85 例脊肌萎缩症疑诊患儿的基因诊

断和临床再评估[J].中华儿科杂志,2010,48：425-430.

[2] Hamilton G, Gillingwater TH. Spinal muscular atrophy: going beyond the motor neuron [J]. Trends Mol Med, 2013,19：40-50.

[3] Lee TM, Kim SW, Lee KS, et al. Quantitative analysis of SMN1 gene and estimation of SMN1 deletion carrier frequency in Korean population based on real-time PCR [J]. J Korean Med Sci, 2004,19：870-873.

[4] Lefebvre, S. Identification and characterization of a spinal muscular atrophy-determining gene [J]. Cell, 1995,80：155-165.

[5] Lunn, M. R. and Wang, C. H. Spinal muscular atrophy [J]. Lancet, 2008,371：2120-21332.

[6] Simic, G. Pathogenesis of proximal autosomal recessive spinal muscular atrophy [J]. Acta Neuropathol, 2008,116：223-234.

（栾兴华　肖　勤　陈生弟）

病例 5　渐进性双下肢无力 8 年

● 病史

现病史：女,20 岁。8 年前无明显诱因下出现双下肢无力,进行性加重,冬季重夏季轻,昼夜差别不大。目前可以行走,但上下楼梯费力,蹲下站起困难。双上肢无明显症状。患者自诉病程中经常出现双下肢水肿,偶有大腿"肉跳感",以右侧为主。2011 年 8 月外院肌电图示"双侧胫前肌、三角肌、第一骨间肌、股内肌呈神经源性损害",同时发现甲功异常,诊断为"乏力待查、甲减"。2001 年曾因发热至当地医院就诊,当时查骨穿阴性,予以抗生素治疗后好转出院。患者父亲述患者幼时有铅中毒,行驱铅治疗。于 2012 年 7 月收住入院。患病来,神智清楚,精神可,饮食睡眠正常,大小便正常,体重无明显改变。

既往史：接种脊髓灰质炎疫苗后曾出现发热一周,后自行好转。儿时有铅中毒病史,行驱铅治疗,具体不详。2011 年 8 月发现甲状腺功能异常。

个人史：生长居住于原籍,否认疫水疫区接触史。

家族史：其母有甲亢病史,其父体健。

● 查体

一、内科系统体格检查

身高 160 cm,体重 70 kg,体温 36.5 ℃,呼吸 18 次/分,脉搏 70 次/分,血压 115/60 mmHg,心、肺、腹部无异常。

二、神经系统专科检查

精神智能状态：神志清楚,精神可,言语流利,对答切题,查体合作。

脑神经：正常。

运动系统：四肢肌张力正常,双上肢肌力 5 级,双下肢未见明显肌萎缩及肥大,近端肌力 3 级,远端肌力 5 级。

反射：双侧肱二、三头肌、桡骨膜反射(＋),双侧膝反射(＋),右侧踝反射未引出,左侧踝反射(±)。

感觉系统：四肢针刺觉、振动觉、位置觉、运动觉正常。

病理征：阴性。

共济运动：指鼻、跟膝胫试验稳准,Romberg 征阴性。

脑膜刺激征：阴性。

● 辅助检查

一、实验室检查

血常规、尿常规、粪常规、肝肾功能、血糖、心肌酶谱、ANA、ENA、ANCA：正常。

甲状腺功能：甲状腺球蛋白抗体（TGAb）217.57 IU/ml(↑)(参考值＜4.11 IU/ml),甲状腺球蛋白(TG) 0.87 ng/ml(↓)(参考值 1.40～78.00 ng/ml),余正常。

二、其他辅助检查

胸片、心电图、心脏超声、肝胆胰脾肾 B 超：正常。

甲状腺超声：甲状腺结节样病灶。

神经电生理检查：四肢神经 MCV、SCV 正常,右侧股 CMAP 波幅相对降低,其他神经 CMAP、SNAP 未见明显异常,针刺肌电图呈神经源性损害。

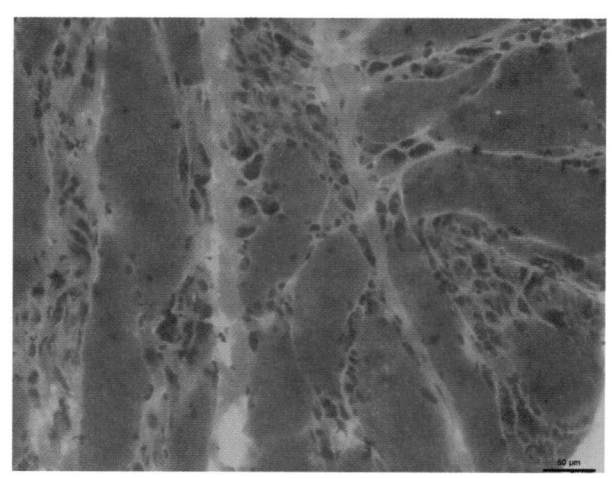

图 7-12　成组萎缩的肌纤维和肥大肌纤维（HE 染色，bar＝50 μm）

　　肌肉活检（右股四头肌）：骨骼肌的主要病理改变为出现累及两型成组分布的小角状萎缩肌纤维，伴随肌纤维肥大，符合神经源性骨骼肌损害的病理改变特点（图 7-12，图 7-13）。

● 诊断及讨论

一、定位诊断

　　根据双下肢肌无力，以近端为主，四肢腱反射迟钝，病理征未引出，无感觉障碍，定位于下运动神经元；肌酸激酶正常，神经电生理示神经源性损害，运动神经传导速度和波幅基本正常，进一步定位于脊髓前角运动神经元可能。

二、定性诊断

　　青年女性，少年起病，缓慢进行性进展，双下肢近端无力为主，临床、电生理及肌肉病理均提示脊髓前角运动神经元病变，类似于脊肌萎缩症。结合其儿时铅中毒病史，考虑铅中毒引起的前角细胞病变。

三、鉴别诊断

　　少年型脊肌萎缩症（SMA Ⅲ型）：本患者少年期起病，表现为双下肢无力，进行性加重，辅助检查提示脊髓前角运动神经元病变，需考虑 SMA Ⅲ型。后者为 *SMN1* 基因突变导致的常染色体隐性遗传疾病，起病年龄＞18 个月，表现为四肢近端肌肉萎缩，进行性加重，但预后较其他 SMA 类型好，存活时间较长。本患者与典型 SMA Ⅲ型相比，起病年龄相对较晚，症状较轻，发展较慢，且有明确的铅中毒病史，故暂不考虑。必要时可完善 *SMN1* 基因检测明确鉴别。

四、治疗及预后

　　入院后给与甲钴胺营养周围神经及康复训练。住院期间发现 TGAb 及 TG 升高，余甲状腺功能指标未见明显异常，暂无应用治疗甲状腺药物的指征，嘱其到内分泌科随访。

　　预后：电话随访，患者目前除部分体力活动外，尚可完成常规大学学习生活，无力症状较前无明显变化。

五、病例点评及疾病分析

　　铅是重要的职业危害因素和环境污染物之一，人体铅浓度的增加对机体神经系统、造血系统、泌尿系统、

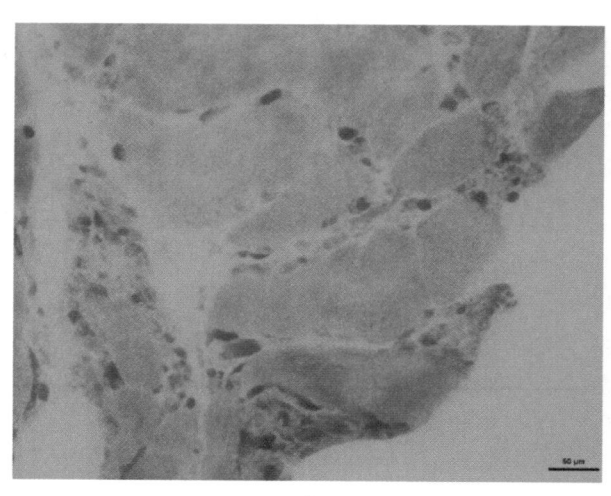
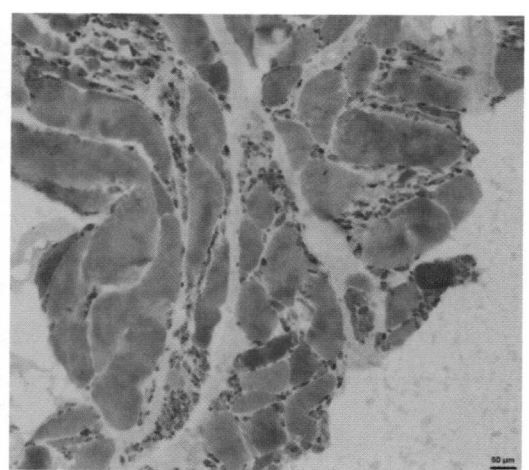

图 7-13　部分萎缩的肌纤维深染。A. NADH-TR 染色，bar＝50 μm；B. NSE 染色，bar＝50 μm

生殖系统等均会产生不良影响。铅可通过阻碍钙对神经系统的生理作用,干扰钙对神经递质(乙酰胆碱)的释放,而神经递质释放障碍与儿童神经发育有着直接的关系。低浓度的铅可以引起包括神经细胞在内的多种细胞发生凋亡,同时也可以通过多种途径引发神经元死亡。铅具有抑制神经元生长和存活的毒性,能减低突触的数量和可塑性,影响受体和酶的特性、通道和递质的变化等。在 DNA 修复过程中,铅可以发挥聚合、结扎等干扰作用,从而抑制 DNA 的修复作用。铅对中枢和周围神经系统中的多个特定神经结构有直接的毒性作用。在中枢神经系统中,大脑皮质、海马回和小脑是铅毒性作用的主要靶组织;而在周围神经系统中,运动神经轴突则是铅的主要靶组织。临床上,铅中毒的病人可以出现中枢神经系统或周围神经的症状,例如记忆下降、吉兰-巴雷综合征或 SMA 等。高水平铅暴露下,脑组织可产生细胞水肿、出血、失去细胞内容物等病理变化。神经纤维会发生脱髓鞘病变,皮质和海马回结构萎缩、钙化等。

　　对于铅中毒者,神经电生理研究发现患者可以在没有周围神经损害症状时,就出现神经源性电生理改变,运动神经传导速度与潜伏期延长仅占 5.8% ~ 20%,而肌电图的改变可达 50%,可能前角的损伤在部分患者中更为突出。该患者电生理表现为传导速度降低不明显,而针刺肌电图可见 MUP 时限增宽、波幅增高、数量减少等神经源性骨骼肌损害的特点,前角病变为主。

　　该患者的临床表现、电生理及病理改变符合 SMA 的特点,结合既往铅中毒史,诊断为由铅中毒引起前角细胞损害所致的 SMA 样改变。从 SMA 的治疗进展中借鉴:组氨酸去乙酰化酶抑制剂(如戊酸、丁酸钠和丁酸苯乙酯等),稳定和提高 SMN 蛋白的药物(如吲哚洛夫、氨基糖苷类抗生素等)治疗均可能轻微或部分地改善 SMA 症状,这可能对该患也能有所帮助。

参考文献

[1] 杜永锋,张基美,郭宝科. 铅中毒病人周围神经电生理的研究[J]. 工业卫生与职业病,2004,30:77 - 79.
[2] 阮素云,顾祖维. 铅对神经细胞通透性、钙的分布及微管、微丝的影响[J]. 职业卫生与应急救援,2003,18:9 - 11.
[3] 周凤敏,邹丽萍,宋昉,等. 脊髓性肌萎缩症诊治进展[J]. 中华神经医学杂志,2012,11:320 - 322.
[4] Adonay lo VN, Oteiza PI. Lead intoxication: antioxidant defense and oxidative damage in rat brain [J]. Toxicology, 1999,135:77 - 85.
[5] de la Fuente H, Portales-Pérez D, Baranda L, et al. Effect of arsenic, cadmium and lead on the induction of apoptosis of normal human mononuclear cells [J]. Clin Exp Immuno, 2002, 129:69 - 77.
[6] Karimooy HN, Mood MB, Hosseini M, et al. Effects of occupational lead exposure on renal and nervous system of workers of traditional tile factories in Mashhad (northeast of Iran) [J]. Toxicol Ind Health, 2010,26:633 - 638.

(杨　钊　栾兴华　肖　勤)

病例 6　四肢无力进行性加重 3 年

● 病史

　　现病史:男,33 岁。2007 年 11 月始,在无明显诱因下感双下肢沉重感,行走 2 里路需休息 5~6 分钟后下肢无力能缓解。上一层楼梯需停下休息 5 分钟左右,但能上到 6 楼,同时伴咀嚼无力及言语含糊,表现为咀嚼时间长感觉疲劳,讲话时间长感觉吃力,休息后咀嚼无力及言语含糊有好转,无晨轻暮重现象。外院查出"小三阳",予以抗病毒治疗 2 个月余(具体用药不详),下肢无力症状渐加重,随后于 2008 年 3 月外院行肌活检检查未见异常,建议行激素治疗,患者因有胃溃疡病史拒绝。2009 年双上肢开始出现无力,且渐渐加重,上半年能提起一桶水,现在只能提起半桶,干活无力,已停止工作。后开始口服中药至今,症状渐加重。2010 年 10 月 18 日收治入院。病程中,精神佳,胃纳可,二便无异常。

　　既往史:2004 年发现胃溃疡。

　　个人史:抽烟三天一包,无嗜酒,无特殊嗜好,无冶游史。

　　家族史:否认家族性遗传病史。

查体

一、内科系统体格检查

体温 36.5 ℃,脉搏 80 次/分,呼吸 18 次/分,血压 130/80 mmHg,心、肺、腹部无异常。

二、神经系统专科检查

精神智能状态:神志清,精神可,言语含糊。记忆力,定向力,计算力均正常。

脑神经:双眼各向活动正常,无眼震,双瞳孔等大等圆,直径约 3.0 mm,对光反应灵敏,额纹对称,鼻唇沟对称,伸舌居中。颈软,转头及抬头无力。

运动系统:双上肢近端肌力 4 级,远端 5 级,双下肢近端肌力 3 级,远端 5 级,双侧肢体肌张力可,肌肉松弛。

反射:四肢腱反射(+)。

感觉系统:四肢针刺觉、振动觉、位置觉、运动觉正常。

病理征:阴性。

共济运动:指鼻、跟膝胫试验稳准,Romberg 征阴性。

脑膜刺激征:阴性。

辅助检查

血液:乳酸脱氢酶 976 IU/L(↑),肌酸激酶 784 IU/L(↑)。

血质谱分析:氨基酸和酰基肉碱基本正常。

尿质谱分析:乳酸、丙酮酸、3-羟基丁酸明显升高。

双大腿及双上臂 MRI:肌肉未见明显异常。

肌电图:肌源性肌电改变。

肌肉活检:骨骼肌的主要病理特点是肌纤维内脂肪滴显著增多(图 7-14),符合脂质累积性肌病的病理改变特点。SDH 染色出现酶活性下降及 COX 深染,提示可能伴有线粒体功能异常。

基因检测:*ETFDH* 基因 c.389A>T 和 c.1454C>G 复合杂合突变。

诊断及讨论

一、定位诊断

患者主要表现为四肢近端肌力减退,肌肉松弛,腱

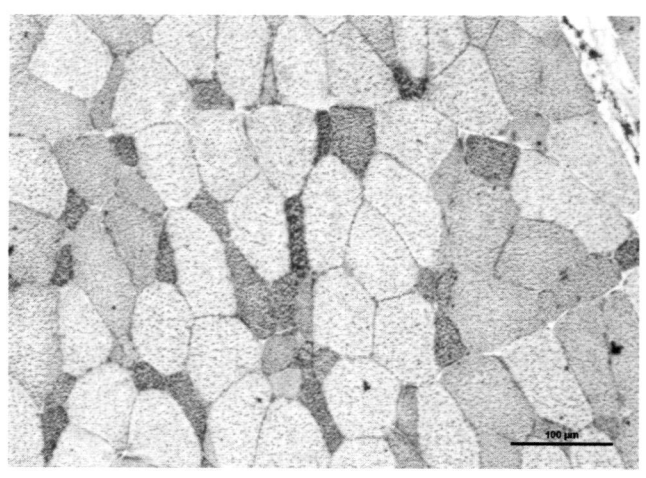

图 7-14 肌纤维内脂肪滴增多(ORO 染色,bar=100 μm)

反射迟钝,感觉不受影响,结合肌电图、肌酶及肌肉病理检查,定位于肌肉。

二、定性诊断

青年男性,隐匿起病,缓慢进展,患者主要表现为近端肌无力,核黄素(Vit B_2)治疗有效,结合肌肉活检病理及基因检查结果,定性为脂质沉积性肌病,多脂酰辅酶 A 脱氢酶缺乏症。

三、鉴别诊断

1. 重症肌无力:患者发病初期,表现为病态疲劳,症状波动,休息后症状好转,需要考虑神经肌肉接头疾病重症肌无力。但随诊患者疾病进展,症状持续存在,无明显晨轻暮重、症状波动,结合肌肉病理结果,可以排除。

2. 线粒体肌病:和脂质沉积病同属代谢性肌病,其代谢紊乱发生在线粒体中,它们都有乳酸中毒,在组织学上也可同时出现,故此两组疾病密切相关,鉴别困难时,需进一步完善基因检查以明确。

四、治疗及预后

给与 Vit B_2 试验性治疗(150 mg/d),症状明显改善,恢复劳动能力。

五、病例点评及疾病分析

脂质沉积性肌病(lipid storage myopathy,LSM)是指由于肌纤维内脂肪代谢障碍,致使肌细胞内脂肪堆积而引起的肌病。肌肉组织中脂肪的代谢是在线粒体上进行的,由一系列酶参与的主动转运和转化过程。

广义来说,脂质沉积性肌病属于线粒体肌病的一个类型,病理研究中也发现脂质沉积性肌病常伴有线粒体增多,部分病例尚可见到线粒体内晶格状包涵体,而线粒体肌病也有不同程度的脂滴增多。目前生化方面比较明确的脂质沉积病有:①肉毒碱缺乏症:病变部位可能在细胞膜至线粒体外膜上,直接影响肌细胞对肉毒碱的摄取和利用,临床表现为近端无力,激素或肉毒碱治疗有效;②肉碱棕榈酰转移酶Ⅱ缺乏症(carnitine palmitoyltransferase II deficiency, CPT2):以发作性肌肉疼痛和痉挛伴肌红蛋白尿为特征,高糖中脂饮食可减少发作;③多脂酰辅酶 A 脱氢酶缺乏症(multiple acyl CoA dehydrogenase deficiency, MADD):表现为易疲劳和近端肌无力,核黄素治疗有效,肌纤维内除脂滴增多外,糖原也稍多,伴有线粒体形态异常。除此之外,线粒体内其他酶,包括细胞色素 C 氧化酶、肌腺苷脱氨酶缺乏症等可引起继发性肉毒碱或 CPT 缺乏和脂肪氧化障碍,造成脂肪堆积。

MADD 又称戊二酸尿症Ⅱ型,为常染色体隐性遗传疾病,主要以脂肪酸、氨基酸及胆碱的代谢紊乱为特征,但临床表现异质性高,一般以近端肌无力起病,常有消化道症状及代谢酸中毒。MADD 分为三个亚型,Ⅰ型和Ⅱ型均为新生儿期起病,Ⅲ型为青少年或者成年起病,常表现为核黄素反应性 MADD(riboflavin-responsive MADD, RR-MADD)。本例患者表现为:①以不能耐受运动和近端肌无力为主要表现;②病情呈发作性或波动性,常有自发缓解;③核黄素治疗有效;④肌电图呈肌源性损害。根据以上特点可以考虑脂质沉积性肌病的可能,肌肉病理证实肌纤维内脂滴明显增多则可以确诊,因其成年起病且核黄素治疗有效,考

虑为 RR-MADD。MADD 是由于编码线粒体中电子传递黄素蛋白(electron transfer flavoprotein, ETF)的 ETFA、ETFB 基因或电子传递黄素蛋白脱氢酶(electron transfer flavoprotein dehydrogenase, ETFDH)基因发生突变所致。几乎所有的 RR-MADD 患者的责任突变均出现在 ETFDH 基因,目前已报道 80 多个 ETFDH 基因突变,其中 30 个仅见于中国患者的报道,本患者亦属 ETFDH 突变。

参考文献

[1] 毕鸿雁,张芹,赵亚明,等.脂质沉积性肌病临床、病理和基因改变特点分析[J].临床和实验医学杂志,2014,9:695-698.
[2] Araki E, Kobayashi T, Kohtake N, et al. A riboflavin-responsive lipid storage myopathy due to multiple acyl-CoA dehydrogenase deficiency: an adult case [J]. J Neurol Sci, 1994,126:202-205.
[3] Wen B, Bai T, Li W, et al. Riboflavin-responsive lipid-storage myopathy caused by ETFDH gene mutations [J]. J Neurol Neurosurg Psychiatry, 2010,81:231-236.
[4] Olsen RK, Ocpin SE, Andresen BS, et al. ETFDH mutations as a major cause of riboflavin-responsive multiple acyl-CoA dehydrogenation deficiency [J]. Brain, 2007,130:2045-2054.
[5] Verity MA. Infantile pompe's disease, lipid storage, and partial carnitine deficiency [J]. Muscle Nerve, 1991,14:435-440.
[6] Wang Z, Chen X, Murong S, et al. Molecular analysis of 51 unrelated pedigrees with late-onset multiple acyl-CoA dehydrogenation deficiency (MADD) in southern China confirmed the most common ETFDH mutation and high carrier frequency of c.250G>A [J]. JMol Med (Berlin, Germany), 2011,89:569-576.

(杨钊　栾兴华　肖勤)

病例 7　双下肢乏力 8 年,伴甲状腺功能指标异常

● 病史

现病史:女性,26 岁。2004 年,无明显诱因下出现双下肢乏力,表现为蹲下站起时困难,行走缓慢,行走时双足内侧着地,伴有臀部的左右摆动,易跌倒,活动后加重。双上肢无明显乏力。症状无晨轻暮重,不伴有肢体麻木,无肉跳,无肌肉萎缩,无大小便失禁。曾

多次至当地医院就诊,检测血钾、肌电图、腰椎 MRI 均正常。2005 年 10 月检查甲状腺功能后诊断为"甲亢",给予优甲乐(左甲状腺素钠)、他巴唑治疗,患者双下肢乏力较前缓解,于 2006 年 6 月复查甲状腺指标在正常范围内后停药。2008 年 5 月再次出现双下肢乏力,但程度较前加重,检测甲状腺指标提示甲亢,再次予以优甲乐、他巴唑治疗,3 月后症状缓解,遂再次停药。2011 年 1 月行剖宫产后于同年 3 月份症状再次加重,11 月

至当地医院行新斯的明试验(＋),后予以溴吡斯的明1片 tid 口服8个月,症状未见明显缓解。2012年4月来我院就诊,建议停用溴吡斯的明,甲状腺彩超示"双侧甲状腺弥漫性病变伴肿大",甲状腺功能示:TGAb 11.51 IU/ml(<4.11 IU/ml),TRAb 16.09 IU/L(<1.75 IU/L),TPOAb 185.07 pg/ml(<5.61 pg/ml),诊断为甲亢性肌病,给予优甲乐12.5 mg qd 和他巴唑10 mg qd 治疗,治疗1个月后无明显缓解。5月来我院复诊查腰椎 MRI 未见异常,肌电图提示神经源性损害,胫神经 MCV 延迟,继续予以优甲乐和他巴唑治疗,症状仍未见缓解。2012年11月21日收治入院。自发病来,精神欠佳,睡眠及饮食尚可,大小便正常,体重增加约20斤。

既往史:自幼体育活动少。确诊甲亢约7年,间断服用优甲乐及他巴唑。

个人史:生长于原籍(山东),否认长期外地久居史,否认疫水疫区居住史,否认毒物接触史,无烟酒不良嗜好,否认冶游史。

家族史:否认类似疾病史,否认其他家族遗传性疾病史。

● 查体

一、内科系统体格检查

身高166 cm,体重63 kg,体温36.7 ℃,血压110/60 mmHg,心率78次/分,律齐,呼吸20次/分,甲状腺Ⅱ°肿大,心、肺、腹部无异常。

二、神经系统专科检查

精神智能状态:神志清,精神可,言语流利,对答切题,查体合作,定向力、记忆力、计算力正常。

脑神经:嗅觉无异常,视力粗测正常,双瞳等大等圆,直径约2.5 mm,直接、间接对光反射灵敏,眼球各方向活动灵活充分,眼震(一),面部感觉无异常,双侧额纹、鼻唇沟对称,鼓腮、露齿、皱眉可,听力粗测无异常,双侧气导>骨导,Weber 试验居中,伸舌居中,悬雍垂居中,双侧咽反射存在,双侧软腭活动可,转颈耸肩有力。

运动系统:四肢肌张力正常。双上肢肌力5级,双下肢肌力4级。

反射:双侧肱二头肌、肱三头肌、桡骨膜反射(＋＋),双侧膝、踝反射(＋)。

感觉系统:双侧针刺觉对称。

病理征:双侧巴氏征(＋)。

共济运动:双侧指鼻试验、跟膝胫试验完成可,Romberg 征(±),直线行走完成差。

步态:剪刀步态。

脑膜刺激征:阴性。

● 辅助检查

一、实验室检查

血常规、尿常规、粪常规、肝功能、肾功能、血糖、肌酶:正常。

甲状腺功能:

2012-11-21:TG 465.40 ng/ml(↑)(参考值1.40~78.00 ng/ml),TPOAb 43.38 IU/mL(↑)(参考值<5.61 IU/ml),TRAb 5.23 IU/L(↑)(参考值<1.75 IU/L),余正常。

2012-05-26:TSH 0.340 7 μIU/ml(↓)(参考值0.350 0~4.940 0 μIU/ml),TRAb 13.35 IU/L(↑)(参考值<1.75 IU/L),余正常。

2011-10-17:FT3 17.50 pmol/L(↑)(参考值2.63~5.70 pmol/L),FT4 22.41 pmol/L(↑)(参考值9.01~19.04 pmol/L),TSH 0.007 μIU/ml(↓)(参考值0.350 0~4.940 0 μIU/ml),余正常。

免疫学指标、肿瘤学指标、脑脊液常规生化:正常。

脑脊液寡克隆带:阴性。

二、其他辅助检查

心电图、胸片:正常。

甲状腺超声:双侧甲状腺弥漫性病变伴肿大。

MR 平扫:

1) 颈椎 MR 平扫:C4~C5、C5~C6 椎间盘略膨出,见甲状腺弥漫性增大,信号不均匀。

2) 头颅 MR 平扫:未见明显异常。

3) 腰椎 MR 平扫:未见明显异常。

神经电生理检查:神经传导速度和肌电图:双侧胫神经 MCV 延迟,传导速度减慢,CMAP 波幅下降明显,其他神经未见异常改变。所测肌肉中右胫前肌、右腓肠肌、左腓肠肌可见纤颤波、正相波自发电位活动,部分 MUP 时限增宽、数量减少,波幅无明显改变,呈神经源性肌电损害。重复电刺激无明显异常改变。

组织活检(右腓肠肌、腓肠神经):骨骼肌的主要病理改变为出现成组分布、累及两型的小角状萎缩肌纤

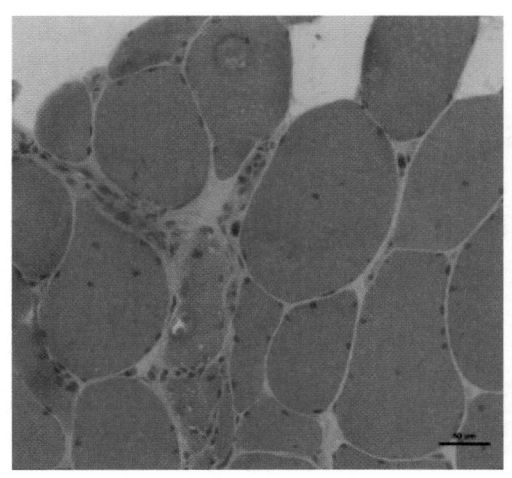

图 7-15　肌纤维肥大、萎缩及核内移现象，个别肌纤维内可见空泡形成（HE 染色，bar＝50 μm）

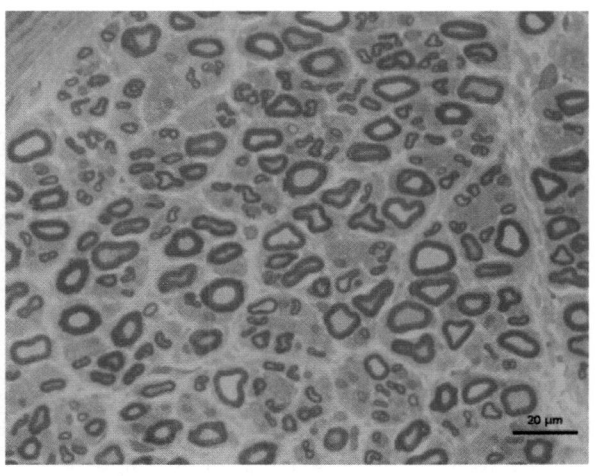

图 7-16　右腓肠神经未见明显异常（半薄切片，甲苯胺蓝染，bar＝20 μm）

维，伴随肌纤维的群组化现象以及肌纤维肥大，符合神经源性骨骼肌损害的病理改变特点。同时伴随肌纤维出现空泡样变和再生现象。NSE 出现深染的肌纤维提示疾病在不断发展（图 7-15）。周围神经未见明显病理改变（图 7-16）。

● 诊断及讨论

一、定位诊断

患者主要表现为双下肢乏力，查体双下肢腱反射迟钝，肌力 4 级，针刺觉无明显异常，结合电生理及病理检查，首先定位于下运动神经元，运动神经受累可能。

患者行走呈剪刀步态，双侧病理征阳性，定位于双侧锥体束。

二、定性诊断

患者临床特点为双下肢乏力症状与甲亢症状成正相关：甲亢加重，双下肢无力也随之加重；甲亢经治疗后，甲状腺功能指标恢复，无力症状缓解。故首先考虑甲亢相关性神经系统病变。该患者同时存在下运动神经元及上运动神经元受累，周围神经病变存在（胫神经MCV 异常），肌肉正常（CK 及 EMG 无异常）。其他免疫指标均处于正常范围内，脑脊液检测、肿瘤指标亦无异常，故不考虑其他免疫性疾病及肿瘤性疾病。患者腰椎、颈椎及头颅 MR 均无异常，故不考虑其他因素所致的脊髓疾病或中枢神经系统疾病。上述临床特点符合 Basedow 截瘫，可由甲亢相关性免疫异常或甲状腺

毒素直接或间接侵袭神经系统所致。

三、鉴别诊断

1. 运动神经元病：本患者上、下运动神经元均受累，逐渐进展，需要与运动神经元病相鉴别，尤其 ALS。该患者病程长，具有波动性，明确的甲亢病史，而"伴不明含义实验室异常的肌萎缩侧索硬化（ALS-LAUS）"的诊断也首先必须符合临床很可能或临床确诊的 ALS的临床、电生理以及神经影像诊断标准，本患者暂不满足，需密切随访，特别是电生理多节段的变化将有助于鉴别。

2. 甲亢性周期性麻痹：本患者为青年女性，有甲亢病史，无力症状具有波动性，故需要与甲亢性周期性麻痹鉴别。甲亢合并周期性麻痹好发于男性青壮年，患者可先有甲亢，后合并周期性瘫痪；也可以先出现瘫痪，而后出现甲亢症状。其发病机制并不明确，可能与自身免疫性钾代谢和分布异常有关。诊断依据：①典型周期性麻痹发作的临床表现，发作时伴有血钾降低；②有甲亢的高代谢症候群；③补钾治疗迅速有效；④甲亢控制后周期性麻痹多数不复发；⑤排除其他疾病引起的低血钾，原发性醛固酮增多症、家族性周期性麻痹、库欣综合征、类癌综合征、胸腺瘤等。本患者无力发作时，血钾无明显异常，电生理和病理提示神经源性损害而非肌源性，症状缓解与是否补钾无相关性，故暂不考虑。

四、治疗及预后

1. 治疗：①控制甲亢：手术及药物治疗。目前泼

尼松 10 mg qd、优甲乐 12.5 mg qd 及他巴唑 10 mg qd，出院后计划行甲状腺手术。②营养周围神经：甲钴胺。

2. 预后：该患自觉双下肢乏力较前略好转，继续随访中。

五、病例点评及疾病分析

Basedow 截瘫指的是伴发于甲亢的以双下肢迟缓性瘫痪为主要表现的多发性周围神经病，临床极为罕见，个别患者也可出现痉挛性截瘫。Basedow 截瘫的主要临床特点：①发生于甲亢控制不良或者未控制、甲状腺功能有严重异常的患者；②以双下肢迟缓性瘫痪为主，双上肢不受累或者轻度受累；③感觉系统可以受累，但通常程度较轻，多见于病程长的患者；④括约肌功能不受影响；⑤肌电图或神经活检显示周围神经呈脱髓鞘或轴索损害；⑥少数患者可出现痉挛性截瘫；⑦周围神经病变随抗甲状腺治疗可好转。该患者以运动神经受累为主，感觉无明显异常，电生理显示个别运动神经传导速度减慢、波幅减低以及针刺肌电图神经源性损害，腓肠神经活检未见脱髓鞘或轴索病变。患者肌力减退、肌张力正常，但行走呈剪刀步态、双侧病理征阳性，提示上运动神经元同时受损。Adachi 等曾将甲亢合并双下肢肌张力增高、腱反射亢进、病理征阳性的截瘫患者归于 Basedow 截瘫，也有数例甲亢患者出现痉挛性截瘫的报道。故该患者目前考虑为累及周围运动神经及上运动神经元的 Basedow 截瘫。

关于 Basedow 截瘫的发生机制尚不清楚，目前倾向于甲亢所致的高代谢症候群以及免疫因素在其中起了关键作用。

参考文献

[1] 黄辉,黄旭升,赵德明,等.甲状腺功能亢进并发周围神经病[J].中国神经免疫学和神经病学杂志,2002,9: 55 - 57.
[2] 郑东明,刘静,张鸿,等.Basedow 截瘫的临床特点(附1例报告)[J].临床神经病学杂志,2010,23: 461 - 463.
[3] Chen YH, Lin HJ, Chen KT. Rare presentations of hyperthyroidism — Basedow's paraplegia and pancytopenia [J]. Am J Emerg Med, 2009,27: 258. e1 - 2.
[4] Feibel JH, Campa JF. Thyrotoxic neuropathy (Basedow's paraplegia)[J]. J Neurol Neurosurg Psychiatry, 1976,39: 491 - 497.
[5] Kung AW. Neuromuscular complications of thyrotoxicosis [J]. Clin Endocrinol, 2007,67: 645 - 650.
[6] Pandit L, Shankar SK, Gayathri N, et al. Acute thyrotoxic neuropathy — Basedow's paraplegia revisited [J]. J Neurol Sci, 1998,155: 211 - 214.
[7] Sahni V, Gupta N, Anuradha S, et al. Thyrotoxic neuropathy-an under diagnosed condition [J]. Med J Malaysia, 2007, 62: 76 - 77.

（杨　钊　栾兴华　肖　勤）

病例 8　双下肢酸痛、乏力、麻木半年

● 病史

现病史：女,28 岁。2012 年下半年无明显诱因下出现清晨睡醒后右小腿踝部以上小范围肌肉酸痛，活动后酸痛可缓解，酸痛范围逐渐扩大，目前上升至小腿中段。其间出现右侧足趾背屈受限，足趾仅可小幅度活动，当时不伴有肢体麻木、肌肉萎缩等症状。后患者逐渐出现右足背屈受限，走路稍有拖地，随着右足背屈受限的加重，右侧足面及足底出现麻木感。目前右足不能背屈，自觉右侧踝部以下麻木。近 2~3 个月，出现左足趾背屈受限，活动幅度较前减小，自觉右足较左足冰凉、苍白。病程中，无肌肉萎缩，无感觉过敏，于 2013 年 2 月收治入院。发病以来，睡眠可，二便如常，体重波动（自觉与是否控制饮食相关，10 kg 左右），目前控制饮食。

既往史：2008 年末自觉食量较前增大，加餐增多，且外出就餐次数增多，体重逐渐增加，至 2009 年秋季，体重由原来 53 kg 增至 80 kg。2009 年 7 月体检时发现轻度脂肪肝。2010 年 7 月诊断为 2 型糖尿病，目前服用达美康早 2 粒，晚 1 粒，二甲双胍早 1 粒，晚 1 粒；空腹血糖控制在 12~15 mmol/L。2011 年 7 月体检发现"大三阳"，诊断为乙型病毒性肝炎，开始服用拉米夫定治疗。

个人史：生长于上海，否认疫水疫区接触史，从事会计工作，否认毒物及烟酒接触史。

家族史：父亲有高血压，母亲有心脏瓣膜病；外婆

78 岁时诊断为糖尿病,空腹血糖 13 mmol/L,外公因肺癌去世。

● 查体

一、内科系统体格检查

身高 160 cm,体重 70 kg,体重指数(BMI)27.3,血压 120/70 mmHg,心率 80 次/分,体温 37 ℃,呼吸 16 次/分,心、肺、腹部无异常。

二、神经系统专科检查

精神智能状态:神志清,精神可,言语流利,查体合作。

脑神经:双眼各向活动自如,无眼震,双瞳等大圆形,直径 4 mm,直接和间接对光反应灵敏,两侧额纹对称,双侧鼻唇沟对称,伸舌居中,悬雍垂居中,双侧咽反射灵敏,腭弓上抬可。

运动系统:四肢肌张力正常,双上肢肌力 5 级,双下肢近端 5 级,左侧胫前肌 4 级,右侧胫前肌 0 级,双侧腓肠肌 5 级,双足下垂。

反射:四肢腱反射(一)。

感觉系统:双侧踝关节下针刺觉减退,双手末端指关节以下针刺觉减退,位置觉正常。

病理征:未引出。

共济运动:双侧指鼻试验尚可,跟膝胫试验完成差。

步态:跨越步态。

脑膜刺激征:阴性。

● 辅助检查

一、实验室检查

血常规:白细胞计数 $11.30×10^9$/L(↑),中性粒细胞计数 $7.72×10^9$/L(↑),红细胞计数 $5.57×10^{12}$/L(↑),血细胞比容 0.463(↑)(参考值 0.335~0.450),余正常。

尿常规:比重 1.036(↑),蛋白质(+),酮体(+),葡萄糖(+),余正常。

肝功能:谷丙转氨酶 85 IU/L(↑)(参考值 10~64 IU/L),余正常。

肾功能:肌酐 45 μmol/L(↓)(参考值 53~97 μmol/L),余正常。

空腹血糖:12.50 mmol/L(↑),糖化血红蛋白

(HbA1C)9.9%(↑)。

肌酶谱、免疫学指标、肿瘤指标:正常。

脑脊液:蛋白质定量 784.00 mg/L(↑),糖 7.00 mmol/L(↑),余正常。

乙肝病毒核酸定量(PCR):(参考值最低检测量 $1×10^3$ IU/ml)

2012 年 10 月:$3.0×10^5$ IU/ml

2013 年 2 月:$3.14×10^6$ IU/ml

2013 年 3 月:$4.48×10^6$ IU/ml

核苷类药物相关 HBV 耐药基因分析:拉米夫定(LAM)、阿德福韦(ADV)、恩替卡韦(ETV)、替比夫定(LdT)、恩曲他滨(FTC)、替诺福韦(TDF)野毒株均阳性。

二、其他辅助检查

心电图、胸片:正常。

超声波检查:脂肪肝,胆囊脾肾未见明显异常;子宫附件未见明显异常。

神经传导速度检查:下肢胫神经 DML 延长,MCV 明显延迟,CMAP 波幅极低平,余下肢神经 MCV、NCV 不能引出;上肢神经 DML 延长,传导速度不同程度延迟,波幅明显下降。结论:重度周围神经变性。

神经活检:周围神经神经束内有髓神经纤维中度减少,伴随有髓神经纤维的轴索变性、再生现象,以及线粒体空泡样变,符合轴索性周围神经病的病理改变(图 7-17,图 7-18)。

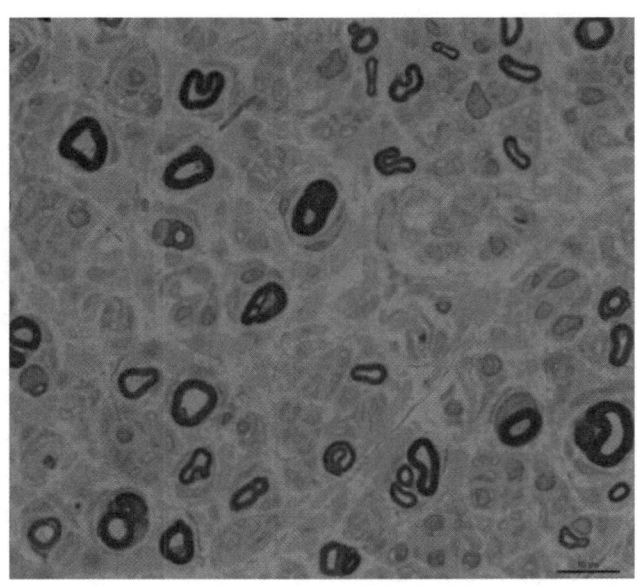

图 7-17 神经束内有髓神经纤维中度减少。可见小有髓神经纤维成簇排列现象,偶见薄髓鞘的有髓神经纤维,无髓神经纤维也减少(半薄切片,甲苯胺蓝染,bar=10 μm)

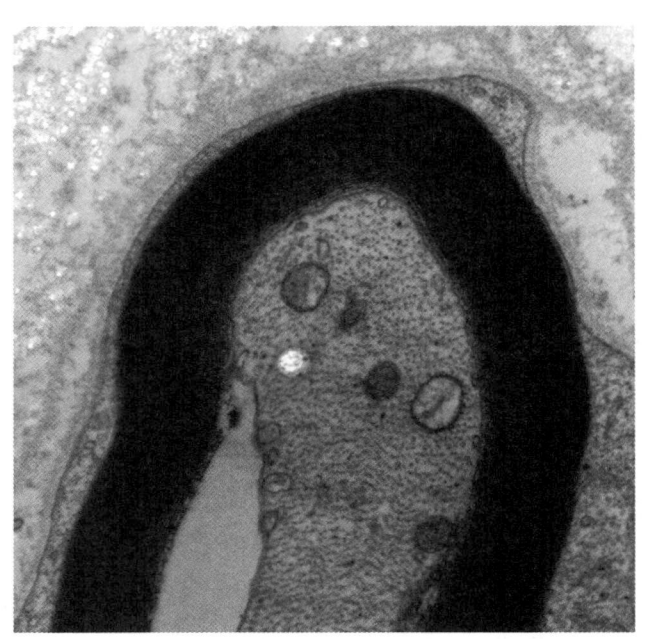

图 7-18　有髓神经纤维轴索变性,可见部分线粒体空泡样变(超薄切片,铅铀双染,bar=500 nm)

● 诊断及讨论

一、定位诊断

患者表现为双下肢远端肌力下降、针刺觉减退,四肢腱反射(一),病理征未引出,肌酸激酶正常,结合肌电图检查定位于周围神经病,运动及感觉均受累。

二、定性诊断

患者表现为双下肢远端肌力及针刺觉减退,慢性进行性进展。既往有乙型肝炎、2 型糖尿病、拉米夫定服用史,考虑抗病毒药物、慢性乙肝病毒以及糖尿病等共同作用引起周围神经损害。结合病史及神经病理检查发现轴索性周围神经病变,可能以抗病毒药物副反应性为主,考虑药物相关性周围神经病。

三、鉴别诊断

1. 慢性炎性脱髓鞘性多发性神经病(CIDP):该患下肢麻木、无力,慢性进行性进展,脑脊液呈蛋白细胞分离现象,肌电图提示同时存在周围神经脱髓鞘和轴索病变,CIDP 需要考虑。但患者同时存在引发周围神经病变的药物因素和乙肝,不能排除后两者的神经损害,故不能单纯以 CIDP 为诊断。

2. 糖尿病性周围神经病(diabetic peripheral neuropathy,DPN):是指在排除其他原因的情况下,糖尿病患者出现周围神经功能障碍相关的症状和(或)体征。分型为:①远端对称性多发性神经病变:是糖尿病周围神经病变最常见类型。②局灶性单神经病变:或称为单神经病变,可累及单脑神经或脊神经。③非对称性的多发局灶性神经病变:同时累及多个单神经的神经病变称为多灶性单神经病变(或非对称性多神经病变)。④多发神经根病变:最常见为腰段多发神经根病变,主要为 L2、L3 和 L4 等高腰段的神经根病变引起的一系列症状。⑤自主神经病变:糖尿病自主神经病变(diabetic autonomic neuropathy,DAN)是糖尿病常见的并发症,其可累及心血管、消化、呼吸、泌尿生殖等系统。

本患者起病两年前诊断为糖尿病,临床表现类似非对称多神经病变。但患者糖尿病病程短,神经病理未见血管基底膜增厚或其他血管结构改变,也未见周围神经梗死样变,但糖尿病可加重其他原因所致的周围神经病变。

患者的高血糖状态(平素血糖控制欠佳)可能加剧周围神经的病损。

四、治疗及预后

1. 治疗:①停用拉米夫定:改用对周围神经及肌肉副作用较小的恩替卡韦;②营养神经:使用甲钴胺肌内注射,后改为口服甲钴胺 1 粒每天 3 次及呋喃硫胺 2 粒每天 3 次;③免疫调节:丙种球蛋白 0.4 g/kg 冲击治疗 5 天;④控制血糖:将口服降糖药改为胰岛素控制。

2. 预后:患者肢体麻木、酸痛及乏力感较前略改善,无明显进展,但晨起后仍觉双小腿酸胀。

五、病例点评及疾病分析

本患者发现乙型病毒性肝炎后,开始服用拉米夫定治疗,约 1 年后出现周围神经病变,运动和感觉神经均受累。拉米夫定因提纯技术问题,其中存在少部分拉米夫定右旋体,拉米夫定右旋体可抑制人线粒体 DNA 合成,线粒体 DNA 的抑制可引发周围神经病变。其他核苷逆转录酶抑制剂也可导致类似的临床表现,该病一般发生在药物治疗 2～3 个月后,呈急性和亚急性发病,主要出现感觉神经损害的表现,包括手套和袜套样感觉减退或针刺样、冰冻样疼痛等感觉过敏症状。

乙型肝炎伴发的周围神经损害表现呈多样性,在活动期可以伴发出现吉兰-巴雷综合征(GBS)、CIDP 和神经性肌强直的表现。对于肝性神经病治疗原则是在治疗肝炎的同时,对周围神经病进行积极有效的治疗,对伴发周围神经损害的患者早期应用糖皮质激素治疗预后良好。乙型肝炎病毒感染伴发的周围神经损害以脱髓鞘病变为主,一般情况下,治疗效果优于以轴突损害为主的病变。也可采取免疫调节治疗来改善临床症状。

　　该患者发现乙肝后一年余出现周围神经症状,肝性神经病不能排除。在乙型肝炎的急性期或慢性期,尤其是在疾病晚期出现的周围神经损害,在排除其他原因引起的以脱髓鞘为主的周围神经损害之后,均称为肝性神经病(hepatic neuropathy)。目前认为,由乙型肝炎病毒感染引起的自身免疫反应是导致周围神经损害的主要发病机制。乙型肝炎的 GBS 病人腓肠神经活检呈节段性脱髓鞘、髓鞘再生,伴轴索变性,也可同时存在脱髓鞘和轴索损伤。而该患者电生理和病理检查提示轴索损害为主,与肝性神经病有别,但乙型肝炎病毒在该患者的周围神经病变过程中也起到了一定作用。

参考文献

[1] 董政协,朱向阳,朱连海,等.乙型肝炎合并吉兰-巴雷综合征 4 例临床及电生理分析[J].中国实用神经疾病杂志,2007,10:126-127.

[2] 徐春玲,王得新.病毒性肝炎伴发周围神经病变[J].中国现代神经疾病杂志,2012,12:480-482.

[3] Basiri K, Fatehi F. Isaacs syndrome associated with chronic hepatitis B infection: a case report [J]. Neurol Neurochir Pol, 2009,43:388-390.

[4] Caniello M, Baxter P, Lino AM, et al. Confluent peripheral multiple mononeuropathy associated to acute hepatitis B: a case report [J]. Rev Inst Med Trop Sao Paulo, 2002,44:171-173.

[5] Joseph RB, Ram A, William AS. Guillain-Barre syndrome complicating acute hepatitis B: a case with detailed electrophysiological and immunological studies [J]. Arch Neurol, 1981,38:366-368.

[6] Peltier AC, Russell JW. Advances in understandingdrug-indueed neumpathies [J]. Drug Safe, 2006,29:23-30.

[7] Takeshita S, Nakamura H, Kawakami A, et al. Hepatitis B related polyarteritis nodosa presenting necrotizing vasculitis in the hepatobiliary system successfully treated with lamivudine, plasmapheresis and glucocorticoid [J]. Intern Med, 2006,45:145-149.

（杨　钊　栾兴华　肖　勤）

病例 9　四肢麻木、无力 80 余天,肌肉萎缩半月

● 病史

　　现病史:男性,56 岁。2012 年 6 月初连续腹泻 3 天,经治疗后好转。23 日出现四肢麻木、无力,逐渐加重。26 日于外院诊断为"格林-巴利综合征",给予丙种球蛋白治疗 5 天及营养神经等治疗,四肢无力略好转出院。8 月,感四肢无力加重,14 日外院复查脑脊液呈蛋白细胞分离,电生理检查呈神经源性肌电损害。16 日起予以甲泼尼龙 1 g 冲击治疗 3 天,逐渐减量至 31 日改为口服泼尼松治疗 70 mg,9 月 1 日出院。患者四肢无力改善不明显,并逐渐出现四肢肌肉萎缩,现每日口服泼尼松 60 mg。于 9 月 13 日收治入院。

　　既往史:既往乙肝"小三阳"病史,否认发病前服用抗病毒等治疗乙肝药物;2012 年 8 月曾口服水飞蓟素片(西列宾胺)改善肝功能;2011 年 10 月胸部 CT 示肺气肿、右肺大疱。

　　个人史:生长于原籍,否认长期外地久居史,否认疫水疫区居住史,否认毒物接触史,无烟酒不良嗜好,否认冶游史。

　　家族史:否认类似疾病史,否认其他家族遗传性疾病史,否认父母近亲婚配。

● 查体

一、内科系统体格检查

　　体温 36.5 ℃,脉搏 80 次/分,呼吸 18 次/分,血压 135/80 mmHg,心、肺、腹部无异常。

二、神经系统专科检查

　　精神智能状态:神志清,精神可,言语流利,对答切题,查体合作,定向力、记忆力、计算力正常。

　　脑神经:嗅觉无异常,视力粗测正常,双瞳等大等圆,直径约 2.5 mm,直接、间接对光反射灵敏,眼球各方向活动灵活充分,眼震(一),面部感觉无异常,双侧额纹、鼻唇沟对称,鼓腮、露齿、皱眉可,听力粗测无异常,双侧气导＞骨导,Weber 试验居中,伸舌居中,悬雍垂居中,双侧咽反射存在,双侧软腭活动可,转颈耸肩

有力。

运动系统：双上肢肌肉萎缩，双手骨间肌萎缩。双侧肱二头肌、肱三头肌、三角肌肌力 3 级，双手握力 4⁻级，双下肢股四头肌、髂腰肌肌力 4⁺级，远端肌力 5 级。四肢肌张力略减低。

反射：四肢腱反射未引出。

感觉系统：四肢远端针刺觉减退。

病理征：未引出。

共济运动：双侧指鼻、跟膝胫试验稳准。Romberg 征阴性，直线行走完成差。

步态：正常。

脑膜刺激征：阴性。

● 辅助检查

一、实验室检查

血常规、尿常规、粪常规、肝功能、肾功能、血糖、心肌酶谱、乙肝病毒核酸定量：正常。

免疫学指标：补体 C3 78 mg/dl（↓）（参考值 79～152 mg/dl），免疫球蛋白 IgG 531 mg/dl（↓）（参考值 751～1 560 mg/dl），余正常。

肿瘤学指标：游离/总前列腺特异性抗原 0.17（↓）（参考值＞0.26），余正常。

脑脊液：（2012-08-22 外院）：蛋白质 1.15 g/L，葡萄糖 4.5 mmol/L，氯化物 127 mmol/L，细胞数 1/mm³。

二、其他辅助检查

心电图：正常。

胸片：右上肺条索影；主动脉迂曲。

超声波检查：肝右叶实质性肿块，考虑血管瘤。前列腺钙化灶。

胸部 CT 平扫＋增强：双肺上叶肺大疱，左侧腋窝下方脂肪瘤可能。

腹部 CT 平扫＋增强：肝右后叶低密度灶，呈血管样强化，拟血管瘤；肝内多发小囊肿。

神经电生理检查：

2012-8-22：右正中神经前臂段及尺神经上臂段传导速度略低于正常，伴近端 CAMP 降低，左正中神经远端 CMAP 波幅明显低于对侧。余四肢运动神经和感觉神经 NCV 正常，CMAP 和 SNAP 波幅无明显异常。四肢所检大部分肌肉见自发电位，轻收缩大部分肌肉 MUP 增大，募集反应轻度减弱。2012-9-19：所测四肢 MCV、SCV 正常范围。双侧肱二头肌可见少量纤颤、正向波活动，左拇短展肌受累，右肱二头肌 MUP 短棘多相波增多，左肱二头肌可见间歇性痉挛电位。

组织活检（左腓肠神经，左腓肠肌）：周围神经的主要病理改变是有髓神经纤维减少，以及少量薄髓鞘的有髓神经纤维，轴索损害为主同时伴有脱髓鞘改变。符合混合性周围神经病的病理改变（图 7-19，图 7-20）。

骨骼肌的形态学检查未见明显异常，没有发现神经源性骨骼肌损害、代谢性肌肉病、炎性肌肉病和肌营养不良的典型病理改变特点。

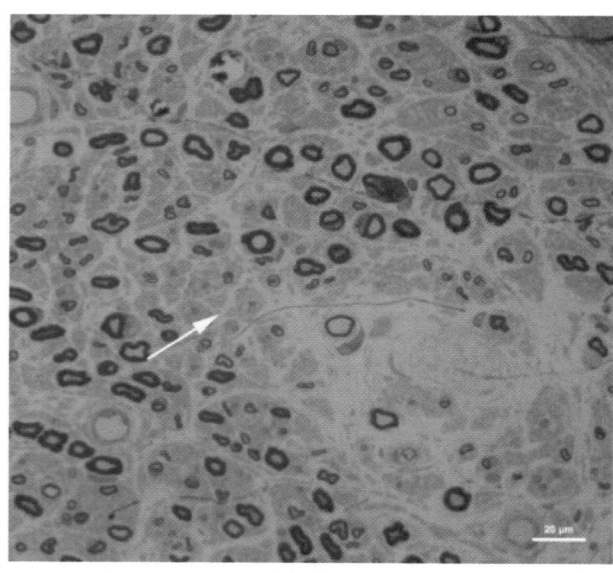

图 7-19 神经束内有髓神经纤维减少，偶见薄髓鞘有髓神经纤维（细箭头）和个别轴索变性后空泡（粗箭头），以及水肿改变（甲苯胺蓝染色，bar＝20 μm）

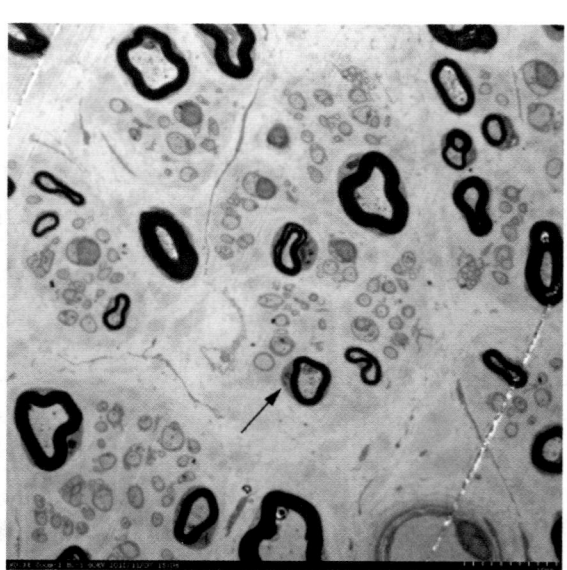

图 7-20 薄髓鞘有髓神经纤维（铅铀双染，bar＝10 μm）

● 诊断及讨论

一、定位诊断

患者主要表现为四肢麻木、乏力,查体四肢腱反射消失,肌力下降,四肢远端痛觉减退,定位于周围神经。肌肉无力、萎缩,结合 EMG 出现短棘多相波,肌肉可能同时受累。

二、定性诊断

中年男性,急性起病,起病前有腹泻病史。症状缓解复发,进行性发展,持续时间超过 2 个月。脑脊液检查提示蛋白细胞分离,电生理检查提示周围神经传导波幅下降,传导速度减慢。患者经丙种球蛋白治疗后症状部分缓解。目前诊断 CIDP 可能性大。

患者病情复发后,曾予以激素冲击治疗,无力及麻木症状改善不明显,出现双上肢肌肉萎缩,复查神经电生理,提示神经传导速度及波幅较前好转,但短棘多相波出现,提示肌肉病损。患者双上肢肌肉萎缩出现在大剂量激素使用后,类固醇肌病不能排除。

三、鉴别诊断

肝性神经病:乙型肝炎的急性期或慢性期,尤其是在疾病晚期出现周围神经损害,排除其他原因引起的以脱髓鞘为主的周围神经损害之后,可称为肝性神经病(hepatic neuropathy)。乙型肝炎伴发的周围神经损害表现呈多样性,在活动期可以出现 GBS、CIDP 和神经性肌强直(亦称 Isaacs 综合征)的表现。目前认为,由乙型肝炎病毒感染引起的自身免疫反应是导致周围神经损害的主要发病机制。治疗原则是在治疗肝炎的同时,对周围神经病进行积极有效的治疗。有学者认为,对伴发周围神经损害的患者早期应用糖皮质激素治疗预后良好。该患者具有前驱感染史,临床表现符合CIDP,既往“小三阳”且乙肝病毒核酸定量无升高,不符合肝性神经病的定义。早期应用糖皮质激素治疗肝性神经病预后良好,而该患激素使用后反而出现肌肉萎缩、无力加重,这也不能用乙肝解释,故暂不考虑此病。

四、治疗及预后

1. 治疗:①丙种球蛋白 20 g 治疗 5 天;②逐渐减量口服强的松;③甲钴胺营养神经;④在使用激素情况下,为避免病毒复制加用“恩替卡韦”抗病毒治疗。

2. 预后:治疗 2 周后患者泼尼松减量为每日 35 mg,四肢无力好转,查体:双上肢肱二头肌肌力 4⁻ 级,其余四肢肌力 5⁻ 级。

2013 年 2 月复诊,可自行洗脸、持筷,查体:双上肢近端肌力 4 级,远端肌力 4⁺ 级,双下肢肌力 5 级,肌萎缩较前无明显变化。现泼尼松逐渐减量至停药,恩替卡韦已停服。

五、病例点评及疾病分析

2010 年欧洲神经病学会联盟(European Federation of Neurological Societies,EFNS)和周围神经病学会(peripheral nerve society,PNS)对 CIDP 诊治方案进行了修订。该患者符合典型 CIDP 的诊断标准,并通过大剂量丙种球蛋白治疗(A 级推荐),四肢麻木及无力症状一度好转。然而缓解复发后,采取糖皮质激素治疗(C 级推荐),患者出现了新的症状。类固醇肌病发生于糖皮质激素使用后,患者出现肌痛、肌无力、肌肉萎缩,但肌酸激酶正常或轻度增高,肌电图提示轻度肌源性损害,症状与电生理检查结果不平行。该患临床、生化及电生理检查符合上述特点,其症状出现于大量激素使用后,经激素减量得以缓解,目前考虑 CIDP 激素治疗后类固醇肌病。然而,该患者上肢无力及萎缩重于下肢,类固醇肌病多以下肢近端肌肉受累为主,上肢也可受累;其肌肉病理改变不明显,可能受取材部位所限(腓肠肌与腓肠神经联合活检)。

糖皮质激素目前广泛应用于众多炎症性及自身免疫性疾病,CIDP 是一种较为常见的获得性周围神经炎性病变,目前丙种球蛋白和糖皮质激素治疗在临床均有广泛应用。但糖皮质激素治疗剂量以及疗程差别较大,而类固醇肌病的发生与应用糖皮质激素的剂量和时间的关系尚不明确,其诊断尚缺乏公认的国际标准。当糖皮质激素治疗中出现急性或慢性肌痛、肌无力和肌萎缩均需警惕类固醇肌病的可能。

参考文献

[1] 周磊,赵重波,朱雯华,等. 类固醇肌病的临床和病理特点分析(附 10 例报道)[J]. 中国临床神经科学,2011,19:583 - 587.
[2] Joint Task Force of the EFNS and the PNS. European Federation of Neurological Societies/Peripheral Nerve Society Guideline on management of chronic inflammatory demyelinating polyradiculoneuropathy: report of a joint task force of the European Federation of Neurological Societies and the

Peripheral Nerve Society-First Revision [J]. J Peripher Nerv Syst, 2010,15: 1 - 9.

[3] Minetto MA, Lanfranco F, Motta G, et al. Steroid myopathy: some unresolved issues [J]. J Endocrinol Invest, 2011,34: 370 - 375.

（杨 钊 栾兴华 肖 勤）

病例 10　虫咬后出现四肢乏力 1 年余,加重 4 个月

● 病史

现病史: 女性,73 岁。20 个月前于美国居住期间,在自家后院搬运旧木料时被不明虫子咬伤右季肋部。1 周后被咬处出现鸡蛋大小深紫色包块,半月后出现左侧口眼歪斜。就诊于当地医院,查血抗伯氏疏螺旋体(Borrelia burgdorferi, Bb)抗体 IgM 4.66 U/mL(参考范围<0.9 U/ml),诊断为莱姆病(Lyme disease, LD)。期间口服多西环素及 VitC、$VitB_2$、$VitB_6$、$VitB_{12}$ 等,2 周后皮疹消失。10 个月后出现右上肢无力,上抬困难,梳头、洗脸时明显,未进一步诊治。于发病 17 个月后回国,右上肢无力继续进行性加重,渐至吃饭、夹菜均无法完成。同时出现左上肢进行性乏力伴双手不自主抖动,运动、持物时减轻。回国后 1 个月出现双下肢乏力,起步困难,但尚能独立行走。行走时步距变小,步速变慢,转身略困难,无前冲感,无明显平衡障碍。病程中有言语变轻,无饮水呛咳、吞咽困难等。于 2009 年 2 月收治入院。自发病以来,睡眠可,食欲较差,二便正常,体重减轻近 10 kg。

既往史: 有高血压史 10 余年,平时服用卡托普利和复方珍菊降压片,血压控制平稳;3 年前有腰椎骨折史。

个人史: 患者出生地为上海,长期生活在美国 19 年,无不良嗜好。无药物及食物过敏史。

家族史: 无家族遗传病史。

● 查体

一、内科系统体格检查

体温 37.1 ℃,血压 120/80 mmHg,呼吸 18 次/分,心率 92 次/分。右肺呼吸音稍弱,心率较快,偶及期前收缩,各瓣膜区未及明显异常杂音。

二、神经系统专科检查

精神智能状态: 神志清楚,对答切题,计算力、定向力正常。

脑神经: 双侧额纹对称,眼裂正常,眼球各方向活动正常,无眼震,双侧瞳孔等大等圆,直径约 2.5 mm,对光反射存在,双侧鼻唇沟对称,伸舌居中。

运动系统: 双上肢近端肌力 3 级,远端 4 级,双下肢肌力 4 级,四肢肌张力正常。大、小鱼际肌松弛。双手平举可见明显震颤。

反射: 双侧腱反射减退。

感觉系统: 四肢手套袜套样感觉减退,右膝关节以下及左膝关节以下踝关节以上震动觉减退,双踝关节以下运动觉减退。

病理征: 未引出。

共济运动: 双侧指鼻、跟膝胫试验正常,Romberg 征阴性。

步态: 行走时小步,步速慢,转身略困难,无前冲,无明显平衡障碍。

脑膜刺激征: 阴性。

● 辅助检查

一、实验室检查

血常规: 正常。

血生化: 糖 6.40 mmol/L、钾 3.08 mmol/L、胆固醇 6.22 mmol/L,余均正常。

心肌酶谱: LDH 4.27 μmol/(s · L)(↑),CK-MB 0.01 ng/ml(↑),其余正常。

维生素: 5.47 nmol/L, $VitB_{12}$ 591.2 nmol/L。

甲状腺功能: TPOAb 201.77 U/ml(↑),其余正常。

免疫功能: C 反应蛋白、红细胞沉降率、抗核抗体(ANA)、类风湿因子(RF)、本-周蛋白、补体及肿瘤指标等均正常。

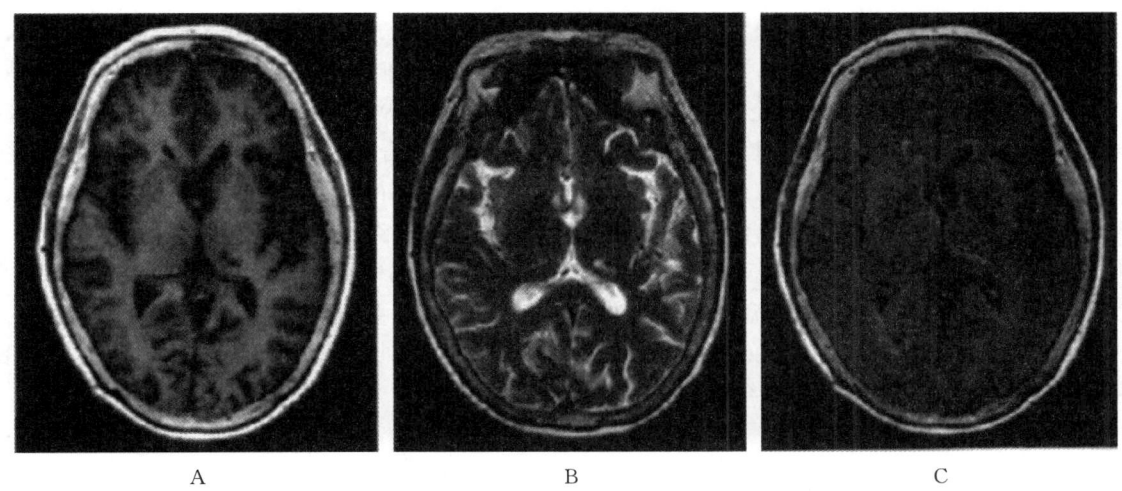

图 7-21　患者头颅 MR。A. T_1 序列；B. T_2 序列；C. FLAIR 序列

脑脊液检查：糖 4.45 mmol/L（↑），其余常规、生化均正常；血脑脊液屏障未见破坏，脑脊液中 IgG 指数升高，未见 IgG 寡克隆带形成。

二、其他辅助检查

心电图：窦性心动过速（107 次/分）、室性期前收缩及房性期前收缩。

头颅 MR：两侧丘脑异常小条片状信号影；T_1 呈低信号，T_2 FLAIR 呈高信号影，病灶中央有囊性信号（图 7-21）。

EMG：广泛性神经源性肌电损害（周围神经肌电潜伏期延长，感觉及运动神经传导速度位于参考范围低值）。

● 诊断及讨论

一、定位诊断

患者曾有面神经瘫痪，目前表现为四肢肌力减退，双上肢震颤、小步、步速慢伴转身困难，分别定位于脑神经、多发性运动感觉神经根、基底节，多个系统受累。

二、定性诊断

患者有疫地生活史及明确的虫咬伤史、典型皮疹、皮疹消退后出现神经系统病变，同时有可疑的心脏受累、心肌酶升高史、实验室检查血清抗体阳性、MR 特征性改变等均符合神经系统莱姆病的诊断。

三、鉴别诊断

1. CIDP：该患者出现多发性周围神经受累，可考虑 CIDP 可能。但患者尚有心脏等其他系统受累，且具有明确病因（虫咬），行各项辅助检查如脑脊液检查等，与典型 CIDP 不符，故予以排除。

2. 营养代谢因素导致的周围神经病：B 族维生素缺乏等因素可导致周围神经病，表现为感觉受累为主的周围神经变性，该患者无胃肠道疾病史，辅助检查示生化检查、叶酸与维生素 B_{12} 水平基本正常，不符合营养代谢因素导致的周围神经病。

四、治疗及预后

入院后予以头孢曲松 1.0 g bid 静脉滴注，美托洛尔 12.5 mg bid 口服，并辅以泼尼松、甲钴胺、VitB_6 口服治疗。治疗 3 周后，患者心慌、胸闷症状明显好转，四肢乏力有所改善，目前已出院随访中。

五、病例点评及疾病分析

莱姆病是一种全球性疾病。美国疾病预防控制中心自 1982 年开始监测以来，至今已有 15 万病例报道，欧洲各国每年新发病例超过 5 万例，在日本、埃及、南非等国家也有报道。中国疾病预防控制中心（CDC）传染病所莱姆病组 10 余年来在我国抽样调查 3 万多人，人群血清抗体阳性率为 1.06%～12.83%，平均感染率为 5.06%，其中约 10%～15% 感染者发生周围或中枢神经系统病变。1975 年，本病成批地集中发生于美国康涅狄格州莱姆镇的儿童中而引起世人关注，因而得名。其中以神经系统受累为主的又称为神经莱姆病（Lyme neuroborreliosis，LNB）。

LNB 可能的发病机制有：①螺旋体激活白细胞及神经胶质细胞分泌细胞毒性物质；②螺旋体对神经细

胞直接的毒性作用;③通过分子模拟触发自身免疫反应。由此产生的临床表现可多种多样,常见的有脑膜炎、脑神经炎(尤以面神经麻痹和视神经萎缩多见)、运动及感觉神经根炎、神经丛炎、多发单神经炎、舞蹈症、小脑共济失调、脊髓炎或大脑假性肿瘤(良性颅内压增高)、神经精神障碍或多发性硬化样综合征等;以上表现可单独或联合出现。诊断依据流行病学资料、临床表现及实验室检查结果综合分析:①流行病学资料:近数日至数月曾到过疫区,或有蜱叮咬史;②临床表现:早期有典型皮肤损害即慢性游走性红斑,随病程进展出现心脏、神经、关节、眼部等受累;③实验室检查:从感染组织或关节腔积液中分离到病原体,或检测到特异性抗体(酶联免疫吸附试验和蛋白免疫印迹法,后者更为特异)。脑脊液的典型变化为淋巴细胞增多,常伴蛋白质增高。患者头颅 MR 的表现也具一定特异性,双侧对称的丘脑条形影,弥散序列可呈环状高信号,这在国内也有类似报道,类似改变可见于脑桥、小脑、基底节等处,可能为一种炎症改变。

治疗以抗生素治疗为主。在疾病早期,对于未妊娠妇女和 9 岁以上的人群推荐使用多西环素 100 mg bid 口服;对于 9 岁以下的患儿则推荐使用阿莫西林 50 mg/(kg·d)口服;对青霉素过敏或不能服用四环素者可选用红霉素治疗 250 mg qid 口服,以上治疗应持续 4～21 天。对处于疾病中、晚期,特别是合并神经系统和心脏受累的患者,应静脉内应用大剂量青霉素或 Ⅲ代头孢类抗生素,至少持续 1 个月。莱姆病如能早期发现并及时进行抗病原治疗,预后一般良好;如能在播散感染期(即二期)进行治疗,绝大多数能在 1 年或 1 年半内获痊愈。若在晚期或持续感染期进行治疗,大多数也能缓解,但偶有复发;也可能遗留神经系统症状、体征或关节活动障碍等。

本病例的病史和临床表现(有疫地生活史及明确的虫咬伤史、典型皮疹、皮疹消退后出现脑神经、多发性运动感觉神经根、基底节受累,表现为面神经瘫痪、四肢周围神经病变、锥体外系病变等,同时有可疑的心脏受累、心肌酶升高史)、实验室检查(血清抗体阳性、MR 特征性改变)等均符合 LNB 的诊断,并排除了慢性炎性脱髓鞘性多发性周围神经病(CIDP)、多发性硬化(MS)、营养内分泌代谢性神经病等其他类似疾病的可能。

抗生素治疗是莱姆病最重要也最有效的治疗措施。本例患者病程较长,目前同时存在神经系统及心脏受累表现,处于该病三期,仍应继续抗生素治疗,并加强康复治疗,促进患者功能恢复。

参考文献

[1] 耿震,万康林.莱姆病流行病学研究新进展[J].中国自然医学杂志,2007,9:158-160.
[2] 谭毓绘,孙荷,刘涌,等.莱姆病诊断技术应用探讨[J].中国临床神经科学,2005,13:269-272.
[3] Ai CX, Wen YX, Zhang YG, et al. Clinical manifestations and epidemiological characteristics of Lyme disease in Hailin County, Heilongjiang Province China [J]. Ann NY Acad Sci, 1988,539:302-313.
[4] Bratton RL, Whiteside JW, Hovan MJ, et al. Diagnosis and treatment of Lyme disease [J]. Mayo Clin Proe, 2008,83:566-571.
[5] Gerold S, Gary PW, Jeremy G, et al. Lyme borreliosis [J]. Lancet, 2012,379:461-473.
[6] Hashimoto S, Kawado M, Murakami Y, et al. Epidemics of vector-borne diseases observed in infectious disease surveillance in Japan, 2000-2005[J]. J Epidemiol, 2007,17:S48-55.
[7] Lee MG, Chung KY, Choi YS, et al. Lyme disease [J]. Korean J Dermatol, 199,31:601-605.
[8] Logigian EL, Kaplan RF, Steere AC. Chronic neurologic manifestations of Lyme disease [J]. N Engl J Med, 1990,323:1438-1444.
[9] Rupprecht TA, Koedel U, Fingede V, et al. The pathogenesis of lyme neuroborreliosis: from infection to inflammation [J]. Mol Med, 2008,14:205-212.

(王心宁　王　刚　刘建荣)

病例 11　左侧小腿变细 10 余年

● 病史

现病史:男性,25 岁。入院 10 余年前无明显原因出现左侧小腿较右侧细,无饮水呛咳、肌肉跳动、乏力。10 余年来左小腿肌肉萎缩变化缓慢,近 4～5 年变化较明显,但不影响运动。1 年前出现左足跟腱处麻木疼痛,活动后好转。左侧颈部不适,左颈肩交界处麻木疼痛。2013 年 8 月收治入院。发病以来饮食睡眠可,大小便正常,体重无减轻。

既往史:否认既往慢性病史。

个人史:否认吸烟、饮酒史,否认疫区疫水接触史。

家族史:否认家族性遗传病。

● 查体

一、内科系统体格检查

体温 36 ℃,脉搏 80 次/分,呼吸 20 次/分,血压 120/70 mmHg,心、肺、腹部无异常。

二、神经系统专科检查

精神智能状态:神志清,精神可,查体合作。

脑神经:双侧瞳孔等大等圆,直径 3 mm,对光反射灵敏,双侧额纹、鼻唇沟对称,伸舌居中,伸舌不充分。

运动系统:左侧下肢肌张力略高,其余肢体肌张力正常,四肢肌力 5 级。

反射:双上肢腱反射(＋＋),双下肢腱反射(＋＋＋),踝阵挛(＋)。

感觉系统:左侧下肢膝部至踝部针刺觉略差,深感觉正常。

病理征:未引出。

步态:步态不稳,行走快时摇晃。

脑膜刺激征:阴性。

● 辅助检查

一、实验室检查

血常规、肝肾功能、电解质:均正常。

二、其他辅助检查

颈椎 MR:颈椎退行性改变,颈椎生理曲度变直,C3～C4、C4～C5、C5～C6、C6～C7 椎间盘轻度膨出,后纵韧带局部增厚。

头颅 MR 平扫:左侧额叶小腔隙灶。

胸椎 MR:T10、T11 椎体下缘许莫结节形成。胸髓萎缩,矢状径 4.7～5.3 mm(图 7-22)。

脊髓血管造影术:排除脊髓动静脉瘘等。

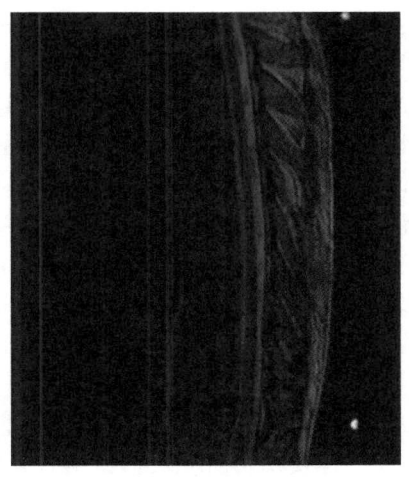

图 7-22 胸椎 MR

● 诊断及讨论

一、定位诊断

患者表现为左侧小腿肌肉萎缩,伴有下肢腱反射活跃、踝阵挛引出,定位于胸髓。

二、定性诊断

胸椎 MR 未见明确髓内异常信号,结合病史与各项辅助检查已排除炎症、肿瘤、血管畸形等,考虑特发性胸髓萎缩。

三、治疗及预后

予腺苷钴胺、胞磷胆碱、辅酶 Q_{10}、前列地尔等改善循环及营养神经治疗。

四、病例点评及疾病分析

脊髓萎缩作为一种病理改变比较常见,常由多种因素引起,如先天性发育障碍、神经系统变性疾病、外伤等,其中未找到特殊病因的胸髓萎缩,称为特发性胸髓萎缩,临床上罕见。

综合文献,特发性胸髓萎缩的诊断标准为:①临床上出现胸髓病变的症状和体征;②MRI 显示胸髓萎缩(矢状径＜6 mm);③未找到明确病因。

原因不明的脊髓萎缩多发生在胸段,这可能与中段胸髓血供差有关。胸段脊髓的血液供应来自肋间动脉,从解剖上看,中胸段脊髓是脊髓最易发生缺血的危险区,因此特发性胸髓萎缩的发病可能与脊髓动脉供血障碍有关。Giles 等认为脊髓萎缩可能与椎体的骨赘病、后纵韧带骨化、黄韧带肥厚、破裂有关;Mushkin 等认为脊髓萎缩程度与神经系统退化的程度相关；Wang等对百岁老人脊髓尸检的研究认为脊髓大小与年龄相关。以上文献报道均提示特发性胸髓萎缩可能为一种胸髓退行性病变。此外尚有 Tesi 等报道脊髓萎缩可能与臀部肌肉注射青霉素有关，其推测该机制可能为肌肉注射时误伤臀上动脉，引起该动脉痉挛，药物逆流而致脊髓动脉痉挛或栓塞性闭塞。而近几年随着分子遗传学的发展及特发性脊髓萎缩症的家系报道，多数学者也提出特发性脊髓萎缩症可能与染色体遗传有关。

临床常见的脊髓萎缩常由某些因素引起，如先天性发育异常、变性疾病、外伤等，但该患者脊髓造影术未显示明显异常，脊髓 MRI 未见髓内外占位及脊髓严重受压，可排除脊髓压迫症、脊髓血管畸形、髓内肿瘤等病变，故考虑为特发性胸髓萎缩，该病诊断需全面排除可能引起脊髓萎缩的各类原因。特发性胸髓萎缩暂时无治疗方法，可改善循环及营养神经治疗，并定期随访。

参考文献

[1] 吴静,吴志英.姚宜卿,等.特发性胸髓萎缩[J].中国临床神经科学,2001,9：302－303.
[2] Giles LG. Mechanisms of neurovascular compression within the spind and intervertebral canals [J]. Manipulative Physiol Ther, 2000,23：107－111.
[3] Mushkin AY, Kovalenko KN. Neurological compilations of spind tuberculosis in children [J]. Int Orthop, 1999,23：210-212.
[4] Roze E, Gervais D, Demiret S, et al. Neuropsychiatric disturbances in presumed late-onset cobalamin C disease [J]. Arch Neurol, 2003,60：1457－1462.
[5] Tesio L, Bassi L, Strada L, et al. Spinal cord lesion after penicillin gluteal injection [J]. Paraplegia, 1992,30：442－444.
[6] Wang Y, Hashizume Y, Yoshida MY, et al. Pathological changes of the spinal cord in centenarians [J]. Pathol Int, 1999,49：118－124.

（王心宁　肖　勤　陈生弟）

病例 12　双上肢无力、肌肉萎缩 3 年

● 病史

现病史：女性，26 岁。2003 年 6 月感觉颈部酸痛、右肩部疼痛、自觉容易疲劳，当时未予重视。11 月发现右手示指无力，但不显著，不影响日常工作。2004 年 3 月右手出现抖动，自感右手力弱，持物等动作时较明显。12 月右手无力、抖动有所加重，打字时也发现抖动明显，工作受影响。2005 年 2 月发现右手肌肉萎缩，6 月发现右手手指伸不直，不能写字，只能辞去工作。2006 年 1 月，左手也出现无力，活动时感到不灵活。3 月，外院考虑"肌萎缩侧索硬化"，无特殊治疗。患者病情仍进一步发展，6 月出现左手手指不能伸直。7 月行走时摔倒一次，此后发现行走变缓慢，但上下楼梯不受影响，同时自觉言语较前含糊，左手肌肉萎缩。病程中有肌肉跳动感，无肢体麻木，无吞咽困难、饮水呛咳。2007 年 2 月收治入院。发病以来饮食可，无二便异常，无发热，体重无明显变化。

既往史：入院时否认既往慢性疾病、传染性疾病史,否认服用特殊药物。

个人史：否认药物及食物过敏史。

家族史：否认家族遗传病史。

● 查体

一、内科系统体格检查

体温 36.5 ℃,脉搏 70 次/分,呼吸 18 次/分,血压 120/60 mmHg,心、肺、腹部无异常。

二、神经系统专科检查

精神智能状态：神志清,对答切题,计算力、定向力正常。

脑神经：双侧额纹对称,眼裂正常,眼球各方向活动正常,无眼震,双侧瞳孔等大等圆,直径 2.5 mm,对光反射存在,双侧鼻唇沟对称,伸舌居中,舌肌可见纤颤、萎缩,咽反射存在。

运动系统：右三角肌肌力 4 级,左三角肌肌力 5 级,双手握力 3 级,其余肢体肌力 5 级。四肢肌张力增

高。双侧前臂、大小鱼际肌肉萎缩。

反射：双上肢腱反射（＋＋＋），双膝反射（＋＋＋），双踝反射（＋＋＋），踝阵挛（＋）。

感觉系统：四肢深浅感觉对称存在。

病理征：双侧巴氏征、Chaddock 征（＋）。

共济运动：双侧指鼻试验不能完成、跟膝胫试验正常，Romberg 征阴性。

步态：痉挛步态。

脑膜刺激征：阴性。

● **辅助检查**

一、实验室检查

血常规、肝肾功能、肿瘤标志物及自身抗体、叶酸、维生素 B_{12} 水平均在正常范围。

二、其他辅助检查

心电图及 X 线胸片：未见明显异常。

肌电图：①NCV：所检神经 MCV 正常范围，部分神经 CMAP 波幅明显下降；未见传导阻滞；感觉神经传导速度（SCV）正常，感觉神经动作电位（SNAP）波幅无明显异常改变。F 波潜伏期正常范围，尺神经 F 波出现率下降。②EMG：多数肌肉可见纤颤波、正相波等自发电位活动，轻收缩时 MUP 时限增宽，波幅增高，个别肌肉可见巨大电位；重收缩时募集减少，呈单纯相。③电生理诊断：广泛肌肉神经源性肌电改变，前角损害首先考虑。

● **诊断及讨论**

一、定位诊断

患者表现为肢体无力、萎缩，定位于下运动神经元；腱反射活跃，病理征阳性，定位于上运动神经元。

二、定性诊断

根据 El-Escorial 诊断标准，本例患者符合确诊的肌萎缩侧索硬化，为运动神经元病的一类，如具有明确的病因，则应诊断为肌萎缩侧索硬化综合征，其可能的病因见下文。

三、鉴别诊断

原发性肌萎缩侧索硬化（amyotrophic lateral sclerosis，ALS）：患者有肢体无力、萎缩，腱反射活跃，病理征阳性等上、下运动神经元受累表现，肌电图提示前角损害，符合肌萎缩侧索硬化诊断。但原发性 ALS 的诊断需排除其他继发性原因，本患者有明确继发因素，故不考虑原发性 ALS。

四、治疗及预后

患者 2008 年随访时承认，2007 年入院时曾隐瞒既往病史。患者 2007 年入院以前即发现人类免疫缺陷病毒（HIV）检测阳性，已于江苏省进行传染病传报，但病史及治疗方法仍未详细提供。

运动神经元病无特效治疗药物，患者出院后遵医嘱口服肌苷、辅酶 Q_{10}、甲钴胺、呋喃硫胺等药物，随访中病情仍有进一步发展。

五、病例点评及疾病分析

因运动神经元对某一病毒的特异易感性，已提出 ALS 的病毒病因学。近 20 年来，至少已报道 19 例 HIV-1 血清阳性患者出现 ALS 或 ALS 样疾病。*Neurology* 上发表的 2 篇文章显示，由 AIDS 病毒感染引起的 ALS 可用抗 HIV 药物，使病情得以改善甚至治愈，该发现为病毒感染能够引起 ALS 提供了新的证据。典型的 ALS 是一种渐进性的疾病，目前尚无有效的治疗药物能够阻断或逆转这一疾病的进展，唯一有效的治疗就是尽量减慢该病的进展。

法国第三大学一项长达 13 年的研究中对 1 700 名具有神经症状的 HIV 感染者进行观察。在这些人中，共有 6 名患者出现了 ALS 症状，显著高于普通人群的发生率。Moulignier 等研究证实在应用抗-HIV 药物治疗后，2 名患者的运动神经元症状完全消失，3 名患者的症状得以改善，1 名患者的症状得以稳定。该研究认为可能是通过以下几种机制：神经元的感染、毒性病毒物质的释放、诱导免疫系统产生细胞因子或诱导自身免疫的发生等。研究中 6 例病人中的 5 例在应用多种抗逆转录病毒药物的"鸡尾酒疗法"之前均观察到了运动神经元受损的症状，而在用药以后，运动神经元病的症状明显改善或消失。MacGowan 等对一位 32 岁具有 ALS 样症状并发现其 HIV 阳性的女性病人进行了研究。在应用抗 HIV 药物治疗后，该患者的 ALS 症状完全消失，血液及脑脊液中的 HIV 亦监测不到了。研究认为，在所有的 7 名患者中，疾病的迅速进展和病人年轻时即发病有关，无论伴或不伴其他原因，都表明由 HIV 感染引起的 ALS 是典型 ALS 的一种特殊变异类型。

综上所述,已有研究发现 ALS 样综合征的发生与 HIV 感染有关,然而,两者之间的因果关系尚不明确。HIV 感染相关 ALS 综合征患者通常较年轻,并且常显示出运动神经元系统以外的病变。进一步研究以阐明 HIV 是如何引起运动神经元疾病是必需的。经抗逆转录病毒治疗可改善 HIV 感染相关 ALS 综合征患者的病情,能减少病毒载量的侵袭性,因此目前已有研究提出高效抗逆转录病毒治疗(highly active antiretroviral therapy,HAART)应该被用于所有病例。

本例患者在诊断肌萎缩侧索硬化的基础上,提供合并 HIV 感染的相关病史,考虑为 HIV 感染合并肌萎缩侧索硬化综合征。有少数报道认为 HIV 感染可能直接导致类似肌萎缩侧索硬化的表现,经过抗病毒治疗后,其运动系统受累的症状可减轻,或完全消失,但这种情况比较少见。本例患者起初隐瞒病史,随访时才提供相关病史,且具体治疗经过不详,其预后情况可经后期随访继续观察。

参考文献

[1] Chou CM, Huang CJ, Shih CM, et al. Identification of three mutations in the Cu, Zn-superoxide dismutase (Cu, Zn-SOD) gene with familial amyotrophic lateral sclerosis: transduction of human Cu, Zn-SOD into PC12 cells by HIV-1 TAT protein basic domain [J]. Ann N Y Acad Sci, 2005,1042: 303 – 313.
[2] Przedborski S, Mitsumoto H, Rowland LP. Recent advances in amyotrophic lateral sclerosis research [J]. Curr Neurol Neurosci Rep, 2003,3: 70 – 77.
[3] Rowland LP. HIV-related neuromuscular diseases: nemaline myopathy, amyotrophic lateral sclerosis and bibrachial amyotrophic diplegia [J]. Acta Myol, 2011,30: 29 – 31.
[4] Sinha S, Mathews T, Arunodaya GR, et al. HIV-1 clade-C-associated "ALS"-like disorder: first report from India [J]. J Neurol Sci, 2004,224: 97 – 100.
[5] Verma A, Berger JR. ALS syndrome in patients with HIV-1 infection [J]. J Neurol Sci. ,2006,240: 59 – 64.

(王心宁　肖　勤　陈生弟)

病例 13　双下肢麻木、疼痛 1 个月

● 病史

现病史:男性,35 岁。1 个月前无明显诱因出现双足疼痛,随后出现双下肢麻木,膝关节以下疼痛明显、呈触电感。入院 10 天前,出现双手指尖麻木,无明显乏力。追问病史,患者半年前因尿频、尿急就诊于外院,诊断为"前列腺炎伴泌尿系统感染",予口服甲砜霉素(0.5 g tid)和盐酸黄酮哌酯(0.2 g tid)治疗。发病以来无发热,饮食可,体重较前减轻约 5 kg。

既往史:体健,无糖尿病史,否认服用其他药物史。

个人史:无药物及食物过敏史。

家族史:无家族遗传病史。

● 查体

一、内科系统体格检查

体温 36.8 ℃,脉搏 80 次/分,呼吸 20 次/分,血压 130/80 mmHg,心、肺、腹部无异常。

二、神经系统专科检查

精神智能状态:神志清,对答切题,计算力、定向力正常。

脑神经:双侧额纹对称,眼裂正常,眼球各方向活动正常,无眼震,双侧瞳孔等大等圆,直径 2.5 mm,对光反射存在,双侧鼻唇沟对称,伸舌居中。

运动系统:四肢肌力 5 级,肌张力正常,无明显肌萎缩。

反射:双上肢腱反射(＋＋),左膝反射(＋＋),右膝反射(＋＋＋),双踝反射(＋)。

感觉系统:双膝关节以下针刺觉过敏,右膝关节以下及左膝关节以下踝关节以上震动觉减退,双踝关节以下关节运动觉减退。

病理征:未引出。

共济运动:双侧指鼻、跟膝胫试验正常,Romberg 征阴性。

步态:正常。

脑膜刺激征：阴性。

● **辅助检查**

一、实验室检查

血常规：白细胞 $3.9\times10^9/L$，中性粒细胞 0.31，红细胞 $3.23\times10^{12}/L$，血红蛋白 116 g/L。

其他：肝肾功能、肿瘤标志物及自身抗体检测均在正常范围。梅毒、人类免疫缺陷病毒检测阴性。叶酸 $1.87\ \mu g/L(\downarrow)$，维生素 B_{12} 水平在正常范围内。

二、其他辅助检查

肌电图：四肢运动神经传导速度（MCV）及感觉神经传导速度（SCV）不同程度延迟或减慢；部分感觉神经动作电位（SNAP）和复合肌肉动作电位（CMAP）波幅下降。

脑干听觉诱发电位（BAEP）、视觉诱发电位（VEP）：正常。

体感诱发电位（SEP）：胫神经 SEP 双侧 P40 波存在，波幅低平，潜伏期延长，以左侧为著。

● **诊断及讨论**

一、定位诊断

依据双足疼痛，双下肢麻木，进而出现双手指尖麻木，定位于周围神经，感觉神经受累为主。

二、定性诊断

亚急性起病，进行性进展，呈双侧对称性感觉异常，上肢及下肢均累及，考虑周围神经病变。结合发病前用药史，首先考虑甲砜霉素所致周围神经病。

三、鉴别诊断

1. CIDP：该患出现周围神经症状，主要表现为下肢麻木，伴有指尖麻木，CIDP 亦可出现上述表现。但该患者无运动系统受累，且具有明确用药史，停药后症状好转，不符合 CIDP 特征。

2. 糖尿病周围神经病：糖尿病长期血糖控制不佳可导致周围神经病，表现为感觉受累为主的周围神经变性，该患者无糖尿病史，也不伴有运动系统、自主神经纤维的受累，不符合糖尿病周围神经病。

四、治疗及预后

入院后停用甲砜霉素及盐酸黄酮哌酯，予维生素 B_1 20 mg、维生素 B_2 10 mg、维生素 B_6 10 mg、维生素 B_{12} 25 μg、叶酸 5 mg、加巴喷丁 100 mg，每天 3 次口服。1 周后患者痛觉过敏缓解，双侧膝关节以下针刺觉过敏较前减退，深感觉检查同前。复查血常规：白细胞 $4.9\times10^9/L$，中性粒细胞 0.31，红细胞 $3.7\times10^{12}/L$，血红蛋白 125 g/L。

五、病例点评及疾病分析

甲砜霉素致周围神经病报道罕见，仅法国于 1987 年有 1 例、日本在 1976 年有 2 例报道。检索 Pubmed、Embase、Cochrane Database 及中国生物医学文献数据库发现国内此前无报道。日本筱原（Shinohara）等报道的病例也表现为明显的下肢痛觉过敏，停药后症状不同程度改善。

目前认为，甲砜霉素致周围神经病的机制与其干扰正常的维生素代谢有关，维生素 B 族对治疗该药导致的周围神经病及预防不良反应具有一定作用，但具体机制仍有待进一步研究。

本患者在口服甲砜霉素及盐酸黄酮哌酯 5 个月后出现周围神经病表现，停用上述药物并配合相应治疗后症状缓解。

盐酸黄酮哌酯为泌尿生殖系统平滑肌解痉药物，其药品说明书示不良反应集中于抗胆碱能作用，从临床药理毒理研究方面分析该药无直接针对周围神经的毒性。甲砜霉素为氯霉素类抗生素，作用机制与氯霉素相似，可抑制细菌肽链形成，阻止细菌蛋白合成。此外，该药亦具较强免疫抑制作用，可抑制免疫球蛋白合成和抗体生成。虽然其毒性较氯霉素弱，但仍对神经和造血系统有毒性作用。

本患者在出现周围神经病的同时叶酸降低，出现可逆性轻度贫血，停药后贫血快速改善，周围神经病症状好转。因此，其周围神经病与盐酸黄酮哌酯相关性较小，考虑为甲砜霉素所致，且长时间应用也可能是导致不良反应的原因之一。

参考文献

[1] 徐道英,赵语. 甲砜霉素门诊处方分析[J]. 中国药业,2009,18：49-50.

[2] Erenmemisoglu A, Tekol Y, Gogusten B. Neuromuscular blocking effect of thiamphenicol on frog rectus abdominis muscle [J]. Gen Pharmacol, 1994,25：1417-1420.

[3] Ho SP, Hsu TY, Che MH, et al. Antibacterial effect of

chloramphenicol, thiamphenicol and florfenicol against aquatic animal bacteria [J]. J Vet Med Sci, 2000, 62: 479 - 485.

[4] Marchese A, Debbia E, Tonoli E, et al. In vitro activity of thiamphenicol against multiresistant Streptococcus pneumoniae, Haemophilus influenzae and Staphylococcus aureus in Italy [J]. J Chemother, 2002, 14: 554 - 561.

[5] Raymond J, Boutros N, Bergeret M. Role of thiamphenicol in the treatment of community-acquired lung infections [J]. Med Trop, 2004, 64: 33 - 38.

（王　刚　王心宁　陈生弟）

病例 14　双眼睑下垂、眼球活动障碍 10 年

● 病史

现病史：女性，27 岁。10 年前无明显诱因下开始出现双眼睑下垂，眼球活动减少，右侧较左侧严重，无晨轻暮重，症状逐渐加重，最严重时右眼睑覆盖眼球约 50%，右眼球固定于外侧无法活动，无复视，无视物模糊，无畏光，无肢体乏力麻木，无头痛。2010 年外院就诊，查视力正常，未予特殊处理。至 2012 年 6 月自觉眼睑下垂程度加重，右眼明显，于外院行双眼睑及眼角手术，后症状进一步加重，出现双眼不适、畏光、流泪，右眼睑闭合困难。2013 年 3 月收治入院。

既往史：否认高血压、糖尿病病史。否认肝炎、结核病史。2006 年行剖宫产手术。

个人史：否认吸烟、饮酒史，否认疫区疫水接触史。

家族史：自述表妹有眼球固定于外展位情况，年幼时即起病。

● 查体

一、内科系统体格检查

体温 37 ℃，脉搏 67 次/分，呼吸 14 次/分，血压 110/70 mmHg，心、肺、腹部无异常。

二、神经系统专科检查

精神智能状态：神志清，精神可，查体合作。

脑神经：双侧额纹对称，双瞳孔直径 3 mm，对光反射灵敏，双眼睑下垂，右眼较左眼明显，眼轮匝肌肌力尚可，右眼外展位、内收、上视及下视受限，左眼上视、下视、内收及外展均受限，双眼无眼震，直接及间接对光反射均正常，双侧角膜反射灵敏。双侧鼻唇沟对称，伸舌居中，鼓腮、露齿、吹哨动作完成正常。

运动系统：双侧肢体肌力 5 级，肌张力正常。

反射：双侧肱二头肌、肱三头肌、桡骨膜反射消失，双膝、跟腱反射消失。

感觉系统：双侧痛觉正常。

病理征：未引出。

共济运动：双侧指鼻试验、跟膝胫试验完成可。

步态：正常。

脑膜刺激征：阴性。

● 辅助检查

一、实验室检查

血常规、生化检查：均正常。心肌蛋白、叶酸、维生素 B_{12}、甲状腺功能、肿瘤指标均正常，乙肝、梅毒检查均阴性。

免疫复合物检查：抗双链 DNA IgG、抗核抗体、抗 Jo-1 抗体、抗线粒体抗体、抗平滑肌抗体、抗中性粒细胞胞浆抗体均正常。

活动前后乳酸：活动前乳酸 1.76 mmol/L　活动后乳酸 1.62 mmol/L。

二、其他辅助检查

心电图：正常。

胸片正位片：两肺未见明显活动性病变。

头颅 MR 平扫：未见明显异常。

头颅 CTA：未见明显异常。

电生理检查：肌电图、神经传导速度、重复电刺激未见明显异常。

肌肉病理检查（左侧肱二头肌）：骨骼肌的主要病理改变为出现典型和不典型的破碎红纤维（ragged red fiber, RRF）、破碎蓝纤维（ragged blue fiber, RBF）和 COX 阴性的肌纤维（图 7-23、图 7-24）。

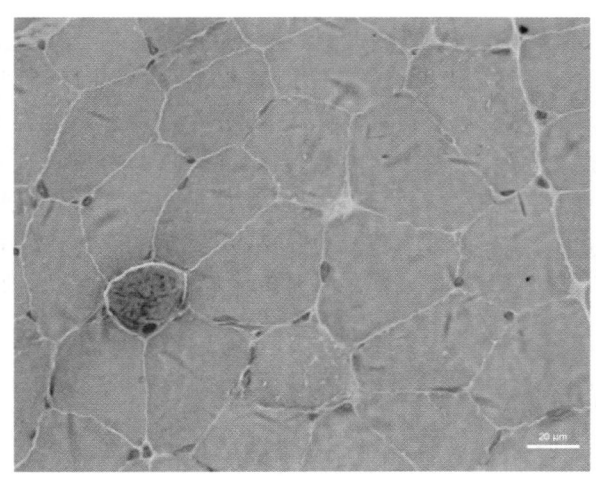

图7-23 破碎红纤维(MGT染色,bar=20 μm)

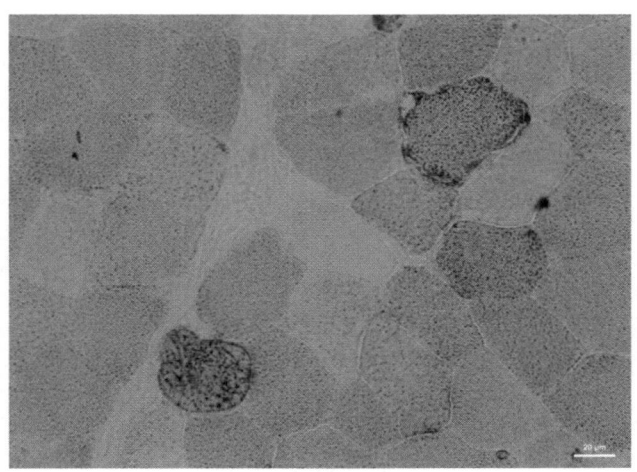

图7-24 破碎蓝纤维(SDH染色,bar=20 μm)

● 诊断及讨论

一、定位诊断

患者主要表现为眼睑下垂、眼球活动障碍,无波动性,头颅MRI、头颅CTA未见明显异常,故定位于眼外肌。

二、定性诊断

患者以眼外肌瘫痪为主要症状,青少年期起病,进行性发展,且家族史阳性,首先考虑遗传性眼外肌病变。结合肌肉病理肌纤维内出现破碎红纤维,首先考虑线粒体病变所致,即慢性进行性眼外肌瘫痪(CPEO)。

三、鉴别诊断

1. 重症肌无力(MG):是最常见的神经肌肉接头传递障碍性疾病,可累计任何肌肉或肌群,眼外肌受累常见,眼肌受累发生在50%~70%的早期患者,最终累及90%患者,典型患者表现为上睑下垂或复视。在一些患者,病变仅限于眼外肌,但多数眼肌受累的患者最终发展成全身型MG。波动性上睑下垂、复视和晨轻暮重是本病的特点。该患者临床表现无明显晨轻暮重,无疲劳现象,结合病理结果可排除该病。

2. 眼咽型肌营养不良(OPMD):可引起显著的、进行性双侧上睑下垂和吞咽困难,一般在50~60岁开始发病,是一种常染色体显性遗传性肌病,肌活检可见镶边空泡及核内管状包涵体。该患者病理已明确,可排除该病。

四、治疗及预后

予以辅酶Q_{10}、维生素B_1、维生素C等治疗,患者症状无明显变化,继续随访中。

五、病例点评及疾病分析

线粒体病的病变如侵犯骨骼肌为主,称为线粒体肌病。如病变除侵犯骨骼肌外,还侵犯中枢神经系统,则称为线粒体脑肌病,主要包括:Kearns-Sayre综合征(KSS)、慢性进行性眼外肌瘫痪(CPEO)、肌阵挛性癫痫伴蓬毛样红纤维(MERRF)、线粒体脑肌病伴高乳酸血症和卒中样发作(MELAS)。如病变侵犯中枢神经系统为主,则称为线粒体脑病,如遗传性视神经病(LHON)、亚急性坏死性脑脊髓病(SNE)等。

线粒体病是一组多系统疾病,最易受到影响的组织是脑、骨骼肌及心肌。其神经系统损害表现为:眼外肌瘫痪、青年人卒中、癫痫发作、肌阵挛、视神经病、肌病、偏盲、脑脊液蛋白质升高、神经性耳聋、共济失调、痴呆、周围神经病及肌张力障碍等。多系统损害表现为:心脏传导阻滞、心肌病、糖尿病、身材矮小、甲状腺功能低下、视网膜色素变性(可能与色素细胞的生理活动需较高能量相关)、白内障、乳酸酸中毒、耳聋、近端肾小管功能缺陷、肾小球疾病、肝病、小肠假性梗阻、发作性呕吐、全血细胞减少、胰腺功能失调及精神性疾病(特别是抑郁)。线粒体病合并的实验室检查异常有(以发生多寡为序):骨骼肌活检中破碎红纤维、血清和脑脊液中的乳酸水平增高、肌电图肌源性损害、周围神经病、听力图检查示神经性耳聋、基底节钙化或局限性信号异常、氧化磷酸化中酶的缺陷及基因突变。体格检查时常无局灶体征，肌肉萎缩者少见，部分病例可查出深感觉减退、肌肉压痛。

线粒体肌病以骨骼肌极度不能耐受疲劳为主要特征。CPEO 表现为单纯眼外肌瘫痪。KSS 除有眼外肌瘫痪外，尚伴有视网膜色素变性和/或心脏传导阻滞，以及身材矮小、智能减退、神经性听力下降、小脑性共济失调等，脑脊液蛋白质含量多增高。MELAS 以卒中样发作为特点，同时伴有身材矮小、智能减退、神经性听力下降，血乳酸增高，但脑脊液蛋白质含量正常。MERRF 多见于儿童，有明显家族史，以肌阵挛性癫痫发作为特征，伴智能减退、小脑性共济失调等。LHON 表现为由双侧视神经萎缩引起的急性或亚急性视力丧失，通常好发于 18～30 岁，多数患者为男性。

肌肉活检是诊断本组疾病必不可少的手段。MGT 染色可发现肌膜下出现不规则的红色边缘，为 RRF。多数出现在 I 型纤维，如超过 4% 则对诊断本病有重要价值。与 mRNA 缺失、丢失及 tRNA 基因点突变相关的疾病往往伴有 RRF，而与 mtDNA 结构基因点突变相关的疾病往往不伴有 RRF。氧化酶染色可见一些肌纤维肌膜下及肌原纤维间氧化酶阳性颗粒状物质(线粒体)增多。有时 COX 反应降低。PAS(＋)、油红 O(＋)等见于合并糖原沉积或脂质沉积的线粒体肌病。电镜检查：肌膜下和肌原纤维间大量异常线粒体堆积，形态大小不一，线粒体嵴变平或延长并旋绕成同心圆，线粒体内出现嗜锇小体及类结晶样包涵体。

线粒体病的治疗包括饮食治疗、代谢治疗、对症治疗等。饮食治疗能减少内源性毒性代谢产物的产生。高碳水化合物饮食能代偿受损的糖异生，减少脂肪分解。对于肉毒碱缺陷的患者，应限制脂肪摄入。生酮饮食有利于丙酮酸脱氢酶缺失的患者。对于丙酮酸羧化酶缺失的患者，则推荐高蛋白质、高碳水化合物、低脂肪饮食。代谢治疗包括：氧化磷酸化辅助因子的补充；建立代谢旁路；刺激丙酮酸脱氢酶；防止氧自由基对线粒体内膜的损害，治疗方式包括静脉滴注 ATP、皮质激素、B 族维生素、维生素 C＋维生素 K_3、辅酶 Q_{10} 等药物。过度的体力活动可以促使无氧酵解，加重酸中毒，因此体育锻炼应适度。线粒体病的患者对低氧和高碳酸的反应性下降，因此在施行麻醉时要十分慎重，避免引起心脏传导阻滞的药物。

本例患者表现为周围性眼肌麻痹，有家族史，病程

中无明显疲劳现象、无晨轻暮重现象，应考虑线粒体病可能。患者曾在外院眼科就诊，因眼部检查无特殊发现，未予明确诊治。从该病例中可得到的经验教训，对不明原因的眼睑下垂、眼球活动障碍，除眼球病变导致外，更应考虑神经系统病变导致的眼肌麻痹，应及时提示患者至神经科就诊，以免延误诊治。患者眼外肌麻痹不能用多脑神经病变解释时，应考虑线粒体病可能，予以神经电生理和病理检查。该患者病理诊断明确，治疗主要以对症治疗和线粒体"鸡尾酒"疗法为主。

参考文献

[1] Akman HO, Dorado B, Lopez LC, et al. Thymidine kinase 2 (H126N) knockin mice show the essential role of balanced deoxynucleotide pools for mitochondrial DNA maintenance [J]. Hum Mol Genet, 2008,17: 2433 - 2440.

[2] Alberio S, Mineri R, Tiranti V, et al. Depletion of mtDNA: Syndromes and genes [J]. Mitochondrion, 2007,7: 6 - 12.

[3] Baruffini E, Ferrero I, Foury F. Mitochondrial DNA defects in Saccharomyces cerevisiae caused by functional interactions between DNA polymerase gamma mutations associated with disease in human [J]. Biochim Biophys Acta, 2007,1772: 1225 - 1235.

[4] Baruffini E, Horvath R, Dallabona C, et al. Predicting the contribution of novel POLG mutations to human disease through analysis in yeast model [J]. Mitochondrion, 2011,11: 1882 - 1890.

[5] Baruffini E, Lodi T, Dallabona C, et al. Genetic and chemical rescue of the Saccharomyces cerevisiae phenotype induced by mitochondrial DNA polymerase mutations associated with progressive external ophthalmoplegia in humans [J]. Hum Mol Genet, 2006,15: 2846 - 2855.

[6] Blakely E, He L, Gardner JL, et al. Novel mutations in the TK2 gene associated with fatal mitochondrial DNA depletion myopathy [J]. Neuromuscul Disord, 2008,18: 557 - 560.

[7] Bourdon A, Minai L, Serre V, et al. Mutation of RRM2B, encoding p53-controlled ribonucleotide reductase (p53R2), causes severe mitochondrial DNA depletion [J]. Nat Genet, 2007,39: 776 - 780.

[8] Carrozzo R, Bornstein B, Lucioli S, et al. Mutation analysis in 16 patients with mtDNA depletion [J]. Hum Mutat, 2003,21: 453 - 454.

[9] Chan SS, Copeland WC. DNA polymerase gamma and mitochondrial disease: Understanding the consequence of POLG mutations [J]. Biochim Biophys Acta, 2009,1787: 312 - 319.

[10] Chan SSL, Longley MJ, Copeland WC. The common A467T mutation in the human mitochondrial DNA polymerase (POLG) compromises catalytic efficiency and interaction with the accessory subunit [J]. J Biol Chem, 2005,280: 31341 - 31346.

（王心宁　栾兴华　肖　勤）

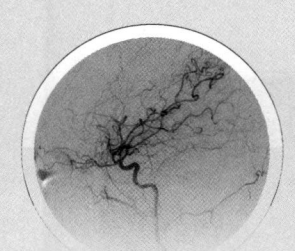

第八章

中枢神经系统感染

病例 1　头晕 1 月，伴视物成双，言语不清 24 天

● 病史

现病史：男性，57 岁。患者于 2008 年 6 月 24 日清晨突发头晕，伴视物旋转、恶心、呕吐、行走不稳，经治疗后略好转，能独立行走，但仍感觉持续头晕。7 月 2 日出现复视，左侧颜面麻木，次日又出现口齿不清和头胀，无抽搐发作。当地医院行头颅 CT（8 日）未见异常，MRI 示右侧小脑、中脑异常信号影，考虑出血，头颅 MRA 示两侧颞叶、左侧枕叶小细条状紊乱血管影。予以止血，对症治疗 20 余天，复查头颅 MRI 平扫＋增强（24 日）示颅内多发病灶伴周边强化，考虑寄生虫感染可能，转移性肿瘤待排，2008 年 7 月 28 日收入我院。病程中患者曾有发热，轻度饮水呛咳，偶有自发言语，家人诉患者 7 月 15 日后有记忆减退。

既往史：有喜好生吃醉蟹和虾等习惯。曾到过浙江温州、宁波和绍兴等并殖吸虫病流行地区。否认高血压、糖尿病、冠心病史，否认肝炎、结核等传染性疾病史，否认重大手术、外伤史，否认输血史，预防接种史不详。

个人史：长期生活于原籍，否认疫水接触史，否认冶游史，无抽烟饮酒嗜好。

家族史：已婚，有一女，家人体健。否认家族遗传病史。

● 查体

一、内科系统体格检查

体温 37.2 ℃，脉搏 72 次/分，呼吸 19 次/分，血压 125/78 mmHg，心、肺、腹部无异常。

二、神经系统专科检查

精神智能状态：神智清楚，言语含糊，定向力正常，计算和记忆功能粗测减退。

脑神经：双瞳孔等大等圆，直径 3 mm，直接和间接对光反应灵敏，右眼外展露白 2 mm，左眼外展露白 1.5 mm，上视幅度减小，有复视；无眼震，左侧颜面针刺觉稍减退。两侧额纹对称，双侧鼻唇沟对称，伸舌居中，悬雍垂居中，双侧咽反射灵敏，软腭弓上抬正常。

运动系统：四肢肌张力正常，四肢肌力 5 级。

腱反射：双侧肱二头肌反射（＋＋），双侧肱三头肌反射（＋＋）、双侧桡骨膜反射（＋），双侧膝反射（＋＋），双侧踝反射（＋）。

感觉系统：深浅感觉正常。

病理反射：右侧巴氏征（＋），余未引出。

共济运动：指鼻、跟膝胫试验欠稳准，直线行走完成略差，Romberg 征阳性。

脑膜刺激征：阴性。

● 辅助检查

一、实验室检查

血常规：白细胞计数 6.9×10^9/L，嗜酸性粒细胞计数 0.84×10^9/L，血细胞比容 0.43。

空腹血糖 4.10 mmol/L，电解质基本正常，尿常规均正常，粪常规正常。

肿瘤标志物：CA125、CA199、AFP、CEA、PSA、

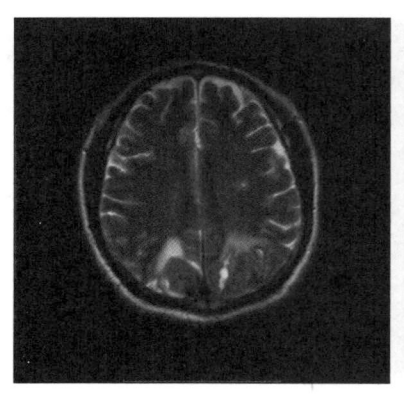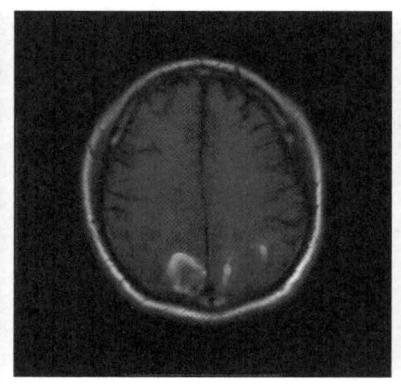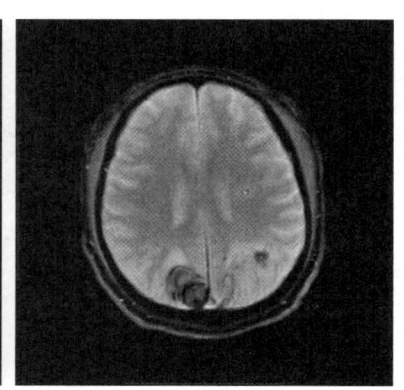

图 8-1　头颅 MRI

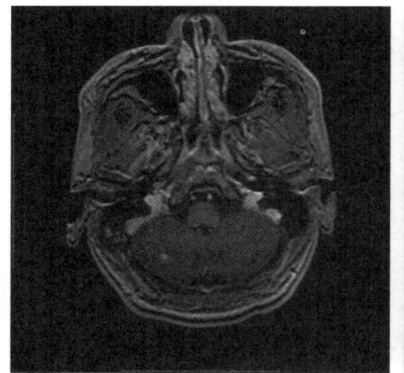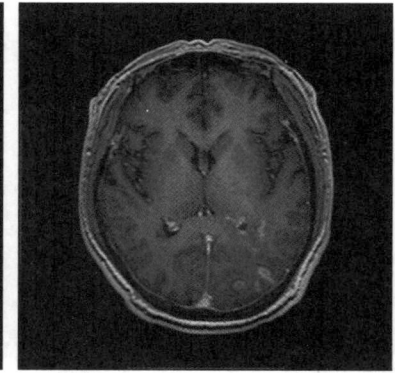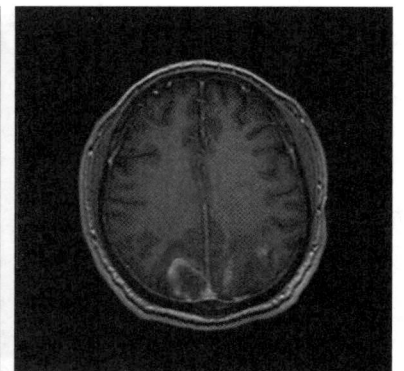

图 8-2　头颅 MRI 增强

f-PSA 正常

血沉：18.0 mm/h，C 反应蛋白（CRP）6.7 mg/L

寄生虫抗体：肺吸虫抗体阳性，酶联免疫吸附试验（ELISA）检测并殖吸虫循环抗体阳性。

脑脊液：压力 230 mmH$_2$O，有核细胞计数 32×10^6/L，多核细胞 0.35，单核细胞 0.7，蛋白质定量 665 mg/L（↑），糖 2.68 mmol/L，氯 128.9 mmol/L。

二、其他辅助检查

胸部 CT 增强：左肺内前基底段见斑点状结节状病灶。

诱发电位：SEP 潜伏期偏长，BAEP 正常，VEP 形态正常。

头颅 MRS：双侧顶叶病变区 NAA、Cho 减低，mI 增高，醋酸盐及琥珀酸盐峰显示，结合常规 MRI 形态学改变及临床病史考虑为寄生虫感染可能。

眼科会诊：查眼底，未见明显视乳头水肿。

头颅 MRI（2008-08-01）：右侧出现环形、囊变病灶，原小脑病灶好转，考虑寄生虫游走（图 8-1）。

头颅 MRI 增强（2008-08-01）：颅内多发异常信号病灶，首先考虑寄生虫感染（图 8-2）。

● 诊断及讨论

一、定位诊断

患者开始出现左侧面部发麻，定位在大脑皮质相应的感觉区（右顶叶），虽无脑膜刺激征，但是有头痛，腰穿压力升高达 230 mmH$_2$O，并伴有蛋白质升高，提示有颅内压增高和脑实质受累。双上肢快复轮替动作欠灵活，指鼻和跟膝胫试验完成欠稳准，提示小脑也受累。双侧外展露白，复视提示展神经受累。患者计算力和记忆力均变差，提示皮质受累。综合归纳患者存在脑皮质、基底节区、小脑多部位受累，与磁共振显示的多发病灶一致。

二、定性诊断

患者有疫区接触史，并有喜好生吃醉蟹和虾等习惯。虽然没有典型的癫痫发作，但有颅内多个部位受损的功能缺失症状。综合流行病学史、临床表现、影像学表现以及血清免疫特异性循环抗体阳性，故考虑脑型并殖吸虫病诊断。最后,经过抗寄生虫药物治疗,患者症状以及复查头颅 MRI 明显好转,更加支持此诊断。

三、鉴别诊断

本病需与以下几种疾病鉴别。

1. *颅内转移瘤*:转移瘤多有原发肿瘤,起病较快,病程短,多有局限病灶的损伤表现,颅内高压症状明显且出现早。肿瘤多位于灰白交界区,CT 呈低或者等密度占位影,增强明显,脑白质水肿明显。本患者不符合转移瘤的依据是无原发病表现,无逐渐加重过程,有的病变位于脑膜处(不是转移瘤的好发部位)。MRI 的环形强化,CT 见到钙化影,治疗后病灶消失也不支持转移瘤的诊断。

2. *脑结核瘤*:是结核性脑膜炎的一种表现,是结核杆菌引起的非化脓性炎症。主要病理改变为脑膜广泛性慢性炎症。起病隐袭,多继发于身体其他部位的结核,表现为结核中毒症状,继而出现头痛、呕吐、颈项强直等颅内压升高和脑膜刺激征。腰穿脑脊液压力增高;无色透明或者磨玻璃样变;白细胞增多,以单核细胞为主;蛋白质含量中度增高;糖和氯化物含量降低。该患者的脑脊液改变类似结核,影像学上也应与结核相鉴别。但该患者结核瘤不符合的依据是无原发结核病灶,症状在短时间内达到高峰后呈现持续无进展过程,与结核病不符合。给予抗寄生虫药物治疗而非抗结核药物治疗后,病情好转,病灶减少,可以排除结核病。

四、治疗及预后

入院初考虑"脑出血",给予止血降颅压等治疗。24 日复查头 MRI 平扫+增强示颅内多发病灶伴周边强化,考虑"寄生虫感染可能,转移性肿瘤待排",给予头颅 MRS 检查并结合复查 MRI 增强的形态,遂用 ELISA 检测特异性循环抗体,对多种较常见的侵袭颅脑的寄生虫(猪囊尾蚴、并殖吸虫、曼氏裂头蚴及血吸虫等)进行排查,结果并殖吸虫循环抗体阳性。复查头颅 MRI 示右侧也出现环形、囊变病灶,原小脑病灶明显好转,考虑寄生虫游走。后给予吡喹酮驱虫治疗,给予甘露醇、甲泼尼龙脱水减轻水肿,加用奥拉西坦改善认知功能。

五、病例点评及疾病分析
(一)本病例的特点

本病例入院后出现左侧枕颞叶和双侧顶叶病变,

而之前原小脑处病灶范围缩小,表现了并殖吸虫病游走的特性。由于虫体造成的多部位、多形式的损害,临床表现复杂多样,缺乏特异性表现。本例患者对应其脑内病灶部位及其游走,从开始的头晕、颜面麻木、复视,到入院后记忆力、计算力减退,主要表现为小脑平衡功能、第Ⅵ对脑神经麻痹及皮质精神认知障碍等症状。

散发性非疫区的脑型并殖吸虫易被误诊、漏诊。临床医师对该病应有所了解和警惕。注意了解在流行区有无生食或半生食溪蟹、蝲蛄及饮用过生溪水的病史。

免疫学检查常用的有皮内试验、酶联免疫吸附试验(ELISA)、斑点法酶联免疫吸附试验、补体结合试验等,其阳性率均可达 98% 左右,亦有相当的特异性,对血吸虫、华支睾吸虫、姜片虫等其他寄生虫病有不同程度的交叉反应。脑脊液的补体结合试验对脑型肺吸虫病有较特异的诊断价值。

头颅摄片、头颅 CT、脑血管及脊髓造影可发现病变和阻塞部位。CT 平扫图像在急性期表现为脑水肿,脑实质可见大小不一、程度不等的低密度水肿区,脑室狭小,造影后不增强;在囊肿期则出现高密度的占位病变表现,但边界不清,增强扫描病灶有强化;纤维瘢痕期则表现为钙化灶。在 MRI T_1 加权像表现为中央高信号或等信号、外周低信号的病灶,T_2 加权像则表现为中央高信号周边低信号的病灶。国外有人报道 MRI 较 CT 更易发现大脑半球沟回处的病灶。

(二)肺吸虫病流行病学、病理学表现

肺吸虫病主要流行于日本、中国、朝鲜半岛及菲律宾,非洲和美洲的一些地方也有病例报道。中国已查明有 23 个省、市、自治区有肺吸虫病,其中东北三省和山东、江浙地区以卫氏并殖吸虫为主,山西、陕西、四川、贵州、湖南、湖北、河南、江西则以斯氏并殖吸虫为主。流行区脑型肺吸虫病人可多达 2%～5%,以儿童和青少年多见。

并殖吸虫因其成虫雌雄生殖器官并列而命名,已知有 50 多种,多数对人无致病性。中国以卫氏并殖吸虫和斯氏并殖吸虫分布最广,感染人数亦多,是主要致病虫种。其成虫、童虫、虫卵都能寄生于脑、脊髓等组织造成病变,以卫氏并殖吸虫更为多见。成虫雌雄同体,有口腹吸盘各一,可寄生于多种动物体内。人是卫氏并殖吸虫合适的终宿主,虫体可在人体内发育为成虫,其主要寄生部位为肺,宿主的痰及粪便中可找到虫卵。斯氏并殖吸虫则不适合寄生于人体,虫体多寄生

在结缔组织或肌肉内,生长速度缓慢,不能成熟产卵。

并殖吸虫的生活史为虫卵随终宿主的痰或粪便排到外界,入水后在适宜条件下经 3~6 周发育成熟,孵出毛蚴。毛蚴侵入第一中间宿主淡水螺,在螺体内经胞蚴、母雷蚴、子雷蚴的发育增殖过程,2~3 个月发育成尾蚴,尾蚴从螺体溢出后侵入第二中间宿主溪蟹或蝲蛄体内形成囊蚴,人食入含有活囊蚴的溪蟹或蝲蛄后可感染。

脑型肺吸虫病的中枢神经系统损害主要是成虫或童虫移行所致,虫卵所致病变意义不大。严重感染者虫体可循纵隔而上,由颈动脉上升,经破裂孔进入颅内,虫体多自颞叶或枕叶底部侵入大脑,以后也可侵犯白质,累及内囊、基底节、侧脑室,偶尔侵犯小脑。病变多见于右侧半球,但也可经脑室或胼胝体向对侧移行。

脑型肺吸虫病的病理过程分为三期:①浸润期或组织破坏期:虫体脑内移行造成机械破坏及出血,尚可因毒素刺激产生脑膜炎、脑炎,有时还可形成边界不清的肉芽肿。②囊肿或脓肿期:被虫体破坏的脑组织逐渐产生反应,在肉芽肿周围形成包膜,其中心坏死液化形成青灰色或特殊棕灰色的黏稠液体,内可有虫体和虫卵。③纤维瘢痕期:此期虫体已死亡或移行至他处,囊液被吸收,肉芽组织纤维化或钙化,受累的皮质或皮质下结构萎缩,脑沟和脑室扩大。

由于虫体可在脑组织内穿行造成多次损伤,故上述各期病理变化可同时存在。在少数情况下,虫体也可经腹腔侵入腰大肌和深层脊肌,通过附近椎间孔进入脊髓腔形成囊肿压迫脊髓,造成运动感觉障碍,严重者引起横贯性脊髓炎,甚至发生截瘫。

(三)肺吸虫病的临床表现

感染肺吸虫后最早出现的临床表现是腹部症状,如腹痛、腹泻等;然后是肺部症状,持续最久,有咳嗽、咯铁锈样痰、胸痛等,在 2~72 个月后才发生脑部病变,其症状很凶险,需要及时处理。一般可分为脑型和脊髓型两种。

1. **脑型**:流行区的脑型病人可多达 2%~5%,尤其以儿童及青少年多见,常为一次或连续多次吞入大量囊蚴者。在脑中寄居的虫体破坏脑组织形成囊肿,虫体还可游走窜行,造成多处损害,形成多发性囊肿。如侵及基底节内囊或丘脑等部位则后果更为严重。由于病变范围多变,症状常视其侵犯脑组织的部位和病理改变的程度而定,以头痛、癫痫及运动神经障碍较为常见,其临床表现有以下几方面:①颅内压增高症状:头痛、呕吐、视力减退、视乳头水肿等,多见于早期病人;②炎症性症状:畏寒、发热、头痛、脑膜刺激征等,亦多见于早期;③大脑皮质刺激性症状:癫痫、头痛、视幻觉、肢体异常感觉等,多因病变接近皮质所致;④脑组织破坏症状:瘫痪、感觉缺失、失语、偏盲、共济失调等。

并殖吸虫以童虫在组织器官中游走、窜扰或成虫的定居而致病。脑型并殖吸虫病主要表现为上述四大主要症状。脑脊液呈炎性变化,嗜酸粒细胞大量增多,多见于病变早期。蛛网膜下腔出血,以斯氏并殖吸虫多见,表现为剧烈头痛、呕吐,严重者可出昏迷。头颅 MRI 可见窟穴状和隧道状损害,伴周边组织出血、水肿。这些患者难以从痰、粪及胃液中找到虫卵,但免疫学检查仍呈阳性反应。

病史中曾有咳嗽、咯铁锈色痰继之出现不明原因的头痛、呕吐、癫痫发作及瘫痪均应考虑脑型肺吸虫病可能。白细胞及嗜酸性粒细胞常增加,在急性期白细胞可达 40×10^9/L(4 万/mm³),嗜酸性粒细胞可高达 80%。痰、粪以及任何体液和组织活检标本中发现肺吸虫的成虫、童虫或虫卵均是诊断的有力证据。脑脊液中可发现嗜酸性粒细胞增多,蛋白质含量增高,偶可检出虫卵。在组织破坏期尚可出现血性脑脊液,在囊肿形成期脑脊液压力升高,蛋白质增多,而其他可正常,这种脑脊液的多变性是脑型肺吸虫病的特点之一。

2. **脊髓型**:较少见,主要由于虫体进入椎管侵犯硬膜形成硬膜外或硬膜下囊肿样病变所致。病变多在第 10 胸椎上下,临床上主要表现为脊髓受压部位以下的感觉运动障碍,如下肢无力、行动困难、感觉缺损(如下肢麻木感或马鞍区麻木感)等,也有腰痛、坐骨神经痛和大小便失禁或困难等横贯性脊髓炎症状,且多逐渐加重,最后发生截瘫。

(四)脑型肺吸虫病的治疗

关于脑型肺吸虫病治疗的基本原则如下。

1. **病原治疗**:吡喹酮对中国两个虫种均有良好的作用,剂量为 25 mg/kg,每天 3 次,连用 2~3 天,1 周后重复 1 个疗程。不良反应轻微,以头昏、恶心、呕吐、胸闷多见,一般不影响治疗。病人治疗后癫痫消失或减少,偏瘫和脑膜炎可完全恢复。使用阿苯达唑治疗肺虫病疗效确切,其剂量为 400 mg/d,连服 7 天,对斯氏肺吸虫效果更为明显。硫氯酚(别丁)也有一定疗效,但较吡喹酮为低,且不良反应较多,已有被取代的趋势。

2. **手术治疗**:有明显压迫症状,且病变不属于萎缩型者可采用手术治疗。手术可采用减压术。当病灶局限、形成脓肿或囊肿时也可切除病灶,术中应尽量去除成虫，阻止更多的神经组织受损。若病灶与脊髓有粘连时以不损伤脊髓为原则。

随着药物研究的进展推动了脑型肺吸虫病临床治疗的发展，大多数及时治疗的病人可得到治愈。积极治疗病人，在流行区加强卫生宣教，不饮生溪水，不食生的或半生的溪蟹和蝲蛄。

本病例提示：①询问病史，应重视流行病学资料，包括是否到过流行区及食生或半生淡水虾、蟹及蝲蛄等；②有不明原因中枢神经系统损害症状，以及合并外周和骨髓血象嗜酸粒细胞增高，应重视感染寄生虫病的可能；③头颅影像学出现特征性改变时，血清免疫学检测具有提示病因的意义。检测特异性循环抗体有助于临床诊断；④之前抗生素治疗无效，而后吡喹酮治疗有效，有助于诊断。

参考文献

[1] 侯春阳，李梅. 脑型肺吸虫病 38 例临床分析[J]. 第三军医大学学报，2011，33：214 - 215.

[2] Xia Y，Ju Y，Chen J，et al. Hemorrhagic stroke and cerebral paragonimiasis [J]. Stroke，2014，45：3420 - 3422.

[3] Jani RB，Wolfe GI. Cerebral paragonimiasis：an unusual manifestation of a rare parasitic infection [J]. Pediatr Neurol，2015，52：366 - 369.

[4] Wang H，Shao B. Imaging manifestations and diagnosis of a case of adult cerebral paragonimiasis with the initial symptom of hemorrhagic stroke [J]. Int J Clin Exp Med，2015，8：9368 - 9373.

[5] Xia Y，Chen J，et al. Characteristic CT and MR imaging findings of cerebral paragonimiasis [J]. J Neuroradiol，2016，43：200 - 206.

（潘　静　刘建荣）

病例 2　头痛、发热，伴恶心 17 天

● 病史

现病史：患者女性，51 岁，于 2008 年 7 月 4 日开始，无明显原因出现发热、头痛、头晕、恶心，无呕吐，测体温 38 ℃，当地医院考虑"感冒"，给予抗感冒治疗，治疗 4 天后，头痛明显减轻，无发热，于 8 日出院。出院时带抗贫血中药，回家口服 1 次中药后，自觉头痛加重，再次出现发热，体温达 38 ℃，伴恶心，无呕吐，病情较前加重。于 9 日到当地县医院就诊，头颅 CT 检查未见异常，胸片未见异常。10 日到外院住院，11 日行腰穿，压力 300 mmH$_2$O，有核细胞数 80×10^6/L，糖 2.68 mmol/L，氯 128.9 mmol/L。16 日复查腰穿，压力 270 mmH$_2$O，细胞数正常，糖 4.60 mmol/L，氯 120 mmol/L。7 月 19 日再次复查腰穿，压力 280 mmH$_2$O，细胞数正常，糖 3.27 mmol/L，氯 119.7 mmol/L，真菌及隐球菌涂片（－）。12 日骨穿提示增生明显活跃，淋巴细胞增生明显。18 日头颅 MRI 检查无异常。给予甘露醇、呋塞米（速尿）、甘油果糖、阿昔洛韦、地塞米松、头孢呋欣、奥克、卡马西平治疗，效果不佳，于 20 日出院，21 日收入我院。发病以来无意识障碍，无抽搐，无大小便失禁，精神、饮食差，二便正常，睡眠可。

既往史：否认高血压、心脏病、糖尿病史。2007 年 7 月开始觉乏力、出汗，无消瘦、无咳嗽，曾到外院就诊，行骨穿考虑"慢性淋巴系增生性疾病"，给予叶酸口服治疗。时有牙龈出血。无药物过敏史。

个人史：否认疫水疫区接触史，否认冶游史。无抽烟饮酒嗜好。

家族史：否认家族遗传病史。

● 查体

一、内科系统体格检查

体温 38.1 ℃，脉搏 90 次/分，呼吸 19 次/分，血压 124/80 mmHg。

营养中等，全身皮肤未见异常皮疹。心、肺、腹部无异常。

二、神经系统专科检查

精神智能状态：神志清楚，言语欠清晰，记忆、计算力粗测正常，对答切题。

脑神经：双瞳等大圆形，直径 3 mm，直接和间接对光反应灵敏，两侧额纹对称，双侧鼻唇沟对称，伸舌居中，悬雍垂居中，双侧咽反射灵敏，软腭上抬可。

运动系统：四肢肌张力正常，四肢肌力 5。

腱反射：双侧肱二头肌、肱三头肌和桡骨膜反射均（＋＋），双侧膝反射（＋＋），双侧踝反射（＋）。

感觉系统：双侧针刺觉对称。

病理反射：双侧巴氏征（＋），余病理征（－）

共济运动：指鼻、跟膝胫试验稳准，直线行走完成正常，Romberg 征阴性。

脑膜刺激征：颈略抵抗，克氏征、布氏征（－）。

● 辅助检查

一、实验室检查

血常规、肝肾功能、电解质、血糖正常范围。总铁结合力 30.1 μmol/L。

HIV（－），血沉 158.0 mm/h，C-反应蛋白 16.9 mg/L。血维生素 B_{12} 121.0 pg/ml、

免疫球蛋白：IgG 6.79 g/L，IgA 470 mg/L，IgM 87.5 g/L，C3 710 mg/L。

梅毒：RPR（＋），TPPA（＋），滴度 1：320。

脑脊液（2008-07-22）：有核细胞 150×10⁶/L（↑）；多核细胞 0.66，单核细胞 0.34；蛋白质定量 214.00 mg/L；氯化物 122.70 mmol/L；糖 3.02 mmol/L。

尿液：尿 β2-微球蛋白 1 085.5 μg/L，复查尿 β2-微球蛋白 1 697.4 μg/L。

脑脊液乳胶凝集试验：1：2 560（＋）

复查脑脊液（2008-07-23）：有核细胞计数 55.00×10⁶/L（↑）；多核细胞 0.9；潘氏试验（＋＋＋＋）；蛋白质定量 5 480.0 mg/L（↑）；氯化物 116.70 mmol/L；糖 1.82 mmol/L。脑脊液涂片（2008-07-25）找见新型隐球菌。

脑脊液（2008-07-26）：TRUST 试验（－）；梅毒特异性抗体试验（－）。

复查血免疫球蛋白：IgG 7.85 g/L；IgA 470 mg/L；IgM 87.2 g/L。

复查脑脊液（2008-08-06）：乳胶凝集试验（＋），涂片发现新型隐球菌。

二、其他辅助检查

脑电图：未见明显异常。

颈椎 MR 平扫：颈椎退行性改变，C3～C4、C4～C5、C5～C6 椎间盘膨出，C5～C6 椎间隙水平内见条状高信号。

头颅 MRI 平扫＋增强：脑桥、双侧额顶叶散在缺血灶，左侧上颌窦炎。

头颅 MRV：未见明确静脉栓塞征象。

● 诊断及讨论

一、定位诊断

根据头痛症状，查体仅有脑膜刺激征，脑脊液压力增高，影像学检查未见明显异常，故定位考虑脑膜及脑脊液循环通路受累。

二、定性诊断

（1）患者因头痛、发热，伴恶心 17 天来诊；数次腰穿脑脊液压力增高，脑脊液细胞数及蛋白质增高，糖偏低，提示脑脊液为炎症性改变；所以定性诊断首先考虑颅内感染性疾病。

（2）因脑脊液乳胶凝集试验（＋），脑脊液涂片发现新型隐球菌感染，所以病因考虑新型隐球菌感染，故诊断为新型隐球菌性脑膜炎。

三、鉴别诊断

以头痛及发热为首发症状者，需与有脑膜损害的其他中枢神经系统感染性疾病进行鉴别。

1. 结核性脑膜炎：结核性脑膜炎是结核杆菌引起的非化脓性脑膜炎症，可继发于粟粒性肺结核，具有一般脑膜炎的特点，多有密切结核接触史或肺部、消化道、泌尿道结核病史。多呈亚急性或慢性发病过程，初起有低热、盗汗、乏力及食欲减退等，继而出现脑膜刺激征、颅内高压、神经局灶症状。病情逐渐发展出现意识障碍等。脑脊液检查压力增高，外观清晰或者磨玻璃样，放置数小时后可有纤维蛋白薄膜形成，细胞数在（25～500）×10⁶/L，以淋巴细胞为主，蛋白质增高，糖和氯化物降低，脑脊液涂片抗酸染色可发现抗酸杆菌。本患者为中年女性，虽然起病也表现为发热、头痛，有午后发热、盗汗的症状，查体有脑膜刺激征，脑脊液压力升高、细胞数增高、蛋白质增高及糖降低，但脑脊液乳胶凝集试验和涂片却提示新型隐球菌感染，所以不支持本诊断。

2. 病毒性脑膜炎：系指病毒感染脑膜所致，具有脑膜刺激征及相应的神经精神症状。临床呈良性经过，自限性。多突发起病，头痛多伴有畏光、肌肉酸痛、感觉异常。发热很少超过 40 ℃，表现为类似感冒的全身症状，可见皮疹。体检除有脑膜刺激征外，少有其他神经系统定位体征。脑脊液压力正常或者稍高，外观

无色透明,白细胞轻度增高,早期类型以多核细胞为主,以后以淋巴细胞为主,糖、氯化物多正常,细菌培养及涂片均阴性。血清学检查、病毒分离及 PCR 检查可明确诊断。本患者病程与脑脊液特点与之不符,故不考虑该病。

3. 化脓性脑膜炎:该病是化脓性致病菌入侵颅内引起的脑膜炎性病变,常与化脓性脑炎或脑脓肿并存。常有全身或局部感染,有发热、寒战、头痛等症状以及脑膜刺激征。早期出现神经局灶症状,伴有局灶或全身抽搐及意识改变,脑脊液检查见急性期细胞数升高,可高达千计,以中性粒细胞为主,发病或者治疗 3～6 天后,细胞数开始下降。外周血检查白细胞明显增高,以中性粒细胞为主。本患者发病过程及脑膜刺激征似乎符合该病特点,但脑脊液特点与之不符,故不考虑本病。

四、治疗与预后

患者颅高压明显,早期积极甘露醇、甘油果糖脱水降颅压治疗,静脉及鞘内应用两性霉素治疗效果明显,患者头痛好转,后转入感染科继续治疗。

五、病例点评及疾病分析

本病例为中年女性,以头痛及发热起病,发病后查脑脊液压力增高、白细胞计数增多。起初诊断考虑病毒性脑炎,结核性脑膜炎不能排除,给予抗病毒治疗,似乎有好转。但复查脑脊液白细胞计数增多,蛋白质明显高于正常,糖降低,涂片发现新型隐球菌后修正诊断为新型隐球菌性脑膜炎。此病发病率低,部分临床医师对此认识不足。本病的临床表现与结核性脑膜炎高度相似,容易误诊。本患者表现为急性起病,伴有低热,曾接受抗病毒治疗,造成病情好转的假象,更易误诊为病毒性脑膜炎。首次脑脊液涂片真菌及隐球菌(—),后再次复查腰穿行脑脊液墨汁染色检查,发现散在的带有荚膜的新型隐球菌,这是确定诊断本病的金标准,但实际临床上不容易检出阳性结果,并且容易被经验不足的临床检验医生当做结核菌,本例患者在外院曾诊断为结核性脑膜炎。新型隐球菌性脑膜炎患者大多数为恶性肿瘤、慢性消耗性疾病、原发性或继发性免疫功能低下患者,或与鸽粪有密切接触史。本患者无鸽粪接触史,缺乏明确的致病条件,可能也是延误诊断的原因。因此,对于青壮年表现为头痛、发热,脑脊液压力明显增高,实验室结果提示炎性病变的患者,尤其考虑诊断为病毒性或者结核性脑膜炎的患者,应反

复多次行脑脊液涂片及培养检查,以排除新型隐球菌性脑膜炎的可能。确诊本病的患者,在抗真菌治疗的同时,应严密监测药物并发症的发生,防止出现肝肾功能的不可逆损害。回顾本例患者疾病转归过程,患者颅高压明显,早期应积极脱水降颅压治疗,以减少脑疝发生的概率。静脉及鞘内应用两性霉素治疗效果明显,但副作用也较大,须按患者体重计算用药剂量。

(一)临床表现

新型隐球菌性脑膜炎简称隐脑(CM),是新型隐球菌感染所致的中枢神经系统的亚急性或慢性感染。临床主要表现为亚急性或慢性脑膜炎、脑膜脑炎,少数可表现为颅脑占位性病变。新型隐球菌性脑膜炎临床表现不典型,起病隐袭,病程长,误诊率高,病死率高。近10 年来,由于肿瘤及化疗药物的使用、AIDS 的流行、移植术后抗排异药物的使用,以及广谱抗生素、糖皮质激素及免疫抑制剂的应用,新型隐球菌性脑膜炎的发病率呈逐年上升趋势。

新型隐球菌性脑膜炎是中枢神经系统真菌感染性疾病,起病隐袭,初发症状以颅内压增高最为突出,多表现为头痛、发热、恶心、呕吐,伴有精神异常和脑膜刺激征。新型隐球菌性脑膜炎的临床特点缺乏特异性,与其他类型脑膜炎鉴别困难。新型隐球菌性脑膜炎的实验室确诊一直采用传统墨汁染色、CSF 或血培养的方法,前者阳性率<70%,后者培养所需时间较长,易延误诊断;而且新型隐球菌性脑膜炎与结核性脑膜炎的临床症状相似,70%～80%的患者易误诊为结核性脑膜炎。

对进行性颅内压升高、脑膜刺激征阳性的患者反复进行脑脊液墨汁染色查找新型隐球菌,有助于减少新型隐球菌性脑膜炎的误诊和漏诊。确诊新型隐球菌性脑膜炎的金指标是脑脊液或脑组织病原学检查发现隐球菌,因此反复多次、多种方法、多条途径查找隐菌,可提高该病的早期诊断率,确诊主要依赖于病原菌的检出,故在进行腰穿送检时不要忘记进行墨汁染色涂片,以便早期诊断。对涂片阴性脑脊液进行培养也可以减少漏诊。间接 ELISA 法可用于检测抗新型隐球菌抗体 IgG,特异性达 96.7%,方法简便快速,对新型隐球菌性脑膜炎的诊断有重要临床应用价值。近年研究表明聚合酶联法技术检测新型隐球菌核酸以及脑脊液特异性抗原能明显提高诊断率。

(二)诊断

新型隐球菌性脑膜炎的确诊依靠病原学检查,其

MRI 表现虽然缺乏特异性,但对该病的早期诊断及鉴别诊断具有重要价值。新型隐球菌性脑膜炎的 MRI 表现与结核性脑膜炎相似,但前者脑池的狭窄、闭塞程度较轻,而结核性脑膜炎脑池尤其是鞍上池、环池的闭塞程度较重,脑膜增厚、强化的程度亦更明显。另外,两者脑积水发生的频率和程度亦有不同,结核性脑膜炎脑积水发生率明显高于新型隐球菌性脑膜炎,程度多为中至重度,在发病的早期即可出现,而新型隐球菌性脑膜炎早期的 MRI 表现多为正常。

(三)鉴别诊断

在鉴别诊断方面,新型隐球菌性脑膜炎易被误诊为结核性脑膜炎。新型隐球菌性脑膜炎起病缓慢、病程长,而结核性脑膜炎症状出现快而重;新型隐球菌性脑膜炎早期发热不明显,头痛较重,而结核性脑膜炎发热出现较早,多在 39.5 ℃ 以上;新型隐球菌性脑膜炎颅压增高明显,视神经乳头水肿较结核性脑膜炎明显,视力改变较结核性脑膜炎早,抗结核治疗无效。CSF 检查,新型隐球菌性脑膜炎病程长,颅压增高,但 CSF 外观正常,而结核性脑膜炎易黄变;新型隐球菌性脑膜炎细胞数一般在 $100×10^6/L$ 以内,以单核细胞为主,糖明显降低,CSF 中找到隐球菌。

(四)治疗

治疗主要是降颅压和抗真菌。常用的抗真菌药有大环多烯类两性霉 B(AMB),核苷类似物 5-氟胞嘧啶(5-FC),三唑类氟康唑(FCZ)、伊曲康唑(ICZ)和丙烯胺类特比萘芬。其中,AMB 是目前治疗新型隐球菌性脑膜炎的首选药物,尤其近年来新研制的两性霉素 B 脂质体,因具有选择性分布、缓慢释放的特点,克服了普通 AMB 的缺点,使疗效增强而毒性减低。两性霉素 B 脂质体(L-AMB)是双层脂质体内含有两性霉素 B 的一种新制剂,其脂质体可增强药物的稳定性,使两性霉素 B 尽可能在疏水层中保留最大的药量,降低与机体中胆固醇的结合而增强与麦角固醇的结合,从而发挥两性霉素 B 的最强杀菌效能。单一用药易产生耐药性,且上述药物有其各自的优缺点,故近年来临床上多采用联合用药,以减少不良反应并提高疗效。

由于两性霉素 B 不易透过血脑屏障,早期单用不利于控制病情,而氟康唑在 CSF 中浓度可达血药浓度的 60%,脑膜炎症时可更高。故一般情况下,一旦确诊为新型隐球菌性脑膜炎,在抗真菌治疗时常采用 AMB 与 FCZ 联合的治疗方案。FCZ 通过改变真菌细胞膜的完整性和活性导致细胞功能发生改变。它在脑脊液中能达到高浓度,且耐受性好,故广泛应用于抗真菌治疗。

新型隐球菌性脑膜炎是一种严重危害人类健康的中枢神经系统疾病,颅内高压(>350 mmH$_2$O)是新型隐球菌性脑膜炎死亡和治疗效果差的主要原因。侧脑室引流迅速减低颅内压,减轻脑实质水肿,改善症状,可以为进一步抗真菌治疗赢得时间。通过腰穿置管缓慢引流 CSF 治疗新型隐球菌性脑膜炎患者,优点较多:①持续、缓慢地引流出 CSF,能有效地降低颅内压,避免疾病导致的颅高压危象,为抗真菌治疗赢得时间;②能及时引流出 CSF 中大量病原菌、渗出物及炎性因子,防止室管膜粘连,缩短病原菌清除时间;③避免了大量应用脱水剂而导致肾功能损害和水电解质紊乱的可能;④能动态观察 CSF 的变化,随时留取标本送检,且方便鞘内给药;⑤操作简便,减少了腰穿次数,与侧脑室穿刺引流相比,避免了脑组织穿刺性损伤,患者痛苦少,易接受。总之,认为腰池置管持续引流 CSF 为新型隐球菌性脑膜炎的治疗增加了一项有效的辅助手段,可以提高疗效。引流操作应注意:①严格无菌操作,进行封闭式引流,及时更换引流袋及穿刺点敷料;②引流不能过快,以免发生低颅压后出现远隔部位血肿,一般每日引流量控制在 400 ml 以内;③单次引流时间原则上不超过 15 天,以防穿刺点 CSF 漏及继发感染。为减轻反复腰穿的不良反应,在严格的无菌操作情况下可行腰椎椎管置管术。

近十年来,虽然新型隐球菌性脑膜炎的诊断和治疗取得了一定进展,但由于新型隐球菌性脑膜炎临床表现复杂,而且成人隐球菌感染易在恶性淋巴瘤、霍奇金病、白血病、自身免疫性疾病和糖尿病患者中发生,且与免疫抑制剂、广谱抗生素、肾上腺皮质激素等应用有关,常易误诊或漏诊,晚期治疗差,因而病死率高,文献报道高达 10%～40%。故应密切结合临床表现,积极反复展开病原学检查,争取早期诊断,减少误诊和漏诊,并早期进行联合用药和降低颅高压等对症综合治疗,以期最大限度地挽救患者生命。

参考文献

[1] 张晓红,肖杰生,张宇峰,等. 新型隐球菌脑膜炎 118 例误诊与预后分析[J]. 临床荟萃,2000,15:540-541.

[2] Mckinsey DS. Fungal infections other than candidiasis. In: Baddour LM, Gorbach SL, eds. Therapy of Infectious Diseases [M]. Philadelphia: WB Saunders,2003:765-785.

[3] Kondo R, Sugita Y, Arakawa K, et al. Neurogenic pulmonary edema following Cryptococcal meningoencephalitis associated with HIV infection [J]. Neuropathology,2015,35:343-347.

[4] Kohno S, Kakeya H, Izumikawa K, et al. Clinical features of pulmonary cryptococcosis in non-HIV patients in Japan [J]. J Infect Chemother, 2015,21: 23 - 30.

[5] Zheng H, Chen Q, Xie Z, et al. A retrospective research of HIV-negative cryptococcal meningoencephalitis patients with acute/subacute onset [J]. Infect Dis, 2016,35: 299 - 303.

（潘　静　刘建荣）

病例3　发热、头痛2周，反应迟钝5天

● 病史

现病史：患者女性，29岁，于2周前出现发热、头痛，多于傍晚体温升高，最高达37.5℃，头痛不剧烈，无恶心、呕吐，未予重视，自服板蓝根、双黄连，症状不缓解。于2012年2月7日至外院就诊，查血常规白细胞5.14×10⁹/L，中性粒细胞0.273，淋巴细胞0.613，未予特殊处理。症状无明显好转，发热不超过37.5℃，头痛程度日益加重。13日，出现嗜睡、反应迟钝、眼神发直、言语缓慢、畏光、胃纳差、恶心、呕吐，非喷射样，呕吐为胃内容物，黄绿色，遂又至外院就诊，白细胞7.8×10⁹/L，淋巴细胞0.22，中性粒细胞0.701；胸片示两肺纹理增多，予泰诺林退热，体温下降2～3小时后又有反复，仍感明显头痛。当日22时来我院急诊，头颅CT检查未见明显异常，予芬必得止痛对症处理，仍有发热，头痛更加剧烈，14、15日于外院就诊，予止痛、止吐、镇静、退热、补液等对症处理，头痛不缓解。16日于外院就诊，查血K⁺ 2.9 mmol/L，血常规、肝肾功能、心肌蛋白均正常，心电图示T波变化，头颅CT无异常，予脱水降颅压、阿昔洛韦抗病毒、罗氏芬（头孢曲松）抗感染治疗。为求进一步诊治，17日晨我院急诊，患者稍显烦躁，频繁起身上厕所，血常规白细胞8.77×10⁹/L，中性粒细胞0.826，淋巴细胞0.109，血电解质K⁺ 3.3 mmol/L，Na⁺ 128 mmol/L，血糖、肝肾功能均正常。行腰穿检查，测压不配合，有核细胞110×10⁶/L，多核细胞0.35，单核细胞0.65，潘氏试验（＋＋），蛋白质定量1 120 mg/L，氯化物110 mmol/L，糖2 mmol/L，涂片未见新型隐球菌，诊断为"中枢神经系统感染"，予脱水降颅压、抗感染、抗病毒、镇静、补液支持治疗，头痛明显缓解，为进一步诊治收治病房。患者自发病以来无肢体乏力、无抽搐、无意识丧失，胃纳差，睡眠差，二便正常，体重无明显改变。

患者入院后第7日出现意识不清，呼之不应；查瞳孔，右侧5 mm，左侧2 mm，立即予250 ml甘露醇快速静滴，同时予呋塞米（速尿）40 mg静推，再查瞳孔右侧3.5 mm，左侧2 mm，又予125 ml甘露醇快速滴注，患者意识恢复，诉头痛明显，并有烦躁，大喊大叫等精神症状。

既往史：否认高血压、糖尿病、冠心病等慢性疾病史。

个人史：出生并长期生活于原籍。疫水疫区接触史不详，否认冶游史。无烟酒等不良嗜好。

家族史：否认家族遗传病史。

● 查体

一、内科系统体格检查
体温38.7℃，脉搏103次/分，呼吸23次/分，血压115/70 mmHg，心、肺、腹部无异常。

二、神经系统专科检查
精神智能状态：嗜睡，淡漠，言语口齿尚清晰，对答尚正确，查体配合度差。

脑神经：双侧额纹对称，双眼活动正常，双瞳直径3 mm，对光反应灵敏。双眼闭合有力，双侧鼻唇沟对称，伸舌居中，悬雍垂无偏斜，双侧咽反射正常。

运动系统：四肢肌力检查欠合作，四肢均有自主活动。

腱反射：四肢腱反射（＋）。

感觉系统：深浅感觉正常。

共济运动：双侧指鼻试验完成和跟膝胫试验完成稳准。

病理反射：未引出。

脑膜刺激征：阴性。

● 辅助检查

一、实验室检查

脑脊液：见表 8-1。

表 8-1　脑脊液

日期	2012-02-23	2012-03-08	2012-03-21	2012-04-05
有核细胞计数	$188.00×10^6/L$ 多核细胞 0.1 单核细胞 0.9	$18.00×10^6/L$	$33.00×10^6/L$ 多核细胞 0.8 单核细胞 0.2	$5.00×10^6/L$
蛋白质定量	971.00 mg/L(↑)	850.00 mg/L(↑)	620.00 mg/L(↑)	558.00 mg/L(↑)
氯化物	118.00 mmol/L	119.00 mmol/L	119.00 mmol/L	122.00 mmol/L
糖	2.00 mmol/L(↓)	2.00 mmol/L(↓)	2.00 mmol/L(↓)	2.00 mmol/L(↓)
压力	240 mmH$_2$O	270 mmH$_2$O	155 mmH$_2$O	150 mmH$_2$O
培养涂片	阴性	阴性	阴性	阴性

血常规：白细胞计数 $8.08×10^9/L$，中性粒细胞 0.692，淋巴细胞 0.2，红细胞计数 $3.99×10^{12}/L$，血红蛋白 123 g/L，血小板计数 $291×10^9/L$。

肝肾功能、电解质、凝血功能：未见明显异常。血沉：8 mm/h；C 反应蛋白(高敏)(hsCRP)：3.24 mg/L。

甲状腺功能：T3 0.88 nmol/L(↓)，T4 72.45 nmol/L，FT3 2.43 pmol/L(↓)，FT4 12.93 pmol/L，TSH 0.309 3 IU/ml(↓)，TGAb 1.29 IU/ml，rT3 53.67 ng/dl，TG 19.74 ng/ml，TPOAb<0.05 IU/mL，降钙素(CT) 2.08 pg/ml。

HBV：乙肝病毒表面抗体 471.09(＋)(↑)mIU/ml。RPR、TPPA、HIV、HCV、HDV、HEV 均阴性。

其他病毒：抗单纯疱疹病毒Ⅰ型 IgG 阳性(＋)(↑)。

T-SPOT 阳性：阳性(≥6)。

二、其他辅助检查

胸片：右肺中野小结节状致密影。

头颅 CT 检查(2012-02-20)：示双侧额顶叶、右侧侧脑室前角外侧白质内多发腔隙性脑梗死及小缺血灶；左侧侧脑室三角区内脉络丛囊肿可能。

● 诊断及讨论

一、定位诊断

患者表现为头痛，反应迟钝；查体嗜睡，神情淡漠，无其他明显阳性体征，病程中出现意识不清，呼之不应，瞳孔不等大，并伴有精神症状，提示患者有脑脊液循环障碍所致的颅内高压并发脑疝以及弥漫性大脑皮质受累。

二、定性诊断

年轻女性，急性起病，头痛后出现反应迟钝。病程中出现意识不清，呼之不应，瞳孔不等大，并伴有精神症状。脑脊液检查白细胞计数增高，蛋白质明显增高，糖降低，T-SPOT 检查阳性，抗结核(INH、PZA、EMB)治疗后患者病情稳定好转，复查脑脊液结果提示感染逐渐控制。定性诊断符合结核性脑膜炎。

三、鉴别诊断

本病需要与化脓性脑膜炎、病毒性脑膜脑炎、新型隐球菌脑膜炎鉴别。

1. **化脓性脑膜炎**：冬春季节多见，病情发展较迅速，重者病后 1～2 天内即可进入昏迷。流脑早期即可见瘀点。肺炎双球菌脑膜炎、链球菌脑膜炎以及其他化脓性脑膜炎多见于幼儿，常先有或同时伴有肺炎、中耳炎、乳突炎、鼻窦炎或皮肤化脓病灶。可查脑脊液予以鉴别。本例患者与之不符。

2. **病毒性脑膜脑炎**：脑脊液细胞轻-中度升高、以单核细胞为主、蛋白质升高等须与结核性脑膜炎鉴别。病毒性脑膜脑炎急性起病、脑膜刺激征出现早，可合并有呼吸道及消化道症状。脑脊液糖与氯化物多为正常。本例患者与之不符。

3. 新型隐球菌脑膜炎：二者临床表现及脑脊液常规生化改变极为相似，但新型隐球菌脑膜炎起病更为缓慢，颅压增高显著、头痛剧烈，可有视力障碍，而脑神经一般不受侵害，症状可暂时缓解。脑脊液涂片墨汁染色找到隐球菌孢子，或沙氏培养生长新型隐球菌即可确诊。本例患者与之不符。

四、治疗及预后

患者入院后予以抗细菌治疗无效，感染科会诊考虑结核性脑膜炎，予以异烟肼、乙胺丁醇、吡嗪酰胺、可乐必妥抗结核治疗，并用甘露醇、呋塞米(速尿)降颅压、减轻脑水肿，防治脑疝，患者症状明显改善，头痛缓解，精神症状改善。脑脊液复查提示压力、白细胞计数、蛋白量明显下降。

五、病例点评及疾病分析

结核性脑膜炎(TBM)是结核病中最严重、死亡率最高的一种。早期无特异性表现，仅表现有头晕、发热、纳差、乏力或表情淡漠。许多医生对本病的早期症状缺乏警惕性，未引起重视，甚至滥用抗生素及糖皮质激素治疗，延误了诊断及治疗。

TBM除经典结核中毒症状如低热、盗汗、食欲减退、全身倦怠无力、精神萎靡不振以外，常常有明显的脑膜刺激征和颅高压表现，而颅底炎性渗出物则可侵犯脑神经，其中以动眼神经、展神经、面神经及视神经最常受累。老年TBM颅内压增高症状不明显，脑脊液改变不典型，但发生结核性动脉内膜炎而引起脑梗死的患者相对较多。

结核性脑膜炎临床诊断的主要依据为：①结核病史或接触史；②出现头痛、呕吐等症状及脑膜刺激征；③CSF淋巴细胞增多及糖含量减低等特征性改变；④结合CSF抗酸涂片、结核分枝杆菌培养和PCR检查等可作出诊断。T-SPOT检查，即快速T细胞计数体外酶联免疫斑点技术，是目前比较流行的快速监测结核感染的检查，该检测的敏感度和特异度都较高，但目前应用仍不太广泛。该患者T-SPOT检查阳性基本符合以上诊断。

目前临床上结核性脑膜炎常不典型，涂片阴性率高，培养时间长且阳性率低，PCR亦存在不足。故临床上目前开发许多新的检测方法来早期诊断TBM，如分泌性靶抗原-6(ESAT-6)水平的动态变化、白细胞介素-23(IL-23)水平等。

治疗原则为早期给药、合理选药、联合用药及系统治疗，只要患者临床症状、体征及实验室检查高度提示本病，即使抗酸染色阴性亦应立即开始抗结核治疗。在治疗上，TBM的主要治疗仍为抗结核治疗，要遵循早期、联合、适量、规律、全程的治疗原则。一般选用容易通过血脑屏障的药物进行治疗。目前最常应用的抗结核药物为异烟肼、吡嗪酰胺及乙胺丁醇。目前常用方案为2EHRZ/4HR，即前2个月为强化阶段，异烟肼0.3 g，利福平0.45 g，吡嗪酰胺1.5 g，乙胺丁醇0.75 g，每日1次；后4个月为巩固阶段，仅用异烟肼、利福平，同时加用泼尼松30 mg，每日顿服，待全身毒性症状减轻时减量，每周减量5 mg/次，直至减完停用；且利福平、异烟肼为间断服用，2次/周。全程中辅以对症性综合疗法，并每月查肝、肾功能1次，发现异常者辅以保肝、营养支持治疗。

肾上腺皮质激素作为TBM治疗的辅助用药早在20世纪50年代就开始使用，但至今仍存在争议，Schoeman等指出结核性脑膜炎患者口服泼尼松龙后，脑脊液中的蛋白质含量和球蛋白水平明显下降，说明激素对于脑脊液的改善有一定意义。但使用激素也会加重潜在的结核病或中枢神经系统以外的机会菌感染。而对存在脑水肿的患者，地塞米松有明确疗效。

结核性脑膜炎的预后与患者的年龄、病情、治疗是否及时有关，发病时昏迷是预后不良的重要指征；临床症状和体征完全消失，脑脊液的白细胞数、蛋白质、糖和氯化物恢复正常提示预后良好。即使经过适当的治疗，仍有约1/3的患者死亡。

参考文献

[1] 黄樱,陈剑平.老年结核性脑膜炎的临床特点及预后影响因素[J].中国老年学杂志,2013,33：1430-1431.

[2] Thwaites GE, Macmullen-Price J, Tran TH, et al. Serial MRI to determine the effect of dexamethasone on the cerebral pathology of tuberculous meningitis：an observational study [J]. Lancet Neurol, 2007,6：230-236.

[3] Jha SK, Garg RK, Jain A, et al. Definite (microbiologically confirmed) tuberculous meningitis：predictors and prognostic impact [J]. Infection, 2015,43：639-645.

[4] Celik U, Celik T, Tolunay O, et al. Cerebral salt wasting in tuberculous meningitis：Two cases and review of the literature. Case Report [J]. Neuro Endocrinol Lett, 2015,36：306-310.

[5] Gupta RK. Clinical indicators of an early therapeutic response in tuberculous meningitis [J]. Neurol India, 2016,64：862-863.

[6] Mai NT, Thwaites GE. Recent advances in the diagnosis and management of tuberculous meningitis [J]. Curr Opin Infect Dis, 2017,30：123-128.

（潘　静　刘建荣）

病例 4　视物重影、头晕、行走不稳 20 天,口角左歪 1 周

● 病史

现病史:患者男性,49 岁,于 2012 年 2 月 4 日下午约 14:00 左右工作中突发视物重影、头晕,伴喷射状呕吐 1 次,呕吐物为胃内容物,无视物旋转,伴站立及行走不稳,14:45 左右于外院就诊,头颅 CT 平扫示"右侧基底节区缺血灶",拟诊"脑梗死",予以天麻、长春西汀等活血、营养脑神经治疗,敏使朗改善头晕。治疗 10 余天,感头晕稍好转,但仍有视物重影、行走不稳,走直线易向右侧倾斜。17 日开始出现左侧肢体麻木感,逐渐加重,右眼眨目减少。19 日晨起时发现口角左歪,右侧面部活动不利,伴言语不清、味觉减退。21 日外院行头颅 MRI 示"脑桥、两侧小脑、基底节、放射冠陈旧性梗死,双侧鼻旁窦炎症",考虑"右侧面神经炎",予以泼尼松(30 mg 早上顿服),弥可保营养神经,理疗等配合治疗,症状未见明显缓解。为进一步诊治于 2 月 27 日收入院。追问病史,否认近期发热、咽痛、腹泻等感染史。本次发病以来,胃纳、精神、睡眠尚正常,二便无殊,体重无明显改变。

既往史:有高血压病 2 年,最高 180/100 mmHg,未予诊治,偶有头晕。10 余年前有"肝炎史",具体不详。

个人史:吸烟史 20 余年,20 支/日,未戒。

家族史:父母及一弟兄均有"脑梗死"病史。

● 查体

一、内科系统体格检查

体温 36.6 ℃,脉搏 78 次/分,呼吸 19 次/分,血压 175/90 mmHg。心、肺、腹部无异常。

二、神经系统专科检查

精神智能状态:神智清楚,精神正常,口齿稍含糊。定向力、理解力、记忆力正常。

脑神经:查体欠配合,嗅觉及双眼视力欠配合。双瞳等大等圆,直径 3 mm,对光反射稍迟钝,左眼活动正常,右眼外展受限,露白 3 mm,右眼有旋转性眼震,左眼水平性眼震,右眼角膜反射(一),左眼角膜反射(＋),右额纹减少,右侧眼裂较对侧宽,右侧鼻唇沟浅,悬雍垂居中,双侧咽反射(一),舌肌无萎缩,伸舌困难。

运动系统:四肢肌张力正常。左上肢肌力 5 级,左髂腰肌、股后肌群、胫前肌 5⁻ 级,股四头肌、腓肠肌 5 级,右侧肢体肌力 5 级。

腱反射:左肱二头肌反射(＋＋),右肱二头肌反射(＋),双侧肱三头肌反射、桡骨膜反射(＋),右膝反射(＋＋),左膝反射(＋),双踝反射(＋)。

感觉系统:左侧面部、肢体针刺觉、温度觉减退。

病理反射:未引出。

共济运动:指鼻、跟膝胫试验稳准,Romberg 征(±)。

步态:摇晃欠稳。

脑膜刺激征:阴性。

● 辅助检查

一、实验室检查

血常规:见表 8-2。

表 8-2　血细胞分析

时间	白细胞数值	中性粒细胞数值	中性比
2012-2-25	$11.20×10^9$/L(↑)	$7.55×10^9$/L(↑)	0.67
2012-3-3	$13.20×10^9$/L(↑)	$9.90×10^9$/L(↑)	0.75(↑)
2012-3-8	$14.41×10^9$/L(↑)	$10.45×10^9$/L(↑)	0.73(↑)

腰穿脑脊液及同步血相关检查:

2012-2-28　CSF 压力 210 mmH$_2$O,有核细胞计数 $32×10^6$/L,多核细胞 30%,单核细胞 70%,蛋白质定量 665 mg/L(↑),氯化物 131.00 mmol/L,糖 4.00 mmol/L。

2012-2-29　CSF 压力 225 mmH$_2$O,有核细胞计数 $19×10^6$/L,蛋白质定量 716 mg/L(↑),氯化物 129 mmol/L,糖 5.0 mmol/L。

2012-3-19　CSF 压力 160 mmH$_2$O,有核细胞计数 $1.0×10^6$/L,蛋白质定量 596 mg/L(↑),氯化物

116 mmol/L（↓），糖 5 mmol/L。

脑脊液涂片：未找见细菌、真菌、抗酸杆菌。

寡克隆带＋IgG 指数：脑脊液白蛋白定量正常，IgG 轻度增高，IgG 指数轻度增高，未见异常 IgG 寡克隆带。血、脑脊液乳胶凝集试验阴性。血清 GM1-IgM 抗体 P/N 值：2.82（↑）（正常＜2.5）；脑脊液 GM1-IgG 抗体 P/N 值：2.5（↑）（正常＜2.0）。血清 GQ1b-IgG 抗体 P/N 值：3.48（↑）（正常＜2.5）；脑脊液 GQ1b-IgG 抗体 P/N 值：2.76（↑）（正常＜2.5）。

其他相关检查：肝肾功能、电解质、血糖、血脂、DIC、乙肝及丙肝抗体、消化道肿瘤标记物、呼吸道肿瘤标记物、前列腺肿瘤标记物、HIV、PRR、TPPA、CRP、降钙素原、血沉、抗呼吸道九联病毒抗体、抗 EB 病毒抗体、抗军团菌抗体、抗 Q 热立克次体抗体、抗巨细胞病毒抗体、糖化血红蛋白、血 T-SPOT 均正常。

二、其他辅助检查

头颅 MRI 平扫＋增强（2012-03-01）：脑干、右侧侧脑室体旁及双侧额顶叶脑梗死，双侧小脑半球陈旧性出血性脑梗死改变；鼻旁窦炎（图 8-3）。

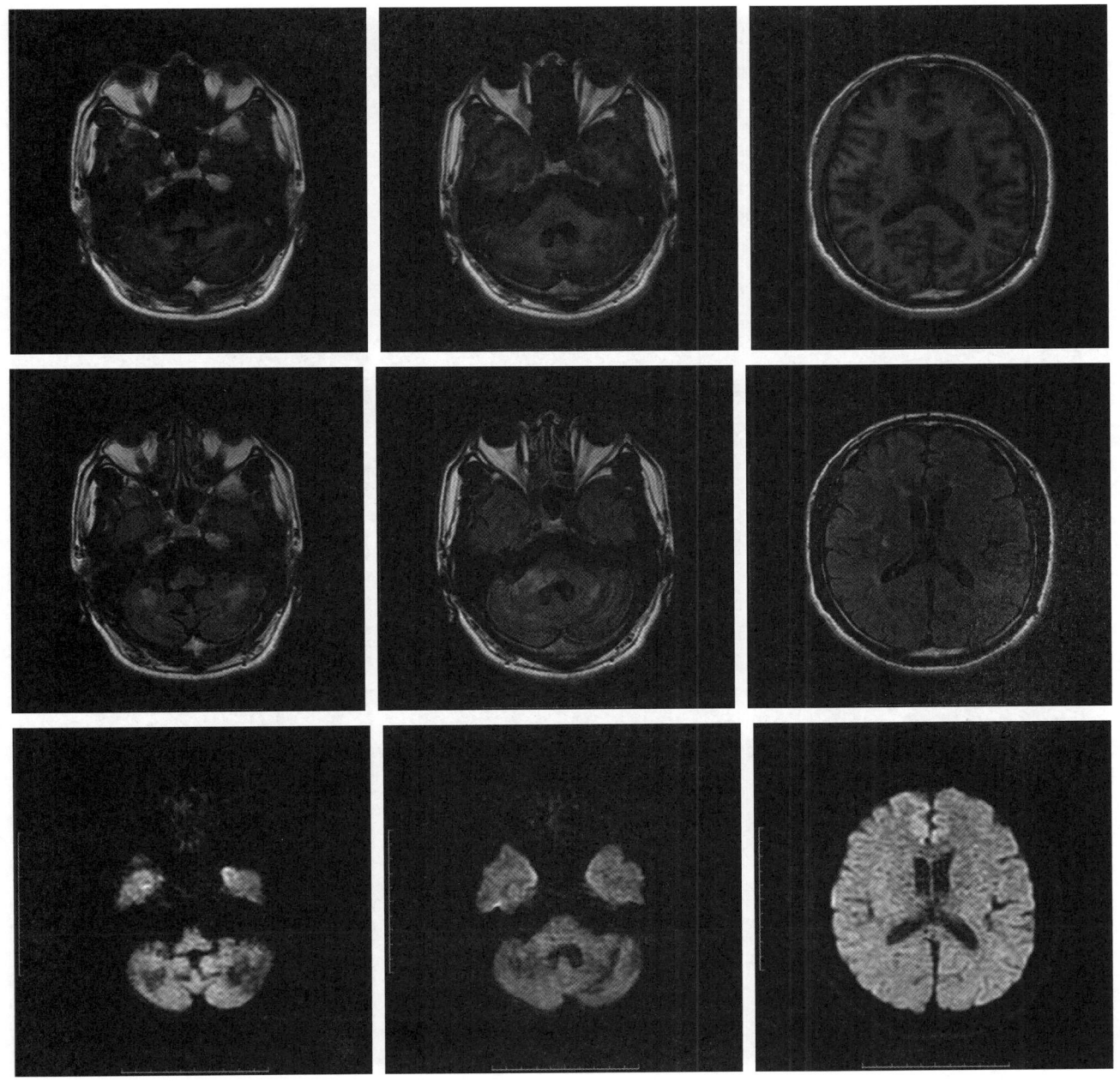

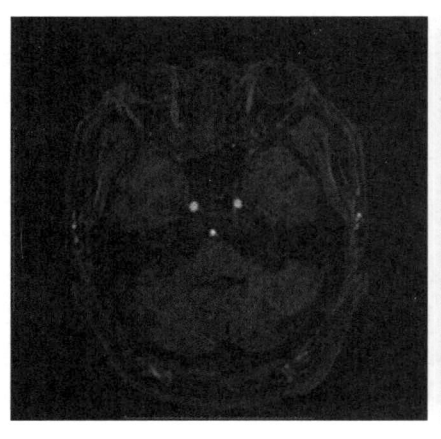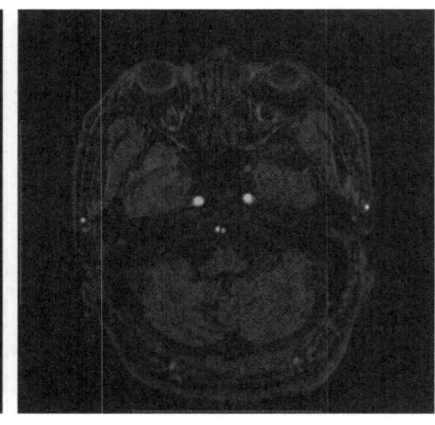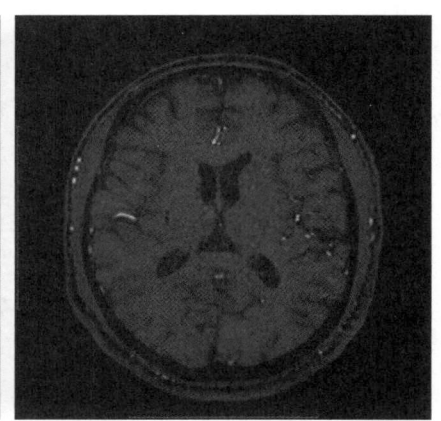

图 8-3 头颅 MRI 平扫＋增强

主动脉弓上水平 MRA（2012-03-01）：左侧椎动脉起始部轻度变窄，双侧椎动脉管腔欠清晰；基底动脉起始部开窗畸形。

头颅 MRA（2012-03-01）：右侧大脑中动脉 M2 段起始部管腔狭窄；基底动脉起始部开窗畸形。

头颅 MRI 增强（2012-03-21）：脑干、双侧小脑、右侧侧脑室体旁及双侧额顶叶多发异常信号，和 2012-3-1 片相比，右侧脑干桥臂病灶范围缩小，左侧延髓内见新病灶出现；双侧小脑半球陈旧性出血性脑梗死改变；鼻旁窦炎（图 8-4）。

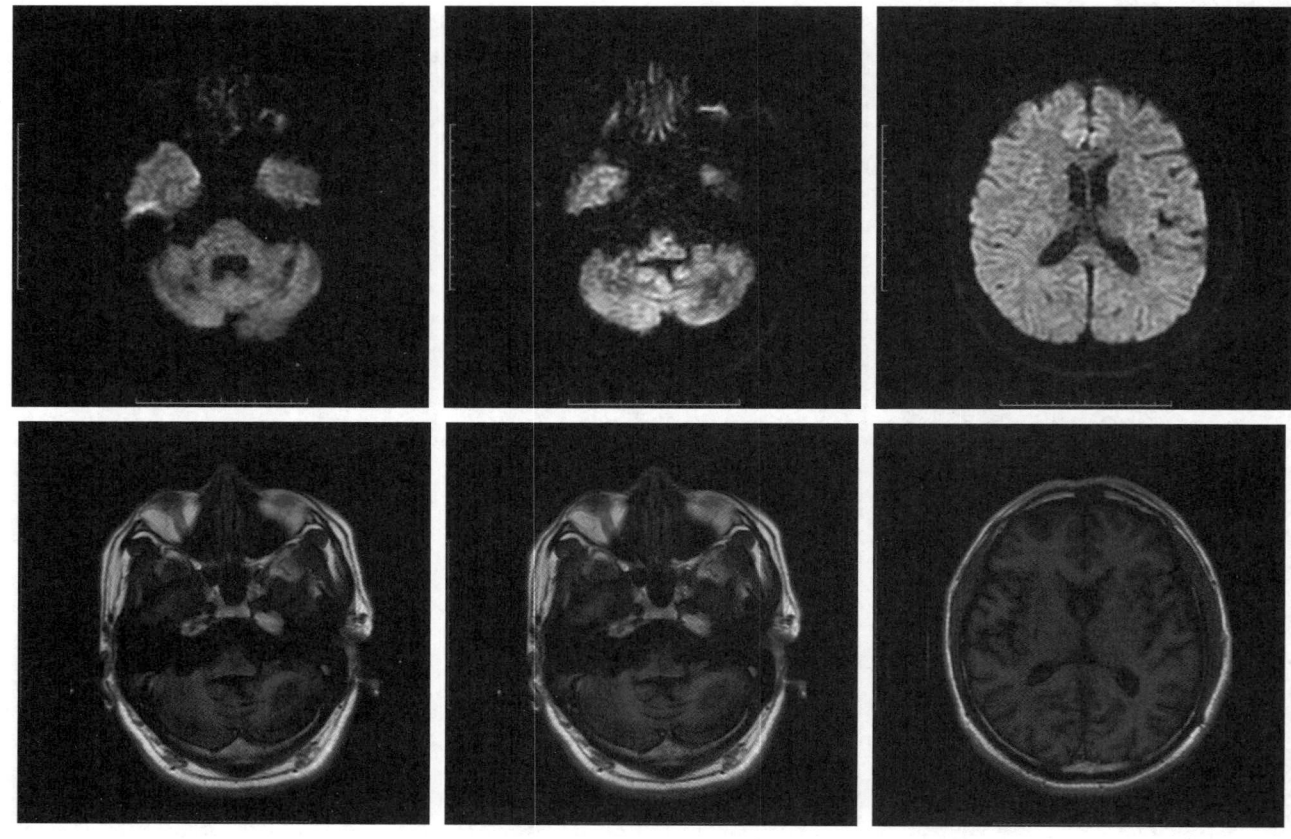

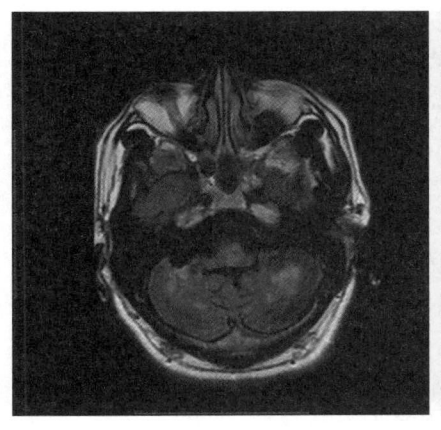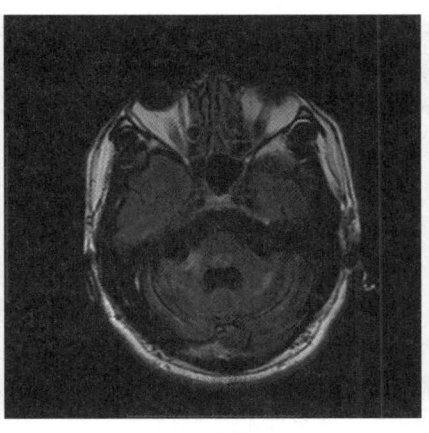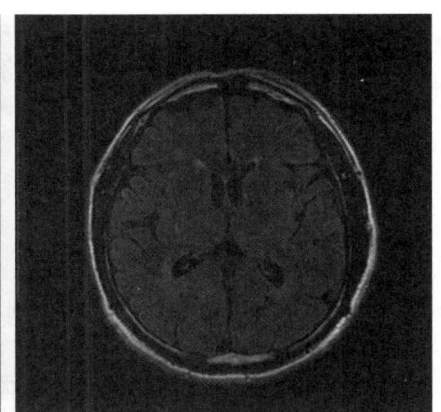

图 8-4 头颅 MRI

诱发电位/肌电图/神经传导速度（2012-03-12）：右侧面神经变性，传导阻滞。NCV、EMG 检测未见异常。BAEP、Pro-VEP、SEP 诸波形态较差，潜伏期均正常范围。

● 诊断与讨论

一、定位诊断

本例患者以右侧周围性面瘫、左侧肢体感觉、平衡异常为主要症状；查体右眼外展受限，右眼有旋转性眼震，左眼水平性眼震；左侧偏身针刺觉减退，左下肢肌力减退；Romberg 征（±），定位在脑干，Ⅲ、Ⅴ、Ⅵ、Ⅶ、Ⅸ、Ⅻ 均不同程度受累，考虑脑桥受累为主，累及延髓、中脑。影像学上提示右侧脑桥延髓信号不均的长 T_1、长 T_2 信号，支持该定位。

二、定性诊断

本例患者为急性起病，亚急性进展，否认前驱感染史，症状表现多样，以眼外肌麻痹、周围性面瘫、小脑性共济失调、脑干长束受累为主要表现，血及脑脊液未找到病原学证据，血 T-SPOT 阴性，脑脊液蛋白质增高、抗 GM1 抗体、抗 GQ1b 抗体阳性，头颅 MRI 示脑干多发不均异常信号灶，经糖皮质激素冲击及静脉注射 IG 治疗症状和体征有好转，定性考虑为中枢脱髓鞘疾病，Bickerstaff 脑干脑炎可能性大。

三、鉴别诊断

Bickerstaff 脑干脑炎主要与以下疾病鉴别。

1. Miller-Fisher 综合征：Miller-Fisher 综合征为吉兰-巴雷综合征的特殊变异型，其典型的三联征为眼外肌麻痹、腱反射消失、共济失调。两者在临床症状上有一定的重叠，且多数有血清神经节苷脂抗体阳性，但前者是以周围神经系统受累为主的一种疾病，而 Bickerstaff 脑干脑炎以中枢神经系统受累为主。该患者有多对脑神经受损、长束征、小脑性共济失调、腱反射正常或迟钝，头颅 MRI 可见多发的不均匀性长 T_1 长 T_2 病灶，神经传导速度仅右侧面神经传导阻滞，各种诱发电位异常，以上证据均提示该患者的责任病灶在脑干，故可排除 Miller-Fisher 综合征。

2. 脑干梗死：多发的脑干梗死可导致相似症状。该患者的确存在部分缺血性脑梗死的高危因素，脑干梗死是应该考虑的一个疾病。但如果该患者脑神经受累表现提示脑干各部位病灶，可造成更严重的症状如肢体瘫痪、意识障碍、生命中枢受累等；且多部位的脑干梗死多见于椎基底动脉多发的病变，该患者已行头颅 MRA 及弓上 MRA 均示血管质量尚可；再者，该患者症状可因激素及丙种球蛋白治疗出现动态变化，故基本排除该疾病。

3. 中枢神经系统感染：患者急性、亚急性起病，多可追溯感染史，表现为发热、头痛、意识障碍、精神症状、癫痫、脑神经受累等症状，查体可见神经系统阳性体征，脑脊液常规及生化根据病原体不同而不同，如细菌性颅内感染细胞数高达数千。该患者临床症状并非常见的颅内感染表现，反复行脑脊液及血液检查未发现病原体证据，故可排除该病可能。

4. 多发性硬化：是一种中枢神经系统慢性、炎症性、脱髓鞘性疾病，可引起各种症状，包括感觉改变、视觉障碍、肌无力、忧郁、严重的疲劳、认知障碍、平衡障碍、疼痛等，严重的可以导致活动性障碍和残疾。多发性硬化的平均发病年龄一般在 20～40 岁，女性病人两倍于男性。该患者为 49 岁男性,眼肌麻痹、共济失调、脑脊液 IgG 指数轻度增高,需排除多发性硬化可能,但目前患者为首次发病,且单个病灶,临床证据不足,需随访。

5. 脑干肿瘤:其发生率约占颅内肿瘤的 1%~2%,儿童较成人多见,但有些病例也见于成年人,本病大多缓慢起病,但也有急性、亚急性起病者。多为单侧局灶性改变,但发展过程中也可出现两侧症状。病程中大多进行性进展,但有些病例经过治疗也可暂时缓解,而最终均恶化。本病早期症状、体征不典型,后期又复杂多样,头颅 MRI 扫描脑干肿瘤的检出率高于脑干脑炎,强化阳性率高。该患者症状可发生于脑干肿瘤,且头颅 MRI 增强有病灶强化,但其住院期间肿瘤标记物均正常,动态观察头颅 MRI 后期较早期影像学存在新发病灶而陈旧病灶有缩小,病灶周围无明显水肿,动态观察脑脊液后期蛋白较前降低,故首先考虑脑干脑炎。

四、治疗及预后

患者入院时根据其急性起病、进展不快,以及相关临床症状及体征,并结合头颅 MRI"脑干信号不均影",考虑为"脑干脑炎可能",但不能确定性质,予小剂量糖皮质激素及抗血小板聚集、活血治疗,同时完善检查。行血、脑脊液检查未找到感染病原学证据,检查示蛋白质升高、白细胞计数升高、IgG 轻度升高、IgG 指数正常、OB(-),血清 GM1-IgM 抗体、CSF GM1-IgG 抗体、血清 GQ1b-IgG 抗体阳性,考虑中枢神经系统脱髓鞘性疾病,予 IVIG(未达疗程)联合甲泼尼龙冲击治疗,治疗期间患者脑神经受损症状出现动态变化。3 月 15 日全科对该患者进行病例讨论,全面分析其临床表现、影像学结果、免疫学指标,最终认为虽 Bickerstaff 脑干脑炎无诊断学金标准,仍考虑该病可能性最大。3 月 21 日复查头颅 MRI 与临床表现相符,复查脑脊液蛋白质含量、白细胞计数较入院时下降,病情趋向稳定,故予以出院继续口服激素治疗,并嘱其门诊随访。

五、病例点评及疾病分析
(一)病因与发病机制

脑干脑炎是指发生于脑干的炎症。Bickerstaff 和 Cloake(1951)报道 3 例表现为嗜睡、眼肌麻痹、共济失调症状,称之为中脑炎(mesencephalitis)和菱脑炎(rhombencephalitis),提出病变部位在中脑。Bickerstaff(1957 年)再次报道 8 例以对称性眼肌麻痹、共济失调、意识障碍、偏身感觉消失为临床表现的病例,并将以这些临床表现为特点的综合征命名为脑干脑炎。1978 年 Bickerstaff 以"brain stem encephalitis"为题再次阐述了这一综合征,从此将这种疾病称为 Bickerstaff 脑干脑炎(Bickerstaff brainstem encephalitis,BBE)。

该病的病因及发病机制目前尚不清楚,多数学者认为与病毒或细菌等感染有关。患者大多数有前驱性感染,如流感、单纯疱疹病毒、巨细胞病毒、EB 病毒、带状疱疹病毒、弯曲菌、支原体等。根据文献报道主要有两种观点,即免疫受损学说和病毒感染学说。前者通过免疫介导产生迟发性过敏反应,以脑干白质为主的斑片状脱髓鞘软化灶,血管充血,血管周围淋巴细胞浸润,血管袖套形成,灰质神经胶质细胞受累较轻,无明显神经元被噬现象和胶质瘢痕形成。如病毒直接侵犯脑干可见神经元被噬现象,胶质增生和胶质瘢痕形成,而白质无明显脱髓鞘改变。严重者可见组织坏死、出血灶,大片状脱髓鞘及轴索破坏等改变。

(二)临床表现

临床特点为男性明显多于女性,男女之比为 2:1~3:1;以青壮年为主,平均年龄 35.2 岁。神经系统症状和体征大多以单个或多对脑神经受损为首发症状,相继出现单侧或双侧肢体无力、麻木等长束征,脑神经损害多局限于一侧,可以表现为多对脑神经同时麻痹,以面神经、前庭神经、展神经、舌咽神经、三叉神经麻痹最多见,其次为滑车神经、动眼神经及听神经,三叉神经中以眼支、上颌支多见,运动长束和感觉长束受损一般较轻,多以一侧损害为主,并可与脑神经受损一起呈不典型的交叉性瘫痪。所有病人均可见单相缓解病程,预后较好;Bickerstaff 脑干脑炎自然病程可见昏迷、呼吸衰竭、死亡等严重后果。

(三)辅助检查

辅助检查主要发现为:①脑脊液检查显示常规及生化可正常,或见轻度蛋白质升高及白细胞数增多,部分见相关病原学抗体阳性,部分见神经节苷脂抗体阳性;②血清学检查可有抗空肠弯曲菌、巨细胞病毒、EB 病毒、单纯疱疹病毒等抗体;可有抗神经节苷脂抗体阳性,如 GQ1b-IgG 抗体等;③头颅 MRI 表现显示约 30% 患者可见异常损害表现,T_2WI 呈对称或不对称的高信号,常出现在脑桥、延髓、中脑、大脑脚及内囊区域,强化时 T_1WI 上不明显、轻微边缘强化或高度强化,T_2WI 呈斑片状或中央低强化边缘高度强化;FLAIR 像为对称性的高信号,在上延髓、脑桥、中脑、大脑脚及内囊区或丘脑等区域。

（四）诊断

Bickerstaff 脑干脑炎目前尚无诊断的金标准，多依据临床症状，在排除其他类似疾病后考虑该诊断。以下几点可能有助于本病的诊断：①任何年龄均可发病但以青壮年居多；②急性或亚急性起病，绝大多数病人有上呼吸道或消化道感染的前驱症状；③表现为单侧或两侧脑干受损的症状及体征；④脑脊液常规及生化基本正常；⑤可发现病灶位置并有助于与脑干肿瘤、血管病及多发性硬化等鉴别；⑥对糖皮质激素治疗有效，预后较好；⑦呈单相病程无复发。

（五）治疗

Bickerstaff 脑干脑炎目前无统一的治疗方案，临床上的一般治疗为对症支持治疗、糖皮质激素治疗，对于神经节苷脂抗体阳性的患者可予 IVIG 或血浆置换。本病单向病程，一般预后情况好，较少遗留后遗症。

总之，Bickerstaff 脑干脑炎虽然临床并不多见，但作为一种临床表现多样、诊断困难的疾病，应引起临床医师的注意，遇到以脑干受损为主要表现的患者时，除考虑临床常见累及脑干的疾病外，还应考虑 Bickerstaff 脑干脑炎可能。

参考文献

［1］孙琦,刘文,王立.脑干脑炎的临床与影像学特点[J].临床神经病学杂志,2010,4：267-269.
［2］Bickerstaff E R. Brain-stem encephalitis [J]. Br Med J. 1957, 1：1384-1387.
［3］Wakerley BR, Uncini A, Yuki N, et al. Guillain-Barré and Miller Fisher syndromes — new diagnostic classification [J]. Nat Rev Neurol, 2014,10：537-544.
［4］Kuwabara S. Fisher Syndrome and Bickerstaff Brainstem Encephalitis [J]. Brain Nerve, 2015,67：1371-1376.
［5］Wakerley BR, Kokubun N, Funakoshi K, et al. Clinical classification of 103 Japanese patients with Guillain-Barré syndrome [J]. J Neurol Sci, 2016,15：43-47
［6］Ishii J, Yuki N, Kawamoto M, et al. Recurrent Guillain-Barré syndrome, Miller Fisher syndrome and Bickerstaff brainstem encephalitis [J]. J Neurol Sci, 2016,15：59-64.
［7］Sekiguchi Y, Mori M, Misawa S, et al. How often and when Fisher syndrome is overlapped by Guillain-Barré syndrome or Bickerstaff brainstem encephalitis [J]? Eur J Neurol, 2016,23：1058-1063.

（潘　静　刘建荣）

病例 5　头痛伴右下肢乏力、记忆减退 2 个月，发作性肢体、头抖 10 天

● 病史

现病史：女性，59 岁。2011 年 2 月 26 日患者骑自行车时，突感乏力、头晕，继而摔倒，为身体着地，未撞击头部，未造成明显外伤。当时自觉右腿乏力，伴麻木感；同时旁人发现其言语不清，嘴角略歪斜，有偏侧流涎现象，以上症状约 1 小时后自行缓解。患者未予重视，继续去工厂工作。此后患者常有身体不适，常感头痛，以左侧前额为主，按压可减轻疼痛；常有头昏沉感，伴右侧耳鸣，行走后多感右下肢乏力；家人反映其记忆力不如从前。4 月 11 日起，患者出现身体阵发性的不自主动作，表现多样，时而手脚抽动，时而头部晃动，多在晨起时出现，每次发作时意识清醒。19 日，外院头颅 CTA 检查示"右侧大脑中动脉起始部闭塞，左侧大脑后动脉中段狭窄可能"。于 22 日收入我院。发病来进食可，二便畅，未见明显体重减轻。

既往史：既往体健，否认高血压病、糖尿病等慢性疾病史。否认肝炎、结核等传染病病史。否认外伤、手术、输血史。

个人史：生于长于原籍，否认疫水疫区接触史，无特殊毒物接触史。有喝生水的不良习惯，否认其他不良嗜好。

家族史：否认类似家族病史。

● 查体

一、内科系统体格检查

体温 36.8 ℃，脉搏 70 次/分，呼吸 16 次/分，血压 120/70 mmHg。心、肺、腹部无异常。

二、神经系统专科检查

精神智能状态：神智清楚，精神正常，对答切题，查体合作。

脑神经：双瞳孔等大圆形，直径 4 mm，直接和间接对光反应灵敏，双眼各向活动自如，无眼震，两侧额纹对称，鼻唇沟对称，伸舌居中，两侧咽反射灵敏，软腭弓上抬正常。

运动系统：四肢肌张力正常，右下肢轻瘫试验阳性，余肌力 5 级。

腱反射：右侧肱二头肌、膝反射（＋），余右侧腱反射（＋⁺），左侧腱反射（＋⁺）。

感觉系统：双侧肢体及躯干触觉、痛觉、关节运动觉、关节位置觉对称。

共济运动：指鼻、跟膝胫试验稳准，Romberg 征（－）。

病理反射：未引出。

步态：正常。

脑膜刺激征：阴性。

● 辅助检查

一、实验室检查

血常规

2011-04-23：白细胞计数 7.9×10^9/L，中性粒细胞 0.462（↓），淋巴细胞 0.324，单核细胞 0.055，嗜酸性粒细胞 0.152（↑），嗜酸性粒细胞 1.19×10^9/L（↑），红细胞计数 4.20×10^{12}/L，血红蛋白 112 g/L（↓）。

2011-05-04：白细胞计数 10.07×10^9/L（↑），中性粒细胞 0.59，淋巴细胞 0.309，单核细胞 0.063，嗜酸性粒细胞 0.038，嗜酸性粒细胞 0.38×10^9/L，红细胞计数 3.88×10^{12}/L，血红蛋白 101 g/L（↓）。

脑脊液（2011-04-26）：压力 150 mmH₂O，有核细胞计数 2.00×10^6/L，蛋白质定量 274.0 mg/L，氯化物

126.40 mmol/L，糖 4.00 mmol/L（↑）。寄生虫全套（－），细菌、真菌、抗酸杆菌涂片（－），白细胞分型：未见明显异常，IgG 正常，OB 未见寡克隆带。

外院血寄生虫全套（2011-04-24）：脑囊虫弱阳性。

其他：肝功能、肾功能、电解质、血糖、血脂、尿常规、粪常规基本正常。

二、其他辅助检查

外院头颅 CTA（2011-04-19）：右侧大脑中动脉起始部闭塞，左侧大脑后动脉中段狭窄可能。

头颅 MRI 平扫＋增强（2011-04-26）：右侧基底节、侧脑室体旁见多发斑片状长 T_1 信号影，FLAIR 上呈高信号、DWI 上呈稍高信号，部分近似环状改变，中心呈低信号影，占位效应不明显，增强后无明显强化；双侧额叶、右侧颞叶白质区及右侧外囊后部散在斑点状 FLAIR 高信号影；右侧基底节见点状异常信号影，各个序列像上均呈低信号表现，数毫米大小；各脑室、脑池及脑沟未见明显扩大或变窄。诊断意见为右侧基底节、侧脑室体旁脑梗死（亚急性），双侧额叶、右侧颞叶及外囊散在缺血灶；右侧基底节区软化灶（图 8-5）。

● 诊断与讨论

一、定位诊断

患者主要症状表现为左侧额部头痛，右侧单肢肌力减退的局灶性神经缺失症状，认知功能减退，以及头颈及手脚发作性晃动的部分运动性癫痫样发作的神经刺激症状，查体右下肢轻瘫试验阳性、右侧部分腱反射接近亢进，提示定位为左侧脑皮质运动区受累。结合头颅 MRI，患者存在右侧基底节区的病变，但临床未见

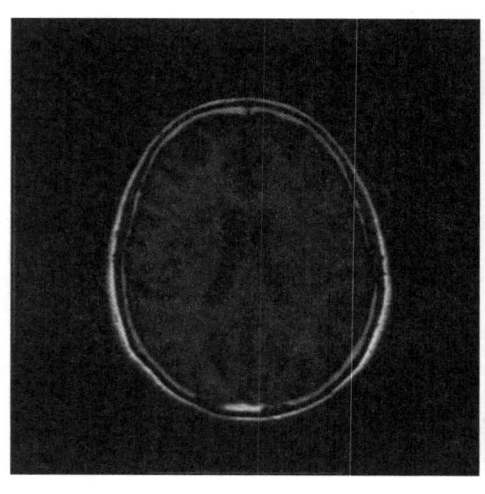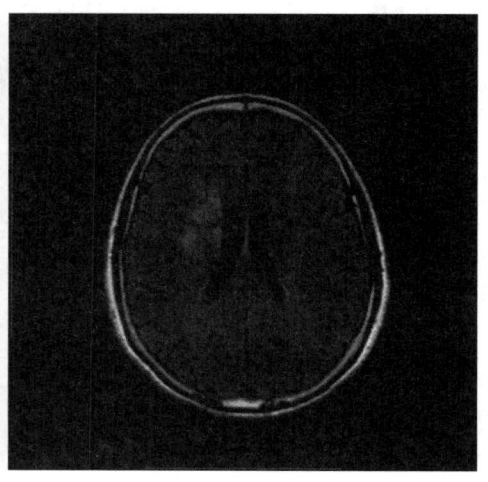

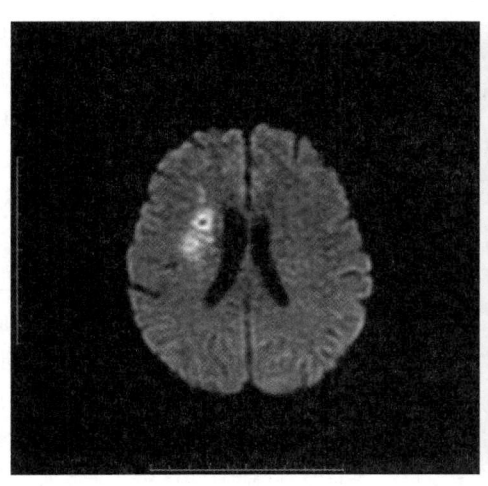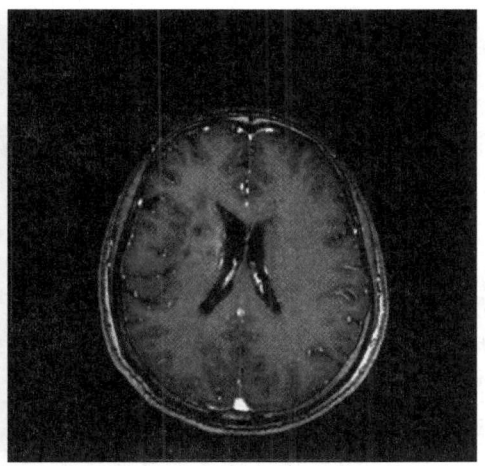

图 8-5　头颅 MRI 平扫＋增强

症状和体征,提示有亚临床受累的影像学定位。

二、定性诊断

患者为中年女性,急性起病,慢性病程,否认高血压病、糖尿病,有喝生水的不良习惯。其主诉为头痛、神经系统局灶性破坏性及刺激性症状。头颅 MRI 平扫及增强见右侧基底节、侧脑室体旁多发斑片状长 T_1 信号影,FLAIR 上呈高信号,DWI 上呈稍高信号,部分近似环状改变,中心呈低信号影,占位效应不明显,增强后无明显强化;右侧基底节见点状异常信号影,各个序列像上均呈低信号表现,数毫米大小,类似脑囊虫病表现。实验室检查发现血嗜酸性粒细胞明显异常,血清抗囊虫抗体弱阳性。予吡喹酮杀虫治疗后症状明显好转。故定性诊断为脑实质型囊虫病(混杂期)。

三、鉴别诊断

应与如下疾病鉴别。

1. **脑梗死**:典型的脑梗死多见于具备一个或多个缺血性脑血管病高危因素的中老年人,无诱因,急性起病,出现持续性的神经系统缺失症状,根据部位不同临床表现不同,急性期头颅 MRI 可发现 DWI 序列上能解释临床症状的超高信号影。该患者急性起病,始发症状为一过性的头痛、右下肢乏力、口角歪斜、构音障碍,继而出现持续性的右下肢乏力、头痛,查体见右侧下肢轻瘫试验阳性,右侧部分腱反射(＋＋＋),外院头颅 MRI 见右侧基底节区病灶,头颅 CTA 见右侧大脑中动脉(RMCA)起始段闭塞,极易误诊为脑梗死。而发病 1 个月余出现的发作性肢体抽动,也可以考虑可能是脑梗死后并发症。但细观患者病史并不符合脑梗死表现。首先,患者症状持续无缓解不符合脑梗死的自然病程;其次,患者头颅 MRI 表现不符合脑梗死的影像学表现,故可排除脑梗死。但需要注意的是脑囊虫病可造成脑梗死,其病理生理机制在于囊尾蚴本身和释放毒素的刺激使脑血管内膜发生炎症性改变、血管腔变小甚至闭塞,最终引起脑组织缺血梗死。

2. **脑转移瘤**:发病年龄多在 45 岁以上,起病急,病情重,有进行性头痛、头晕、恶心、呕吐等颅高压表现以及局灶性神经缺损症状或神经系统刺激性症状,查血及脑脊液囊虫免疫学检查阴性,给予诊断性抗囊治疗无明显杀虫反应,复查 CT 及 MRI 无改变甚至继续进展,有些病例可找到其他部位的原发肿瘤病灶。脑转移瘤的 CT 及 MRI 可表现为单发或多发不规则囊状或实质性病灶,多见于大脑皮质或皮质下区,少数见于脑干、小脑,圆形或不规则的等密度、低密度或略高密度灶,占位效应明显,常有脑室受压、中线移位。有些病灶由于血运不足,中心坏死,液化呈囊样改变,酷似脑囊虫病,但转移瘤囊壁厚度不均,边缘锐利,且无囊虫头节。该患者在症状学上的表现与之相似,但症状程度均较典型脑转移瘤者轻,且无进行性加重的现象,头颅 MRI 平扫及增强未见明显占位效应及强化,予吡喹酮杀虫、地塞米松抗感染降颅压有明显效果,出院后 1 个月复查头颅 MRI 未见变化。故可排除脑转移瘤。

3. **脑脓肿**:通常脑脓肿是指化脓性细菌感染引起的化脓性脑炎、脑化脓及脑脓肿包膜形成,少部分也可是真菌及原虫侵入脑组织而致脑脓肿。脑脓肿在任何年龄均可发病,以青壮年最常见。脑脓肿形成是一个连续的过程,分为三个阶段:①急性脑炎阶段;②化脓阶段;③包膜形成阶段。脑脓肿常见是单发的,也可是多房性或多发性脓肿。其临床表现主要为急性感染症状、颅高压症状、局灶性脑定位症状、脑疝形成及脓肿破溃等。其MRI检查因脓肿形成的时间不同表现不同。在包膜未形成之前,表现为边界不清、不规则、水肿带明显的长 T_1 长 T_2 信号影,有明显的占位效应;在包膜形成以后,增强扫描可见边界清楚的薄壁环状强化,脓肿壁多无内突的结节影。该患者既往体健,发病时无发热、全身乏力、肌肉酸痛,有头痛症状,但可耐受,且不伴随恶心、呕吐、视物模糊,存在局灶性脑定位症状,但临床表现均不严重,血常规白细胞计数、中性比正常,嗜酸性比增高明显,故排除多发性脑脓肿的可能。

4. 脑结核瘤:多继发于身体其他部位结核,是结核杆菌血行播散于脑实质、脑室及脑膜而形成的慢性肉芽肿性疾病,可见于脑内任何部位,但常位于脑内血流最丰富的部位。除一般的结核杆菌全身中毒症状、其他部位感染症状外,脑结核瘤多没有特征性的临床症状,临床表现取决于其大小与部位,主要表现为脑膜脑炎和占位效应。头颅MR上多表现为呈环状或均匀强化的"靶征",这是脑结核瘤的特征性表现,具有一定的诊断意义。MR检查对发现脑内结核瘤较CT敏感,尤其是MR增强扫描时多呈环状或均匀强化的"靶征",环多不规则,中央干酪坏死区无强化。脑结核瘤易与单囊性的脑囊虫病混淆。该患者无一般结核全身中毒症状,否认结核传染病史及结核患者接触史,且头颅MRI表现主要为斑片状小的环状病灶,不符合脑结核球的表现。

四、治疗及预后

脑囊虫病的治疗及预后主要与该疾病的分期、分型相关,对于脑实质型囊虫病,以药物驱虫治疗为主,配合脱水及抗感染治疗,早期治疗,预后多良好。该患者的分型属于脑实质型,分期最可能为囊虫混杂期。根据患者的个体情况,予以吡喹酮杀虫,地塞米松抗感染并联合甘油果糖降颅压,奥美拉唑减少药物的胃肠道副反应,胞磷胆碱及吡拉西坦改善脑细胞代谢等治疗。患者经治疗后于出院时症状明显缓解,血常规基本正常;出院后1个月复诊时症状基本消失,复查头颅MRI未见明显变化。

五、病例点评及疾病分析

由于外院行头颅CTA示RMCA起始部闭塞,故患者入住我院时首先考虑为"脑梗死后遗症",即按缺血性脑血管病治疗。但住院第2天查血常规见嗜酸性粒细胞比值及绝对值升高明显,仔细阅读患者外院头颅MRI为"多发斑点状病灶",再次追问病史,家属反映其有饮用生水的习惯,故拟诊"脑寄生虫病"可能。继续完善头颅MRI平扫及增强,脑脊液检查未发现明显异常,血寄生虫检查显示抗囊虫抗体弱阳性,请感染科医师会诊后同意"脑囊虫病"诊断,停用扩血管药,予喹唑酮杀虫、奥美拉唑护胃、地塞米松减轻脑水肿、胞磷胆碱及吡拉西坦改善脑细胞代谢等治疗。出院时患者头痛、乏力症状明显缓解,肢体和头部发作性症状未再发作,专科查体无明显阳性体征,复查血常规嗜酸性粒细胞恢复正常。出院1个月后复诊时已完全无症状,复查头颅MRI平扫+增强示右侧基底节、侧脑室体旁多发异常信号,结合临床病史考虑脑囊虫病改变,对照2010-04片变化不大;双侧额叶、右侧颞叶及外囊散在缺血灶。

脑囊虫病(cerebral cysticercosis)是链状绦虫(猪绦虫)的幼虫寄生于人脑所引起的疾病,是我国最常见的中枢神经系统寄生虫病之一。60%~96%的囊虫寄生于脑内,也可寄生于身体其他部位。主要流行于我国华北、东北、西北地区,好发于青壮年,国内报道14~50岁发病者占80%,男女比例大约为5:1。

(一)病因及发病机制

人既是绦虫的终宿主(绦虫病),也是中间宿主(囊虫病);食用受囊虫感染的猪肉仅表现为绦虫病;绦虫卵经口进入消化道,胃液消化孵化出幼虫,钻入胃肠壁血管,随血循环寄生于人体各组织,发生囊虫病。囊虫寄生于中枢神经系统称脑囊虫病。

感染方式包括内在自身感染、外源性自身感染及外源异体感染三种。而囊虫进入中枢神经系统的途径有两个:①通过血液进入脑实质;②由脉络丛进入脑室系统、蛛网膜下腔和脊髓。

(二)病理特征

囊尾蚴侵入脑后各期的主要病理变化如下:早期可见活的囊尾蚴,囊的大小不等,最小的约2 mm,一般5~8 mm,头节如小米大小,灰白色,囊内有透明液体。囊的周围脑组织有炎性反应,为中性多核粒细胞和嗜酸性粒细胞浸润及胶原纤维,距囊稍远处可有血管增生、水肿和血管周围单核细胞浸润。后期囊壁增厚,虫体死亡液化,囊液混浊,囊周呈慢性炎性改变,囊液吸收后,囊变小或为脑胶质组织所取代而形成纤维结节或钙化。脑室内的囊尾蚴可引起局部脉络膜炎,颅底的囊虫可引起蛛网膜炎。

（三）分型

1. **按囊虫累及颅脑部位分型**：①癫痫型：以癫痫发作为突出症状。发作形式可为一般的全面强直阵挛发作、单纯部分发作、复杂部分发作、失神发作，发作形式的多样性及易转换性是本型的特征。②软脑膜型：蛛网膜下腔型以不伴明显脑实质病损的脑膜损害为主。③脑膜炎型：表现为脑膜刺激征，脑脊液有炎性反应。④颅底粘连型：可表现颅内压增高，头颅 CT 扫描或脑室造影显示各脑室普遍扩大，或颅内压不高而有颅底蛛网膜粘连的其他表现。⑤脑实质型：以脑实质损害为主。又分为：a. 颅内压增高型：表现为颅内压增高以及脑弥散性损害的症状和体征，CT 显示脑室变小；b. 颅内压正常型：颅内压正常，表现为脑实质损害症状，如痴呆、精神症状或局限性损害。⑥脑室型：多有颅内压增高，常出现 Bruns 征，定位体征不明显，确诊依据脑室造影，并区分出侧脑室型、第三脑室型及第四脑室型。⑦混合型：兼有两个型以上的临床症状和体征。⑧无症状型：无明显脑症状，然而客观检查有明显脑损害证据。

2. **按虫体的数目分型**：由于脑实质型囊虫最多见，可根据虫体的数目分为 3 型，即轻型（虫体少于 5 个）、中型（虫体多于 5 个，少于 100 个）和重型（虫体多于 100 个）。

3. **按临床表现分型**：因囊虫寄生的部位、数目、感染发育死亡的先后次序不一，使临床上神经症状波动不定，有时患者可以突然死亡。目前国内外对脑囊虫的临床分型意见不一，综合各家观点并结合病理分型，将脑囊虫分为癫痫型、颅内压增高型、脑膜炎型、精神障碍型、脊髓型和混合型。

（四）分期

脑囊虫病的分期主要是根据囊尾蚴的病理变化来进行，可为三期：①生存期；②退行性变期；③钙化期。前两期称为活动性脑囊虫病，第三期为非活动性脑囊虫病。脑囊虫病的分型及分期对其影像学诊断和治疗有指导意义。

（五）临床表现

1. **头痛**：是脑囊虫病常见的症状之一，可因颅高压、脑膜炎等原因引起，不同原因导致的头痛性质不同。

2. **癫痫发作**：是最常见的症状，有 1/2～2/3 的患者以癫痫为首发或唯一症状。以反复发生的各类型癫痫发作为特征，全面强直阵挛发作最多见，占 45%～

50%，甚至呈癫痫持续状态。其次为单纯部分发作、复杂部分发作、失神发作等。

3. **颅内高压**：主要表现为头痛、恶心、呕吐、视乳头水肿，展神经麻痹，继发视神经萎缩，甚至失明。颅高压严重时可引起意识障碍、昏迷，脑疝形成。

4. **Brun 征**：即急转头时因囊虫阻塞第四脑室正中孔而突然发生剧烈头痛、呕吐、眩晕、意识障碍、猝倒，甚至突然死亡。

5. **精神症状和智能障碍**：主要表现为认知障碍、注意力不集中、记忆力减退、理解判断力下降、抑郁、幻觉、妄想、精神错乱、尿便失控等。

6. **局灶性神经系统定位症状**：囊虫寄生造成脑室变形；囊虫位于大脑皮质，可出现相应的运动、感觉和语言功能障碍，病理反射阳性；位于小脑则出现共济失调和眼球震颤；侵犯视交叉引起视力减退和视野改变；脊髓型囊虫可在颈胸段出现损害体征。

7. **脑膜刺激征**：表现为发热、颈强直、头痛、呕吐、Kernig 征等阳性。

8. **脑血管炎性改变**：囊虫异体蛋白和毒素引起脑血管内皮非特异性炎症改变，血管壁变厚、管腔变窄、动脉闭塞，引起脑组织局灶性缺血梗死，出现肢体无力、瘫痪、腱反射不对称、病理反射阳性等。

（六）辅助检查

1. **血常规**：多数患者白细胞总数正常，少数可达 $10 \times 10^9/L$ 以上，嗜酸粒细胞可高达 $0.15～0.5$。大便检查发现绦虫卵可作为间接证据。

2. **脑脊液**：压力正常或升高，脑膜炎型白细胞增高可达 $15 \times 10^6/L$，以淋巴细胞为主，嗜酸粒细胞增高，蛋白质定量正常或轻度增高，糖、氯化物正常。

3. **免疫学检查**：用囊尾蚴抗原检测脑脊液中的特异性抗体，对本病的诊断有定性意义。

4. **脑电图**：对癫痫患者有诊断价值，可见弥漫和局灶性异常波形，表现为高幅/低幅慢波、尖-慢波或棘-慢复合波。

5. **头颅 CT**：主要为集中或散在的直径 $0.5～1.0$ cm 的圆形或卵圆形阴影，有高密度、低密度、高低混杂密度病灶，增强扫描头节可强化。

6. **头颅 MRI 检查**：对脑囊虫更有诊断价值，阳性发现和可靠性更优于 CT，根据囊虫感染的先后时间不同，可分为 4 期。根据各期的变化不同，可分辨出囊虫的存活和死亡。①活虫期：MRI 表现为长 T_1 长 T_2 小囊状信号，直径为 $2～10$ mm，小囊内可见头节，即 T_1WI 上圆形低信号内小点样中等信号影，多数附于囊壁上,少数可见位于小囊的中心,此为典型表现。T_2WI上囊腔信号高,与脑脊液一致,囊壁与头节影多被掩盖而不能显示,部分可见其内小点样低信号影。注射Gd-DTPA后可有环形强化。②退变死亡期:MRI可见虫体周围长 T_1、长 T_2 水肿带,囊壁增厚,头节变小,甚至消失,呈小囊或大囊状均质性影,大小不一,小者 4 mm,最大者 17 mm。③单纯钙化期:MRI表现为 T_2WI 上呈小圆形边界清楚的低信号,T_1WI 上呈等信号或低信号。④混杂期:由于囊尾蚴进入脑内后其生存期的长短不同或分期分批进入脑内,常为活虫与退变死亡期虫体混合存在,MRI表现各异。

(七)诊断标准

1. 全国脑囊虫病协作组于 1985 年 5 月制订的诊断标准:具备下列 3 项中之 2 项者,可诊断脑囊虫病:①有脑症状和体征,如癫痫发作、颅内压增高、精神障碍等,并排除其他原因所造成的脑损害;②脑脊液囊虫免疫学试验阳性;③头颅 CT 扫描显示有典型的囊虫改变,如多发性圆形小囊,或小囊内见有头节影,或见有多发性圆形高密度结节影(直径 1.0 cm 以下)。

如不具备上述第 2、3 两项,则应具备下列 3 项中之 2 项方可诊断脑囊虫病:①病理检查证实皮下结节为猪囊尾蚴,或眼内、肌肉内发现囊虫,或血囊虫免疫学试验阳性;②脑脊液白细胞或蛋白量增高,或找到嗜酸粒细胞;③头颅 X 线检查见多数典型的囊虫钙化影。

2. Brutto 等人于 2001 年制订的诊断标准

(1)绝对标准:①大脑或脊髓组织切片活检发现寄生虫。②CT 或 MR 检查可见带头节的囊性病变。③经眼底镜直接看到视网膜下寄生虫。

(2)主要标准:①神经影像学高度提示脑囊虫病。②血清酶联免疫电泳转移印迹实验检测猪绦虫糖蛋白抗原、抗体阳性。③小的单个增强病灶自然消失。④应用阿苯达唑或吡喹酮治疗后颅内囊性病灶消失。

(3)次要标准:①神经影像学检查提示脑囊虫病病灶。②临床表现提示脑囊虫病。③酶联免疫吸附试验法检测脑脊液囊虫抗体或囊虫抗原阳性。④中枢神经系统以外的囊虫病。

(4)流行病学标准:①与囊虫病感染者的密切家庭接触史。②来自或居住于猪囊虫病流行地区。③有频繁至疾病流行区域的出差史。

符合绝对标准的一项或符合主要标准一项、同时符合次要标准及流行病学标准各一项就可确诊。可疑诊断:①符合一项主要标准及两项次要标准;②符合一项主要标准,一项次要标准和一项流行病学标准;③符合三项次要标准,一项流行病学标准。

(八)治疗

脑囊虫病的治疗需个体化,应根据分型、病灶数量、位置、分期、病灶大小及临床表现的不同选用包括药物驱虫、脱水、糖皮质激素抗炎及外科手术等不同治疗方法。脑实质型以药物杀虫治疗为主,配合脱水及抗炎治疗以避免颅高压反应;脑室型应首选手术摘除囊虫,术后配合药物驱虫治疗;蛛网膜下腔型以药物杀虫治疗为主,并应积极进行脱水及抗炎治疗,必要时可选择手术治疗。任一类型脑囊虫病患者如出现颅高压时采取降颅压治疗均应放在首位。

目前,用于脑囊虫病的杀虫治疗主要有吡喹酮、丙硫咪唑、甲苯咪唑三种,应小剂量开始,逐渐递增。在进行杀虫过程中需注意到药物的不良反应及药物使用过程中可能出现体内囊虫大量死亡引起的过敏反应。

参考文献

[1] 李芳华,张丽娟,龚海燕. 脑囊虫病的诊断与鉴别[J]. 世界最新医学信息文摘,2013,16:62-63.

[2] Thammachantha S, Kunnatiranont R, Polpong P. A Case of Cerebral Cysticercosis in Thailand [J]. Korean J Parasitol, 2016,54:793-795.

[3] Meena D, Gupta M, Jain VK, et al. Isolated intramuscular cysticercosis: Clinicopathological features, diagnosis and management-A review [J]. J Clin Orthop Trauma, 2016,7:243-249.

[4] Pant I, Chaturvedi S, Singh G, et al. Spinal cysticercosis: A report of two cases with review of literature [J]. J Craniovertebr Junction Spine, 2016,7:285-288.

[5] Nie D, Xia L, Chen J, et al. Giant neurocysticercosis with unusual imaging manifestations [J]. Neurology, 2016,87:e260-e261.

[6] Del Brutto OH, Nash TE, White AC Jr, et al. Revised diagnostic criteria for neurocysticercosis [J]. J Neurol Sci, 2017,15:202-210.

(潘 静 刘建荣)

病例6　头痛3天伴发热2天

● 病史

现病史：男性,51岁。2011年10月11日因无诱因下右侧肩部疼痛至外院就诊,诊为肩周炎,服非甾体类抗感染药后疼痛未好转。12日晚间洗澡后出现枕部及颈项部剧烈胀痛,伴恶心、无呕吐,当时自测体温正常。13日至我院急诊,测体温为37.8℃,专科查体有颈抵抗、克氏征(一),四肢肌力及肌张力正常。血常规白细胞5.82×10⁹/L,中性粒细胞0.726,淋巴细胞0.153,肝功能、肾功能、电解质均正常,头颅CT、脑电图未见异常,拟中枢神经系统感染可能,予抗感染、脱水等治疗症状有所缓解。15日再感双侧颞部胀痛,同时伴右肩阵发性尖锐疼痛,疼痛程度较前加剧。15日收入院。发病以来,二便正常,食欲减退,夜眠不佳,体重无明显改变。

既往史：否认高血压病、心脏病、胆囊炎等慢性疾病;否认肝炎、结核等传染病史。右前臂曾被机器绞伤,后行手术修复。

个人史：生于长于原籍,否认疫水疫区接触史,10月4日曾自驾前往安徽。否认烟酒嗜好。

家族史：否认类似家族病史。

● 查体

一、内科系统体格检查

体温37.0℃,脉搏80次/分,呼吸20次/分,血压120/80 mmHg,心、肺、腹部无异常。右肩关节、肘关节部分活动受限,右肘部可见手术瘢痕。右肩部、颈部皮肤发红,见疱疹,沿C2~C4神经支配范围呈带状分布,部分皮疹结痂。触及右枕部淋巴结轻度肿大,触痛(＋)。

二、神经系统专科检查

精神智能状态：神智清楚,精神萎靡,对答切题,查体合作。

脑神经：双瞳孔等大等圆,直径4 mm,直接和间接对光反应灵敏,双眼各向活动自如,无眼震,两侧额纹对称,双侧鼻唇沟对称,伸舌居中,双侧咽反射灵敏,软腭弓上抬正常。

运动系统：四肢肌张力正常,四肢肌力5级。

腱反射：双上肢肱二头肌反射、肱三头肌反射、桡骨膜反射(＋＋),双下肢膝反射(＋＋),踝反射(＋)。

感觉系统：深浅感觉正常。

病理反射：未引出。

共济运动：指鼻、跟膝胫试验稳准,Romberg 征(一),直线行走正常。

步态：正常。

脑膜刺激征：颈部抵抗,颏胸距约6 cm,布氏征、克氏征(一)。

● 辅助检查

一、实验室检查

脑脊液相关检查：

2011-10-15：有核细胞计数120.00×10⁶/L(↑),多核细胞0.3,单核细胞0.7,蛋白质定量1 179.00 mg/L(↑),氯化物115.00 mmol/L(↓),脑脊液糖3.00 mmol/L。涂片未找到细菌、真菌及抗酸杆菌,细菌、真菌培养3天未生长。

2011-10-26：有核细胞计数87.00×10⁶/L(↑),多核细胞0.18,单核细胞0.82,蛋白质定量514.00 mg/L(↑),氯化物119.00 mmol/L,糖3.00 mmol/L。

其他：血常规、肝肾功能、电解质、血糖、血脂、弥散性血管内凝血、人类免疫缺陷病毒(HIV)、梅毒快速血浆反应素试验(RPR)、梅毒螺旋抗体明胶颗粒凝集试验、C反应蛋白、血沉、血 T-SPOT 基本正常。

二、其他辅助检查

胸部 X 线片(2011-10-17)：两肺未见明显活动性病变。

急诊头颅 CT(2011-10-13)：双侧额叶散在小缺血灶,双侧筛窦炎。

脑电图(2013-10-13)：正常。

● 诊断与讨论

一、定位诊断

依据患者有轻度发热、颈枕部胀痛，无明显意识、性格、智能或情绪改变，无精神症状、癫痫样发作等脑实质受损表现，查体仅发现颈项抵抗（颏距胸 6 cm），头颅 CT 及 EEG 无异常，故定位在脑脊髓膜。

二、定性诊断

患者为中年男性，急性起病，以右肩部疼痛首发，逐渐出现发热、颈枕部疼痛、双颞侧胀痛，入院查体仅见颈项抵抗，脑脊液检查示蛋白质升高明显、有核细胞数中度升高（以单核细胞为主），住院期间发现右肩部、颈部皮肤发红，疱疹，沿 C2～C4 神经支配范围呈带状分布，部分皮疹结痂，并触及右枕部淋巴结轻度肿大、触痛（＋）。定性为"水痘-带状疱疹性脑脊髓膜炎"可能。

三、鉴别诊断

主要与其他中枢神经系统感染性疾病鉴别。

1. 细菌性脑膜炎：病情多危重，除脑膜刺激征外，可早期出现意识障碍、精神症状等，部分细菌引起的脑膜炎可有严重的全身菌血症或中毒血症。该病成人常见，儿童患者尤多。许多细菌均可引起本病，而导致脑膜炎的细菌种类通常因患者年龄层次不同而有所区别。在成人病例中，脑膜炎奈瑟菌和肺炎链球菌所导致的细菌性脑膜炎病例占 80%，而 50 岁以上的患者则更有可能受到单核细胞增多性李斯特菌的威胁。多数成年患者存在诱因，如近期有中耳炎等颅脑区域解剖结构的感染，有拔牙史等颅脑区域解剖结构的手术史。辅助检查如血常规示白细胞增多（中性粒细胞比例增高），疾病初时脑脊液检查示白细胞数（以多核细胞为主）明显增多，蛋白质明显升高、氯化物及糖降低、脑脊液细菌培养出病原菌。该患者表现为脑膜炎症状，症状相对轻，否认近期感染、颅面部手术史，脑脊液细胞数及蛋白质中度升高，细菌培养（－），血常规正常，故可排除。

2. 结核性脑膜炎：由结核杆菌引起的脑膜和脊膜的非化脓性炎症性疾病。在肺外结核中大约有 5%～15% 的患者累及神经系统，其中又以结核性脑膜炎最为常见，约占神经系统结核的 70%。多起病隐匿，慢性病程，也可急性或亚急性起病，可缺乏结核接触史，症状往往轻重不一，其自然病程发展一般表现为：结核中毒症状、脑膜刺激症状和颅内压增高、晚期脑实质损害、脑神经损害。辅助检查、血常规检查大多正常，部分患者血沉可增高，约半数患者皮肤结核菌素试验阳性或胸部 X 线片可见活动性或陈旧性结核感染证据。典型的表现为颅内压增高可达 400 mmH$_2$O 或以上，脑脊液外观透明或微黄，静置后可有薄膜形成；脑脊液（CSF）中淋巴细胞显著增多，常为（50～500）×10^6/L。蛋白质增高，通常为 1～2 g/L，糖及氯化物下降，CSF 抗酸染色仅少数为阳性，CSF 培养出结核菌可确诊，但需大量脑脊液和数周时间。该患者急性起病，无结核中毒症状，否认结核接触史，脑脊液蛋白质及白细胞增高符合结核菌性脑膜炎表现，但血 T-SPOT（－），胸部 X 线片未见明显异常，经非抗结核用药几天后病情好转，故可排除。

四、治疗及预后

入院初期依据患者主要症状为"头痛、发热"，查体除颈项抵抗外无明显阳性体征，头颅 CT 未见明显异常，血常规正常，考虑为中枢神经系统感染——脑脊髓膜炎，脑脊液示蛋白质升高明显、白细胞中度升高（以单核细胞为主）；因患者全身症状不明显，无脑实质受损症状，首先考虑细菌性脑脊髓膜炎或病毒性脑脊髓膜炎可能，必须排除结核性脑脊髓膜炎。入院后经感染科会诊，予罗氏芬（头孢曲松）抗细菌、阿昔洛韦抗病毒治疗。治疗几天后体温恢复至正常，头痛症状有所缓解。住院期间患者反复诉肩部尖锐样疼痛，追问病史患者发病前期有疲劳，无明显感染史，无皮肤破溃、拔牙史，否认结核接触史。再次查体见患者右肩部、颈部皮肤发红，疱疹，沿 C2～C4 神经支配范围呈带状分布，部分皮疹已结痂，并可触及右枕部淋巴结轻度肿大，触痛（＋）。纵观其病史，以右肩部疼痛为首发症状，逐渐出现头痛及发热，无精神症状、性格变化、痫样发作、意识障碍等脑实质损害表现，查体见脑膜刺激征（＋），头颅 CT 未见明显异常，血常规正常，最终诊断为"水痘-带状疱疹性脑脊髓膜炎"可能。停用头孢曲松，继续予阿昔洛韦抗病毒。针对患者肩痛、颈项带状疱疹神经痛，予喷昔洛韦药膏外用，卡马西平改善神经痛，乙哌立松缓解肌肉紧张，甲钴胺、呋喃硫胺营养神经。待患者头痛基本缓解时，再次复查腰穿结果较入院时好转，予以出院。

五、病例点评及疾病分析

该患者脑脊髓膜炎诊断无疑，病因学需要进一步明确。初次脑脊液常规及生化结果符合病毒性脑脊髓膜炎的表现，但亦可见于不典型的细菌性脑脊髓膜炎，故诊断需考虑细菌性脑脊髓膜炎、病毒性脑脊髓膜炎，也需排除结核性脑脊髓膜炎。治疗上除对症支持治疗外，联用头孢曲松及阿昔洛韦。本患者急性起病，首发症状为肩部疼痛，后期出现发热、头痛等症状。入院后经抗感染治疗后体温正常、头痛缓解，但仍有肩部、颈项部疼痛主诉，再次查体发现沿 C2～C4 神经支配区域的带状分布疱疹，部分已结痂。故最终诊断为"水痘-带状疱疹病毒性脑脊髓膜炎"可能。水痘-带状疱疹病毒性脑脊髓膜炎较少见，但多数患者在出现相关脑脊髓膜炎时，并存有皮肤的疱疹急性发作或明确既往有带状疱疹感染史。

水痘-带状疱疹病毒性脑脊髓膜炎可先于或同时或延后于带状疱疹的出现。对于该病例，患者病史中最早提及的是"肩痛"，或许在其发病早期肩部已存在疱疹，但因未足够重视"肩痛"的主诉，未考虑到"肩痛"可能与该次脑脊髓膜炎直接相关（虽两者发病时间紧密），且过分相信其他医师的诊断"肩周炎"，而忽略了对该主诉的问诊及对颈肩关节的查体。此病例给我们以下启迪：①重视患者的每一个主诉，特别是反复出现的主诉；②对于其他医师的诊断不能一味盲目地相信和接收，需具有怀疑精神；③任何情况不能忽略全身体格检查，有些疾病，在某些时候通过仔细的查体可能会有关键性的重要发现。

（一）病因与临床表现

带状疱疹是一种由水痘-带状疱疹病毒（varicella zostervirus，VZV）感染后引起的一种皮肤-神经相关疾病。水痘-带状疱疹病毒来自疱疹病毒科，唯一的传染途径是人与人。水痘-带状疱疹病毒最初感染的表现是水痘，一般情况下，感染过的人会对此病毒产生终生的免疫力；但其极易以"休眠"的非传染状态潜伏于感觉神经节，从而建立终生的潜在的感染。带状疱疹及其他该病毒相对少见的临床表现的发病机制可能为：①人类感染病毒后，随着年龄增长，特异性水痘-带状疱疹病毒的细胞免疫降低导致病毒再激活感染；②免疫抑制或免疫缺陷状态，水痘-带状疱疹病毒感染的临床表现为皮肤的改变从红色斑丘疹开始，继而水痘形成，这个将持续 3～5 天，最终转为脓疱及结痂。典型的带状疱疹表现见于胸部神经分布区域，并且伴随有皮肤发痒及感觉过敏。不同于成人，许多出现疱疹的儿童较少遭遇疼痛、感觉过敏或瘙痒，并且儿童的皮疹多数症状较轻，皮疹延续 1～2 周。水痘-带状疱疹感染的诊断为临床表现加 VZV 实验室检查、电子显微镜下直接观察、VZV 培养、VZV 免疫学诊断（血清学方法、细胞免疫学方法、分子生物学诊断）。

水痘-带状疱疹病毒性脑脊髓膜炎是带状疱疹中枢神经系统并发症中最严重的一种，约 10 000 例带状疱疹患者可见 1～2 个发生该病，这些患者多为成年人及婴儿。在疱疹性脑膜炎的病理机制中，活跃的 VZV 复制作用仍不明确。一些病理生理研究提示为一种感染后脱髓鞘过程，然而其他研究发现仍支持病毒直接导致的细胞病理学。神经系统症状（头痛、发热、食欲不振和感觉异常）最常出现于水痘-疱疹开始形成后的 1 周。这些症状出现可以是急骤性的，也可渐进性的，在 29%～52% 病例中伴随癫痫样发作。神经专科查体异常体征包括共济失调、肌张力增高或降低、反射亢进或迟钝、跖反射阳性、轻偏瘫和感觉异常。脑脊液结果可见脑脊液压力升高、轻到中度以淋巴细胞为主的有核细胞增多（多为 100 个/ml）、轻度蛋白质增高（500～1 000 mg/L）和糖正常。脑电图显示与弥漫性脑膜炎一致的慢波。脑影像学可表现为水肿和与脱髓鞘一致的改变。带状疱疹病毒性脑脊髓膜炎的病死率 5%～10%，绝大部分病例完全或接近完全恢复。常见的后遗症包括癫痫发作，可出现于 10%～20% 的幸存者。

（二）诊断

诊断主要依据临床表现加辅助检查。脑脊液检查结果易被误解，由于 CSF 蛋白质增多及有核细胞增多可见于近一半的单纯的疱疹感染患者。脑脊液的水痘-带状疱疹病毒 PCR 是该脑膜炎的最为敏感的诊断方法。其他支持试验包括抗水痘-带状疱疹病毒囊内抗体、特异性抗原及病毒培养，其中病毒培养具有极高的特异性，但阳性结果低且不敏感。

（三）并发症

水痘-带状疱疹感染可引起急性及慢性的并发症或后遗症，相对常见的可发生于皮肤、眼睛及中枢神经系统（见表 8-3）。带状疱疹感染并发中枢神经系统疾病的发生率约（1～3）/10 000，最常发生的中枢神经系统疾病为小脑性共济失调和脑膜炎，其他罕见的疾病包括横贯性脊髓炎、无菌性脑膜炎和吉兰-巴雷综合征等。

表 8-3　带状疱疹的并发症

并发症	皮肤,黏膜	神经系统	眼睛	内脏器官
急性	细菌性继发感染 出血性带状疱疹 坏疽性带状疱疹	脑炎 脑膜炎 肉芽肿 节段性麻痹 带状疱疹面瘫	结膜炎 巩膜外层炎/巩膜炎 葡萄膜炎 角膜炎 虹膜睫状体炎 (→青光眼)	肺炎 食管炎 心肌炎 小肠结肠炎 胰腺炎 关节炎
慢性	带状疱疹瘢痕形成 萎缩性瘢痕,增生性瘢痕 色素脱失 肉芽肿性皮损 假性淋巴瘤 银屑病样表现(Köbner 现象)	疱疹后神经痛 吉兰-巴雷综合征 脊髓炎 运动神经病 腹部疝气 膀胱功能障碍	角膜炎 脉络膜视网膜炎 球后视神经炎 血管炎 全眼球炎 视神经萎缩	

(四) 治疗

带状疱疹的治疗原则是减少疱疹急性期的疼痛,限制疱疹皮肤病变的播散及持续时间,以及阻滞和减轻疱疹后神经痛和其他急性、慢性的并发症。

虽然抗病毒治疗对于带状疱疹及其并发症是否价值仍需要大量的前瞻性临床试验数据支持,临床上仍常规采用。目前广泛用于抗水痘-带状疱疹病毒的药为阿昔洛韦,推荐剂量为 30 mg/(kg·d),疗程至少满 14 天,但一些文章推荐 21 天的用药时间。对于并发脑膜炎,因疾病危重,必须予静脉途径的阿昔洛韦(每天 3 次,每次 10 mg/kg);此外,应积极的对症支持治疗如抗炎、降颅压、营养神经、保证水盐平衡等,可同时予抗生素预防细菌感染,推荐头孢类抗生素。

参考文献

[1] 魏大萍.带状疱疹性脑膜炎 16 例临床分析[J].临床误诊误治,2010,23:831-832.

[2] Science M, MacGregor D, Richardson SE, et al. Central nervous system complications of varicella-zoster virus [J]. J Pediatr, 2014,165:779-785.

[3] Ohtomo R, Shirota Y, Iwata A, Cerebral microbleeding in varicella-zoster viral meningitis: an early sign of vasculopathy [J]? Neurology, 2014,82(9):814-815.

[4] Ibrahim W, Elzouki AN, Husain A, et al. Varicella zoster aseptic meningitis: report of an atypical case and literature review [J]. Am J Case Rep, 2015,16:594-597.

[5] Abe M, Araoka H, Kimura M, et al. Varicella Zoster Virus Meningoencephalitis presenting with Elsberg syndrome without a rash in an immunocompetent patient [J]. Intern Med, 2015, 54:2065-2067.

[6] Parisi SG, Basso M, Del Vecchio C, et al. Viral infections of the central nervous system in elderly patients: a retrospective study [J]. Int J Infect Dis, 2016,44:8-10.

(潘　静　刘建荣)

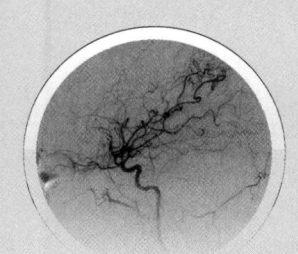

第九章

中枢神经系统肿瘤

病例1　左手指足底麻木半年余,右眼睑下垂伴右面部麻木1月余

● 病史

现病史:男性,74岁,2012年4月中旬出现牙缝内异物感,外院诊断牙龈炎,给予灭滴灵(甲硝唑)口服,数天后症状无好转,因胃肠道反应而停用。4月底出现左手示指、无名指、小指指端麻木及左足底麻木,5月初行左上肢肌电图检查正常,服用甲钴胺、吡拉西坦后,牙缝内异物感消失,但仍感麻木。5月末再次就诊,续服甲钴胺,但效果不佳,患者左足底出现针刺感,有踏棉花感,于6月7日加用神经节苷酯静脉治疗2周,在治疗过程中出现胸前及四肢散在红色丘疹,无瘙痒,无鳞屑,无渗出,皮疹数量无增多,当时不考虑药疹,建议继续观察。7月2日患者因症状无好转,再次外院骨科就诊,行颈椎MRI检查示C6/7椎间盘突出,颈椎退行性变;腰椎MRI示L5/S1椎间盘膨出,腰椎退行性变,继续口服甲钴胺。7月24日入住外院中医科,因家属反映患者身上皮疹可能与服用甲钴胺有关,故入院后停用甲钴胺,给予针灸理疗、活血化瘀、营养神经等对症支持治疗,患者自觉左足底针刺感明显好转,但麻木无好转,身上皮疹无变化,于8月25日出院回家。9月8日早晨患者骑自行车时出现复视,无头晕、头痛,次日出现右眼睑下垂,睁眼困难,右侧面部麻木,右侧头胀痛,无眼睛胀痛。患者于10日前往外院神经内科住院治疗,考虑动眼神经麻痹。请眼科会诊,测视力左眼0.5,右眼0.4,眼压正常。因皮疹仍无好转,故请皮肤科会诊,建议皮肤活检。病理报告示基底细胞液化变性,真皮浅层、深层血管周围炎症细胞浸润,结合临床考虑结缔组织病。22日至我院皮肤科

门诊求治,考虑皮肤薯样肉芽肿可能,收治住院。住院后给予营养神经、改善脑代谢等治疗,症状无好转,24日皮肤活检示基底细胞液化变性,真皮浅层少量淋巴细胞浸润。住院期间头颅MRI(26日)增强示"蝶窦、筛窦、双上额窦阻塞性炎症,累及右侧翼鄂窝及右侧海绵窦,考虑霉菌感染可能;双侧下鼻甲肥大,双侧额颞顶叶小梗死灶,脑白质变性,老年性萎缩,空蝶鞍"。鼻咽镜示鼻中隔偏曲,鼻窦炎? 真菌性? 于9月27日行腰穿示脑脊液常规生化无异常;真菌、抗酸杆菌未见;乳胶凝集试验阴性;肿瘤免疫分型未见阳性。神内科会诊,拟诊筛窦及蝶窦占位性病变。外院会诊,考虑颅内筛窦及蝶窦占位性病变;视神经、面神经、三叉神经压迫综合征。10月9日行鼻内镜下右侧全组鼻窦开放+左筛、上颌窦开放术,术中见脓性分泌物及病变组织,予吸除。术后患者症状未见减轻,为求进一步诊治,于10月13日收入我科。患者自发病以来,神智清楚,精神可,二便可,胃纳可,体重无明显变化。

既往史:既往体健,否认高血压、糖尿病史,否认肝炎、结核等传染病史。

个人史:生长于江苏省海门市,长期居住生活于江苏省南通市。长期从事高级技术工作,现退休在家,否认疫区疫水接触史。否认毒物吸入及接触史。不吸烟,少量饮酒。学历初中。

家族史:否认家族性遗传性疾病。

● 查体

一、内科系统体格检查

体温37 ℃,脉搏74次/分,呼吸12次/分,血压

120/80 mmHg,心、肺、腹部无异常。

二、神经系统专科检查

精神智能状态：神智清楚,定时定向力及计算力正常。

脑神经：言语稍含糊,右上眼睑下垂,右侧瞳孔直径 3.5 mm,直接及间接反射迟钝,右眼球固定,各方向均不能运动,左侧瞳孔直径 3 mm,直接及间接对光反射灵敏,左眼球运动可,右额纹浅,右侧鼻唇沟变浅,口角右低,伸舌居中,右面部针刺觉减退,软腭活动可,咽反射正常。

运动系统：四肢肌张力正常,肌力 5 级。

反射：腱反射对称(＋＋)。

感觉系统：左手无名指尺侧及小指、左前臂尺侧以及左足底针刺觉轻度可疑减退,关节位置觉正常。

病理征：阴性。

共济运动：正常。

步态：正常。

● 辅助检查

头颅 MRI(外院,2012-7-25)：双侧基底节区、半卵圆中心缺血灶,老年性脑萎缩,左侧额窦、筛窦、两侧蝶窦炎症。

皮肤活检病理(外院,2012-9-17)：考虑结缔组织病。

血常规、生化、肿瘤标记物、免疫指标(本院,2012-

09)：均正常。

腹部 B 超及全身淋巴结 B 超(本院,2012-09)：正常。

皮肤活检病理(本院,2012-09)：慢性炎症伴基底细胞液化,较多 CD8$^+$ 的 T 淋巴细胞浸润。

脑脊液检查(本院,2012-09)：常规、生化正常;乳胶凝集试验阴性;涂片未找见抗酸杆菌;肿瘤免疫标记未见阳性表达;血清和 CSF 中未见 OB。

鼻咽喉电子内镜(本院,2012-09)：鼻中隔偏曲,鼻窦炎? 真菌性?

头颅 MRI 平扫＋增强(本院,2012-09)：蝶窦、筛窦、两上颌窦阻塞性炎症,累及右侧翼腭窝及右侧海绵窦,考虑霉菌感染可能。双侧额颞顶叶小梗死灶,脑白质变性,老年性脑萎缩,空蝶鞍。双侧下鼻甲肥大(图9-1)。

蝶窦部位组织活检病理(外院,2012-10-9)：(右蝶窦)黏膜慢性炎,部分区域淋巴细胞浸润,细胞有异型,可见核分裂。

头颅 MRI 平扫＋增强(本院,2012-10)：①双侧侧脑室旁及放射冠变性、缺血灶;老年脑改变;②右侧上颌窦术后改变,双侧下鼻甲肥大,左侧鼻腔息肉形成可能。③鼻旁窦炎黏膜增厚;④左侧眼内外肌及视神经增粗,信号异常(图9-2)。

蝶窦部位组织活检病理(本院病理科,2012-11)：显示肿瘤细胞主要在血管周围或浸润血管壁,CD3(＋),CD56(＋),Ki67(＋),CD20(－),考虑鼻型 NK/T 细胞淋巴瘤(图9-3)。

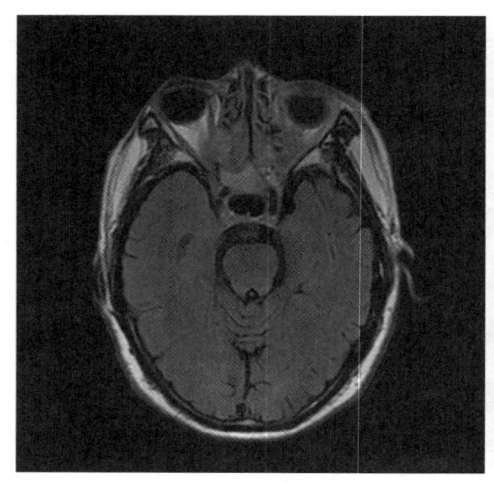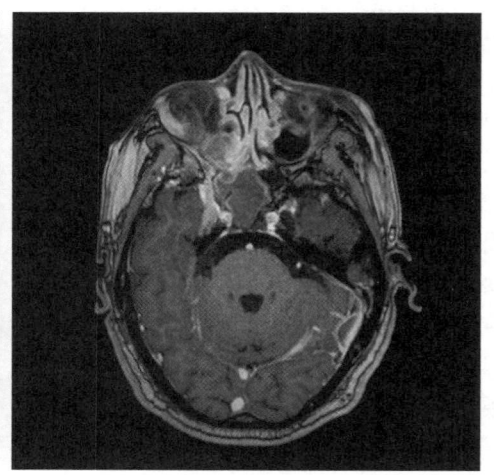

图 9-1　头颅 MRI(术前)：蝶窦、筛窦、两上颌窦阻塞性炎症,累及右侧翼腭窝及右侧海绵窦

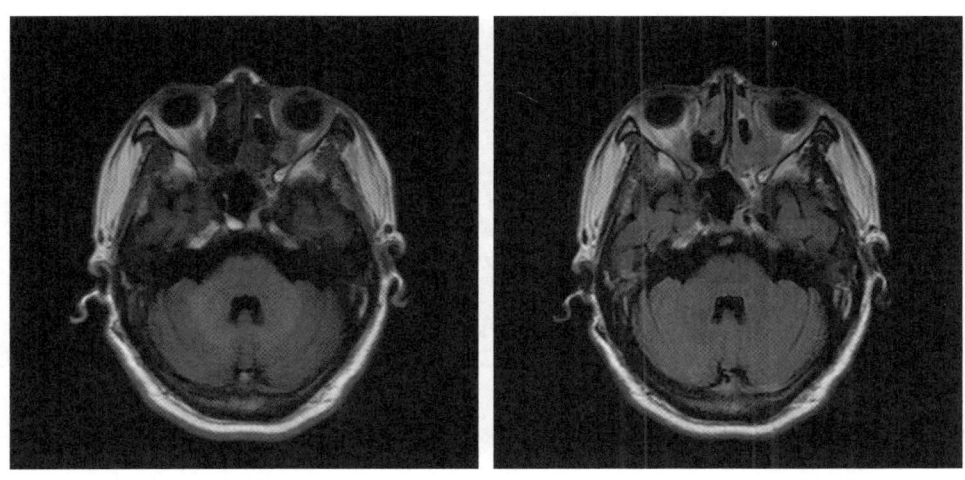

图 9-2　头颅 MRI(术后)：右侧上颌窦术后改变，双侧下鼻甲肥大，左侧鼻腔息肉形成可能

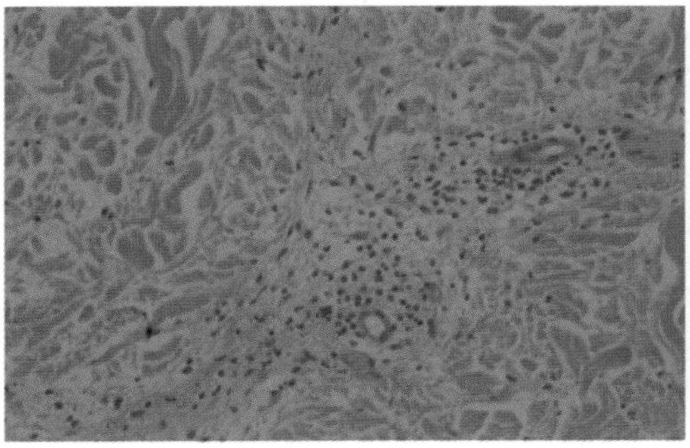

皮肤活检 HE 染色 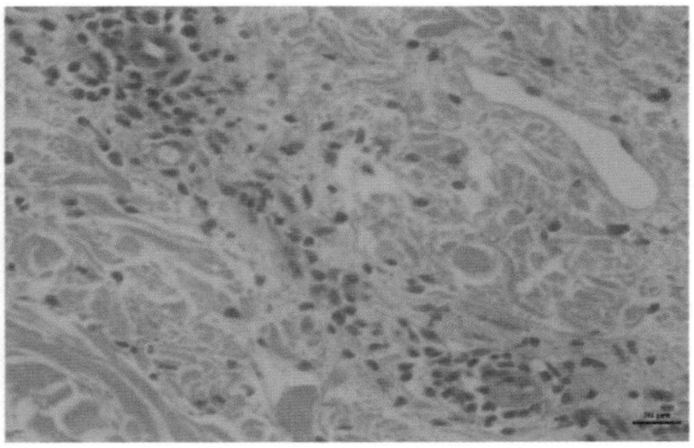　　　　　　　　　　　皮肤活检 HE 染色

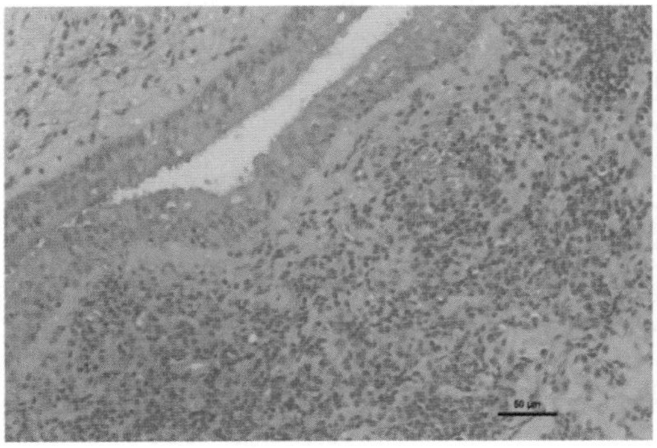

蝶窦活检 HE 染色 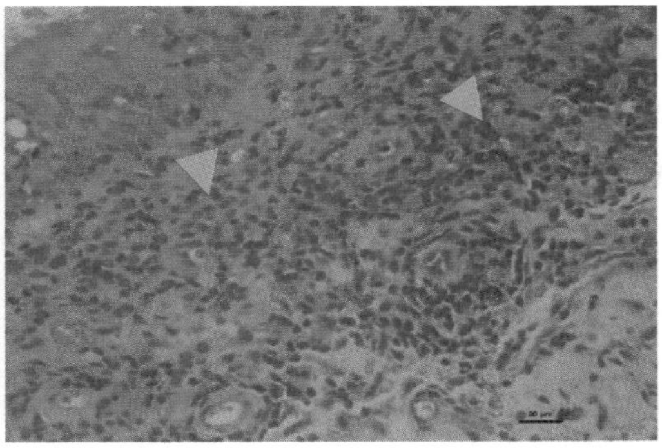　　　　　　　　　　　蝶窦活检 HE 染色

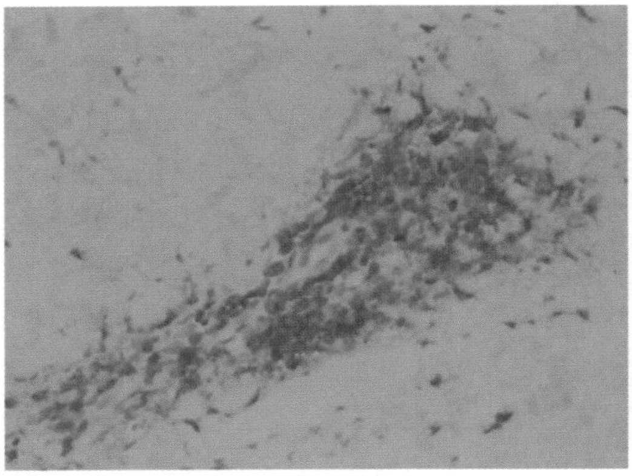

CD3 阳性 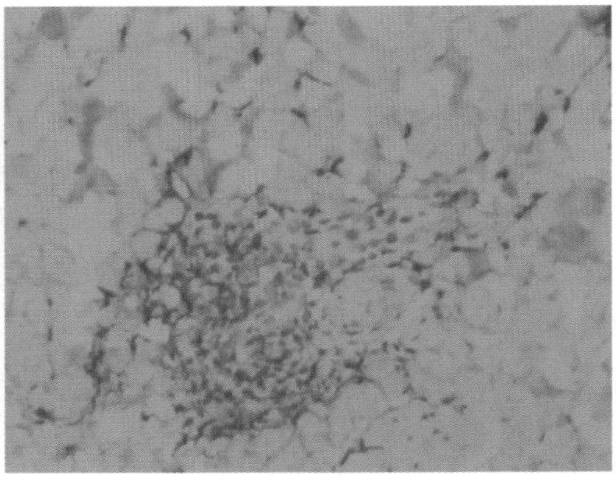　　　　　　　　　　　　　　　CD56 阳性

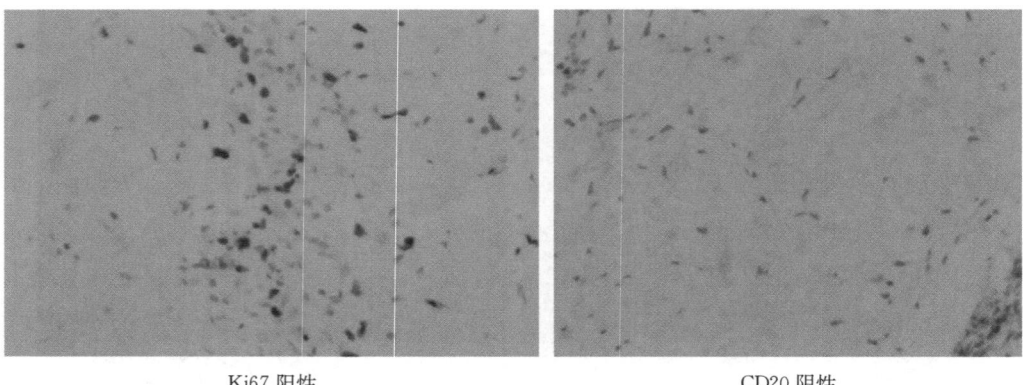

Ki67 阳性　　　　　　　　　　　　CD20 阴性

图 9-3　活检病理：肿瘤细胞主要在血管周围或浸润血管壁，CD3(＋)，CD56(＋)，Ki67(＋)，CD20(－)

● 诊断及讨论

一、定位诊断

根据患者右上睑下垂，右瞳稍大伴直接间接反射迟钝，右眼球固定不能运动，提示右侧动眼神经、滑车神经及展神经受累；右面部针刺觉减退提示右侧三叉神经感觉支受累；右额纹浅，右侧鼻唇沟变浅，右口角低提示右侧面神经受累，结合没有长束征，表明右侧核下性多对脑神经受累。

二、定性诊断

患者为老年男性，隐匿起病，进行性加重，头痛伴右侧多对脑神经损害，同时有皮肤损害，无发热，结合影像学提示鼻窦内异常信号，病因需要从感染性（真菌性）、免疫相关性（肉芽肿性血管炎）和肿瘤三方面考虑，最终活检确诊为"淋巴瘤"。

三、治疗及预后

本患者治疗效果不明显，失访。

四、鉴别诊断

1. 鼻窦真菌病：由真菌感染引起的鼻及鼻窦疾病，以曲霉菌为常见，常在一定条件下致病，如全身消耗性疾病、代谢性疾病（如糖尿病、甲减、严重贫血、白血病等）、应用皮质激素或免疫抑制剂、机体免疫功能下降等。患者多有鼻塞、脓涕以及头痛等症状，检查发现鼻黏膜充血糜烂、鼻道积脓或干酪样物；影像学可示上颌窦、筛窦、蝶窦、额窦均可受累，非侵袭性＞侵袭性，窦腔黏膜增厚，气体影像消失，窦内结节状或团块状影，密度增高且不均匀，可有局部骨质破坏。本患者虽在影像学上 MRI 检查提示有霉菌感染可能，但并无鼻部相关症状，也缺乏条件致病的相关病史，进一步诊断有待于病理活检。

2. 肉芽肿性血管炎：主要累及小动脉、静脉及毛细血管，表现为管壁的坏死性炎症，属自身免疫性疾病。临床表现有鼻和鼻旁窦炎的局灶性肉芽肿性炎症；同时又有多系统受累表现，包括呼吸道、肾脏、关节、眼、皮肤、心脏、神经系统（周围神经）及耳等，实验室检查提示 ANCA 阳性，皮肤、呼吸道内膜及肾脏活检病理表现为坏死性肉芽肿形成，局灶性坏死性血管炎，血管壁有中性粒细胞浸润，免疫荧光检测无或很少免疫球蛋白以及补体沉积。本患者虽有皮肤改变，但除神经系统外无其他系统受累依据，且免疫相关指标均正常，外院皮肤活检结果虽提示结缔组织病，但并未在我院重复活检中得到同样结论。

五、病例点评及疾病分析

本患者影像学检查显示责任病灶定位诊断明确，蝶窦、筛窦、两上颌窦病变，累及右侧翼腭窝及右侧海绵窦，与其临床受累症状右侧多对脑神经包括第Ⅲ、Ⅳ、Ⅴ、Ⅵ和Ⅶ对脑神经受损完全符合，但定性诊断存在一定的困难。从患者起病隐袭，进行性加重病程，结合影像学特点，责任病灶性质需考虑鼻窦真菌病、免疫相关肉芽肿以及肿瘤三大方面。前两种疾病的鉴别见前述，至于肿瘤方面，鼻咽部常见的有淋巴瘤，多为成年男性，平均发病年龄 40 岁，男女比例 3∶1～4∶1，可有鼻窦和皮肤双重改变，皮疹可为紫红色或肤色的结节、肿块，也可为斑疹、丘疹、环形红斑、浸润性红斑等，本患者为老年男性，需考虑肿瘤可能，其有明确的皮疹,初期误认为是药疹,在停药后一直未缓解时需提高警惕,特别是患者同时具备鼻窦病灶以及脑神经受累,需高度怀疑淋巴瘤可能,最终的疾病诊断还是需要依靠病理。本患者诊治期间虽行数次皮肤活检,但病理诊断未有统一结论而使诊断一度拖延,最终诊断还是依据我院病理科对外院蝶窦部位组织活检片子进行重新染色和读片而确诊。病理显示肿瘤细胞主要在血管周围或浸润血管壁,CD3(＋),CD56(＋),Ki67(＋),CD20(－),最终确诊为鼻型 NK/T 细胞淋巴瘤。鼻型 NK/T 细胞淋巴瘤是 2001 年 WHO 淋巴造血组织肿瘤新分类中的一个独立类型,属于结外淋巴瘤,占全部恶性淋巴瘤的 2%～10%。发病可能与 EB 病毒感染相关。该病早期临床表现不典型,以坏死性病变为主,具有高度侵袭性,病程进展快,病理形态学多样,容易误诊,对其疾病的本质还缺乏深入的认识。5 年生存率 37.9%～45.3%。本例警示我们:①对于神经系统症状同时伴有皮肤改变时,需考虑到结缔组织病以及淋巴瘤等累及多系统疾病的可能;②对于简单易取的皮肤活检无法对疾病有确定提示时,需尽快进行病灶活检,以协助诊治;③鼻型 NK/T 细胞淋巴瘤在病灶中心多为坏死组织,因此活检取材应在坏死灶和病变组织交界处取材,必要时反复多次多点取材,组织块要足够大,以提高活检的正确率;④病理上鼻型 NK/T 细胞淋巴瘤需与炎症性病变和 Wagener 肉芽肿鉴别,后者无异型淋巴细胞增生和血管浸润破坏,依据免疫表型可确诊。

参考文献

[1] 王海,张曙,石群立.鼻型 NK/T 细胞淋巴瘤研究进展[J].中国肿瘤防治杂志,2008,24:1909-1913.
[2] 张松松,魏敏,于力.结外 NK/T 细胞淋巴瘤治疗的进展[J].中国实验血液学杂志,2011,19:1075-1078.
[3] Pr ajapati HJ, Vincentelli C, Hwang SN, et al. Primary CNS natural killer/T-cell lymphoma of the nasal type presenting in a woman: case report and review of the literature [J]. Journal of Clinical Oncology, 2014,32: e26-29.

(曾丽莉 宋永建 陈生弟)

病例 2 进行性右侧肢体活动不利 1 年

● 病史

现病史: 男性,17 岁,2012 年底家人发现其行走时右下肢姿势异常,2013 年 3 月自感右下肢乏力,行走姿势异常,否认抬腿及上肢无力,否认肢体麻木及抖动。同年 6 月发现当右足底用力支撑呈背屈位时可见右足不自主抖动,无支撑时抖动消失。7 月出现右上肢乏力,8 月赴外院就诊,查体示:右上肢近端肌力 5 级,远端肌力 5⁻级,右下肢肌力 5⁻级,右侧踝阵挛阳性。抗心磷脂抗体 IgG 34.8 GPL/ml,头颅 MRI 示左侧内囊后肢异常信号影,左侧中脑大脑脚萎缩,颈椎 MRI 未见明显异常。当地医院考虑脑梗死后遗症(左颈内动脉系统),予以波立维抗血小板聚集,银杏达莫活血,神经节苷酯营养神经。当地免疫科考虑抗心磷脂抗体综合征,加用硫酸羟氯喹,症状未见好转,1 个月前停用羟氯喹,现服用阿司匹林。11 月来我院就诊,收治入院。

自发病来,精神可,胃纳、二便正常,近半年体重增加约 20 斤。

既往史: 否认高血压、糖尿病、高脂血症等病史;否认肝炎结核等传染病史。

个人史: 出生及居住在江苏,否认长期外地居留史。足月顺产,无宫内窘迫,生长发育正常,智力正常,3 年前学习成绩下降,其母诉因贪玩。

家族史: 无。

● 查体

一、内科系统体格检查

体温 36.8 ℃,脉搏 80 次/分,呼吸 16 次/分,血压 110/70 mmHg,心、肺、腹部无异常。

二、神经系统专科检查

精神智能状态: 神智清楚,定时定向力正常,计算力正常。韦氏记忆量表:临界水平。韦氏智力量表:临界水平。

脑神经: 双侧瞳孔等大等圆,直径 3.0 mm,对光反射灵敏,双眼各方向活动自如,双眼右侧视可见细微水平眼震,双眼闭眼有力对称,右侧鼻唇沟浅,伸舌居中,舌肌无纤颤,无萎缩。

运动系统: 颈肌张力略增高,眉心征(一),颈项肌、胸锁乳突肌肌力5级,耸肩正常,双上肢肌张力增高,右侧为著,右下肢肌张力增高,左下肢肌张力正常,右上肢近端肌力5级、握力5⁻级,右上肢轻瘫试验(+),左上肢肌力5级,右下肢近端肌力5级,右足背屈不能,左下肢肌力5级。

反射: 右肱二头肌、肱三头肌反射(++),左上肢肱二头肌、肱三头肌反射(+),双侧桡骨膜反射(+),右下肢膝反射(+++),踝反射(++++),左下肢膝反射(++),踝反射(++),右短暂髌阵挛,右侧持续踝阵挛。

感觉系统: 双侧针刺觉、关节运动觉正常。

病理征: 右侧病理征阳性,左侧病理征阴性。

共济运动: 双侧指鼻试验正常,双手快幅轮替试验右侧差,跟膝胫试验稳准。

步态: 行走时右上肢屈曲,联动少,右下肢拖步,足外翻,外旋位。

● 辅助检查

血、尿、粪常规,生化、同型半胱氨酸、甲功全套、肿瘤指标、免疫指标、血免疫固定电泳、心超、胸片、眼底摄片、颈椎MRI均未见异常。

心磷脂抗体(2013-08):抗心磷脂IgG:34.8 GPL/ml(↑);抗心磷脂IgM 1.1 GPL/ml。

血液β-HCG(2013-11-15):101.94 mIu/ml(正常值<5)。

脑脊液β-HCG(2013-11-15):186.06 mIu/ml(正常值<5)。

乳酸: ①休息:2.52 mmol/L;②运动15分钟后:5.31(↑)mmol/L。

铁代谢: 血清铁8.8 μmol/L(↓),铁饱和度12.2%(↓),总铁结合力72.0 μmol/L,铁蛋白13.8 ng/mL(↓),铜蓝蛋白16.90 mg/dl(↓),转铁蛋白3.35 g/L。

头颅MRI平扫: 左侧内囊后肢异常信号影,左侧中脑大脑脚萎缩(图9-4)。

头颅MRI增强: 左侧基底节区异常强化伴囊性灶(图9-5)。

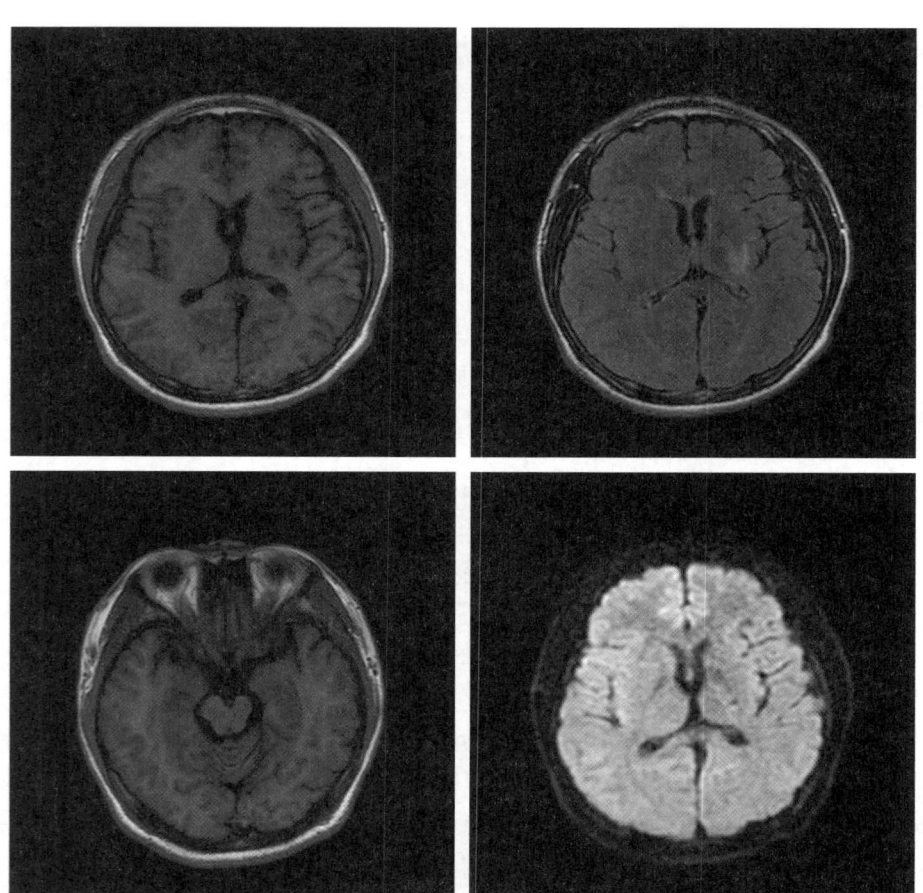

图9-4 头颅MRI平扫:左侧内囊后肢异常信号影,左侧中脑大脑脚萎缩

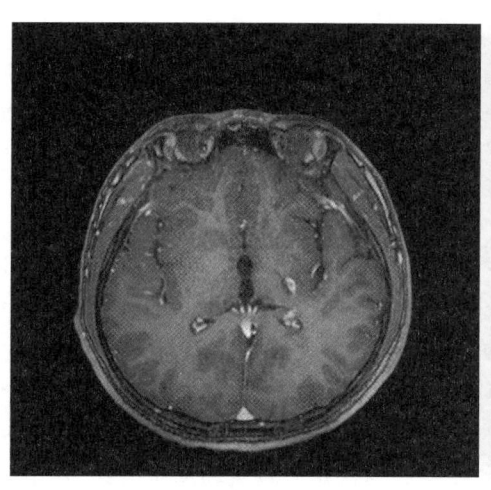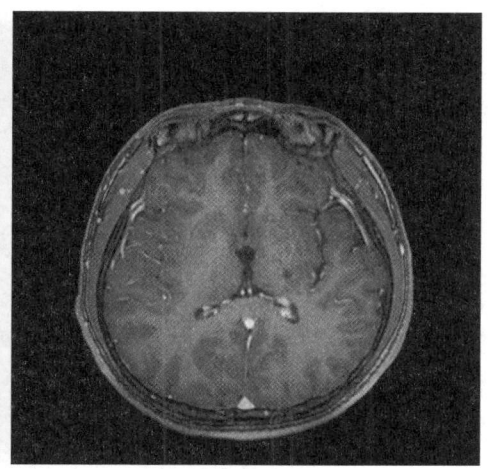

图 9-5　头颅 MRI 增强：左侧基底节区异常强化伴囊性灶

● 诊断及讨论

一、定位诊断

根据右侧上肢轻瘫试验（＋），右下肢肌力减退，右侧病理征（＋），右侧踝阵挛和髌阵挛（＋），提示右侧上运动神经元瘫痪，定位于左侧皮质脊髓束受累；双侧肌张力增高，以右侧为甚，右侧肢体有姿势异常，提示右侧锥体外系受累；结合头颅 MRI 示左侧大脑脚萎缩与右侧上运动神经元瘫相符，左侧基底节异常信号与右侧锥体外系症状相符。该患者定位于左侧基底节，继发有左侧大脑脚萎缩。

二、定性诊断

患者为青年男性，隐袭起病，病程一年，呈进行性加重，左侧基底节病变，非对称性，免疫调节药物治疗无效，故不支持血管性和免疫性，需考虑肿瘤。结合患者年龄和性别，进一步完善各项检查，包括腰穿、头颅增强 MRI、β-HCG 等，结果提示 HCG 明显增高，结合左侧大脑脚萎缩，高度提示生殖细胞瘤，后患者外院行病灶活检术确诊生殖细胞瘤。

三、治疗及预后

患者症状体征结合影像学和实验室检查提示原发性中枢神经系统生殖细胞瘤，后至外院行基底节病灶穿刺活检，确诊为生殖细胞瘤。

四、鉴别诊断

1. 脑梗死：病变部位可累及基底节（内囊后肢），但多发生于老年人，且急性起病，短时间内达到高峰，本患者为青年男性，病史 1 年，有进行性加重，与血管病病程不符，故不考虑。

2. 脱髓鞘病变：可发生在青年人，且病程进行性加重，但病灶多位于侧脑室旁及脑白质，可同时伴有自身免疫抗体阳性，本患者病变部位单一，基底节区单一病灶在脱髓鞘病变中少见，且该患者激素治疗无效，症状持续加重不支持，故不考虑。

3. 代谢性病变：可发生在青年人，且同样进行性加重病程，可累及基底节区，但代谢性病变多为双侧受累，呈现对称性特征，且伴有代谢方面指标异常，本患者单侧病变，与之不符，多项代谢相关指标正常，故不考虑。

4. 肝豆状核变性：患者有锥体外系表现，且年纪轻，需注意排除肝豆状核变性，虽然患者血铜蓝蛋白轻度降低，但无角膜和肝脏受累，基底节病变为单侧，且非铜常沉积部位，故不支持。

五、病例点评及疾病分析

患者存在偏侧锥体束和锥体外系的受累，产生肌无力以及踝阵挛和右下肢异常姿势，初期误诊考虑为骨科疾病就诊多时无果，再转至神内科就诊。至神内科后，患者突出的锥体系症状及单侧基底节病变，影像学上基底节病变无占位效应，使其在外院就诊时被考虑为脑梗死。对于其年轻，无易患因素，而在免疫相关检查中发现心磷脂抗体 IgG 抗体增高，故又被考虑为抗心磷脂抗体综合征，并以此解释青年卒中。但给予相应治疗无效再考虑可能诊断有误，而转至我院就诊。我院根据病程和年龄以及实验室检查结果，血及脑脊液 HCG 明显增高（血液 101.94 mIU/ml，脑脊液 186.06 mIU/ml），以及病变同侧大脑脚萎缩的重要提示，而考虑中枢神经系统原发性生殖细胞瘤。颅内原发性生殖细胞瘤是一种少见的颅内胚胎性肿瘤，起源于胎儿早期胚胎移行过程中的生殖细胞，组织学上与睾丸精原细胞瘤、卵巢无性细胞瘤相似，故称为生殖细胞瘤。发病部位靠近中线，主要发生在幕上中线脑深部结构。起自神经管发育早期，因嘴部中线部位具有向各个方向生长的原始多能细胞，多见于松果体区和鞍上区。第三脑室发育过程中可出现胚胎生殖细胞偏离中线而导致异位，因此也可发生在基底节区、丘脑和大脑半球等部位。常发生于儿童或青少年男性，男性明显多于女性。东西方发病率有差异，亚洲明显高于欧美国家。临床表现与肿瘤位置与大小相关。MRI 和 CT 对于该部位生殖细胞瘤的诊断和鉴别诊断有特殊的价值，一般 CT 通常示高密度病变，边界常不规则，MR T_1 加权像上为长或稍短信号，T_2 加权像上为长或混杂信号，可合并囊变、钙化、出血，可有 MRI 和 CT 轻到中度强化，早期常无明显占位效应，往往在晚期才出现，是早期误诊的原因。该疾病易引起皮质和大脑脚的萎缩，主要是由于肿瘤浸润和破坏了内囊纤维或丘脑节细胞，继而影响丘脑皮质的联系纤维，对诊断有重要的辅助价值。发生于基底节和丘脑肿瘤中以胶质瘤最常见，而且恶性胶质瘤也常伴有囊变，淋巴瘤也好发于基底节。可以通过病程发展，病变周围水肿，以及肿瘤标志物等进行鉴别。此外，当病变在 MR T_2WI 上呈"葱皮样"改变，而且周边有低信号环时还要和海绵状血管瘤鉴别。脑脊液或血浆肿瘤标记物可帮助诊断，生殖细胞瘤的标记物有 HCG、甲胎蛋白、癌胚抗原和碱性磷酸酶，脑生殖细胞瘤患者的脑脊液肿瘤标记物水平常高于外周血。该疾病放疗很敏感，放射治疗或放疗联合化疗 10 年和 20 年生存率分别为 92.7% 和 80.6%。

本病例给我们的警示：①该患者在就诊过程中多处就医，一直无法确诊，问题在于临床医师对常发生在青年人的生殖细胞瘤缺乏认识。对于青年人在颅内的单病灶，无明显占位效应，结合进行性缓慢加重病程，需考虑生殖细胞瘤。特别是头颅 MRI 提示大脑脚萎缩，是本病的重要影像学提示，且患者外周血 HCG 水平增高对诊断有较大辅助价值；②对于颅内单个病灶，多常规思维考虑脑血管病，诊断需结合临床，根据病程病情发展进行鉴别；③对于单凭抗心磷脂抗体 IgG 一次阳性，诊断患者抗心磷脂抗体综合征依据欠充分；④该疾病对放疗很敏感，所以早期诊断早期治疗极为重要。

参考文献

[1] 王宪玲,李存江. 青少年基底节区生殖细胞瘤早期诊断的探讨[J]. 中国内科杂志,2011,50：307-310.
[2] 邱晓炎,罗世祺,马振宇,等. 28 例基底节区生殖细胞瘤诊断性放疗的评价[J]. 中华神经外科杂志,2006,22：282-290.
[3] Kim DI, Yoon PH, Yoon YH, et al. MRI of germinoma arising from the basal ganglia and thalamus [J]. Neuroradiology, 1998,40：507-511.

（曾丽莉　宋永建　陈生弟）

病例 3　全身乏力 1 个月余，持续性头痛伴恶心、呕吐半月

● 病史

现病史：男性,45 岁,2012 年 7 月 20 日感全身乏力,自觉有发热,未测体温,自行服用康泰克后感体温消退,仍感乏力不适,先后两次至当地医院就诊,查体温均正常,予以消炎、补液等治疗后乏力感未缓解。8 月 20 日突感头痛,为前额部持续性胀痛,时而有针刺样麻木感,伴有恶心、呕吐,呕吐物为胃内容物,为非喷射性呕吐,伴有头晕,行走不稳易摔倒,无天旋地转感,有时视物模糊,无视物重影,无耳鸣、耳聋,无饮水呛咳,无吞咽困难,无口齿不清,无发热,无肢体活动及感觉异常,至当地医院就诊,头颅 CT 无明显异常,予以抗感染、改善脑循环等治疗头痛无缓解,并进行性加重,遂于 9 月 2 日至我院急诊就诊,查体克氏征可疑阳性,考虑"中枢神经系统感染"可能,予以甘露醇脱水降颅压,头孢曲松抗感染,并予以营养脑神经等治疗,患者自觉补液甘露醇时头痛减轻,结束补液后

头痛又复加重,9月3日凌晨4:00突发意识不清伴四肢抽搐、双眼上翻、牙关紧闭,无二便失禁,持续约2分钟,予以苯巴比妥1支肌注,其后至清晨7:00意识不清伴抽搐症状又复发作两次,前次超过5分钟,后次大于20分钟,考虑"癫痫持续状态",予以地西泮1支静推,并续以静滴维持,同时增加脱水剂量,后抽搐未再发作,并自觉头痛症状较前缓解。当日行腰穿示脑脊液压力为300 mmH₂O,脑脊液常规和生化均正常,加用阿昔洛韦0.5 g q8h抗病毒感染。9月4日行头颅MRI+MRV检查示"左侧横窦、窦汇血栓形成,右颞部局部脑膜强化,右颞肌信号异常,左侧小脑半球斑点状稍高信号,邻近枕叶脑沟变浅,双侧额叶、左侧脑室体旁可疑小缺血灶,筛窦、双侧上颌窦炎,左侧上颌窦小囊肿",脑电图示"轻度快波活动",DIC示活化部分凝血活酶时间(APTT)23.5秒,凝血酶原时间(PT)11.5秒,国际标准化比值(INR)0.97,予以低分子肝素1支皮下注射q12h,渐停地西泮后维持苯巴比妥1支肌注q12h控制癫痫。患者自觉头痛好转,已无恶心、呕吐,为进一步诊治收入病房。

患者自8月20日以来进食较少,几乎每日呕吐2～3次,胃纳欠佳,夜眠尚可,小便无殊,便秘3天。

既往史:既往有低钾病史;否认肝炎、结核等传染病史;否认手术及输血史;否认食物、药物过敏史;按时预防接种。

个人史:出生、生长于苏州市,曾于十年前至江西打工3年,其间每半年回家一次,夫妻关系和睦。否认疫水疫区接触史,否认冶游史,否认嗜烟嗜酒。

家族史:否认家族相关疾病史。

● 查体

一、内科系统体格检查

体温36.8 ℃,脉搏70次/分,呼吸16次/分,血压130/70 mmHg,心、肺、腹部无异常。

二、神经系统专科检查

精神智能状态:神志清,时间、地点定向力可。

脑神经:双侧额纹对称,双侧瞳孔等大正圆,直径3 mm,直接与间接对光反射存在,伸舌居中,鼻唇沟对称,鼓腮、示齿动作可。

运动系统:四肢肌力5级,双侧肌张力对称。

反射:双侧肱二头肌反射(++)、肱三头肌反射(++)、桡骨膜反射(++)、膝反射(++)、踝反射(++)。

感觉系统:左右针刺觉对称无减退,关节位置觉正常。

病理征:未引出。

共济运动:双侧指鼻试验、跟膝胫试验、轮替试验完成可。

脑膜刺激征:颈项强直3指,布氏征阴性,双侧克氏征阳性。

● 辅助检查

脑脊液(2012-09-04):压力300 mmH₂O,潘氏试验阴性(—),脑脊液蛋白质定量499 mg/L,糖3 mmol/L,氯化物118.00 mmol/L;细菌、真菌、抗酸杆菌涂片+培养均为阴性,乳胶凝集试验阴性。

头颅MRI+MRV(2012-09-04):左侧横窦、窦汇血栓形成,右颞部局部脑膜强化,右颞肌信号异常;左侧小脑半球斑点状稍高信号,临近枕叶脑沟变浅,双侧额叶、左侧脑室体旁可疑小缺血灶,筛窦、双侧上颌窦炎,左侧上颌窦小囊肿(图9-6)。

脑电图(2012-09-04):轻度快波活动。

胸片(2012-09-04):两肺纹理增多,增粗,右下肺可疑小斑片影,主动脉迂曲。

脑脊液(2012-09-11):压力增高,因腰穿时喷出而无法测压;细菌、真菌涂片均为阴性;蛋白质定量733.00 mg/L(↑)(参考值<500 mg/L),氯化物117.00 mmol/L(↓)(参考值118～132 mmol/L),糖3.00 mmol/L(参考值2.2～3.9 mmol/L),有核细胞计数1.00×10⁶/L(参考值×10⁶/L),潘氏试验阳性(+)(参考值阴性),ADA(腺苷脱氨酶)1 U/L(参考值0～35 U/L),同步血

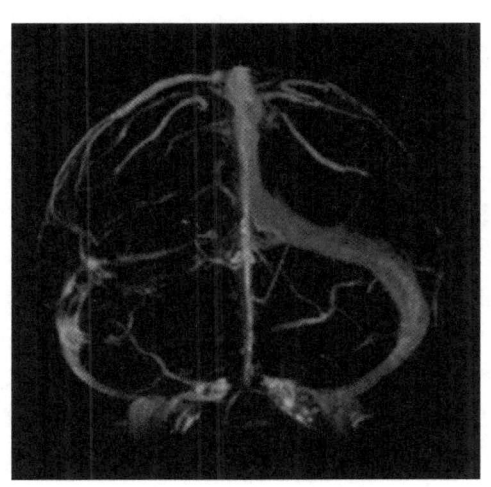

图9-6 头颅MRV:左侧横窦、窦汇血栓形成

糖：7.23 mmol/L,肿瘤细胞免疫分型示脑脊液离心图片经瑞氏染色见少量体积增大,染色较深形态异型细胞,肿瘤免疫标记呈 CEA,EMA 表达。

脑电图(2012-09-11):不正常脑电,较多慢波活动发放。

DSA(2012-09-11):颅内血循环缓慢,予以 20% 甘露醇 125 ml 滴注后左侧横窦显影缓慢。

肿瘤指标(2012-09-12):糖类抗原 125>10 000.00 U/ml(↑)(参考值<35.00 U/ml),糖类抗原 153 74.10 U/ml(↑)(参考值<31.30 U/ml),糖类抗原 199 8 917.80 U/ml(↑)(参考值<35.00 U/ml),糖类抗原 724 237.70 U/ml(↑)(参考值<8.20 U/ml),癌胚抗原 4 454.01 ng/ml(↑)(参考值<5.00 ng/ml),甲胎蛋白 4.52 ng/mL(参考值<13.40 ng/mL),神经元特异性烯醇化酶 16.39 ng/mL(参考值<17.00 ng/ml)。

胸部 CT 平扫+增强(2012-09-12):右肺下叶占位,考虑肺癌可能性大,纵隔内多发肿大淋巴结显示,双侧胸膜增厚,心包积液。

头颅 CT(2012-09-12):小脑及右侧枕叶密度增高,脑沟变浅,脑肿胀可能,小脑幕密度增高,少量蛛血可疑。

● **诊断及讨论**

一、定位诊断

患者主要临床表现为颅高压症状,头痛伴恶心、呕吐,以及继发性癫痫发作,查体脑膜刺激征(+),无局灶定位体征,故疾病定位于脑膜。

二、定性诊断

患者为 45 岁男性,起病较急,1 个月内进行性加重,突出的颅高压症状以及继发性癫痫发作,定性需考虑血管性、炎症以及肿瘤。急诊头颅 CT 无殊,排除出血性疾病,进一步腰穿检查提示压力 300 mmH₂O,证实颅高压的临床判断,但脑脊液常规、生化正常及乳胶凝集试验阴性可排除具有颅高压症状突出的结核性脑炎以及真菌性脑炎,进而的头颅 MRV 检查提示左侧横窦、窦汇血栓形成,需首先考虑静脉窦血栓形成。但金标准 DSA 的检查发现静脉窦的充盈情况与体征不符,甘露醇脱水后静脉显影有改善,无法完全用静脉窦血栓形成解释。最终,在脑脊液中的细胞分型检查中发现异型细胞,肿瘤免疫标记阳性,高度提示脑膜癌病。在原发灶的进一步诊断中发现肺部肿瘤而确诊,定性

为肿瘤。

三、治疗及预后

患者入院诊疗期间,症状进行性加重,多次出现脑疝,家属在明确肺癌诊断后放弃治疗自动出院。

四、鉴别诊断

1. 真菌性脑炎：患者可有突出的头痛、恶心、呕吐等颅高压症状,伴有脑膜刺激征阳性,但多同时伴有发热,且腰穿脑脊液涂片可见隐球菌,乳胶凝集试验阳性,本患者腰穿结果与之不符,故可排除。

2. 结核性脑炎：患者可有突出的头痛、恶心、呕吐等颅高压症状,伴有脑膜刺激征阳性,但多同时伴有发热,且腰穿脑脊液生化多有明显的蛋白升高,糖和氯化物降低,结核杆菌涂片或培养阳性,本患者腰穿结果与之不符,故可排除。

3. 静脉窦血栓形成：可有突出的头痛、恶心、呕吐等颅高压症状,伴有脑膜刺激征阳性,且多有继发性癫痫发作,确诊依据 MRV 和 DSA。本患者症状与之相符,头颅 MRV 也高度提示,但临床症状的严重程度与血栓形成的部位及范围并不一致,需进一步行 DSA 检查,DSA 金标准发现左侧横窦的血栓存在,但不能解释如此严重的颅高压症状,且甘露醇静滴降低颅内压后,静脉显影较前改善,故血栓形成及颅高压需进一步明确病因。

五、病例点评及疾病分析

本患者在诊疗过程中,由于急诊头颅 MRV 提示静脉窦血栓形成,该诊断与患者症状相符,故一直等待转入神经外科,进行介入确诊及溶栓治疗,但忽略了对可能形成静脉窦血栓的原因进一步探究。对一个中年男性,无特殊病史提示高凝状态,需进一步检查静脉窦血栓形成的原因,特别是肿瘤高凝状态需借助检查以进一步排除。脑膜癌病可有或无肿瘤既往病史,临床表现为头痛、恶心、呕吐、癫痫发作等,可有脑膜刺激征,EEG 呈广泛弥漫性慢波改变,脑 CT 及 MRI 平扫多正常或轻度交通性脑积水,增强可见脑沟、脑池内线条状强化影。脑脊液检查对确诊本病非常重要,脑脊液压力升高,程度不等,细胞数多在 100×10^6/L 以内,蛋白质含量轻、中度升高,氯化物及葡萄糖多降低,查见恶性肿瘤细胞可确诊。本例患者临床症状符合,第二次送检脑脊液发现肿瘤标记物阳性而确诊,也同时解释了其引起静脉窦血栓的高凝状态和严重的颅高压症

状。此患者在 MRV 报告出来后数天等待 DSA,待其检查结果提示与 MRV 不符时,才考虑多方面免疫及肿瘤筛查,而最终确诊为"肺癌,脑膜癌病,静脉窦血栓形成"。此外,对于颅内高压且有脑膜刺激征患者,尽管既往无肿瘤病史,头颅影像学也未提示颅内占位性病变,但对于中老年人的高发年龄段临床医师需警惕排除脑膜癌病,本例患者在急诊就诊时临床医师初诊并未考虑此病,未送检脑脊液的肿瘤标记物也在一定程度上延误了诊治。

脑膜癌病是指恶性肿瘤弥漫性或多灶性软脑膜播散或浸润,为中枢神经系统转移瘤的一种类型,可影响脑、脑神经、脊神经而出现相应症状。其原发灶按发生率高低依次为:胃癌或肺癌、乳腺癌、恶性淋巴瘤、恶性黑色素瘤、胰腺癌、白血病等,可发生于原发灶确诊之前。好发于中老年,无明显性别差异。多呈亚急性起病,临床进展快。由于肿瘤细胞在硬脑膜、蛛网膜、软脑膜播散,使脑脊液循环发生障碍,颅内压增高,患者以头痛、恶心、呕吐为首发症状。根据 MRI 强化可分为4型:完全型软脑膜癌病、硬脑膜癌病、脊髓软脊膜型和单纯脑积水型。脑沟强化、结节性改变是本病特征性变化。一般来说,肿瘤转移至脑膜属恶性肿瘤晚期,预后差。肿瘤细胞不仅能直接活化凝血系统产生凝血酶,还与肿瘤细胞诱导的炎症反应和交感神经活性增强有关,脑膜转移的癌细胞浸润破坏静脉窦的内膜甚至在血管内形成癌栓阻塞血流,恶性肿瘤患者出现高凝状态可以并发血栓,如本例合并颅内静脉窦血栓。脑膜癌病合并颅内静脉窦血栓形成的患者往往是以脑膜癌病引起的高颅压为首发症状,其后才发展为合并静脉窦血栓从而导致颅内压迅速增高。由于早期颅内压增高的代偿机制使病程往往表现为先慢后快的特点,因此有时因早期颅内压增高的症状比较隐蔽而延误诊治。颅内静脉窦血栓形成多见于年轻人、女性、遗传或后天获得的高凝状态,多为产褥期、口服避孕药、感染、癌症、脱水、血液系统疾病等,表现为进行性颅高压,伴或不伴有神经系统局灶体征。本病例给我们的警示是当颅内静脉窦血栓形成发生在非常见人群或无高危因素时,需进一步查找原因。面对病因不明的颅内静脉窦血栓或静脉窦血栓形成与临床不甚符合或静脉窦血栓伴有脑室扩大时需高度警惕是否存在脑膜癌病,需进一步进行鉴别排查。

参考文献

[1] 丁岩,董会卿,朴月善,等. 脑膜癌病并颅内静脉窦血栓形成的临床与病理[J]. 北京医学,2007,29:135-138.
[2] Baron JA, Gridley G, Weiderpass E, et al. Venous thromboembolism and cancer [J]. Lancet, 1998,351:1077-1080.
[3] Bruna J. Leptomeningeal carcinomatosis: prognostic implications of clinical and cerebrospinal fluid features [J]. Cancer, 2009,115:381-389.

(曾丽莉 宋永建 陈生弟)

病例 4 腰背痛 25 天,双下肢乏力伴排尿障碍 18 小时

● **病史**

现病史:男性,36 岁,2010 年 7 月 26 日无明显诱因下出现左侧肋弓下抽痛,不剧烈,持续数秒钟,自行缓解,数日后逐渐出现双侧肋弓下抽痛及腰背痛,肋弓下抽痛的程度及频度与开始发作时类似,屈颈时腰背痛明显,当时生活及工作不受影响。至外院就诊,查胸椎 CT 未见异常,予口服药物(药名不详)对症治疗,症状无缓解,后予电疗两天,仍无效,但仍能继续工作。入院前一天下午突感双下肢麻木、乏力,无知觉,行走不踏实,踩棉花感,遂卧床,伴小便困难,至入院一直未解小便,遂到我院就诊于 8 月 20 日收住入院。病程中无抽搐,无畏寒、发热、无头晕、呕吐,大便 3 日未解。

既往史:无殊。

个人史:无殊。

家族史:否认家族遗传疾病史。

● **查体**

一、内科系统体格检查

体温 37.6 ℃,脉搏 90 次/分,呼吸 16 次/分,血压 140/90 mmHg,心、肺、腹部无异常。

二、神经系统专科检查

精神智能状态：神志清楚,定向力、记忆力、计算力正常。

脑神经：双侧额纹对称,无眼睑下垂,双瞳孔等大等圆直径 3 mm,对光反射灵敏,无眼球震颤,双眼球各向活动正常,鼻唇沟对称,伸舌居中。

运动系统：双上肢肌力、肌张力正常,双下肢肌张力偏低,肌力 4 级。

反射：双上肢肱二、三头肌、桡骨膜反射(＋＋),双侧膝反射、踝反射(＋＋＋)。

感觉系统：T8 以下痛觉减退,双下肢关节位置觉正常,振动觉正常。

病理征：双侧病理征阳性。

共济运动：双侧指鼻试验、跟膝胫试验、轮替试验完成可。

脑膜刺激征：颈软,克氏征(－),布氏征(－)。

● 辅助检查

入院后血常规、生化、肿瘤指标、免疫指标、乳酸脱氢酶、β2-微球蛋白、梅毒、HIV 均正常。

胸椎 MR 平扫＋增强(2010-08-25)：T8 椎体及附件信号异常,呈长 T_1、长 T_2 信号,STIR 不被抑制,相应节段脊髓未见增粗及移位,内可见斑片状信号增高影。未见椎旁脓肿。增强后椎体及附件病变可见斑片状强化,脊髓未见明显强化灶。诊断意见：T8 椎体及附件病变,T8 水平脊髓内异常信号,拟 T8 感染性病变可能,并累及脊髓。

脑脊液检查(2010-08-26)：有核细胞计数 1.00×10^6/L,无色,清亮,凝固物无,红细胞(镜检)(－),潘氏试验(－),蛋白质定量 352.00 mg/L,氯化物 129.30 mmol/L,糖 4.40 mmol/L(↑)。

胸椎 MR 增强(2010-09-15)：T8 椎体稍变扁,T8 椎体及附件信号异常,呈长 T_1、长 T_2 信号,STIR 不被抑制,内可见斑片状信号增高影,硬膜外见长条形异常信号,相应节段脊髓受压移位,增强后椎体及附件病变可见斑片状强化,脊髓内见点片状异常强化灶,髓外异常信号边缘强化明显,椎体前方 STIR 序列见条形高信号,椎体后方软组织信号增高,呈条形、片状异常强化。诊断意见：T8 椎体及附件病变伴 T8 水平脊髓内、髓外异常信号、椎体周围软组织肿胀,首先考虑淋巴瘤,但需要和感染性病变鉴别(图 9-7)。

骨髓细胞学检验(2010-09-01)：骨髓增生明显活跃,粒红比减低,粒系增生活跃,红巨二系增生明显活跃,血小板成簇或散在可见。骨髓活检病理："骨髓活检"造血组织正常,未见异常淋巴细胞浸润。

脊柱病变穿刺活检(2010-09-13)：大 B 细胞性淋巴瘤。

胸椎 MR 平扫＋增强(2010-09-30)：T8 椎体及附件异常信号病变伴 T6～T8 水平脊髓内异常信号,符合淋巴瘤浸润性病变,与 2010-09-05 图片比较软组织水肿及髓外病变基本消退,髓内病变及 T8 浸润范围较前缩小(图 9-8)。

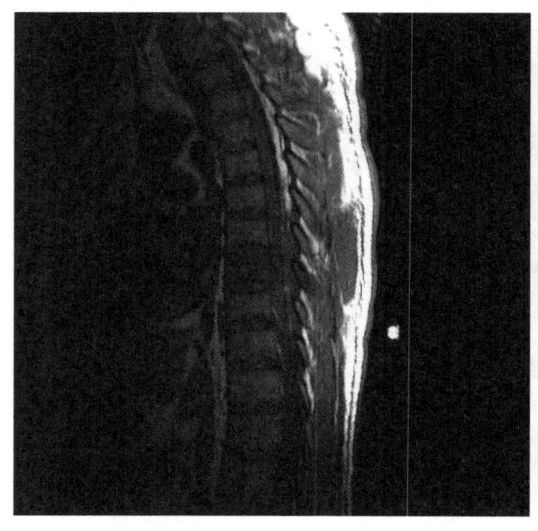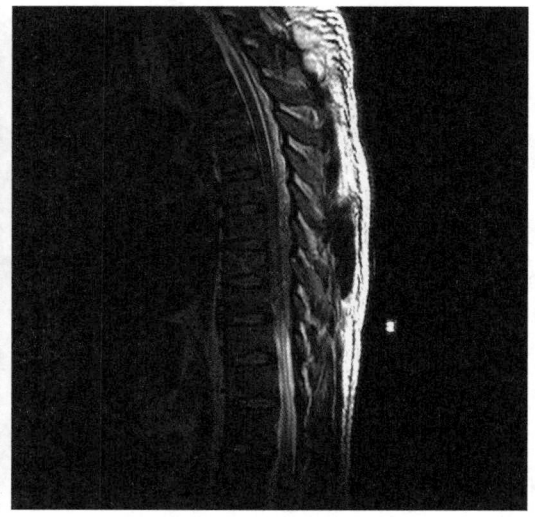

图 9-7　胸椎 MR 增强(2010-09-05)：T8 椎体及附件病变伴 T8 水平脊髓内、髓外异常信号、椎体周围软组织肿胀

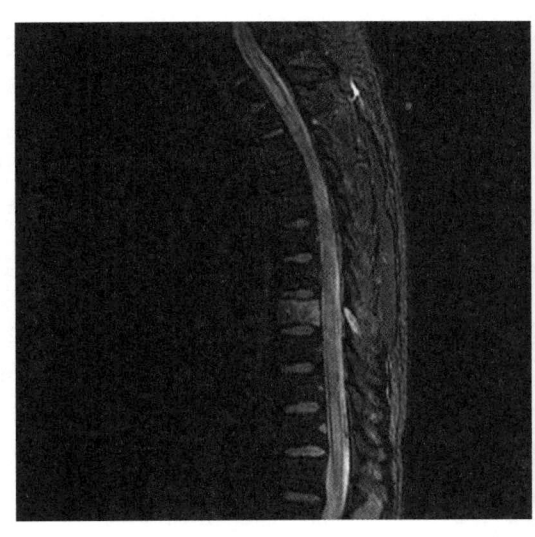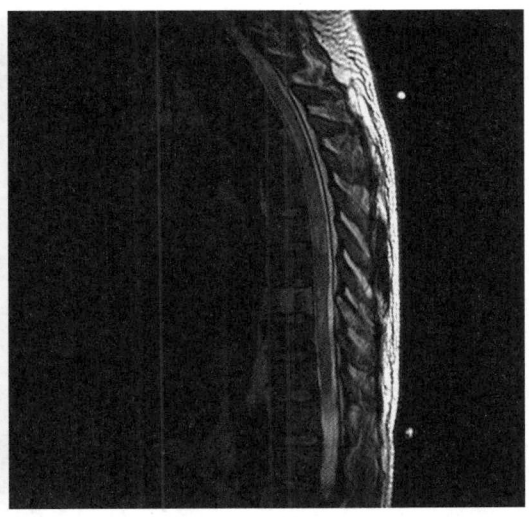

图9-8　胸椎MR平扫＋增强（2010-09-30，治疗后）：T8椎体及附件异常信号病变伴T6～T8水平脊髓内异常信号，符合淋巴瘤浸润性病变，与2010-09-05图片比较软组织水肿及髓外病变基本消退，髓内病变及T8浸润范围较前缩小

● 诊断及讨论

一、定位诊断

根据双下肢麻木无力伴二便障碍，查体示双下肢截瘫，脊髓T8以下针刺觉减退，双侧病理征（＋），提示纵向定位为胸髓病变（T8水平可能），进一步以T6椎体水平为中心的胸髓MR提示椎体T8病变，与临床基本相符；横向定位于脊髓前半部，如脊髓双侧侧索、脊髓丘脑束和膀胱直肠括约肌受累，脊髓后半部及后束不受累，因深感觉正常。结合患者初期根痛症状突出，后出现肌力下降及括约肌症状，提示髓外硬膜外病变可能性大。

二、定性诊断

年轻患者，急性起病，短时间内累及双下肢运动、浅感觉以及括约肌，定性需考虑炎症、血管性、肿瘤等。发病前无前驱感染史，约1个月前有根痛，症状出现时较早出现括约肌症状，但肌力有4度，与常见的急性脊髓炎横贯性损伤脊休克症状不符，次日病情发展表现为脊休克，需要排除，但进一步影像学检查结果不支持。脱髓鞘病变，可有下肢不完全性瘫痪以及括约肌症状，MRI可见髓内有异常信号，但此患者根痛明显，椎体和椎旁病灶无法用脱髓鞘病变解释；血管性病变起病很急，较短时间内达到高峰，本患者入院后数天内

症状还在继续加重，与血管性病变不符。感染性病变：患者根痛明显，影像学提示椎体及脊髓均有受累，病灶需考虑结核等感染原因，但其无低热，腰穿结果基本正常，且T-SPOT阴性，均不支持。最终根据影像学检查结果以及穿刺病理，确诊定性为肿瘤（大B细胞性淋巴瘤）。

三、治疗及预后

患者入院后次日下肢无力加重肌力0级，表现为脊休克，故给予甲泼尼龙0.5g冲击治疗，9月2日肌力有所恢复到3级，肌张力增高，双侧病理征阳性。但3日患者出现背部疼痛加重，7日出现双下肢瘫痪加重至0级，复查胸椎MRI见髓外新出现异常信号，考虑淋巴瘤可能。10日脊柱旁组织活检，报告提示侵袭性B淋巴细胞瘤（弥漫性大B细胞淋巴瘤）。15日起行CHOP-E方案化疗，CTX 1.3g d1，VCR 2mg d1，阿霉素80mg d1，DX 15mg qd×5d，VH-26 100mg d1～d3，并加强康复训练，监测电解质、肝功能。化疗后9月26日出现白细胞降低及肝损，予以赛格力升白、甘利欣、易善复、阿托莫兰保肝。半月后复查胸髓MRI提示病灶较前有所缩小，但查体双下肢肌力1级，T4以下针刺觉消失，位置觉、运动觉、震动觉消失，双侧巴氏征阳性，后出院失访。

四、鉴别诊断

1. 急性脊髓炎：多有前驱感染史，出现突发的脊

髓横贯性损伤表现，MRI 可见病变部位髓内异常信号，本患者入院后表现为脊髓休克，但前驱无感染史，深感觉不受累，且根痛明显，MRI 见椎体异常信号，故不支持。

2. 脊髓脱髓鞘病变：可有前驱感染史，急性或亚急性起病，临床出现脊髓损伤的表现，多为不完全型，MRI 提示脊髓髓内多发异常信号，有时伴有脑脊液寡克隆带阳性，本患者与之不符。

3. 脊髓动静脉瘘：可急性、亚急性或慢性起病，表现为缓慢进展的脊髓受累症状，脊髓 MRI 增强有时可见异常畸形血管及流空现象，影像学检查不符。

4. 脊柱结核：可影响椎体及脊髓，但多有低热等症状，腰穿脑脊液检查可表现为蛋白质增高，糖和氯化物降低，血 T-SPOT 检查可协助诊断，本患者无低热，腰穿以及血 T-SPOT 正常，故诊断不符。

五、病例点评及疾病分析

淋巴瘤是一种发生在淋巴结或结外淋巴组织的恶性肿瘤，根据瘤细胞可分为非霍奇金淋巴瘤和霍奇金淋巴瘤两类。前者发病率远高于后者，根据自然病程可分为高度侵袭性、侵袭性和惰性淋巴瘤。根据起源的淋巴细胞不同，又可分为 B 细胞、T 细胞和 NK 细胞淋巴瘤。本患者病理提示弥漫性大 B 细胞淋巴瘤，是恶性淋巴瘤中发病最多的一型，占非霍奇金淋巴瘤的 30% 左右，是一组临床特征、形态学特点、免疫表型、分子生物学改变各异的肿瘤。在各年龄阶段均可发病，但好发于老年人，平均发病年龄为 64 岁，无明显性别差异。约 40% 的患者发生于结外，以胃肠道最常见，也可发生于皮肤、中枢神经系统、骨、唾液腺、睾丸、女性生殖道、肺及脾等部位。可以为原发，也可以从其他低度恶性淋巴瘤转化而来，如慢性 B 淋巴细胞性白血病（小淋巴细胞性淋巴瘤）、滤泡性淋巴瘤、边缘区 B 细胞淋巴瘤、淋巴浆细胞性淋巴瘤、结节性淋巴细胞为主型霍奇金淋巴瘤等。病因尚不清楚，可能与 EB 病毒、人类疱疹病毒 8、人类免疫缺陷病毒感染有关，而潜在的免疫缺陷是肯定的危险因素。可原发于或转移到中枢神经系统，淋巴瘤椎管内浸润引起的脊髓压迫症不常见约 5%。淋巴瘤椎管内浸润磁共振表现为硬膜外软

组织肿块，伴椎体骨质信号异常，T_1 加权示肿瘤浸润信号与椎旁软组织相仿，T_2 加权像上 53% 病灶呈低或等信号，47% 病灶呈高信号，差异与肿瘤坏死程度相关。对不明原因的腰背部疼痛，且伴有迅速发展的脊髓压迫，应考虑椎管内恶性肿瘤的可能。本患者病初有突出的腰背痛，1 个月后快速出现脊休克，就诊初期胸椎 CT 正常，一度考虑"急性脊髓炎"予以激素治疗，治疗后症状也曾一度好转，似乎支持炎症性病变诊断，但入院后的胸髓 MR 提示胸髓以及胸椎椎体均有受累，以及长达 1 个月的根痛无法用脊髓炎解释，定性考虑转为肿瘤或感染。进一步腰穿结果未见感染性脑脊液表现，且患者无发热等感染症状，故肿瘤可能性更大。且患者数日后症状突发加重，且疼痛症状非常突出，复查磁共振提示病灶进一步扩大，出现髓外硬膜外病灶，脊髓髓内、髓外以及椎体均有受累，更进一步提示肿瘤，患者肿瘤指标正常，但椎体骨质破坏以及髓内髓外病变则更需考虑血液系统肿瘤如淋巴瘤等，最终该患者通过脊柱病变穿刺依靠病理而确诊为弥漫性大 B 细胞淋巴瘤。本病例给我们的警示是：①对于急性脊休克伴根痛的患者，需关注根痛的时间，长达 1 个月的根痛后出现脊髓症状，急性脊髓炎诊断需慎重，该疾患无法解释长时间的起始症状根痛；②对于髓内、髓外以及椎体均受累的病灶需考虑肿瘤、感染等性质，特别是血液系统相关的肿瘤如淋巴瘤等，β2-微球蛋白正常不能排除淋巴瘤；③激素治疗有效并不仅是炎性脱髓鞘病变，部分淋巴瘤病人也可有一定程度的症状缓解，所以还需结合症状、体征以及影像学综合考虑；④诊断不明的伴有椎体受累的脊髓病变，需尽快行病灶穿刺以帮助定性诊断。

参考文献

[1] 宗国才,桂慧雯,刘建荣等. 以急性脊髓炎为首发表现的淋巴瘤一例[J]. 中华神经科杂志,2011,44：607.
[2] Johnson BA, Fram EK, Jonhnson PC, et al. The variable MR appearance of primary lymphoma of the central nervous system: comparison with histopathologic features [J]. AJNR Am J Neuroradiol, 1997,18：563-572.

（曾丽莉　宋永建　陈生弟）

病例 5　渐进性加重四肢无力半年，口齿不清、吞咽困难 4 个月

● 病史

现病史：男性，55 岁，于 2013 年 2 月无明显诱因下出现头晕伴双下肢无力，开始有视物模糊，否认视物旋转、黑蒙，不伴胸闷胸痛等不适，下肢无发麻蚁行感等感觉异常，未予重视，休息 5～6 天后自觉乏力好转，之后 1 周患者每次饮酒后均自觉双下肢乏力，行走不利索，并在休息后乏力无好转。3 月份起行走不利加重，于 3 月 13 日就诊于安徽省某医院，查体脑神经（一），双上肢肌力 5 级，下肢肌力 5⁻ 级，双侧针刺觉对称，腱反射迟钝，病理征（一），血尿粪常规及生化未见明显异常，肿瘤指标正常，铁蛋白及叶酸正常，维生素 B₁₂＜111 pmol/L，颅脑 MRI 未见异常，肌电图示周围神经损害（以运动轴索受损为主），诊断为周围神经病变，给予营养神经等对症治疗后出院。出院后患者头晕无明显好转，双下肢仍乏力，并逐渐进展出现双上肢乏力，5 月份起出现言语含糊，5 月 30 号再次至当地医院，行头颅 CTA 未见明显异常，颈椎 MRI 平扫示 C4～C7 椎间盘突出，Hamilton 焦虑量表示明显焦虑，余检查无殊，诊断为：后循环缺血，周围神经病变，焦虑状态，给予营养神经、抗焦虑等对症治疗后于 6 月 26 日出院。7 月份家属携带患者资料就诊于某医院门诊，考虑亚联可能？周围神经病，建议叶酸、甲钴胺及维生素 B₁ 营养神经。近几个月来，患者已无法独立行走，仍感头晕，行走需扶持，因双手无力，写字字体较前明显改变，吞咽及饮水呛咳明显，需进半流质饮食，无明显晨轻暮重和活动后加重，无肌肉酸痛，无二便障碍，后收治入我院。

患者自发病来，神智清楚，精神可，二便无殊，胃口可，夜眠可，体重下降 10 kg。

既往史：无殊

个人史：吸烟史 30 余年，既往 1 包/天，自发病来减少至半包/天，有大量饮酒史 30 余年。否认乙肝、肺结核传染病，否认手术、输血史。

遗传史：否认家族相关疾病及家族遗传病史。

● 查体

一、内科系统体格检查

体温 37.6 ℃，脉搏 90 次/分，呼吸 16 次/分，血压 140/90 mmHg，心、肺、腹部无异常。

二、神经系统专科检查

精神智能状态：神志清楚，定向力、记忆力、计算力正常。

脑神经：双侧瞳孔等大等圆，直径 0.25 cm，对光反射存在，眼球活动充分，眼震（一）；双侧额纹对称，鼻唇沟对称，双侧颞肌咬肌肌力正常，悬雍垂居中，软腭上抬稍差，双侧咽反射消失，伸舌居中，无舌肌纤颤及萎缩。

运动系统：胸锁乳突肌、斜方肌肌力正常，三角肌右侧 4 级、左侧 5⁻ 级，肱二头肌右侧 4⁺ 级、左侧 5 级，双侧肱三头肌 4 级，髂腰肌 4⁺ 级，余肌力 5 级，四肢肌张力正常。四肢疲劳试验阳性。

反射：四肢腱反射消失。

感觉系统：四肢针刺觉及深感觉正常。

病理征：阴性。

共济运动：双侧指鼻、跟膝胫完成可。闭目难立征（一），直线行走无法完成。

● 辅助检查

肌电图（外院，3 月）：周围神经损害（以运动轴索受损为主）。

颅脑 MRI（外院）：未见异常。

维生素 B₁₂＜111 pmol/L。

入院后血常规、生化：基本正常，叶酸＞20.00 ng/ml（↑），维生素 B₁₂＞1 500.0 pg/ml（↑）；梅毒、HIV 阴性。

入院后甲状腺全套：正常。

入院后免疫相关检查：补体 C3 77 mg/dl（↓），余均正常。

入院后肿瘤指标：游离/总前列腺特异性抗原0.17

（↓），神经元特异性烯醇化酶 20.87 ng/Ml（↑），游离脂肪酸 0.55 mmol/L（↑），余正常。

入院后 MG 免疫学诊断检测项目：见表 9-1。

表 9-1　MG 免疫学诊断检测项目

测定项目	OD 值	P/N 值	正常参考值
乙酰胆碱受体抗体	0.203	1.97	P/N 值<2.5
突触前膜受体抗体	0.244	2.26	P/N 值<2.5
胸腺瘤抗体	0.126	1.20	P/N 值<1.99

入院后新斯的明试验：阳性。

入院后腹部 B 超：胆囊隆起样病变（考虑胆囊息肉）；脾内实质性肿块，考虑血管瘤；右肾结晶；肝胰体左肾未见明显异常；双侧输尿管未见明显扩张。

入院后胸腺 CT 增强：未见明显异常，右肺门区占位，拟恶性肿瘤，两肺气肿；纵隔多发肿大淋巴结。

入院后重复电刺激：低频刺激见波幅递减 20%，高频刺激见波幅递增 60%。

● 诊断及讨论

一、定位诊断

患者临床表现为吞咽困难、饮水呛咳等延髓性麻痹症状，以及四肢近端肌无力，疲劳试验阳性，提示定位在神经肌肉接头处，新斯的明试验阳性支持定位诊断。而四肢无力伴腱反射迟钝，结合肌电图提示周围神经损害，考虑周围神经亦有受累。

二、定性诊断

中年男性，存在延髓麻痹和四肢肌无力，疲劳试验和新斯的明试验阳性，高度提示神经肌肉接头病变，需考虑重症肌无力。但其无典型的晨轻暮重和病态疲劳，而且除神经肌肉接头外还存在周围神经损害，需进一步进行肿瘤相关检测以排除副肿瘤综合征。住院期间在进一步进行自身免疫病及胸腺肿瘤排查过程中，发现肺癌，最终定性为类重症肌无力（Lambert-Eaton 综合征），属于副肿瘤综合征。

三、治疗及预后

患者药物试验阳性，故给予吡啶斯的明 60 mg tid 口服，患者自觉言语含糊、吞咽及肢体肌力均有明显改善。发现肺癌后转肺科医院进一步放化疗，后续失访。

四、鉴别诊断

1. 肌病：可有延髓性麻痹和四肢肌无力，但多以慢性起病，病程较长，缓慢加重，炎性病变伴有肌肉压痛等，本患者病程短，疲劳试验阳性，无肌肉压痛，肌酶不高，不考虑肌源性病变。

2. 慢性炎症性脱髓鞘性多发性神经根神经病（CIDP）：可有延髓性麻痹和四肢肌无力，腱反射消失，可有肌萎缩，EMG 提示周围神经脱髓鞘或轴索损害，腰穿提示蛋白质增高，激素治疗有效，本患者有明确的疲劳试验阳性，药物试验阳性，故不考虑。

3. 重症肌无力：本病是乙酰胆碱受体抗体介导的细胞免疫依赖的以及神经肌肉接头处传递障碍的自身免疫性疾病。临床表现为部分或全身骨骼肌易疲劳，呈波动性肌无力，常具有晨轻暮重，活动后加重及休息后减轻。新斯的明试验阳性，低频电刺激和高频电刺激均提示衰减电位，本例患者临床表现和药物试验与其相符，故初期误诊未考虑类重症肌无力（Lambert-Eaton 综合征），而是在后期进一步胸腺 CT 筛查时发现肺部肿瘤后更正诊断。

五、病例点评及疾病分析

本患者的临床表现主要为延髓性麻痹和四肢弛缓性瘫痪，虽病史问诊中无晨轻暮重和病态疲劳，但入院后查体有明确的疲劳试验阳性，故初诊考虑重症肌无力（全身型 IIB），后续新斯的明药物试验阳性以及吡啶斯的明口服治疗后症状明显好转进一步支持此诊断，但未曾考虑此患者有类重症肌无力的可能性。在进一步筛查胸腺瘤过程中发现其肺部恶性肿瘤，而考虑患者可能是类重症肌无力（Lambert-Eaton 综合征），进一步行病灶穿刺活检，以及行低频和高频重复电刺激，从而确定类重症肌无力诊断。类重症肌无力也是一组自身免疫性疾病，发病机制却与重症肌无力不同，多数患者可检测到抗电压门控的钙离子通道抗体，其作用机制为与运动神经末梢上的 P/Q 型 Ca^{2+} 通道结合，减少了神经末梢突触膜上的钙离子通道数量，从而减少突触前膜乙酰胆碱的释放。以 40 岁以上的男性患者居多，2/3 病例并发小细胞型肺癌，亦可是其他癌肿及其他自身免疫性疾病。类重症肌无力的主要临床表现也为肌无力，以四肢肌为主，但受累肌群的分布近端较远端为重，下肢较上肢为重，脑神经支配的肌群很少受累。患者无力时短暂用力活动后症状可减轻，而持续收缩后又呈病态疲劳，伴有泪液、唾液和汗液减少及阳痿等自主神经症状，腱反射消失，新斯的明试验亦可阳性,但不如重症肌无力敏感。神经重复电刺激检查,低频重复刺激时肌电图波幅衰减或变化不大,但在 10 Hz 以上的高频重复刺激时肌电图波幅增高达 200% 以上。血清 AchR 抗体水平不增高,用盐酸胍乙啶治疗可增加神经终末的 Ach 量子释放增多,可使症状缓解。再重新审阅该患者初期病史及入院体征,有数点指向此病例需考虑类重症肌无力进行鉴别:首先,重症肌无力和类重症肌无力均可表现为四肢无力、延髓性麻痹症状,但重症肌无力多有眼外肌受累,且肌肉受累多为头到尾的顺序,即先眼肌、后发展至咽喉肌、四肢肌力,而类重症肌无力与之不同,多为四肢肌无力(近端重于远端)为主,少有咽喉肌受累,基本无眼外肌麻痹,呈由尾到头的发展顺序。本患者先是四肢肌受累半年,2 个月后出现咽喉肌症状,无眼外肌受累,符合类重症肌无力的表现特点,需考虑;其次,本患者有明显消瘦史,发病来消瘦 10 kg,需高度警惕有肿瘤的可能性;再次,虽然本患者新斯的明试验阳性,但需考虑到类重症肌无力也可以有部分患者药物试验阳性以及口服吡啶斯的明有效;最后,本患者腱反射迟钝,肌电图显示周围神经损害,与典型重症肌无力并不符,需警惕类重症肌无力。后期进一步的确诊可借助电生理的高频电刺激以及免疫肿瘤指标和影像的辅助。一旦考虑类重症肌无力,原发灶的寻找则极为重要,多为小细胞肺癌。2011 年荷兰和英国的一项研究推出预测类重症肌无力患者为小细胞肺癌的概率量表(DELTA-P 评分量表),一共 7 项,包括吸烟史、年龄超过 50 岁、体重减轻超过 5%、延髓性麻痹症状、男性性功能减退、Karnofsky 评分小于 70 和 SOX1 抗体阳性,该研究提示评分 0~1 分,患小细胞肺癌概率 0~2.6%,反之,评分为 4~6 分,患小细胞肺癌概率分别为 93.5%、96.6% 和 100%。对照此患者,由于未测定 SOX1 抗体及未询问性功能情况外,其余 5 项均具备,故评分至少在 5 分及以上,即从临床症状上评定其患小细胞肺癌概率高达 96.6% 以上,最后肺部 CT 以及穿刺结果也证实为小细胞肺癌。

参考文献

[1] 张钧,景绍武,王雅慄,等. 以 Lambert-Eaton 综合征为首发症状的小细胞肺癌 1 例报告[J]. 实用癌症杂志,2011,26:320.

[2] Martin M, de Haro L, Seagar M, et al. Dosage and specificity of anti-calcium channel antibodies in Lambert-Eaton myasthenic syndrome [J]. Rev Neurol (Paris),2004,160:s28.

[3] Titulaer MJ, Maddison P, Sont JK, et al. Clinical Dutch-English Lambert-Eaton myasthenic syndrome (LEMS) tumor association prediction score accurately predicts small-cell lung cancer in the LEMS [J]. Journal of clinical oncology, 2011,29:902 - 908.

[4] Gilhus NE. Lambert-Eaton myasthenic syndrome, pathogenesis, diagnosis, and therapy [J]. Autoimmune Diseases, 2011, 2011:973808.

[5] Wirtz PW, Sotodeh M, Nijnuis M, et al. J Difference in distribution of muscle weakness between myasthenia gravis and the Lambert-Eaton myasthenic syndrome [J]. Neurol Neurosurg Psychiatry, 2002,73:766 - 768.

(曾丽莉 宋永建 陈生弟)

病例 6 四肢麻木、行走不稳 6 个月,加重伴发热胸闷 10 天

● 病史

现病史:男性,51 岁,于 2012 年 9 月中旬在休息时出现右上肢麻木感,病初为拇指、示指、中指的指腹明显,3 天后无名指、小指的指腹也出现麻木;15 天后左上肢也出现麻木,仍以拇指、示指、中指先出现,无名指、小指后出现,都是以指腹为主;同时出现左侧膝关节以下胫前至足背麻木,继而出现右侧膝关节以下胫前至足背麻木。9 月下旬开始出现行走不稳,左右摇晃,夜间行走不稳较白天更明显。否认四肢乏力、言语不清、呼吸困难及两便失禁。上述症状呈进行性加重,于 10 月外院行颅脑 MRI 提示颅内多发腔隙性缺血灶,双侧上颌窦、筛窦、蝶窦炎症;11 月颈椎 MRI 示颈椎退行性变,C4/5、C5/6 椎间盘突出。11 月 7 日至 13 日在外院住院治疗,诊断为"①脊髓后索病变;②多发性腔隙性脑梗死;③颈椎病;④2 型糖尿病",给予 B 族维生素治疗,症状无好转。14 日转入我院诊治,脑脊液检查蛋白质定量 5 457.00 mg/L(↑),有核细胞计数 2.00×10^6/L,肌电图提示周围神经变性、感觉损害为著。当时诊断为"慢性炎症性脱髓鞘多发性神经根神经病",给予甲泼尼龙静脉滴注,免疫球蛋白冲击治疗,患

者症状明显改善于 30 日出院。出院后继续服用泼尼松 30 mg/d 治疗,定期随访。2013 年 3 月 6 日,患者无明显诱因下开始觉胸闷不适,四肢乏力、麻木较前加重。15 日出现发热,自测体温 38 ℃左右,无明显咽痛、咳嗽、咳痰不适,无尿急、尿痛不适,当地医院血常规示白细胞 24.2×10⁶/mL,中性粒细胞达 79.4%,为进一步治疗,于 17 日收住入院。

发病以来,患者胃纳差,睡眠可,大小便正常,半年内体重下降 5 kg。

既往史:有 2 型糖尿病史 4 年。

个人史:长期生活于上海,否认疫水疫区接触史,否认冶游史。有吸烟饮酒史 20 余年,每天约 10 支烟,250 ml 黄酒。

家族史:否认家族遗传病史。

● 查体

一、内科系统体格检查

体温 36.8 ℃,脉搏 80 次/分,呼吸 20 次/分,血压 120/80 mmHg,心、肺、腹部无异常。

二、神经系统专科检查

精神智能状态:神志清楚,对答切题,计算力、定向力正常。

脑神经:双眼各向活动自如,无眼震,双瞳等大圆形,直径 2.5 mm,直接和间接对光反应灵敏,两侧额纹对称,鼻唇沟对称,伸舌居中,悬雍垂居中,双侧咽反射灵敏,腭弓上抬可,无饮水呛咳、吞咽困难。颈软,无抵抗。

运动系统:四肢肌张力略低,肌力 5 级。

反射:双侧肱二头肌、肱三头肌、桡骨膜、膝反射、踝反射均(一)。

感觉系统:双上肢腕关节以下及双下肢踝关节上 10 cm 以下针刺觉减退,位置觉及图形觉减退。

病理征:未引出。

共济运动:指鼻、跟膝胫试验不能完成,直线行走不能完成,Romberg 征(+),睁眼部分代偿。

步态:阔基步态。

● 辅助检查

一、实验室检查

血常规:见表 9-2。

表 9-2 血常规检查结果

日期	白细胞计数 (10⁹/L)	血红蛋白 (g/L)	血小板计数 (10⁹/L)
2012-11-15	11.5↑	139	356↑
2013-3-17	19.78↑	81↓	199
2013-3-25	25.64↑	62↓	204

肝功能:见表 9-3。

表 9-3 肝功能检查结果

日期	GPT (IU/L)	GOT (IU/L)	白蛋白 (g/L)	γ-GT (IU/L)	总胆红素 (μmol/L)
2012-11-15	正常	正常	31↓	正常	正常
2013-3-17	118↑	62↑	22↓	459↑	正常
2013-3-25	248↑	433↑	20↓	504↑	29.2↑

脑脊液(2012-11-13):蛋白质定量 5 457.00↑ mg/L,氯化物 118.00 mmol/L,糖 4.00↑ mmol/L,有核细胞计数 2.00×10⁶/L;潘氏试验阳性(++++),血脑屏障严重破坏,脑脊液中白蛋白和 IgG 含量均超出标准曲线可测范围,但脑脊液中未见明显异于血清的 IgG 条带。

肿瘤标志物(2012-11-17):均正常。

肿瘤标志物(2013-3-17):糖类抗原 125 194.40 U/ml(↑),糖类抗原 199 30.60 U/ml,糖类抗原 724 4.43 U/ml,癌胚抗原 190.45 ng/ml(↑),甲胎蛋白 5.07 ng/ml,总前列腺特异性抗原 0.330 ng/ml,游离前列腺特异性抗原 0.115 ng/ml,游离/总前列腺特异性抗原 0.35,神经元特异性烯醇化酶 43.34 ng/ml(↑),β2-微球蛋白 1 632 μg/L(↑)。

其他:血维生素 B_{12} >1 500.0↑ pg/ml。P-ANCA、C-ANCA、ANA、ENA 阴性。甲状腺功能正常。

二、辅助检查

心电图(2012-11-15):窦性心动过速。

头颅 MR 增强扫描(2012-11-21):双侧额顶深部多发缺血灶。

肌电图(2012-11-21):周围神经变性、感觉损害为著。

心脏超声(2013-03-17):主动脉根部增宽。

甲状腺、颈部淋巴结超声(2013-03-17):双侧甲状腺结节样病灶,随访;双侧颈部未见明显异常肿大淋巴结。

胸部 CT 平扫＋增强(2013-03-18):两肺多发小结

节,拟转移灶;两肺下叶斑片条索影,拟炎性改变;两侧胸腔少量积液,两侧胸膜增厚粘连。

腹部 CT 平扫＋增强(2013-03-18):胃窦部占位,伴胃周、肝门区、腹腔系膜及腹膜后多发肿大淋巴结;肝脏多发转移灶;肝周少量积液,大网膜密度略高,结肠肝曲浆膜层毛糙;双肾小结石;附见:右肺底小结节影。

盆腔 CT 平扫(2013-03-18):前列腺小钙化灶;右侧结肠旁沟及盆腔积液。

胃镜(2013-03-20):胃小弯侧近胃窦部肿块,胃癌可能。

胃组织活检病理(2013-03-25):印戒细胞癌。

● 诊断及讨论

一、定位诊断

根据患者表现为四肢末端麻木,行走不稳,无明显乏力感;查体手套袜子样针刺觉减退以及感觉性共济失调,结合肌电图结果"周围神经变性、感觉损害为著",定位于周围神经及脊髓后索。

二、定性诊断

中年男性,亚急性至慢性起病,表现为四肢末梢麻木及行走不稳,符合周围神经病变的特点;结合脑脊液检查"蛋白质定量 5 457.00 mg/L(↑),有核细胞计数 $2.00×10^6$/L",具有蛋白细胞分离的特征,且疾病初期激素及丙种球蛋白治疗敏感,故考虑为慢性炎症性脱髓鞘性多发性神经根神经病(CIDP)。但该患者有明显的恶病质,通过腹部 CT、胃镜及胃组织病理活检发现胃腺癌伴广泛转移,故最终诊断该患者的 CIDP 系神经系统副肿瘤综合征所致。

三、鉴别诊断

诊断神经系统副肿瘤综合征(paraneoplastic neurological syndrome, PNS)需与原发于神经系统的疾病相鉴别:

1. **亚急性联合变性**:是由于维生素 B_{12} 缺乏所致。病变累及脊髓后索、侧索及周围神经。临床上呈现亚急性起病,进行性深感觉障碍,感觉性共济失调、痉挛性瘫痪及周围神经损害的体征,并常伴以正常色素大细胞贫血。大剂量维生素 B_{12} 治疗效果较好。该病例起病时有脊髓后索及周围神经病变的表现,且呈现亚急性至慢性起病的特征,故亚急性联合变性不能完全

排除,但是该患者没有皮质脊髓束受损的表现,脑脊液检查出现蛋白细胞分离现象,且早期 B 族维生素治疗无效,反而激素治疗更为敏感,故不考虑亚急性联合变性的诊断。

2. **急性炎症性脱髓鞘性多发性神经根神经病(AICD)**:吉兰－巴雷综合征又名格林－巴利综合征(Guillain-Barre syndrome, GBS),是常见的周围神经系统脱髓鞘性病变,其特点为周围神经广泛的炎症性髓鞘脱失,是一种迅速发展的急性、进行性、炎性的多神经累及的下运动神经元性疾病,伴有手套袜子样感觉异常,约 60% 患者发病前 8 周内有前驱感染史,以青壮年和儿童为多见。起病后的 2～3 周脑脊液检查呈现典型的蛋白细胞分离现象。该患者虽然有周围性感觉异常,同时有典型脑脊液蛋白细胞分离的改变。但起病前无明显感染史,且起病方式上以慢性起病,进行性加重为特点,可以排除。

3. **糖尿病性周围神经病**:周围神经病变是糖尿病最常见的慢性并发症之一,占所有糖尿病神经病变的 50% 以上,多表现为感觉减退,感觉异常或自发性疼痛。肌电图提示周围神经传导速度减慢,不伴有特征性脑脊液改变,治疗以控制血糖,营养神经为主。该患者有糖尿病史 4 年,但血糖控制较好,且发病后血糖监测均在正常范围。

四、治疗及预后

患者第一次入院后诊断为慢性炎症性脱髓鞘性多发性神经根神经病,给予甲泼尼龙静脉滴注,免疫球蛋白冲击治疗,症状明显改善于 2012 年 11 月 30 日出院,后继续服用泼尼松 30 mg/d 治疗,并定期随访。2013 年 3 月 6 日病情加重,并伴有感染症状,再次入院后予以相应抗感染、祛痰、激素逐渐减量、神经营养及护胃等对症处理。并明确诊断为胃腺癌 IV 期,肝多发性转移性癌,神经系统副肿瘤综合征,肺部感染。患者于 25 日凌晨,在解便过程中突然出现意识丧失,呼之不应,触诊大动脉搏动消失,抢救无效死亡。

五、病例点评及疾病分析

该患者第一次入院时,诊断为"慢性炎症性脱髓鞘性多发性神经根神经病",由于该患者无明显肿瘤性疾病的临床表现,且实验室肿瘤标志物筛查阴性,故未做进一步肿瘤方面的检查,例如全身的 CT 扫描等,因此延误了原发病的治疗。因此,今后工作中,由于 CIDP 的直接病因以及始动的诱发因素并不明确,因此在遇

到该类患者时更应该积极寻找病因,以期明确诊断,为对因治疗赢得时间。

神经系统副肿瘤综合征(paraneoplastic neurological syndrome, PNS)是恶性肿瘤通过远隔效应引起的一组神经系统症状体征,PNS并非由肿瘤转移或直接侵袭造成,也不是由感染、缺血或代谢障碍引起,而是由于肿瘤细胞与神经系统的抗原之间的免疫交叉反应性的结果。在人体免疫系统识别正在形成的肿瘤过程中,会产生一种肿瘤神经抗体(onconeural antibody),由于抗原的相似性,会攻击神经系统的某些组分,可累及

脑、脊髓、周围神经、神经肌肉接头及肌肉等多处结构,由于肿瘤细胞并非自身产生这些抗体,而这些抗体能持续性造成神经系统损伤,因此有效的癌症治疗不一定能够改善神经功能。与副肿瘤内分泌综合征相比较,约80% PNS在原发肿瘤发现之前发生,成为恶性肿瘤的首发症状。虽然PNS较为罕见,仅约小于1%癌症患者会发生PNS,但某些恶性肿瘤具有一个相当高的PNS的发病率。例如,小细胞肺癌患者中PNS发生率高达5%,而在淋巴瘤或骨髓瘤患者PNS发生率则高达10%(表9-4)。

表 9-4　常见神经系统副肿瘤综合征(PELOSOF and GERBER 2010)

神经系统综合征	临床表现	辅助检查	相关肿瘤
边缘叶脑炎	起病较缓,多表现为情绪改变,幻觉,记忆力障碍,癫痫,以及不太常见的下丘脑症状(体温过高,嗜睡,内分泌障碍)等	EEG FDG-PET MRI CSF	小细胞肺癌 睾丸生殖细胞癌 乳腺癌 胸腺瘤 畸胎瘤 霍奇金淋巴瘤
副肿瘤性小脑变性	共济失调,吞咽障碍,构音障碍,眩晕,恶心、呕吐	FDG-PET MRI	小细胞肺癌 生殖细胞癌 霍奇金淋巴瘤 乳腺癌
Lambert-Eaton综合征	下肢近端肌无力,膈肌无力,吞咽困难,呛咳等延髓症状,晚期出现自主神经障碍症状(口干,阳痿)等	EMG	小细胞肺癌 前列腺癌 宫颈癌 淋巴瘤 腺癌
自主神经病变	通常为亚急性病变,表现为交感及副交感症状,体位性低血压胃肠功能紊乱,眼口干燥,两便功能障碍,瞳孔光反应改变,窦性心律失常,慢性胃肠道假性梗阻,腹胀,呕吐及体重减轻等	胃肠道钡餐 CT	小细胞肺癌 胸腺瘤
亚急性感觉神经病	亚急性起病,表现为肢体麻木疼痛(多为上肢起病先于下肢),共济失调,腱反射降低或消失,双手假性手足徐动等	神经系统体检 CSF	肺癌 乳腺癌 卵巢癌 肉瘤 霍奇金淋巴瘤

从治疗角度来讲,除了原发肿瘤的治疗外,免疫调节治疗是治疗PNS的重要手段,包括糖皮质激素、免疫抑制剂、静脉注射丙种球蛋白(IVIG)和血浆置换等治疗。无论是通过血浆置换或其他手段,减少肿瘤神经抗体滴度均可改善临床症状。对一些特殊的PNS,针对神经系统症状的药物也可辅助使用,如Lambert-Eaton综合征则可选用钾离子通道阻断(3,4-二氨基吡啶)。

PNS预后与多种因素相关,既与导致PNS的肿瘤预后相关,也与神经系统损害部位及范围相关,预后各

不相同。同时,除外原发肿瘤引起的死亡率,PNS本身也可能会导致潜在的死亡,因为PNS可能会造成神经系统不可逆的病理改变,因此,治疗的结果往往是神经系统症状体征的稳定而非改善。而早期诊断和寻找潜在的肿瘤也是影响预后的关键,因此内科医师,特别是神经科医师需加强对该病的认识。

参考文献

[1] Dalmau J, Gleichman AJ, Hughes EG, et al. Anti-NMDA-receptor encephalitis: case series and analysis of the effects of

antibodies [J]. Lancet Neurol, 2008, 7: 1091 - 1098.

[2] Dalmau J, Rosenfeld MR. Paraneoplastic syndromes of the CNS [J]. Lancet Neurol, 2008, 7: 327 - 340.

[3] de Beukelaar JW, Sillevis Smitt PA. Managing paraneoplastic neurological disorders [J]. Oncologist, 2006, 11: 292 - 305.

[4] Honnorat J, Antoine JC. Paraneoplastic neurological syndromes [J]. Orphanet J Rare Dis, 2007, 4: 2 - 22.

[5] Pelosof LC, Gerber DE. Paraneoplastic syndromes: an approach to diagnosis and treatment [J]. Mayo Clin Proc, 2010, 85: 838 - 854.

（徐　玮　陈生弟）

病例 7　头痛头晕 40 余天，偶伴恶心、呕吐

● 病史

现病史：女性，61 岁，于入院前 40 天前无明显诱因下出现头痛，呈持续性，休息后不能缓解，头痛以右侧为主，呈胀痛，有炸裂感，并伴有头晕及耳鸣，无视物旋转，无畏光、流泪，无恶心、呕吐，无视物重影等，曾在外院行头颅 CT 及 MRI 检查，未见明显异常，颈部摄片示颈椎退行性变，C4/5、C5/6 椎间盘突出，予以口服丹参片、维生素 B$_1$ 等药物治疗，并行推拿按摩，病情未见明显好转，仍有头痛、头晕，偶尔出现恶心、呕吐，1 周前自觉右侧面部及右侧肢体麻木，右侧下肢僵硬感，未作特殊处理，于 2012 年 5 月 4 日患者因持续性头痛来我院行头颅 CT 检查未见明显异常，当时查血钠 117 mmol/L，钙 1.82 mmol/L，血糖 6.5 mmol/L，给予补钠对症处理后，症状稍有好转，于次日收入院。

发病以来，无发热、无视物重影及流泪，无肢体抽搐。

病程中神志清，二便正常，胃纳差，睡眠可，体重无明显变化。

既往史：否认高血压、糖尿病及其他疾病史。

个人史：长期生活于江苏省南通市，否认疫水疫区接触史，否认冶游史。否认烟酒等嗜好。

家族史：否认家族遗传病史。

● 查体

一、内科系统体格检查

体温 36.6 ℃，脉搏 80 次/分，呼吸 20 次/分，血压 145/80 mmHg，心、肺、腹部无异常。

二、神经系统专科检查

精神智能状态：神志清楚，对答切题，计算力、定向力正常。

脑神经：双眼各方向运动正常，无眼睑下垂，无同侧偏斜，无眼震，无复视，双侧眼裂对称，双瞳孔等大等圆，直径 3 mm，对光反射灵敏，调节反射正常，双侧直接、间接对光反射（＋）。脸部感觉正常，下颌居中，咀嚼肌无萎缩、肌力正常，下颌反射（－）。双侧额纹对称，鼻唇沟对称，鼓腮露齿正常。伸舌居中，无舌肌萎缩及纤颤，悬雍垂居中，双侧咽反射存在，发音正常，无吞咽困难。转颈、耸肩正常。

运动系统：四肢肌肉无萎缩、无肥大，四肢及面部未见不自主运动，四肢肌张力正常，肌力 5 级。

反射：双侧肱二头肌、肱三头肌、桡骨膜、膝踝反射均（＋＋），双侧踝阵挛、髌阵挛（－）。

感觉系统：双侧针刺觉、振动觉及位置觉正常，图形觉等复杂感觉正常。

病理征：阴性。

共济运动：双侧指鼻试验、跟膝胫试验完成可，反弹试验（－），Romberg 征（－），直线行走尚可。步态正常。

脑膜刺激征：颈轻度抵抗，克氏征（±）、布氏征（±）。

眼底镜检查：视乳头轻至中度充血、隆起及边缘模糊。

● 辅助检查

一、实验室检查

脑脊液：见表 9-5。

表 9-5　脑脊液检查结果

日期	压力 (mmH₂O)	有核细胞计数 (×10⁶/L)	蛋白质 (mg/L)	氯化物 (mmol/L)	糖 (mmol/L)	乳胶凝集试验
2012-05-10	210↑	3	1 055↑	111↓	2.0↓	(一)
2013-05-16	245↑	6	660↑	105↓	3.0	(一)
2013-05-21	265↑	2	1 459↑	101↓	2.0↓	(一)
2013-06-04	200↑	17↑	2 216↑	119↓	2.0↓	(一)

脑脊液细胞分型提示：可见少量体积较大，核型异常，着色深异型细胞，肿瘤免疫标记呈：EMA，CEA 阳性表达。

肿瘤标志物：糖类抗原 125 194.40 U/ml(↑)；糖类抗原 199 30.60 U/ml；糖类抗原 724 4.43 U/ml；癌胚抗原 190.45 ng/ml(↑)；甲胎蛋白 5.07 ng/ml；总前列腺特异性抗原 0.330 ng/ml；游离前列腺特异性抗原 0.115 ng/ml；游离/总前列腺特异性抗原 0.35；神经元特异性烯醇化酶 43.34 ng/ml(↑)；β2-微球蛋白 1 632 μg/L(↑)。

二、其他辅助检查

颈椎 MR 平扫（2012-05-11）：颈椎退行性改变，C3～C4、C5～C6、C6～C7 椎间盘突出；C2～T2 椎体散在斑片样异常信号灶。

头颅 MR 增强扫描（2012-05-11）：颅内多发脑神经炎改变，建议临床除外血液病浸润。右侧枕部颅骨板障内结节样强化灶，血管瘤？所示颅内神经有强化改变（图 9-9）。

头颅 MRV（2012-05-11）：未见明显异常；右枕部颅骨板障内结节样强化灶，拟血管瘤可能。

腹部彩超（2012-06-01）：胆囊炎，胆囊泥沙样结石。双侧输尿管结石伴输尿管扩张，肾盂积水，膀胱尿潴留。肝胰体脾未见明显异常。

全腹部＋盆腔 CT 平扫（2012-06-01）：后腹膜及肠系膜血管根部多发肿大淋巴结并部分融合成团，淋巴瘤？肝周少量积液，胆囊结石；双侧肾周渗出影，双侧肾盂及上段输尿管扩张；双侧肾上腺增粗；膀胱下壁条状高密度影；部分腰骶椎、左侧髂骨、左侧耻骨多发结节状高密度影。

胸部 HRCT 平扫（2012-06-03）：①左肺上叶和下叶背段模糊斑片影，炎症考虑，左肺下叶条索影，纵隔多枚淋巴结显示，双侧胸腔少量积液，T1 椎体斑片状低密度灶，部分肋骨骨质密度不均。②附见少量腹水。

腹膜后淋巴结穿刺活检病理报告（2012-06-03）：穿刺组织中见少量异型细胞，免疫组化符合转移性癌，免疫组化及特殊染色：异型细胞：AE1/AE3＋，EMA＋，CAM5.2(一)，CK20(一)，CDX(一)，Vimentin(一)。

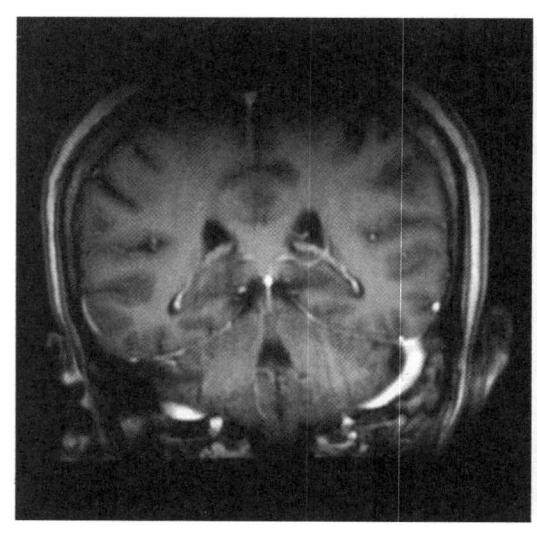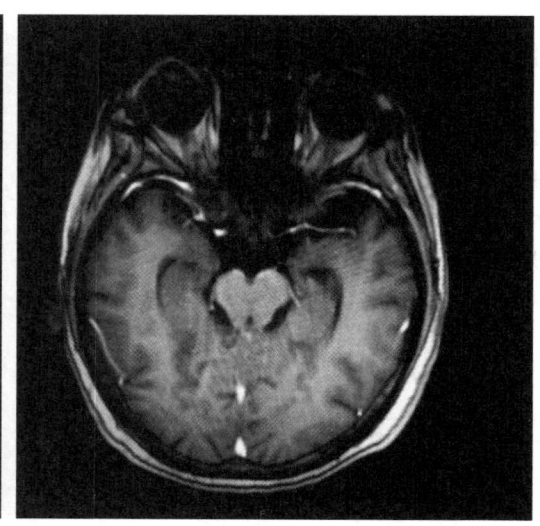

图 9-9　头颅 MR 增强：颅内多发脑神经炎改变，右侧枕部颅骨板障内结节样强化灶，血管瘤？所示颅内神经有强化改变

● 诊断及讨论

一、定位诊断

患者表现为头痛、头晕，偶伴恶心、呕吐。虽自觉右侧面部及肢体麻木，右侧下肢僵硬感，但无相应体征。查体发现患者有脑膜刺激征，眼底镜检查提示有视乳头水肿，未见脑神经、运动、感觉、反射及共济方面异常。提示有脑膜病变，尚未累及脑实质。

二、定性诊断

老年女性，呈急性起病，头痛头晕40余天并偶伴恶心、呕吐，查体仅有轻度脑膜刺激征，而无其他神经系统定位体征。结合多次脑脊液检查，提示脑脊液压力增高，蛋白质增高，糖及氯化物降低，考虑为脑膜炎性病变。同时，脑脊液细胞中可见少量体积较大，核型异常，着色深异型细胞，肿瘤免疫标记呈：EMA、CEA阳性表达，提示为上皮来源的腺癌可能性大。结合患者腹部CT增强及后腹膜淋巴穿刺病理结果，均提示存在恶性肿瘤转移。因此，临床诊断考虑为脑膜癌病，恶性肿瘤全身转移。

三、鉴别诊断

需要与以头痛为主要表现的疾病进行鉴别，以本病例为例，需与以下疾病鉴别。

1. 中枢神经系统感染：主要与结核性及真菌性脑膜炎进行鉴别。随着抗生素、激素、免疫抑制药特别是器官移植后的大剂量和长期应用，艾滋病发病增加等因素的影响，中枢神经系统结核及真菌感染的发病率有增加趋势。前者是由结核杆菌引起的中枢神经系统感染性疾病，侵犯软脑膜，常为亚急性起病，表现为颅内高压，同时伴有低热盗汗结核中毒症状，脑脊液检查多表现为脑脊液压力升高，外观可呈磨玻璃状，白细胞数十个至数百个、多呈混合型，以单核细胞占优势者约占85%，蛋白质含量轻、中度升高，氯化物及葡萄糖多降低。后者起病相对缓慢，主要症状为低热、头痛、呕吐、情绪淡漠及痫样发作等。脑脊液检查呈压力增高，脑脊液外观透明或微浑浊。白细胞计数呈轻至中度增高，且以淋巴细胞增多为主。蛋白质含量增高（0.4～1 g/L），偶可很高，糖及氯化物含量降低。脑脊液图片可见病原菌，如隐球菌等，脑脊液及血清乳胶凝集实验可呈阳性。该患者临床症状较符合结核性脑膜炎的表现，并曾经抗结核诊断性治疗，症状无改善。后因脑脊液细胞免疫分型、腹部CT增强扫描及淋巴结活检病理结果提示转移性癌，故排除结核性或真菌性脑膜炎的诊断。

2. 颅内占位性病变：颅内占位性病变起病缓慢，多呈进行性加重。早期表现为头痛，逐渐加重并伴有恶心、呕吐等颅高压症状，头颅影像学检查可见脑内占位性病变，往往伴有肿瘤周围水肿占位效应。该患者曾在外院及本院多次进行头颅MRI检查，未发现颅内占位，故可以排除该疾病。

3. 血管性头痛：血管性头痛是指头部血管舒缩功能障碍及大脑皮质功能失调，或某些体液物质暂时性改变所引起的临床综合征。以一侧或双侧颞部阵发性搏动性跳痛、胀痛或钻痛为特点，可伴有视幻觉、畏光、偏盲、恶心、呕吐等血管自主神经功能紊乱症状。它包括偏头痛、丛集性头痛、高血压性头痛、脑血管性疾病所引起的头痛等。该患者临床症状、体征、辅助检查及治疗效果均不符合该诊断，故不予考虑。

四、治疗及预后

脑膜癌病是指恶性肿瘤弥漫性或多灶性软脑膜播散或浸润，为中枢神经系统转移瘤的一种类型，是恶性肿瘤致死的重要原因之一。肿瘤转移至脑膜属恶性肿瘤晚期，预后差，未经治疗的脑膜癌病（meningeal carcinomatosis，MC）患者症状不能自行缓解，病程不可逆。但适当的治疗可延长生存期。

该患者入院后诊断明确，家属放弃进一步查找肿瘤原发病灶，后予以脱水降颅压、止痛、抗感染、营养支持等姑息性治疗，于入院后50天死亡。

五、病例点评及疾病分析

脑膜癌病（meningeal carcinomatosis，MC）又称为肿瘤性脑膜炎，包括白血病性脑膜炎及淋巴瘤脑膜炎，是第三大最常见的全身肿瘤转移至中枢神经系统的并发症。根据文献报道，约有10%～30%的实体肿瘤患者会转移至神经系统，其中4%～15%表现为MC。最常见的转移至脑膜的实体肿瘤为乳腺癌、肺癌、恶性黑色素瘤，而腺癌是最常见的组织学类型。肿瘤转移至脑膜可以是通过血液由脉络膜血管或软脑膜血管进入蛛网膜下腔或脑室，之后扩散到脑脊液，就像发生在生殖细胞癌、室管膜瘤、视网膜母细胞瘤、视神经神经胶质瘤、毛细胞型星形细胞瘤和原始神经外胚层肿瘤一样。肿瘤也可能直接进入硬膜、软脑膜或室管膜结构，允许局部肿瘤的生长，如发生在鼻咽癌、颅骨肉瘤等。

肿瘤细胞直接扩散也可以通过神经周围和血管周围空间向心迁移发生,或跟随脑或神经根的神经通路,如囊腺癌。

MC临床表现取决于多种原因,例如梗阻性脑积水,正常细胞与肿瘤细胞竞争营养物质过程中所造成的神经元功能障碍,肿瘤本身生长造成的血管改变等。脑膜受累可分为大脑半球(约15%的患者)、脊髓延髓(60%)和脑神经病变(35%)。不同类型肿瘤转移至脑膜所表现出的神经系统症状体征基本相同,初期症状主要包括头痛、恶心、呕吐、抽搐、腰背痛、根性神经痛、感觉异常、步态障碍,并存在精神功能缺陷。大脑半球受累可有头痛、恶心、呕吐和眩晕。所有脑神经均可受损,如视力丧失、眼肌麻痹、听力和前庭功能障碍等,但是癌症患者脑神经功能障碍不一定与MC相关,可能为颅底病变,软组织转移,神经结构的颅外浸润,或为抗肿瘤治疗的副反应,同时应与副肿瘤综合征鉴别;脊神经症状常见有腰骶部疼痛向双下肢放射、四肢无力伴感觉异常、瘫痪、腱反射减弱或消失、大小便失禁等。

MC的诊断是综合临床神经系统体检、神经影像学和脑脊液检查(常规生化及细胞免疫分型)的结果得出的。其中,在脑脊液中发现肿瘤细胞是最直接的依据,有助于明确诊断,此外,PET-CT及血液肿瘤标志物检测均有助于外周肿瘤的筛查。

从治疗角度来讲,对大多数MC患者来说,治疗能起到的效果有限。这是由于可以安全地通过鞘内途径给予的抗肿瘤药有限,同时患者往往存在脑脊液梗阻的情况限制了抗肿瘤药物的作用,尽管如此,治疗仍能改善症状。肿瘤治疗中的手术、化疗和放疗这三种主要治疗方法,同样是有MC患者姑息性治疗的重要手段。

MC的预后不佳,往往在开始治疗后的数周至数月进展恶化,表现为原有症状的加重,以及出现新的神经系统症状体征,患者中位生存期一般为4~6周。提高临床医师对疾病的认识,早期诊治原发肿瘤,可以延长生存期,改善或稳定神经系统症状和体征。

参考文献

[1] Aragon-Ching JB, Zujewski JA. CNS metastasis: an old problem in a new guise [J]. Clin Cancer Res, 2007,13: 1644 - 1647.

[2] Bruna J, González L, Miró J, et al. Leptomeningeal carcinomatosis: prognostic implications of clinical and cerebrospinal fluid features [J]. Cancer, 2009,115: 381 - 389.

[3] Chamberlain MC. Neoplastic meningitis [J]. J Clin Oncol, 2005,23: 3605 - 3613.

[4] Chamberlain MC. Neoplastic meningitis [J]. Curr Neurol Neurosci Rep, 2008,8: 249 - 258.

[5] Chamberlain MC, Glantz M, Groves MD, et al. Diagnostic tools for neoplastic meningitis: detecting disease, identifying patient risk, and determining benefit of treatment [J]. Semin Oncol, 2009,36(4 Suppl 2): S35 - 45.

[6] de Azevedo CR, Cruz MR, Chinen LT, et al. Meningeal carcinomatosis in breast cancer: prognostic factors and outcome [J]. J Neurooncol, 2011,104: 565 - 572.

[7] Harstad L, Hess KR, Groves MD. Prognostic factors and outcomes in patients with leptomeningeal melanomatosis [J]. Neuro Oncol, 2008,10: 1010 - 1018.

[8] Weil RJ, Palmieri DC, Bronder JL. Breast cancer metastasis to the central nervous system [J]. Am J Pathol, 2005,167: 913 - 920.

(徐 玮 陈生弟)

病例 8　右侧肢体麻木 1 个月,言语含糊半个月

● 病史

现病史:女性,39 岁,2011 年 1 月 10 日无明显诱因下在睡眠时感觉右侧足底麻木,逐渐发展到右侧小腿到膝关节以下,麻木呈持续性,冷热感觉不敏感,并出现行走右足外翻,当时未感觉其他肢体麻木,无四肢乏力,故未予以重视。2 周后出现言语含糊,但无词不达意。发病过程中,无头痛、头晕,无恶心、呕吐,无吞咽困难、饮水呛咳,无视物成双,无性格改变。上述症状逐渐加重,遂于我院就诊,查头颅 MRI 示左侧颞叶、额顶叶多发病灶,给予脱水降颅压、神经保护、活血化瘀、改善循环等对症治疗,症状无明显好转,故收治入院。

患者自发病以来,神智清楚,精神可,食欲好,夜眠佳,两便正常。

既往史：否认心律失常、自身免疫性疾病、高血压、糖尿病及其他疾病史。

个人史：长期生活于江苏省淮安市，否认疫水疫区接触史，否认冶游史。否认烟酒等嗜好。

家族史：否认家族遗传病史。

● 查体

一、内科系统体格检查

体温 37 ℃，脉搏 80 次/分，呼吸 18 次/分，血压 115/70 mmHg，心、肺、腹部无异常。

二、神经系统专科检查

精神智能状态：神志清楚，对答切题，口齿欠清，计算力、定向力正常。

脑神经：双侧额纹对称，双眼各方向运动正常，无眼睑下垂，无眼球前凸或后凹，无同侧偏斜，无眼震，无复视，双侧眼裂对称，两侧瞳孔等大等圆，直径约 3 mm，对光反射灵敏，调节反射正常，双侧直接、间接对光反射（＋）。右侧鼻唇沟浅，伸舌右偏，无舌肌萎缩纤颤，悬雍垂居中，咽反射灵敏。面部感觉正常，下颌居中，咀嚼肌无萎缩、肌力正常，下颌反射（－）。转颈、耸肩正常。

运动系统：四肢肌肉无萎缩、无肥大，四肢及面部未见不自主运动，四肢肌张力正常，肌力 5 级。

反射：双侧肱二头肌、肱三头肌、桡骨膜反射（＋＋～＋＋＋），双侧膝反射（＋＋＋）、踝反射（＋＋），双侧髌阵挛、踝阵挛（－）。

病理征：右侧巴氏征（＋），余阴性。

感觉系统：右侧膝关节以下针刺觉减退，余双侧针刺觉对称，振动觉及位置觉对称正常，图形觉等复杂感觉正常。

共济运动：双侧指鼻试验、跟膝胫试验完成可，反弹试验（－），Romberg 征（－），直线行走不能。

脑膜刺激征：颈软，无抵抗，克氏征（－）、布氏征（－）。

● 辅助检查

一、实验室检查

相关实验室检查（2011-2-12）：血常规，肝肾功能均正常。P-ANCA（－）、C-ANCA（－）。肿瘤标志物：均正常。甲状腺功能：正常。免疫球蛋白 IgG、IgA、IgE：均正常。补体 C3 73 mg/dl（↓）；补体 C4 12 mg/dl（↓）；循环免疫复合物：正常；抗双链 DNA IgG：正常。梅毒螺旋体 RPR 阳性（＋）；RPR 滴度 1∶4；抗梅毒螺旋体抗体 34.53

相关实验室检查（2011-2-14）：艾滋病毒抗体（HIV）（－）。抗核抗体（－）；抗 RNP/Sm 抗体（－）；抗 Sm 抗体（－）；抗 SSA 抗体（－）；抗 SSB 抗体（－）；抗 SCL-70 抗体（－）；抗 Jo-1 抗体（－）；抗心磷脂 IgG 2.6 GPL/ml；抗心磷脂 IgM 2.0 MPL/ml。

脑脊液（2011-2-15）：有核细胞计数 $1.00 \times 10^6/L$，蛋白质定量 272.00 mg/L；氯化物 124.40 mmol/L；糖 3.00 mmol/L。

二、其他辅助检查

头颅 MR 平扫及弥散成像＋增强扫描（2011-02-11）：左侧额颞叶、顶叶病灶伴异常强化：拟肿瘤性病变（图 9-10）。

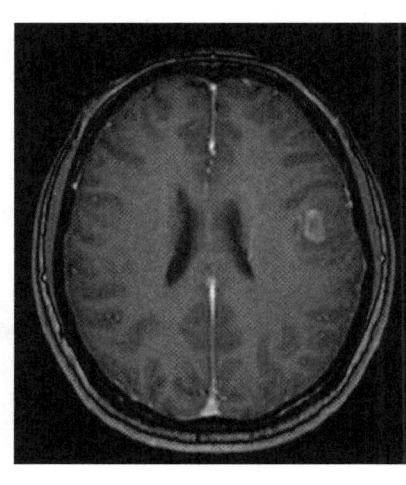
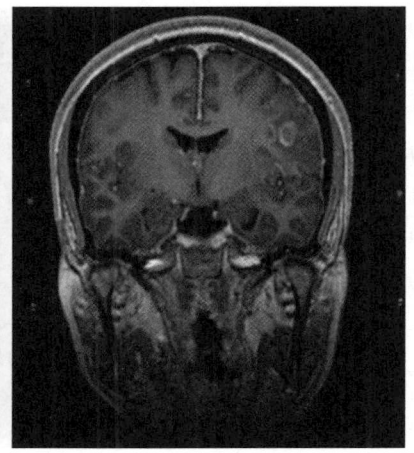

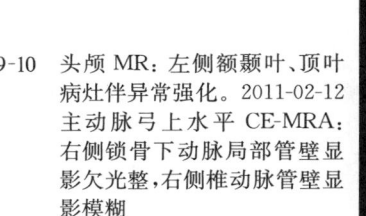
图 9-10　头颅 MR：左侧额颞叶、顶叶病灶伴异常强化。2011-02-12 主动脉弓上水平 CE-MRA：右侧锁骨下动脉局部管壁显影欠光整，右侧椎动脉管壁显影模糊

诱发电位／肌电图（2011-02-14）：胫神经 SEP：右胫神经 SEP 异常，皮质电位 P40 肢潜伏期延长。EMG，NCV 检测未见异常。

胸部 CT 增强（2011-02-16）：未见明显异常。

腹部 CT 增强（2011-02-16）：肝右叶小囊肿。

盆腔 CT 平扫加增强（2011-02-16）：未见异常。

心脏超声（2011-02-16）：未见明显异常。

妇科超声（2011-02-17）：子宫附件未见明显异常。

B 超（2011-02-17）：肝胆囊胰体脾肾甲状腺未见明显异常，腹膜后、双侧颈部、双侧腋窝、双侧腹股沟未见明显异常肿大淋巴结。

电子胃镜（2011-03-02）：慢性浅表-萎缩性胃炎，十二指肠球炎。

脑定向立体活检病理诊断（2011-03-03）："左额"胶质母细胞瘤，WHO Ⅳ级。

● 诊断及讨论

一、定位诊断

（1）患者表现为口齿不清，右侧下肢麻木，查体右侧中枢性面瘫，右侧膝关节以下针刺觉减退，右侧巴氏征阳性，直线行走不能，定位于左侧颈内动脉系统。右侧下肢麻木，而非右侧偏身麻木，提示病灶位于左侧顶叶中央后回感觉中枢皮质及皮质下。右侧中枢性面瘫及病理征提示左侧锥体束受损。直线行走不能，提示顶枕颞桥束受损。

（2）结合头颅 MRI 增强结果，左侧额颞叶、顶叶病灶伴异常强化。故该患者病变定位于左额顶颞叶病变。

二、定性诊断

女性，39 岁，呈慢性起病，进行性加重，结合脑 MRI，考虑为血管炎性病变或肿瘤性病变可能性大。结合辅助检查，患者无血管炎性病变的实验依据，无外周恶性肿瘤表现，故排除血管炎性病变和转移性肿瘤的可能，考虑为原发于中枢神经系统的肿瘤性病变。结合脑立体定向活检病理诊断，定性为中枢神经系统胶质母细胞瘤Ⅳ级。

三、鉴别诊断

本病例需要与以下几种疾病相鉴别。

1. 缺血性脑卒中：多见于老年人，往往有高血压、糖尿病及高脂血症等慢性病，发病呈急性至亚急性起病，临床可表现为相应的神经功能障碍，例如中枢性面瘫、偏盲、肢体偏瘫、偏身感觉障碍、共济失调等。早期特别是发病 24 小时内脑 CT 无阳性发现，早期脑 MRI 检查，弥散成像（DWI）序列上可见异常增高信号影。MRI 增强检查往往无强化。而该患者为青年女性，慢性起病，且脑 MRI 增强有强化，提示肿瘤性病变可能大。

2. 颅内转移性肿瘤：脑内的转移性肿瘤约占全部临床脑肿瘤的 20%。最容易发生脑转移的恶性肿瘤是肺癌，其次是乳腺癌、恶性黑色素瘤，以及胃癌、结肠癌、肾癌和绒毛膜上皮癌等。该患者头颅 MRI 增强虽然提示转移性肿瘤不能排除，但其他辅助检查，包括血液肿瘤指标，全身 CT 扫描及 B 超等检查均未发现外周恶性肿瘤证据，故不予考虑。

3. 脑脓肿：脑脓肿是指化脓性细菌感染引起的化脓性脑炎、慢性肉芽肿及脑脓肿包膜形成，少部分也可是真菌及原虫侵入脑组织而致脑脓肿。脑脓肿在任何年龄均可发病，以青壮年最常见。神经系统定位体征因脓肿所在部位而异。患者多有原发病灶感染史，发病同时多伴有发热等全身感染征象。脓肿形成后，头颅 CT 或 MRI 可见病灶呈边缘高信号改变，中心坏死区为低信号改变。该患者发病过程及辅助检查均不支持该诊断。

四、治疗及预后

胶质母细胞瘤是脑癌中死亡率最高的一种，约占胶质瘤的 1/3，平均生存时间一般为 0.5～2 年，5 年生存率为 5%～10%。治疗以外科手术切除为主，辅以放疗及化疗。该患者确诊后即转入神经外科，拟手术治疗。

五、病例点评及疾病分析

胶质母细胞瘤（Glioblastoma）是发生于神经外胚层的肿瘤，故亦称神经外胚层肿瘤或神经上皮肿瘤，是恶性程度最高的胶质瘤，属 WHO Ⅳ级。肿瘤位于皮质下，成浸润性生长，常侵犯多个脑叶，还可经胼胝体波及对侧大脑半球。发生部位以额叶最多见，其他依次为颞叶、顶叶。

胶质母细胞瘤以前称为多形性胶质母细胞瘤，约占所有恶性胶质瘤病例的 82%，其组织学特征是有大量的细胞具有有丝分裂活性，伴血管增生和坏死，肿瘤细胞大小及形态各不相同，表现为多形性。胶质母细胞瘤具有高度侵入性，浸润周围脑实质，但他们通常局限在中枢神经系统,并不发生身体其他部位的转移。从分子观点来看,胶质母细胞瘤是高度异质性肿瘤,通过全基因组表达研究胶质母细胞瘤发现 4 种转录亚型,经典的胶质母细胞瘤亚型显示:7 号染色体扩增,10 号染色体有缺失,EGFR 扩增,*EGFR* 突变(点突变),和 *Ink4a/ARF* 基因缺失。间充质亚类显示 *NF*1 基因突变/缺失和 *CHI3L1* 和 *MET* 基因的高表达,这些基因参与了肿瘤坏死因子和核因子-κB 信号转导途径。原神经胶质母细胞瘤亚型的特点是 PDGFRA 的改变及 *IDH*1 和 *TP*53 基因突变。神经胶质母细胞瘤亚型的特征的神经元标记物的表达。

神经胶质母细胞瘤患者的临床表现与其他胶质瘤的临床表现相似,约 50% 的患者在就诊时,有头痛,但通常表现为非特异性疼痛,呈进行性加重,眼底镜检查时可见视乳头水肿,其程度与颅内压增高正相关。伴有认知障碍及性格改变的患者易误诊为精神障碍或痴呆。亦可表现为步态失调、尿失禁,这通常见于占位效应较大的肿瘤。局灶性神经系统体征如偏瘫、感觉减退或视野障碍与肿瘤的位置相关。约有 20%~40%患者以癫痫发作为首发症状。

辅助检查方面,脑 MRI 扫描及增强扫描在脑肿瘤诊断中为首选检查,CT 扫描仅适合于不能耐受 MRI 检查的病人(如装有心脏起搏器等)。脑胶质母细胞瘤在 MRI 增强中显示强化,中央区域可见坏死,并特征性的伴有周围脑白质水肿占位效应。脑胶质母细胞瘤多为单发性,少见多灶性,MRI 增强检查一般可与转移性肿瘤鉴别。

确诊胶质瘤患者应考虑尽早手术切除,旨在减轻肿块影响,提供组织病理及分子表型,获得肿瘤分级。

在不能手术的患者中,立体定向活检可用于组织学诊断,利于指导后续治疗。在所有确诊为脑胶质母细胞瘤患者中,手术后应常规使用放疗和化疗。

因肿瘤恶性程度高,术后易复发,胶质母细胞瘤患者预后极差,95% 未经治疗的患者生存期不超过 3 个月,1 年生存率约为 35.7%,5 年生存率为 4.7%。

参考文献

[1] Bradley WG Jr, Waluch V, Yadley RA, et al. Comparison of CT and MR in 400 patients with suspected disease of the brain and cervical spinal cord [J]. Radiology, 1984,152: 695-702.

[2] Dolecek TA, Propp JM, Stroup NE, et al. CBTRUS statistical report: primary brain and central nervous system tumors diagnosed in the United States in 2005-2009[J]. NeuroOnco, 2012,14 Suppl 5: v1-49.

[3] Glantz MJ, Cole BF, Forsyth PA, et al. Practice parameter: anticonvulsant prophylaxis in patients with newly diagnosed brain tumors. Report of the Quality Standards Subcommittee of the American Academy of Neurology [J]. Neurology, 2000, 54: 1886-893.

[4] Phillips HS, Kharbanda S, Chen R, et al. Molecular subclasses of high-grade glioma predict prognosis, delineate a pattern of disease progression, and resemble stages in neurogenesis [J]. Cancer Cell, 2006,9: 157-173.

[5] Theeler BJ, Yung WK, Fuller GN, et al. Moving toward molecular classification of diffuse gliomas in adults [J]. Neurology, 2012,79: 1917-1926.

[6] Verhaak RG, Hoadley KA, Purdom E, et al. Integrated genomic analysis identifies clinically relevant subtypes of glioblastoma characterized by abnormalities in PDGFRA, IDH1, EGFR, and NF1[J]. Cancer Cell, 2010,17: 98-110.

(徐　玮　陈生弟)

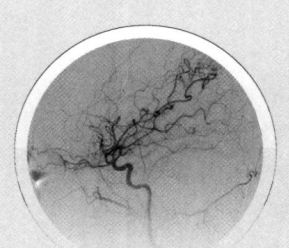

第十章
系统性疾病及中毒所致神经系统疾病

病例 1　头痛伴恶心、呕吐 10 天

● 病史

现病史：女性，34 岁，于入院前 10 天出现头痛，位于前额及双侧颞部，呈搏动性疼痛，持续伴阵发性加重，夜间有痛醒，每日进食后或疼痛剧烈时伴有恶心、呕吐，有过一次精神症状（具体不详）。在当地医院行头颅 MRI 检查提示大脑半球、双侧基底节区、小脑多发性病变（图 10-1），于 2009 年 1 月 4 日收入院。病程中神志清楚，无肢体麻木无力，无饮水呛咳，无头晕，无耳鸣，无大小便异常，饮食尚可。

既往史：患者发病前期可能有长时间间断处于木炭炉燃烧的房间生活工作。有长期可疑化学物品（强力胶）接触史，并有可疑慢性脑缺氧史，但该患者同时生活工作的姐姐无类似症状。否认高血压、糖尿病、心脏病、肝炎、结核等病史，否认手术外伤史，否认食品药物过敏史。

个人史：长期生活于原籍，否认疫水疫区接触史，否认冶游史。无抽烟饮酒嗜好。

月经史：月经初潮：15 岁，每次持续：5 天，周期：28 天。

家族史：否认家族遗传病史。

● 查体

一、内科系统体格检查

体温 37 ℃，脉搏 82 次/分，呼吸 19 次/分，血压 120/80 mmHg。心、肺、腹部无异常。

二、神经系统专科检查

精神智能状态：神智清楚，语利，对答切题，查体合作，计算力差。

脑神经：双侧瞳孔等大等圆，直径 3 mm，对光反射灵敏，鼻唇沟对称，伸舌居中。

运动系统：四肢肌张力正常，肌力 5 级。

反射：双侧肱二头肌、肱三头肌、桡骨膜、膝反射均（＋）。

感觉系统：双侧针刺觉对称正常。

病理征：左侧病理征（＋），右侧病理征（－）。

共济运动：双侧指鼻试验及跟膝胫试验完成可，闭目难立征阴性。

步态：正常。

脑膜刺激征：阴性。

● 辅助检查

一、实验室检查

血糖、肝功能、肾功能、电解质、血脂全套、免疫球蛋白全套、CRP、抗"O"、红细胞沉降率、血常规、粪常规均正常。腰穿测压 155 mmH$_2$O，脑脊液各项生化检查正常。

二、其他辅助检查

脑电图：不正常脑电图，较多段状慢波。

头颅 MR 平扫＋DW：双侧脑白质、小脑及基底核团对称性病变，T$_2$ FLAIR、DWI 高信号，T$_1$WI 显示

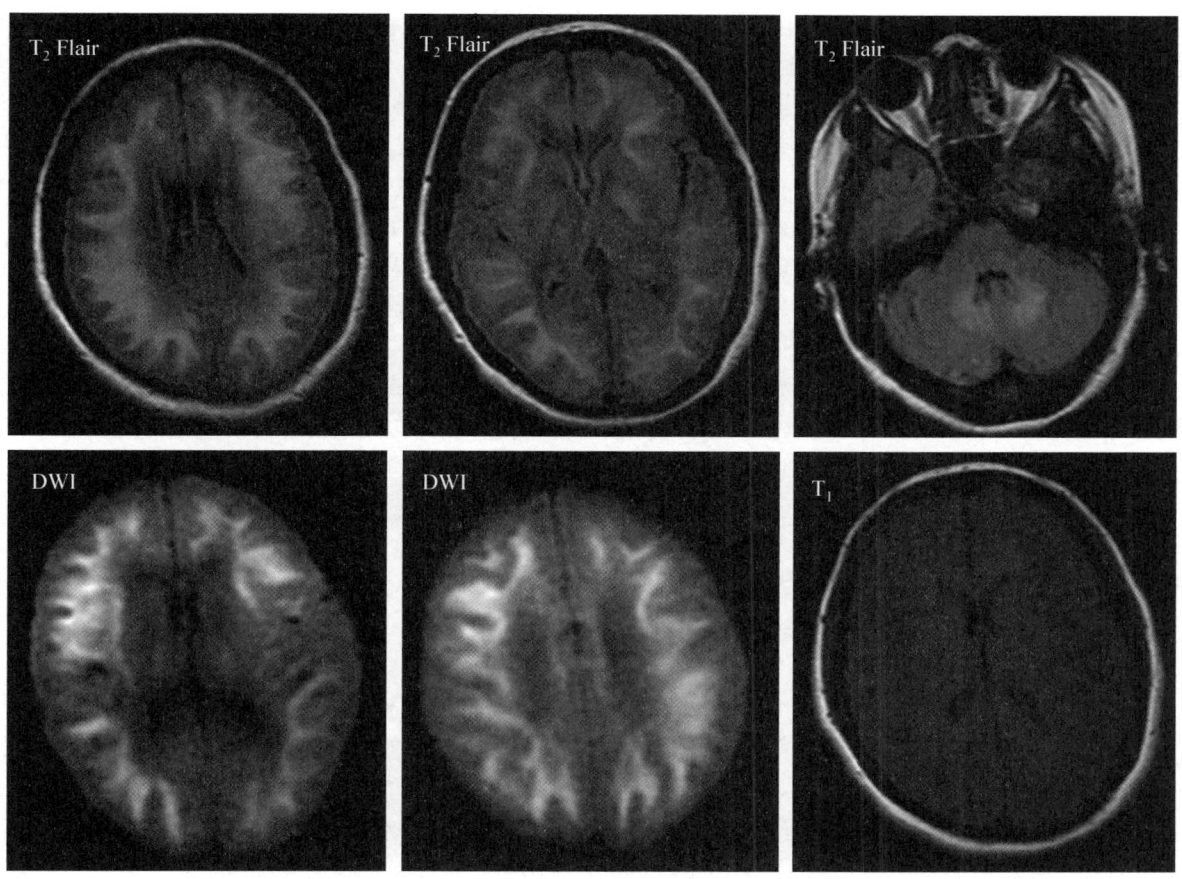

图 10-1　头颅 MRI

大脑皮质沟回变浅、侧脑室变窄,提示颅内水肿明显,考虑为中毒性脑病。

● 诊断及讨论

一、定位诊断

以前额部及双侧颞部头痛为首发和主要症状,疼痛呈搏动性,持续性伴阵发性加重,伴有恶心、呕吐,应定位于颅内。查体示计算力差,四肢肌张力正常,肌力5级,左侧病理征(＋),右侧病理征(－),脑膜刺激征(－),考虑皮质有累及。该患者的临床表现及体征所提供的定位信息有限,头颅磁共振显示:双侧大脑皮质下广泛性脑白质病变、双侧基底节、双侧小脑齿状核均有累及,故定位于颅内,双侧脑白质、基底节、小脑病变,皮质亦有累及。

二、定性诊断

急性起病,以持续性搏动性头痛为首发和主要临床表现,查体显示计算力差,颅内感染性、肿瘤性、中毒

性病变等均应考虑,但是头颅 MRI 显示双侧脑白质、基底节、小脑齿状核对称性病变,呈 T_2 FLAIR、DWI 高信号,T_1WI 显示大脑皮质沟回变浅、侧脑室变窄,均提示颅内水肿明显,以细胞毒性水肿为主、兼有血管源性水肿的混合型水肿。结合患者有长期化学物品(强力胶)接触史。强力胶为制鞋工业中常用的黏合剂,含有高浓度的1,2 二氯乙烷。综上所述,该患者的主要临床特点及检查包括:①持续性搏动性头痛,为颅高压表现,尽管脑脊液压力不高,可能与曾用脱水剂有关;②典型的头颅 MRI:双侧脑白质、基底核团及小脑对称性脑水肿;③强力胶接触史,主要成分1,2 二氯乙烷。排除感染性及肿瘤性等病变,诊断为1,2 二氯乙烷中毒性脑病。

三、鉴别诊断

1. CO 中毒后迟发性脑病:有 CO 中毒病史。急性期表现为昏迷,经过一段时间的恢复清醒期后,再出现智能减退、帕金森症状、大小便失禁等表现。CO 中毒早期以脑灰质病变为主,表现为缺氧所致的急性脑水

肿、毛细血管和静脉的扩张以及出血性坏死。发生迟发性脑病时,MRI 表现为脑室周围白质和半卵圆区双侧对称的融合性病灶,T_2 加权像上高信号。该患者无 CO 中毒史,不考虑。

2. 海洛因所致海绵状白质脑病:有明确海洛因接触史,尤其是烫吸史。急性或亚急性起病,早期以构音障碍、步态不稳、小脑性共济失调等小脑损害症状和体征为突出表现,部分患者可伴有反应迟钝、肢体瘫痪等锥体束征或肢体震颤、强直等锥体外系损害症状。MRI 显示两侧小脑半球白质呈大片蝶翼样异常信号,脑干被盖部、内囊后肢、胼胝体压部、双侧大脑半球后 2/3 顶枕叶深部白质弓状纤维不受累。该患者不符合。

四、治疗及预后

该患者确诊后,予地塞米松、甘露醇脱水及其他改善脑代谢治疗,患者症状逐渐好转。长期随访没有后遗症。

五、病例点评及疾病分析

1,2-二氯乙烷(1,2-Dichloroethane,DCE)是一种工业上常用的具有挥发性的有机溶剂,是工业胶水的主要成分,DCE 是一类神经毒性很强的化学物质,可以通过吸入、皮肤接触和误食等方式危害人体健康。在人类,其作用的主要靶器官是中枢神经系统,也可累及肝、肾等脏器,但对中枢神经系统的损害最为突出。其中毒潜伏期长,起病隐匿,初期临床症状不典型,容易误诊。

低剂量接触 DCE 可以导致头晕、乏力、恶心、呕吐、走路不稳等症状,大剂量接触可引起昏迷、呼吸抑制、谵妄、癫痫等症状,甚至导致死亡。除此以外,也可引起高级认知功能损害,如计算力差、记忆力减退及定向力障碍等。DCE 主要的病理生理学表现是引起脑水肿,它可使血脑屏障通透性增加,使血液中的血浆由血管内漏出进入细胞外间质,从而导致血管源性脑水肿;同时造成自由基积蓄,使膜磷脂过氧化、分解,从而破坏细胞膜的完整性而造成细胞毒性水肿。研究证实,1,2-二氯乙烷中毒引起的中毒性脑水肿的类型以血管源性为先,继而出现混合性水肿;在脑水肿中,神经纤维病变较早出现且较严重,神经元也有一定改变,但远不及神经纤维明显。有学者总结影像学特点为:头颅 CT 显示两侧大脑半球白质区广泛性对称性密度减低、边缘模糊,皮髓质分界不清,脑回肿胀,脑沟变浅,两侧苍白球、内囊后肢、外囊及丘脑密度减低,脑干肿胀、密

度减低、周围脑池受压变窄,两侧小脑齿状核斑片状密度减低。头颅 MR 显示两侧大脑皮质下弓形白质纤维区广泛性对称性"U"形 T_1WI 上低信号,T_2WI、T_2FLAIR 上高信号,伴脑回变窄、脑沟变浅或消失,未见累及半卵圆中心区,两侧豆状核、外囊、小脑齿状核也呈条片状、小片状 T_1WI 上低信号,T_2WI、T_2FLAIR 上高信号影,DWI 序列上述病变区呈明显高信号,边界较清,ADC 呈低信号。MR 较 CT 能更敏感地反映病变累及的部位、范围、水肿类型及严重程度,并具有一定的特征性。本患者头颅 MRI 中较有特征表现为广泛性、对称性的大脑白质、基底核、小脑齿状核、外囊等部位的信号异常,T_2WI、T_2 FLAIR 及 DWI 上呈明显高信号。本患者有明确的 1,2 二氯乙烷接触史,有神经系统的症状及体征,有广泛性对称的头部 MRI 的典型影像学改变,诊断 1,2 二氯乙烷致中毒性脑病可以成立。

目前,对于 1,2-二氯乙烷中毒性脑病还没有特效解毒药,主要是防治脑水肿,降低颅内压。1,2-二氯乙烷中毒性脑病对脱水剂和激素治疗有效,早期、长程、足量使用糖皮质激素及脱水降颅压治疗,预后良好。但患者病情有可能突然恶化,易反复,可在好转的情况下突然死亡,如发现颅压增高征象,应早期、长程、足量使用糖皮质激素及脱水降颅压治疗。具体时程依据病情严重程度及颅内压情况决定。该患者确诊后,予地塞米松、甘露醇脱水及其他改善脑代谢治疗,患者症状逐渐好转,长期随访没有后遗症。

1,2-二氯乙烷中毒病例报道多见于发展中国家,福建医科大学附属第一医院曾报道 6 年中收治的 5 例 1,2-二氯乙烷中毒病例,提示我们在职业病的防护上还存在重大漏洞,职业防护措施及 DCE 监测技术亟待解决。

参考文献

[1] 黄家文,巫带花,李斌,等. 职业性亚急性重度 1022 二氯乙烷中毒致死 1 例诊治体会[J]. 国际医药卫生导报,2008,14:50-52.
[2] 胡英华,马龙,王建,等. 二氯乙烷致中毒性脑白质病 4 例临床分析[J]. 中国工业医学杂志,2007,20:94-96.
[3] 赖清泉,黄芳,李伟程,等. 1,2-二氯乙烷慢性中毒性脑病的磁共振成像分析[J]. 中华劳动卫生职业病杂志,2011,29:62-64.
[4] 刘庆先,夏爽,祈吉. 中毒性脑病的影像学表现及 DWI 的价值[J]. 中国医学影像技术,2009,25:54-57.
[5] 蒋铁文,刘书丽,李丽,等. 重度二氯乙烷中毒致中毒性脑病的治疗[J]. 中华劳动卫生职业病杂志,2006,24:506-507.
[6] 杨晓波,胡海涛,张艳,等. 二氯乙烷中毒性脑病五例临床及头颅 MRI 分析[J]. 中华劳动卫生职业病杂志,2009,27:744-746.

[7] 易海玲,陈剑贤,孙占友,等.DWI 对二氯乙烷中毒性脑病的诊断价值(附 7 例报告)[J].放射学实践,2011,26:1153-1155.

[8] 赵凤玲,郑功远,苏冬梅,等.重症二氯乙烷中毒性脑病临床表现及头颅 MRl 分析[J].中华劳动卫生职业病杂志,2010,28:235-237.

[9] 华平,陈洁,沙瑞娟,等.亚急性 1,2-二氯乙烷中毒性脑病 1 例的临床和影像学分析[J].中国实验诊断学,2015,8:1400-1403.

[10] 章智敬,吴爱琴,郑文龙,等.亚急性 1,2-二氯乙烷中毒性脑病的影像学诊断[J].中华全科医学,2017,15(2).

（康文岩　谭玉燕　王　瑛）

病例 2　反应迟钝、运动迟缓 15 天

● 病史

现病史：女性,60 岁,于 2012 年 2 月 7 日自觉发热（未测体温）、鼻塞、食纳差、上腹部不适,当时未予重视,12 日服用"罗红霉素、吗丁啉"后恶心、呕吐胃内容物、夜间睡眠差、梦话多。14 日出现呕吐增多,呃逆,全身乏力,家人发现其反应迟钝,言语缓慢,解扣子动作缓慢。15 日在外院就诊,收住消化科,当时查血白细胞计数 4.18×10⁹/L,中性粒细胞 0.507,谷丙转氨酶 46 IU/L,谷草转氨酶 78 IU/L,钾 2.23 mmol/L,钠 104.9 mmol/L,氯 67.0 mmol/L,肿瘤指标正常,头颅 CT 及 MRI 未见异常,给予补钾补钠、抗炎等治疗,约 1 周后食纳、乏力症状好转,运动迟缓、反应迟钝等症状有所好转,复查电解质正常。25 日再次出现精神状况差,言语减少,声音细小,反应迟钝,转入神经科,查脑电图中度异常（两半球散在很多 6～7 Hz 低～中幅 θ 活动及较多 1.5～3 Hz 波幅 30～65 mV δ 波活动）,脑脊液氯 115 mmol/L,糖 3.5 mmol/L,蛋白质 0.77 g/L,白细胞计数 1×10⁶/L,潘氏试验阴性,未找见抗酸杆菌、隐球菌,考虑"病毒性脑炎（可能）",给予阿昔洛韦、神经节苷酯、弥可保、维生素 B₁、舒血宁、安理申等治疗,27 日到外院门诊,查脑电图示轻度异常,左颞为主（两半球见较多 4～7 Hz 波幅 3～60 mV 慢波,以 θ 为主,δ 活动以左颞为主）,考虑"代谢性脑病",回当地继续上述治疗。3 月 1 日出现反应迟钝、言语不利落,声音变细等症状加重,并出现身体、面部表情僵硬,眼神呆滞,饮水呛咳、流口水,无吞咽困难,左手梳头动作慢,拿梳子时手抖动,给予地西泮 5 mg 静注,患者睡眠后抖动缓解,但醒后仍有手抖,2 日出现双手抖动,静止及运动时均有抖动,4 日出现四肢抖动。5 日到外院就诊,考虑"帕金森病",口服左旋多巴（美多芭）1/2 粒 bid,其间在私人医院就诊,予以"丹红、脑蛋白"静滴,7 日改美多芭 1/2 粒 tid,普拉克索（森福罗）1/2 粒 tid,家人感觉其眼神呆滞、身体僵硬症状稍好转。现为进一步治疗于 3 月 9 日收治入我院。发病期间,患者进食尚可,夜眠差,无大小便失禁。

既往史：高血压病史 10 余年,平时口服氨氯地平（兰迪）、缬沙坦（代文）,血压控制可。

个人史：长期生活于原籍,否认疫水疫区接触史,否认冶游史。无吸烟、饮酒嗜好。

家族史：否认家族性遗传病病史。

● 查体

一、内科系统体格检查

体温 37.0 ℃,脉搏 80 次/分,呼吸 20 次/分,血压 130/80 mmHg,心、肺、腹部无异常。

二、神经系统专科检查

精神智能状态：精神萎,反应迟钝。MMSE23 分,定向力可,计算力欠佳,即刻记忆力欠佳。

脑神经：双眼各向活动自如,无眼球震颤,双侧瞳孔等大等圆,直径 3 mm,对光反射灵敏。两侧额纹对称,鼻唇沟对称,口角无歪斜,伸舌不能,悬雍垂居中,双侧咽反射迟钝。

运动系统：四肢肌力 5 级,面部表情减少,轴性肌张力增高,四肢肌张力呈铅管样强直及齿轮样增高,左侧肢体肌张力较右侧稍增高,伴意向性震颤。

反射：双侧肱二头肌反射（＋＋＋）,左侧肱三头肌反射（＋＋）,右侧肱三头肌反射（＋）,左侧桡骨膜反射（＋＋）,右侧桡骨膜反射（＋＋＋）,左侧膝反射（＋＋＋）,

右侧膝反射(＋＋),双侧踝反射(＋)。

感觉系统:浅、深感觉正常。

病理征:左侧 Chaddock 征(＋),右侧掌颏反射(＋)。

共济运动:双手快复轮替动作迟缓,双侧指鼻试验正常,左侧跟膝胫试验差。

步态:躯干前倾前屈,小步前冲,转身慢,行走时左上肢联动明显减少,不能直线行走。

其他:眉心征(＋),颈软,无抵抗。

● **辅助检查**

一、实验室检查

血电解质:见表 10-1。

表 10-1 血电解质检查结果

日期	钾(mmol/L)	钠(mmol/L)	氯(mmol/L)
2012-02-16	2.23	104.9	67.0
2012-02-17	3.1	107.6	75.5
2012-02-18	4.4	124.7	87.7
2012-02-19	3.6	127.9	89.2
2012-02-20	3.7	131.5	97.2
2012-02-21	3.9	133.3	100.1
2012-02-22	3.9	137.7	104.6
2012-02-27	3.9	139.9	104.4
2012-03-11	2.92	141	104
2012-03-14	2.99	143	105
2012-03-16	3.81	138	104

脑脊液:氯 115 mmol/L,糖 3.5 mmol/L,蛋白质 0.77 g/L,白细胞计数 1×10^6/L,潘氏试验阴性,未找见抗酸杆菌、隐球菌。

其他:血常规、尿常规、粪常规正常;血糖、血脂、肝肾功能正常;梅毒、HIV(－);肿瘤指标、甲状腺功能正常;Ig 全套及补体 C3、C4 正常;抗核抗体全套正常。

二、辅助检查

头颅 MRI(2012-02-17):未见异常。

头颅 MRI(2012-03-03):双侧尾状核、壳核有异常信号,为长 T_1 长 T_2 信号改变。

脑电图(2012-02-25):中度异常(两半球散在很多 6~Hz 低~中幅 θ 活动及较多 1.5~3 Hz 波幅 30~65 mV δ 波活动)。

脑电图(2012-02-27):轻度异常,左颞为主(两半球见较多 4~7 Hz 波幅 30~60 mV 慢波,以 θ 为主,δ 活动以左颞为主)。

脑电图(2012-03-03):轻度异常(θ 频带分布于两侧半球,功率值稍增高,α 频带分布于双枕区)。

神经心理测验:SDS 轻度抑郁,SAS 轻度焦虑,MMSE 23 分。

● **诊断及讨论**

一、定位诊断

患者表现为面部表情减少、动作迟缓、身体僵硬、震颤,行走时躯干前屈,小步前冲,转身慢,四肢肌张力呈铅管样及齿轮样增高,定位在锥体外系。左侧肢体肌张力较右侧增高更明显,行走时左上肢联动明显减少,提示右侧锥体外系受累更重。同时患者精神萎,记忆力、计算力减退,反应迟钝,病理征阳性,定位在高级皮质及锥体束。饮水呛咳提示可能伴有延髓性麻痹。

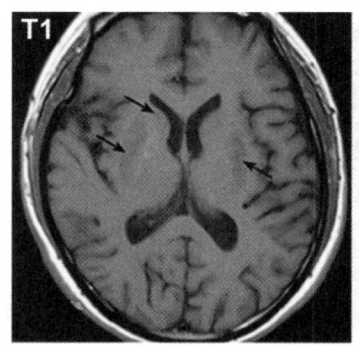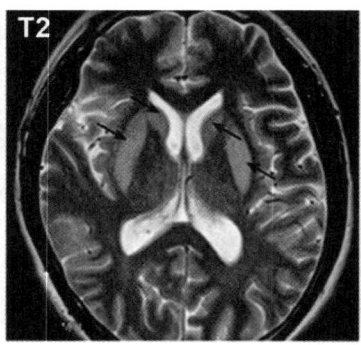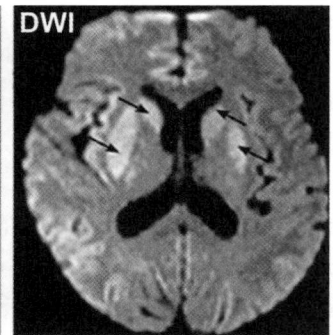

图 10-2 头颅 MRI

头颅 MRI 显示双侧尾状核、壳核有异常信号，为长 T_1 长 T_2 信号改变（图 10-2），以及脑电图中度异常（两半球散在很多 6～7 Hz 低～中幅 θ 活动及较多 1.5～3 Hz 波幅 30～65 mV δ 波活动），支持定位在双侧基底节和大脑皮质，MRI 显示右侧基底节受累更重，与患者左侧锥体外系症状更明显相符合。

二、定性诊断

本例 60 岁男性，在胃肠炎诊治后出现低钠血症（血钠 104.9 mmol/L）及代谢性脑病表现，如反应迟钝、言语缓慢、解扣子动作缓慢。当时查头颅 MRI 示正常。发病 1 日后立即进行补钠治疗，间隔 7 日后血钠恢复至正常水平（血钠 137.7 mmol/L）（表 10-1），3 日后出现精神萎靡、反应迟钝、言语减少、声音细小等症状，之后上述症状逐步加重，并在间隔 3 日后出现锥体外系症状，如面部表情僵硬、眼神呆滞、身体僵硬、流涎、饮水呛咳、左手梳头动作慢、持物时左手抖动明显。此时头颅 MRI 显示双侧豆状核、尾状核等对称性异常信号，为长 T_1 长 T_2 信号改变，病变不符合脑血管分布，且无占位效应。综上所述，患者有突发的低钠血症病史，在快速纠正低钠血症的情况下急性发病，主要表现为精神异常、帕金森综合征和锥体束损害等症状，定性为代谢性脑病——渗透压改变引起的脑桥外脱髓鞘病变，诊断为"脑桥外髓鞘溶解症、继发性帕金森综合征"。

三、鉴别诊断

1. 病毒性脑炎：急性或亚急性起病，常伴发热，前期有呼吸道或消化道感染史，有不同程度的意识不清，颅高压症状及脑实质损害症状。脑电图示不同程度弥漫性或局限性慢波，脑脊液常为白细胞轻度增高，蛋白质无变化或轻度增高，糖和氯化物正常。但是其影像学特点多表现为双侧额颞叶的异常信号，很少单纯累及尾状核与豆状核，通过脑脊液和相关病毒学抗体检查不难鉴别。

2. 原发性帕金森病：慢性起病，多见于中老年人，表现为静止性震颤、肌强直、运动迟缓及姿势步态异常等锥体外系症状，对左旋多巴类药物治疗反应良好。该患者急性起病，伴发热、呕吐、血电解质紊乱，影像学提示双侧尾状核、壳核异常信号，提示患者为继发性帕金森综合征。

3. 肝豆状核变性：慢性或亚急性发病，多见于青少年，根据典型的锥体外系症状、肝病体征、角膜 K-F 环、阳性家族史、MRI 有双侧基底节区对称性 T_2WI 上高信号（极少数为低信号）、血清铜蓝蛋白显著降低等可进行鉴别。

四、治疗及预后

入院后给予甲泼尼龙冲击治疗（500 mg×3 d，240 mg×3 d，80 mg×3 d），之后改为泼尼松 60 mg 每日顿服，同时给予胞磷胆碱、长春西汀改善脑功能，左旋多巴（美多芭）、卡比多巴（息宁）改善锥体外系症状，出院时患者记忆力、计算力较前恢复，饮水无明显呛咳，言语困难减轻，肢体活动较前灵活，肌张力较前减低。

五、病例点评及疾病分析

渗透性髓鞘溶解（osmotic myelinolysis, OM）是一种少见的非炎性中枢神经系统脱髓鞘病。根据病变部位的不同，分为脑桥中央髓鞘溶解症（central pontine myelinolysis, CPM）和脑桥外髓鞘溶解症（extrapontinemyelinolysis, EPM）。CPM、EPM 常以双侧对称性受累为特征。OM 常由各种原因导致的低血钠的快速纠正引起，常见于慢性酒精中毒、恶性营养不良状态、肾衰竭、糖尿病和肝移植后、脱水、不恰当抗利尿激素分泌综合征、电解质紊乱（胃肠炎或利尿治疗）等患者中。本病例患者在胃肠炎诊治后出现低钠血症，发病 1 天后立即进行补钠治疗，7 天后血钠恢复至正常水平。低钠血症的快速纠正导致了渗透性髓鞘溶解。

大量临床病例分析发现许多髓鞘溶解病例中存在低血钠，特别是在具有脑桥外病变的病例中尤为明显。血钠<136 mmol/L 为低钠血症，血钠<120 mmol/L 为严重低钠血症；急性低钠血症为在 48 小时内产生低钠血症或血钠降低>0.5 mmol/h，慢性低钠血症为 48 小时以上持续产生低钠血症或血钠降低<0.5 mmol/h。比较缓慢形成的低钠血症被快速纠正是发生中枢髓鞘溶解症的关键，而快速纠正快速形成的低钠血症则不会出现中枢髓鞘溶解。其中的机制目前理解如下：低血钠可促使水沿渗透压梯度进入脑细胞内，导致脑水肿，如果这种低血钠是慢性形成的，大脑则通过 1 天或者数天的时间产生适应性保护反应，在脑细胞内产生一些有机性小分子，如肌醇、牛磺酸、谷氨酸，它们在胞内所增加的渗透压可以抵消因低血钠所产生的脑细胞内外的渗透压失衡，减轻脑水肿。慢性形成的低血钠被快速纠正后，使得上述平衡被再次打破，脑细胞外渗透压骤增，引发脑细胞急速脱水、皱缩，少突胶质细胞

对这种渗透压的改变更为敏感，因而导致髓鞘脱失、溶解。

脑桥外髓鞘溶解症可单独出现，也可合并脑桥中央髓鞘溶解症。脑桥外髓鞘溶解症比脑桥中央髓鞘溶解症少见，主要表现为运动障碍，其中也有少部分合并脑干和锥体束损害表现。运动障碍表现为仅有帕金森综合征或仅有肌张力障碍，也可为帕金森综合征合并肌张力障碍，仅出现小脑体征者罕见。帕金森综合征表现为面部表情减少、动作迟缓、静止性震颤、肌强直、姿势步态异常，大多用复方左旋多巴后症状缓解。其中少数合并有构音障碍，吞咽困难的脑干症状。肌张力障碍表现为局部肌张力障碍（口-下颌-舌肌张力障碍、手足肌张力障碍）或全身肌张力障碍，有时也伴舞蹈、手足徐动。本例患者出现了典型的锥体外系症状，表现为脑桥外髓鞘溶解。

随着影像学的发展及广泛运用，其在诊断 EPM 过程中具有重要价值，特别是 MRI，是目前生前诊断 EPM 的决定性手段。EPM 急性期脑 MRI 扫描显示：对称性累及两侧纹状体和丘脑，尤其是壳核和豆状核，其 T_1WI 上呈低信号或等信号，而 T_2WI 上呈高信号，胼胝体、皮质下白质、小脑、小脑脚、外侧膝状体等区域也可显示异常信号。由于该病发病机制与水、电解质紊乱致细胞渗透压变化有关，因此对细胞水变化更敏感的 FLAIR 或 DWI 可以更敏感、更清晰地显示病灶。但是临床症状的出现与 MRI 显示病灶并不同步，往往有 $1\sim2$ 周的时间差，在临床症状出现 $1\sim2$ 周后脑 MRI 可显示异常信号，发病 $2\sim3$ 周异常信号达到高峰，以后可遗留类软化灶，也可完全恢复，这可能与髓鞘修复有关。本例患者发病 10 天后头颅 MRI 无明显异常，发病 3 周后头颅 MRI 提示双侧尾状核、壳核异常信号，为长 T_1 长 T_2 信号改变。

由于严重低钠血症本身可以引发代谢性脑病、严重脑水肿，但快速纠正又可能引发 EPM 的发生，如此两难的处境经常让医师难以权衡利弊，即快速纠正血钠减轻脑水肿与随之带来的增加 EPM 发生的风险。尽管目前尚无标准的处置方案，但多数学者赞同应该快速纠正急性发生的低血钠，而慢性发生的低钠血症需要缓慢纠正，一般纠正的速度不超过 10 mmol/(L·d)［最好不超过 8 mmol/(L·d)］。部分学者建议在刚开始部分纠正了低钠血症以后，应该将血钠维持在轻度低钠血症一段时间，但无论什么情况下，无症状且神经系统未受累的患者无论血钠多少均不应输注高张液体。一旦 EPM 已经发生，有学者主张重新回到低血钠状态可能有利于病情的恢复。有帕金森症状时可用复方左旋多巴，若有肌张力障碍、精神症状可对症治疗，吞咽困难者可予以鼻饲。EPM 除给予积极的药物治疗外，加强支持疗法、功能康复锻炼及良好护理甚为重要。总之，EPM 和 CPM 均无特效疗法，为防止其发生以综合治疗为主。针对本例患者，我们给予甲泼尼龙冲击治疗，胞磷胆碱、长春西汀改善脑功能，左旋多巴（美多芭）、卡比多巴（息宁）改善锥体外系症状。EPM 的预后报道不一，有的急性期死亡，幸存者或多或少留有不同程度的神经功能缺损，但也有完全康复者，这与病灶大小及修复与否之间有一定相关性。对脱髓鞘本身目前尚无特效治疗手段，临床上主要针对精神异常和帕金森综合征进行治疗。因此预防就显得尤为重要，严格监测血钠水平有助于减少这种并发症的发生。

参考文献

[1] Eli Adams RD, Victor M, Mancall EL. Central pontine myelinolysis: a hithertoundescribed disease occuring in alcoholic and malnourished patients [J]. AMA Arch Neurol Psychiatry, 1959,81: 154-172.

[2] Munir A, Hussain SA, Sondhi D, et al. Wernicke's encephalopathy in a iron-alcoholic man: case report and brief review [J]. Mt Sinai J Med, 2001,68: 216-218.

[3] Noel X, Schmidt N, Van der Linden M, et al. Anatypical neuropsychological profile of a Korsakoff syndrome patient throughout the follow-up [J]. EurNeurol, 2001,46: 140-147.

[4] Ogershok PR, Rshman A, Nestor S, et al. Wernicke encephalopathy in nonalcoholic patients [J]. Am J Med Sci, 2002,323: 107-111.

[5] Thomson AD, Cook CC, Touquet R, et al. The Royal College of Physicians Report on Alcohol: Guidelines for managing Wernicke's encephalopathy in accident and emergency department [J]. Alcohol & Alcoholism, 2002,37: 513-521.

[6] Zhong C, Jin L, Fei G. MR imaging of nonalcoholic wernicke encephalopathy: 8 follow-up study [J]. Am J Neuroradiol, 2005,26: 2301-2305.

（黄　沛　谭玉燕　王　瑛）

病例 3　右侧肢体不自主运动 1 月余

● 病史

现病史：女性，59 岁，2012 年 10 月 10 日无明显诱因下出现右下肢不自主运动，呈下肢向外侧甩动，随后出现右上肢不自主运动，呈右上肢外甩，起初尚能行走、持物，后频率增多，无法站立行走、右手无法持物，夜间入睡后右侧肢体不自主活动可自行缓解，无发热、四肢乏力。于当地医院就诊，当时查头颅 CT 示左侧基底节出血，当时予以氟哌啶醇、舒必利及中药治疗，但患者未规范治疗，症状未见明显好转，曾于当地医院复查头颅 CT 未见明显改变。为进一步诊治，于 11 月 23 日凌晨就诊我院，复查头颅 CT 示双侧放射冠区腔隙性梗死可疑，因右侧肢体见不自主抽动，予以口服苯海索 2 mg 后症状稍有缓解。2012 年 11 月 23 日晨起后再次出现频繁肢体不自主运动，收治入院。发病以来，精神可，胃纳可，体重无明显变化。

既往史：糖尿病史 10 年，长期口服达美康、二甲双胍治疗，血糖控制不佳，目前予以胰岛素治疗，否认高血压病史。有肺结核史 2 年，接受正规治疗，自述已治愈。否认手术外伤史，否认特殊食物药物过敏史。

个人史：生长均在原籍，否认疫地疫水接触史，否认烟酒嗜好，否认毒物药物接触史。否认烟酒嗜好。

家族史：否认特殊家族遗传病史。

● 查体

一、内科系统体格检查

体温 36.5 ℃，脉搏 70 次/分，呼吸 20 次/分，血压 120/80 mmHg，心、肺、腹部无异常，发育正常，体型偏瘦。

二、神经系统专科检查

精神智能状态：神智清楚，精神好，反应灵敏，定向力、记忆力及计算力均正常，MMSE 评分 30 分。

脑神经：双侧额纹对称，眼球各方向活动正常，无眼震，双侧瞳孔等大正圆，直径约 3 mm，对光反射存在，伸舌居中，双侧鼻唇沟对称。

运动系统：右侧肢体肌张力偏低，可见不自主舞蹈样运动，右侧肢体肌力查体不配合，左侧肢体肌张力正常，左侧肢体肌力 5 级。

反射：双侧肱二头肌、肱三头肌、桡骨膜反射（＋＋），双侧膝反射及踝反射（＋＋）。

感觉系统：深浅感觉双侧对称。

病理征：阴性。

共济运动：双侧轮替试验、跟膝胫试验无法配合。

步态：不配合。

● 辅助检查

一、实验室检查

空腹血糖：12.10 mmol/L（↑），餐后 2 小时血糖：19.50 mmol/L（↑），糖化血红蛋白（HbA1C）13.2%（↑）。

肝功能、肾功能、电解质、血脂全套：正常。

肿瘤指标：CA 199：78.30 U/ml（↑），余正常。

抗链球菌溶血素"O"：＜25 IU/ml。

血黏度、DIC：正常。

尿常规：白细胞阳性（＋＋）（↑），酮体：阳性（＋）（↑），葡萄糖：阳性（＋＋＋＋）（↑），红细胞（镜检）1～3/HP，白细胞（镜检）11～15/HP 余正常。

红细胞沉降率 26 mm/h（↑）（参考值 0～20 mm/h）。

血常规、粪常规：正常。

免疫指标：阴性。

二、其他辅助检查

头颅 CT 平扫：双侧放射冠区腔隙性梗死可疑。

头颅 MR 平扫：脑桥及左侧基底节区异常信号，代谢性脑病（图 10-3）？

脑电图：不正常脑电，双侧前半球段状 δ 波发放。

胸部 CT 平扫：右肺上叶支气管扩张伴两肺感染，右肺上叶为著，局部实变不张；邻近右上胸膜增厚；左肺上叶尖后段小结节；主动脉迂曲，主动脉及冠状动脉壁部分钙化，右肺门多发淋巴结钙化。

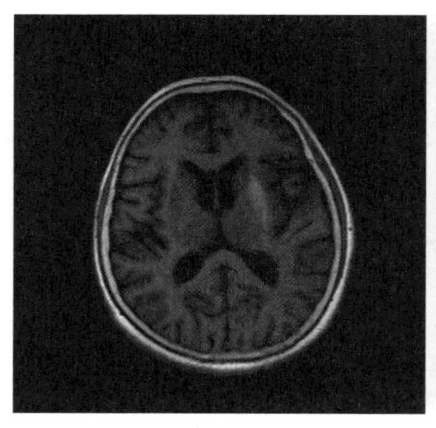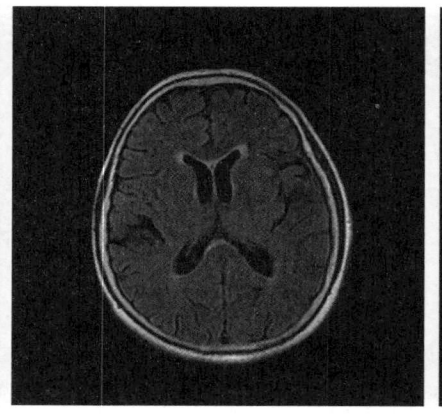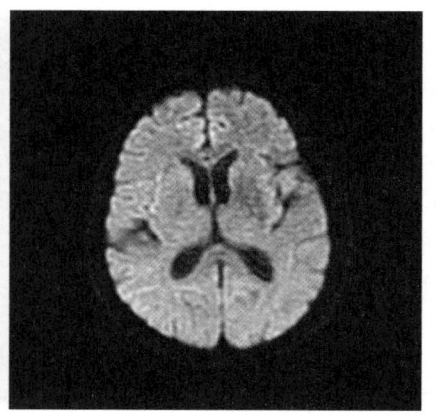

图 10-3　头颅 MRI T$_1$WI、T$_2$WI、DWI

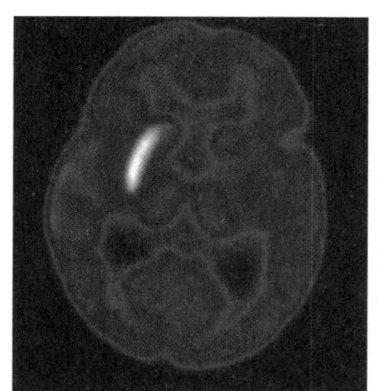

图 10-4　头颅 PET-CT

PET-CT：左侧纹状体代谢明显降低（图 10-4）。

● 诊断及讨论

一、定位诊断

患者病程中表现为右侧肢体不自主运动，不伴有肢体无力、感觉障碍及病理征，定位于左侧锥体外系受累，左侧纹状体病变可能大。

二、定性诊断

患者为中年女性，存在多年糖尿病史，血糖控制不佳，本次起病入院后查糖化血红蛋白（HbA1C）升高，表明患者近 3 个月血糖控制不佳。本次为突发起病，病情逐步进展，以偏侧舞蹈样动作为主要临床症状，头颅 MRI 见左侧基底节区异常信号，T$_1$WI 上为高信号，T$_2$WI 上为稍低信号，可能为代谢性改变（图 10-3），PET-CT 提示左侧基底节区低代谢（图 10-4），结合患者

血糖控制不佳，首先考虑为糖尿病相关性脑病。病程中患者无明显酮症表现，故首先考虑为非酮症高血糖合并偏身舞蹈症。

三、鉴别诊断

非酮症性高血糖合并偏身舞蹈症主要与以下疾病相鉴别。

1. 脑血管病：缺血性和出血性脑血管病均可导致偏侧舞蹈症，均为急性起病过程，单纯从症状学上难以鉴别，但二者在影像学容易鉴别，缺血性脑梗死头颅 CT 表现为等密度或低密度，头颅 MRI 表现为 T$_1$ 长信号、T$_2$ 长信号、DWI 上长信号；脑出血头颅 CT 表现为高密度，头颅 MRI 上的表现随着时间的变化不一；非酮症性高血糖合并偏身舞蹈症头颅 CT 表现为稍高信号，头颅 MRI 表现为 T$_1$ 短信号、T$_2$ 短信号、DWI 上短信号；故容易鉴别。

2. 运动障碍病：如亨廷顿病、肌张力障碍、棘红细胞增多症等，通常隐袭起病，缓慢进展，除有偏侧舞蹈症状外往往合并神经系统的其他损害，根据起病年龄、发病方式、阳性家族史、特征性的临床症状通常不难鉴别，必要时可行基因组学检查。

3. 系统性疾病：如系统性红斑狼疮，感染性、药物性及中毒导致的纹状体结构病变亦可引起舞蹈症，这类患者多有明确的系统性疾病病史，通过相关的化验检查亦不难诊断。

四、治疗及预后

患者经过硫必利、氟哌啶醇、氯硝西泮改善了舞蹈样动作，二甲双胍、诺和灵 30R 等降血糖治疗后血糖平

稳,舞蹈样动作较前明显缓解。

五、病例点评及疾病分析

该患者急性起病,表现为偏侧舞蹈症,查体示右侧肢体的舞蹈样动作,定位于左侧纹状体不难,根据起病方式,需首先考虑脑血管意外,第一次外院头颅 CT 示右侧基底节区高密度灶,颅内出血可能,经过对症处理后舞蹈样动作有所缓解,但症状缓解过程较一般的脑血管意外所致舞蹈样动作慢。且患者 1 个月余后症状再次出现,头颅 CT 检查未见明显左侧基底节区的高密度灶,故当时首先考虑为急性脑梗死,但患者行头颅MRI 检查,并未表现出典型的 T_1 短信号、T_2 长信号、DWI 长信号的急性脑梗死影像学表现。因此,脑血管意外不考虑,由此,推测患者第一次出现舞蹈样动作时头颅 CT 提示的高信号灶并非一定是出血灶。非酮症性高血糖、偏侧舞蹈症及对侧基底节区 MR T_1WI 高信号、T_2WI 稍低信号CT 平扫高密度影,为非酮症高血糖合并偏身舞蹈症三联征。结合该患者病史及影像学,考虑为非酮症高血糖合并偏身舞蹈症。

偏侧舞蹈症是一种较为少见的锥体外系症状,通常由对侧基底核或其联系纤维受损引发单侧肢体和(或)面部的不自主、不规则的舞蹈样动作。偏侧舞蹈症尚可见于其他许多原因,包括急性脑血管病,代谢异常、感染、肿瘤、神经变性疾病、免疫性疾病、药物和毒物中毒等引起。非酮症性高血糖好发于有多年糖尿病病史而血糖未能良好控制或既往未发现糖尿病的老年人,可表现为多种神经功能障碍,其中偏侧舞蹈症是其少见的临床表现之一。其具体的发病机制目前尚不完全清楚。

非酮症性高血糖典型表现为三联征:非酮症性高血糖、偏侧舞蹈症及对侧基底节区 MRI T_1WI 高信号、T_2WI 稍低信号CT 平扫高密度影。部分病例影像学改变是可逆的。

影像学具有特征性:颅脑 CT 早期主要表现为基底节区的高密度病灶,在发病 3 天后绝大多数病灶能显示,病灶显示情况与发病时间长短有关,并且在短期内可消失。而脑 MR T_1WI 上病灶为高信号或等信号改变,T_2WI 上为混杂信号、低或高信号改变,DWI 上病灶呈略低信号、等信号或混杂信号。头颅 CT 及 MRI上病灶消失时间不同,CT 高密度消失时间早于 MR

T_1WI 高信号消失时间;且二者演变规律也不相同,CT高密度逐渐降低直至消失,MR T_1WI 高信号同时伴有 T_2WI 信号的复杂变化。而 PET-CT 在早期则可见到基底节区低代谢。

非酮症性高血糖的诊断具有排他性,只有在确切排除其他可能导致偏侧舞蹈症的常见病因后方能诊断。因此非酮症性高血糖的鉴别诊断显得尤为重要。非酮症性高血糖的治疗首先是对因治疗,积极合理的控制血糖,在控制血糖的基础上根据病情加用多巴胺能受体拮抗剂和镇静药物,多数病例症状在数天至数周内消失,部分病例可随血糖的控制而症状发生戏剧性的消失,仅有少数病例复发或症状持续。

尽管非酮症性高血糖的确切病理生理及影像学特征性表现的机制目前尚未明确,但非酮症性高血糖、偏侧舞蹈症、影像学特征性表现(MRI 显示的纹状体 T_1高信号)可构成临床综合征,此综合征临床少见,需加深对其认识,以提高临床诊治水平。

参考文献

[1] 陈为安,曲方,张磊.非酮症性高血糖合并偏侧舞蹈症 3 例报告 [J].山东医药,2007,31:108.

[2] Chang CV, Felicio AC, Godeiro Cde O Jr. Chorea-ballism as a manifestation of decompensated type 2 diabetes mellitus [J]. American Journal of the Medical Sciences,2007,3:175-177.

[3] Chang KH, Tsou JC, Chen ST. Temporal features of magnetic resonance imaging and spectroscopy in non-ketotic hyperglycemic chorea-ballism patients [J]. European Journal of Neurology,2010,4:589-593.

[4] Cheema H, Federman D, Kam A. Hemichorea-hemiballismus in non-ketotic hyperglycaemia [J]. J Clin Neurosci,2011,18:293-294.

[5] D'souza MM, Sharma R, Jaimini A, et al. ^{18}F-fluorodeoxyglucose positron emission tomography/computed tomography in a case of non-ketotic hyperglycemia [J]. Indian J Nucl Med,2014,29:254-256.

[6] Oh SH, Lee KY, Im JH. Chorea associated with non-ketotic hyperglycemia and hyperintensity basal ganglia lesion on T1-weight-ed brain MRI study:a meta-analysis of 53 cases including four present cases [J]. Journal of the Neurological Sciences,2002,1-2:57-62.

[7] Slabu H, Savedia-Cayabyab S, Senior P, et al. Permanent haemichorea associated with transient hyperglycemia [J]. BMJ Case Rep,2011,4:2011.

(陈淑芬 王 瑛 陈生弟)

病例4 视物模糊2个月,加重1周

● 病史

现病史:女性,25岁,入院前2个月无明显诱因下出现视物模糊,户外或走动时明显,无视物成双。症状缓慢进展,近一周加重,户外无法独自行走,并感乏力,嗜睡,鼻腔易流清水样物体。近2天行走时觉后枕部疼痛。于我院就诊,查脑电图示弥漫性慢波增多,头颅MRI平扫示颅内双侧脑沟及额颞枕叶多发异常信号,头颅MRI增强示双侧额顶叶及基底节区异常信号灶,考虑局灶性脑白质变性(多发性硬化可能大)(图10-5)。曾于眼科就诊,眼底见右极棉絮状渗出,眼科超声未见明显异常。于2011年3月28日收住入院。

患者入院前1年体重明显下降,由52 kg下降至42 kg,中药调理后体重升至46 kg。精神可,胃纳可,夜眠可,二便正常。

既往史:否认肝炎、结核等传染病史,否认手术外伤史,否认高血压、糖尿病等慢性疾病史,否认特殊食物药物过敏史,预防接种按计划。

个人史:出生成长均在原籍,否认疫地疫水接触史,否认烟酒嗜好,否认毒物药物接触史。否认烟酒嗜好。

婚育史:未育。

家族史:否认特殊家族遗传病史。

● 查体

一、内科系统体格检查

营养中等,发育正常。双侧颈动脉听诊可及杂音,双上肢无脉搏,血压测不出。

二、神经系统专科检查

精神智能状态:嗜睡,理解力差,计算力粗测下降。MOCA:19分(文化程度:初中);MMSE:30分;抑郁自评量表:无抑郁症状;焦虑自评量表:无焦虑症状。

脑神经:双眼视力下降,左侧0.3,右侧0.2,双侧瞳孔直径4 mm,对光反应迟钝,眼球各向活动好,双侧鼻唇沟对称,伸舌居中。

运动系统:四肢肌张力正常,肌力查体不配合,无不自主活动。

反射:双侧肱二头肌、肱三头肌腱反射消失,桡骨膜反射右侧(+)、左侧消失,双侧膝反射(+++),双踝反射(+)。

感觉系统:面部下半部针刺觉较上半部略减退,左右对称;右侧躯体针刺觉较四肢减退,左侧躯体针刺觉正常。

病理征:双侧巴氏征、Chaddock征、Oppenheim征、Gordon征阴性。

共济运动:双侧指鼻试验略差,双侧跟膝胫试验尚可。

步态:闭目难立征阴性,可直线行走。

眼科查体:双眼角膜明,左眼视力0.3,右眼视力0.2,眼底右极可见棉絮状渗出,眼底呈缺血性改变。

● 辅助检查

一、实验室检查

血常规:见表10-2。

表10-2 血常规

日期	红细胞沉降率(ESR)(mm/h)	高敏C反应蛋白(CRP)(mg/L)
2011-03-29	75↑	37.65↑
2011-04-06 激素治疗后	39↑	0.16
2011-04-16 激素治疗后	28↑	0.64

尿常规:潜血阳性(++++),红细胞(镜检)6～10/HP,上皮细胞(镜检)6～10/HP。

粪常规:正常。

血生化:糖3.80 mmol/L(↓),前白蛋白139 mg/L(↓),余正常。

血脂:正常。

风湿指标:ASO、ENA、ANA、dsDNA、ACA、ANCA、AMA、Ig、C3、C4、RF阴性。

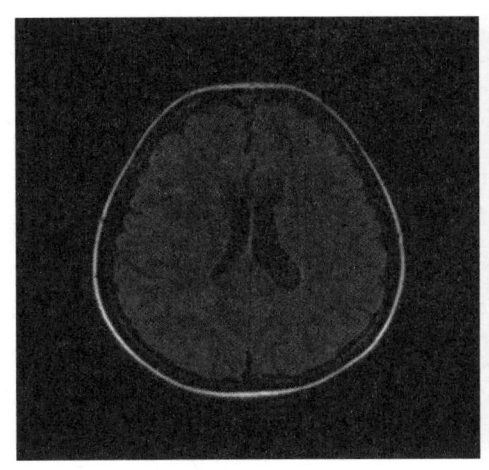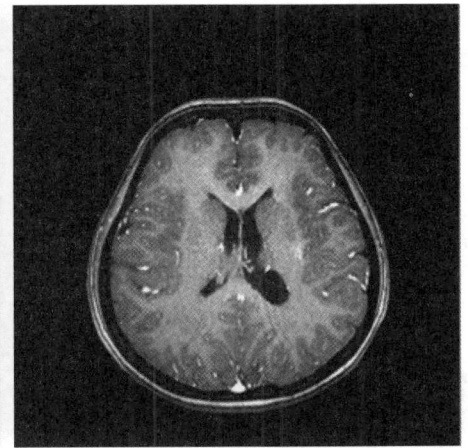

T₂FLAIR　　　　　　　　　　　　增强

图 10-5　头颅 MRI 平扫＋增强

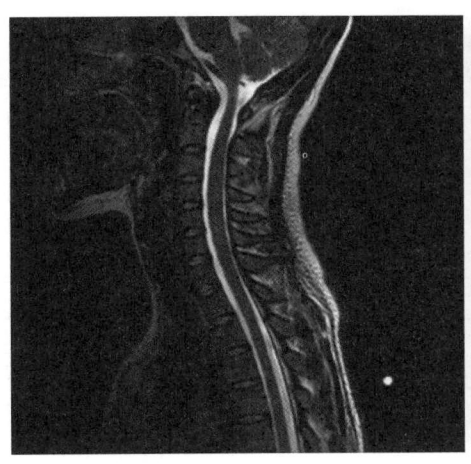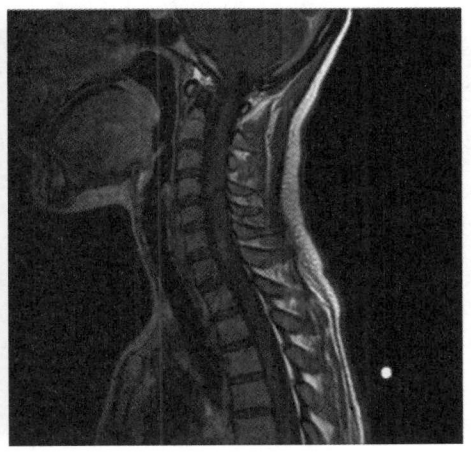

T₂WI　　　　　　　　　　　　T₁WI 增强

图 10-6　颈椎 MRI 平扫＋增强

狼疮抗凝物测定：正常。

脑脊液：常规正常，蛋白质 516 mg/L(↑)（参考值 ＜500 mg/L），氯化物 125.4 mmol/L（参考值 118～ 132 mmol/L），糖 4 mmol/L（参考值 2.2～3.9 mmol/L），OB＋IgG index 血脑屏障轻度破坏，未见明显鞘内合成 证据。

甲状腺功能：甲状腺激素 0.280 2 μIU/ml(↓)，余 正常。

HIV、RPR、TPPA：阴性。

铁代谢：血清铁 7.0 μmol/L(↓)，铁饱和度 12.1% (↓)，总铁结合力 57.9 μmol/L。

二、其他辅助检查

胸片：两肺未见明显活动性病变。

头颅 MRI 平扫：颅内双侧脑沟及额颞枕叶多发异 常信号。

头颅 MRI 增强：双侧额顶叶及基底节区异常信号 灶(图 10-5)。

颈椎 MRI 平扫加增强：C3～C7 段异常信号，增强 见斑片样稍高强化影(图 10-6)。

胸椎及腰椎 MRI：正常。

脑电图(2011-03-24)：不正常，弥漫性慢波增多。

脑电图(2011-03-31)：中度异常慢波活动。

眼底造影(2011-04-11)：双眼臂-视网膜循环时间 显著延长(右眼 48.4 秒)，早期可见脉络膜斑驳状背景 荧光。动脉充盈迟缓。中晚期静脉串珠样改变，血管 明显荧光素渗漏，晚期视盘强荧光伴荧光素渗漏。诊 断：大动脉炎眼底表现。

头颅MRA：左侧颈内动脉纤细，右侧颈内动脉C3段近端未见显影，结合弓上MRA图像，考虑动脉炎。

主动脉弓上水平MRA：右侧颈总动脉全程、颈外动脉、头臂干起始段、左侧锁骨下动脉、左侧椎动脉起始段未见显影，左侧颈总动脉仅分叉段显影，双侧颈内动脉、右侧锁骨下动脉、双侧颈内动脉纤细，考虑动脉炎（图10-7）。

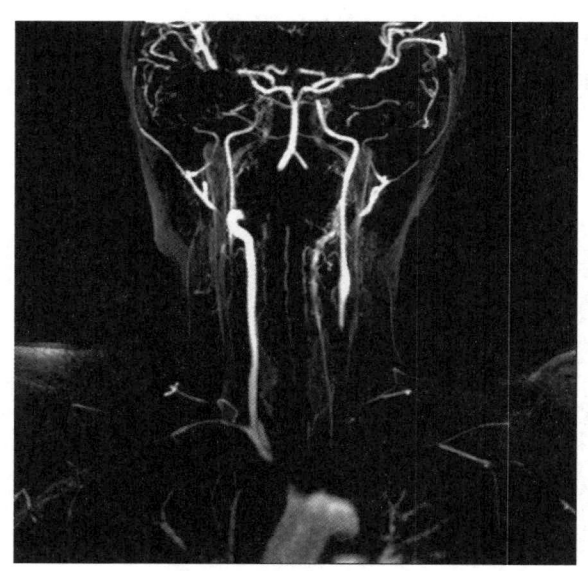

图10-7　主动脉弓上MRA显像

颈部血管超声（2011-04-06）：双侧颈动脉内膜明显增厚；大动脉炎？左侧颈总动脉阻力指数增高；双侧颈动脉，左侧椎动脉流速降低。

四肢动静脉超声（2011-04-08）：双侧腋肱动脉、右侧锁骨下动脉弥漫性内膜增厚，流径狭窄，动脉流速减低（考虑动脉炎改变）；双侧上肢深静脉血流通畅。双下肢动脉血流参数未见明显异常；双下肢股、腘静脉血流通畅。

双肾及肾动脉B超（2011-04-12）：双肾未见明显异常，双肾动脉流速偏高。

心脏超声（2011-04-06）：轻度主动脉瓣关闭不全，EF69%。

腹部B超（2011-04-12）：肝胆囊胰体脾肾未见明显异常。

眼科B超：阴性。

肌电图及神经传导速度：正常。

脑干听觉诱发电位：V波不稳定。

体感诱发电位：右侧潜伏期略长于左侧。

视觉诱发电位：双侧异常，右侧为甚。

● 诊断及讨论

一、定位诊断

患者嗜睡，定位于大脑皮质或网状上行激活系统受损。有明显双侧视力下降，无明显视野缺损，定位于双侧视觉通路，眼底检查示双侧眼底右极可见棉絮状渗出，呈缺血性改变，故定位于双侧眼底，眼动脉及其分支血管受累。内科查体示双侧上肢无脉，血压测不出，双侧颈部血管听诊可及杂音，定位于双侧锁骨下动脉、包括双侧颈部血管。综上所述，定位考虑为系统性疾病，主要以血管受累为主。

二、定性诊断

患者为年轻女性，表现为视力减退为主，临床上伴有意识水平下降，头颅MRI示颅内双侧脑沟及额颞枕叶多发异常信号，为缺血性改变。全身血管彩超及MRA检查均提示存在全身大血管多发狭窄，外周血血沉及CRP增高（表10-2），故首先考虑为多发性大动脉炎，该患者主要受累血管为主动脉弓及其头臂分支（图10-7），故为头臂动脉型，眼部及颅内病变与相关血管狭窄后所致的缺血性病变相关。

三、鉴别诊断

1. 视神经脊髓炎：患者存在视力受累，影像学上提示颅内多发病灶及颈髓节段性病灶，且为年轻女性，故需鉴别视神经脊髓炎。视神经脊髓炎是脱髓鞘疾病，其视力受累主要是因为视神经脱髓鞘所致，一般眼底无明显渗出病灶，且脊髓病灶多为长节段病灶（>3个椎体），结合该患者体征及影像学表现，视神经脊髓炎可能性较小，可行AQP-4抗体检测以协助鉴别。

2. 原发性中枢神经系统血管炎：可以表现为颅内及颈髓多发的小斑片病灶，多为中小血管受累，大血管受累较小，部分情况下行颅内血管影像学检查可发现颅内血管呈串珠样改变，诊断主要依赖活检后病理诊断方能明确。结合该患者主要受累血管为大血管，小血管相对保留，故原发性中枢神经系统血管炎可能性较小。

四、治疗及预后

该患者诊断明确后给予每月CTX 0.8 g静脉冲击治疗及泼尼松口服，3个月后患者症状较前好转，查血

CRP、ESR 均有好转。

五、病例点评及疾病分析

该患者在疾病的早期主要表现为视力下降及嗜睡症状，就诊于神经内科，而神经内科医师在接诊的过程中首先考虑是否存在颅内病变导致患者出现嗜睡及视力障碍，因此首选头颅 MRI 检查，发现存在颅内多发病变。结合患者为年轻女性，很容易首先考虑为颅内的脱髓鞘病变，因此也做了很多相关检查试图证明该患者为脱髓鞘性病变。但该患者入院后体检发现双上肢无脉、血压测不出，由此引起了注意，诊断思路由神经系统疾病转向系统性疾病的神经系统累及。因此，完善了血管相关检查，发现存在全身多发大血管狭窄或闭塞性病变，从而明确了诊断。该病例反映内科查体的重要性，内科查体作为一项基本功是每位医生均应该掌握的。神经内科医生在诊治患者过程中应注意内科查体，如该患者在疾病诊治最开始接受了内科系统体格检查，那么其可能得到更为快速且高效的诊治。

多发性大动脉炎（又称高安动脉炎，Takayasu's arteritis)是主要累及主动脉及其主要分支及肺动脉，引起大动脉的慢性非特异性炎症，病情多呈慢性进行性发展，在未出现闭塞之前多无特征性症状。年轻妇女发病率高，高峰年龄在 15～30 岁，起病年龄多在 40 岁以下，一般不超过 35 岁。病因不清，可能与感染引起的免疫损伤或遗传等因素有关。

（一）病理生理学特点

因自身免疫因素或遗传因素在主动脉及其主要分支或肺动脉出现动脉壁全层炎。早期血管壁可见大量炎性细胞浸润，以淋巴细胞、浆细胞为主，偶见多形核中性粒细胞及多核巨细胞，后期受累动脉壁广泛纤维化及瘢痕形成。受累血管内膜增厚，导致血管狭窄、闭塞或血栓形成，部分患者因炎症破坏动脉壁中层，弹力纤维及平滑肌纤维坏死，导致动脉扩张、假性动脉瘤或主动脉夹层。

（二）临床表现

1. 全身症状：少数患者在局部症状或体征出现前可有全身不适、疲劳、发热、食欲不振、恶心等非特异性全身症状。

2. 局部症状：呈多样性，按受累血管的不同，出现相应器官缺血的症状与体征。

（三）分型

根据血管病变部位，按 Lupi-Herrea 分类法可分为 4 种类型：头臂动脉型（主动脉弓综合征)，胸-腹主动脉型，广泛型和肺动脉型。

1. 头臂动脉型：主要累及主动脉弓及其分支，引起脑部和上肢出现不同程度的缺血。脑部缺血患者出现头昏、头痛，记忆力减退，单侧或双侧视物有黑点，视力减退，视野缩小甚至失明，咀嚼肌无力和咀嚼疼痛。脑缺血严重者可有反复晕厥、抽搐、失语、偏瘫或昏迷。上肢缺血的患者可出现单侧或双侧上肢无力、发凉、酸痛、麻木甚至肌萎缩、脉搏减弱或消失，单侧或双侧上肢血压下降，甚至测不到血压。少数患者可出现锁骨下动脉窃血综合征，主要表现为上肢活动时一过性头晕或晕厥。还有一部分病人可在颈动脉或锁骨下动脉听到血管杂音。

2. 胸-腹主动脉型：主要累及降主动脉或腹腔动脉，患者由于下肢动脉缺血出现下肢无力、酸痛、皮肤发凉和间歇性跛行、下肢脉搏减弱或消失，下肢血压下降等症状，如肾动脉狭窄引起的肾血管性高血压，以舒张压升高明显，患者可有头痛、头晕、心悸的症状。降主动脉严重狭窄时，心脏排出的血液大部分流向上肢，引起上肢血压升高，主动脉瓣关闭不全导致收缩期高血压，肠系膜血管狭窄可出现腹痛、腹泻、便血，严重者出现节段性肠坏死，部分病人可在上腹部闻及血管杂音。

3. 广泛型：累及多处血管，属多发性病变，具有头臂动脉型和胸-腹主动脉型的特征。此型病变广泛，病情较重，预后较差。

4. 肺动脉型：约有一半的患者可合并肺动脉受累，单纯肺动脉受累者罕见。可在晚期出现轻度或中度肺动脉高压，出现心悸、气短或心力衰竭。

（四）诊断标准

40 岁以下女性如有单侧或双侧肢体、脑动脉出现缺血症状，近期突然出现高血压或顽固性高血压，或出现无脉征（颈动脉、桡动脉和肱动脉搏动减弱或消失）及有眼底病变者的症状时，应怀疑本病。目前大动脉炎的诊断标准采用 1990 年美国风湿病学会提出的分类标准。

（1）发病年龄在 40 岁以下。

（2）肢体间歇性运动障碍：活动时一个或多个肢体出现逐渐加重的乏力和肌肉不适，以上肢明显。

（3）一侧或双侧肱动脉搏动减弱。

（4）双侧上肢收缩压差大于 10 mmHg。

（5）一侧或双侧锁骨下动脉或腹主动脉闻及杂音。

（6）血管造影异常：主动脉一级分支或上下肢近

端的大动脉狭窄或闭塞,病变常为局灶或节段性,而且不是由动脉硬化、纤维肌发育不良或类似原因引起。

满足上述 3 条或以上即可诊断为大动脉炎,此诊断标准的敏感性为 90.5%,特异性为 97.8%。

(五)辅助检查

1. 血液检查:目前并没有特异性的血清学指标,一般都是炎症活动的反应。可检测红细胞沉降率(ESR),ESR 是反映本病疾病活动的一项重要指标。大动脉炎疾病活动时 ESR 可增快,病情稳定后 ESR 恢复正常。C 反应蛋白呈阳性,其临床意义与 ESR 相同,是本病疾病活动的指标之一。少数患者在疾病活动期白细胞增高、血小板增高或慢性轻度贫血。

2. 影像学检查

(1)彩色多普勒超声检查:可探查主动脉及其主要分支(颈动脉、锁骨下动脉、肾动脉等)狭窄或闭塞程度,还可测定肢体的动脉压力,是筛查大动脉炎首选的检查,但对远端的分支血管探查比较困难。

(2)CT 血管造影(CTA):可直接显示受累血管管腔变化、管径大小、管壁是否光滑、受累血管的范围和长度,是大动脉炎诊断和随访的首选检查。但 CTA 检查不能观察血管壁厚度的改变。

(3)磁共振成像(MRA):可显示出受累血管的形态和结构,以及血管壁周围的水肿情况,有助于判断疾病是否活动。

(4)数字减影血管造影(DSA):可以详细了解血管病变部位、范围及程度,是目前诊断大动脉炎的金标准,但 DSA 的缺点是对脏器内小动脉如肾内小动脉分支显示不清。

(六)治疗

1. 药物治疗:大动脉炎约 20% 是自限性的,这类患者如无并发症可随访观察。对发病早期有上呼吸道、肺部或其他脏器感染因素存在的,应有效地控制感染,对防止病情的发展可能有一定意义。常用的药物有糖皮质激素和免疫抑制剂。糖皮质激素是目前大动脉炎活动的主要治疗药物,及时用药可有效改善症状,缓解病情,一般口服泼尼松每日 1 mg/kg,维持 1 个月后逐渐减量,通常以 ESR 和 C 反应蛋白下降趋于正常

为减量的指标,剂量减至每日 5～10 mg 时,长期维持一段时间。活动性重症者可试用大剂量甲泼尼龙静脉冲击治疗。长期使用应防止骨质疏松的发生。使用免疫抑制剂联合糖皮质激素能增强疗效。常用的免疫抑制剂有环磷酰胺、甲氨蝶呤和硫唑嘌呤等。在免疫抑制剂使用中应检查血常规、尿常规,监测肝功能和肾功能,防止不良反应的发生。

对症支持治疗包括降低血压、扩张血管、改善微循环等。扩张血管及改善微循环药物如阿司匹林、潘生丁使血液黏稠度下降,红细胞聚集减低,凝血时间延长,保护血管,改善动脉功能,有利于大动脉炎的恢复。高度怀疑有结核菌感染者,应同时抗结核治疗。

2. 介入治疗:介入治疗为大动脉炎提供了一种微创的疗效可靠的治疗手段。经皮腔内血管成形术目前已用于治疗肾动脉狭窄及腹主动脉、锁骨下动脉狭窄等,获得较好的疗效。

3. 手术治疗:手术治疗的目的主要是解决肾血管性高血压及脑缺血。方法包括:动脉内膜剥脱加自体静脉片修补术、血管重建、旁路移植术和自体肾移植和肾血运重建术等。

(七)预后

大动脉炎为慢性进行性血管病变,如病情稳定,预后则较好。预后主要取决于高血压的程度及脑供血情况,如早期及时使用糖皮质激素联合免疫抑制剂积极治疗可以改善预后。大动脉炎主要的死亡原因为脑出血、肾功能衰竭。

参考文献

[1] Arend WP, Michel BA, Bloch DA, et al. The American College of Rheumatology 1990 criteria for the classification of Takayasu arteritis [J]. Arthritis Rheum, 1990,33：1129 - 1134.

[2] RonMd AA, Ricard C. Vascular manifestations of systemic autoimmune diseases [M]. Florida：CRC, 2001：251 - 273.

[3] Watts R, Al-Taiar A, Mooney J, et al. The epidemiology of Takayasu arteritis in the UK [J]. Rheumatology, 2009,48：1008 - 1101.

(陈淑芬　王　瑛　陈生弟)

病例5　发热伴皮疹3个月余,四肢关节疼痛半月余

● 病史

现病史:女性,26岁,3月前无明显诱因下出现发热,伴有咽痛、咳嗽、皮疹及瘙痒,皮疹为片状红斑,分布于躯干四肢,可自行消退,后再次出现。当地医院考虑"上呼吸道感染、过敏性皮炎",给予抗感染及对症支持治疗,体温恢复正常,但出院数天后再次发热,体温最高达39.7℃,且皮疹及咽痛加重,再次入院抗感染治疗,效果不佳。半月前患者出现四肢关节疼痛,遂来我院就诊,于2012年7月4日收入院。入院后予开瑞坦(氯雷他定)、酮替芬对症治疗,效果不明显。9日起予地塞米松5 mg静滴。12日患者出现头痛,精神萎,无恶心呕吐,无肢体无力。

既往史:既往体健。

个人史:长期生活于原籍,否认疫水疫区接触史。

家族史:否认家族遗传病史。

● 查体

一、内科系统体格检查

体温39.5℃,消瘦,体重40 kg,听诊双肺呼吸音粗,双下肺可闻及湿啰音。心率75次/分,律齐。贫血貌。双侧颈部、腋窝可及肿大淋巴结,无压痛。咽略红,双侧扁桃体不大。无口腔溃疡、未见蝶形红斑、无光敏、无脱发、前胸、后背、双下肢见片状红斑,见抓痕,部分为色素沉着。

二、神经系统专科检查

精神智能状态:神志清楚,对答切题,计算力、定向力正常。

脑神经:双眼各向活动自如,无眼震,双瞳等大等圆,直径4 mm,直接和间接对光反应灵敏,两侧额纹对称,鼻唇沟对称,伸舌居中,悬雍垂居中,双侧咽反射灵敏,软腭弓上抬可。

运动系统:右三角肌肌力5⁻级,右手握力5⁻级,左三角肌肌力5级,左手握力5级,余肢体肌力及四肢肌张力因患者关节疼痛无法配合检查。

反射:双侧腱反射对称。

感觉系统:深、浅感觉正常。

病理征:未引出。

共济运动:不能配合

脑膜刺激征:轻度颈项强直,颏胸距2指。

● 辅助检查

一、实验室检查

血常规:白细胞22.6×10⁹/L,中性粒细胞0.863,淋巴细胞0.057,单核细胞0.024,嗜酸性粒细胞0.054,血红蛋白74 g/L,血小板476×10⁹/L。

肝功能:前白蛋白57 mg/L,谷丙转氨酶13 IU/L,谷草转氨酶81 IU/L,总蛋白72 g/L,白蛋白22 g/L。铁蛋白1 274.6 ng/ml(↑)。

各项病原体指标:病毒全套、军团菌、Q热立克次体、肺炎支原体、弓形体、HIV、梅毒螺旋体等抗体均阴性。

各项免疫指标:除血沉114 mm/h,高敏C反应蛋白204.76 mg/L明显增高外,类风湿因子、抗心磷脂抗体及各项抗核抗体谱检测均阴性。

血培养:细菌及真菌厌氧菌未见生长,βD-1,3葡聚糖(真菌)阴性。

血涂片:红细胞轻度大小不均,偏小,色素淡染。

贫血全套检查:红细胞G-6-PD活性、Coombs试验、异丙醇试验、Hams试验均阴性。

脑脊液:脑脊液蛋白质1 680 mg/L,有核细胞计数2×10⁶/L,潘氏试验(+++)。脑脊液寡克隆带阴性。脑脊液细菌、真菌、抗酸杆菌涂片培养均阴性。

二、其他辅助检查

头颅MRI:右侧脑室旁散在小缺血灶。

淋巴结B超:双侧颈部、锁骨上、腋窝淋巴结异常肿大。

腹部B超:肝稍大,脾肿大。

心超:少量心包积液。

骨穿检查：骨髓增生显著活跃，未见明显异型淋巴细胞。

脑电图：中-高度异常慢波增多。

PET检查：双侧颈部、锁骨上区、腋窝多发淋巴结肿大，代谢轻度增高，首先考虑炎症性病变可能；全身骨骼代谢增高，考虑骨髓增生可能。

● 诊断及讨论

一、定位诊断

患者首发症状主要表现为高热、皮疹、咽痛及关节疼痛。神经系统主要表现为头痛及轻度脑膜刺激征，定位于脑膜；右侧肢体肌力稍减退及脑电图异常提示脑实质有受累。故定位诊断考虑全身性疾病累及中枢神经系统（脑膜、脑实质）。

二、定性诊断

26岁年轻女性，急性起病，以发热、皮疹伴咽痛为首发症状。主要临床特点及实验室检查包括：①发热≥39℃，抗生素治疗无效；②持续关节痛；③皮疹，以前胸、后背及双下肢为主，皮疹时隐时现；④白细胞高达22.6×10⁹/L，中性粒细胞0.863；⑤咽痛；⑥淋巴结、肝脾肿大；⑦肝功能轻度异常；⑧类风湿因子和抗核抗体阴性；⑨各项辅助检查，排除了感染性疾病（血及脑脊液涂片及培养阴性，各项病毒指标检查未见明显异常）、恶性肿瘤（PET检查、骨髓检查及淋巴结活检排除恶性肿瘤）、血液系统疾病（Coombs试验和Ham试验均阴性，排除溶血性贫血。骨髓检查排除血液系统肿瘤）及其他结缔组织病或风湿类疾病（各项血清及免疫学检查，包括类风湿因子、P-ANCA、C-ANCA、抗核抗体、ASO、抗心磷脂抗体等均无异常）的可能，该患者的临床表现和实验室检查满足日本Yamaguchi成人Still病诊断标准中的所有主要指标和次要指标，故诊断成人Still病（adult-onset Still's disease，AOSD）。同时该患者铁蛋白水平明显升高，＞1 250 μg/L，更支持AOSD病的诊断。此例患者发病3个月后出现头痛，无明显恶心、呕吐，有轻度脑膜刺激征，右侧上肢肌力轻度减退，脑电图示中-高度异常慢波增多。腰椎穿刺检查显示脑脊液蛋白质升高，细胞数正常，寡克隆带阴性，脑脊液细菌、真菌、抗酸杆菌等微生物培养均为阴性。头颅MRI见右侧侧脑室旁小缺血灶（非右侧肢体无力的责任病灶）。考虑无菌性脑膜脑炎可能性大。

三、鉴别诊断

1. 颅内感染　颅内感染表现为发热、头痛、精神及意识障碍、颈项强直等。不同的病原体感染有相应的临床表现。脑脊液检查脑压增高、蛋白质及细胞增高、可发现相应的病原体。该患者虽然有发热、头痛表现，但脑脊液检查仅有蛋白质升高，细胞数正常，不符合颅内感染的特点。

2. 颅内脱髓鞘性疾病　患者存在自身免疫性疾病的基础，且脑脊液中存在蛋白质-细胞分离，故存在颅内脱髓鞘病变的可能性。脱髓鞘病变往往在影像学上有相应的脱髓鞘表现，该患者不符合。

四、治疗及预后

给予甲泼尼龙500 mg，每5天剂量减半，直至改为口服。治疗后头痛症状改善，脑膜刺激征消失，肌力恢复正常，1周后复查脑电图恢复正常。因家属拒绝未再复查腰穿。

五、病例点评及疾病分析

成人Still病是一种以高热、皮疹、关节疼痛为突出表现的全身性自身免疫性疾病，其发病机制目前并不十分清楚，有人认为是感染引起的变态反应。其累及神经系统的概率很低，据日本的一项多中心研究报道，约有8%的AOSD患者累及神经系统。

AOSD可以累及中枢神经系统，也可以累及周围神经系统，甚至两者同时累及。累及中枢神经系统时可导致颅内血管闭塞、无菌性脑膜脑炎等，表现为偏瘫、头痛、癫痫发作以及意识障碍等，累及周围神经系统时可导致脑神经麻痹及周围神经病变，脑神经多累及第Ⅲ对脑神经（复视、上睑下垂）、第Ⅶ对脑神经（周围性面瘫）、第Ⅷ对脑神经（感音性耳聋），甚至可表现为Miller-Fisher综合征。AOSD合并神经系统损害的机制尚不完全清楚，较多学者认为与免疫性损伤及血管炎有关。Nagasawa认为无菌性脑膜脑炎是AOSD系统性免疫反应的一部分，可能与外周血中增高的白细胞、粒细胞通过血脑屏障对脑组织的浸润有关。国内鲜有AOSD累及神经系统的报道，王耀南等报道1例成人Still病伴脑膜炎患者，除高热、皮疹外，神经系统主要表现头痛、癫痫发作、高颅压、项强、病理征、脑脊液相应改变，激素治疗有效；王捷等报道1例AOSD病合并中枢神经系统脱髓鞘的患者，头部MRI呈大片状长T₁长T₂异常信号，病理检查证实为中枢神经系统炎性脱髓鞘，经糖皮质激素联合免疫球蛋白治疗症状好转,随访 4 个月头部 MRI 病灶基本消失。李彦希等报道 1 例 AOSD 病伴有周围神经系统受累的患者,该患者在激素治疗过程中出现双足趾麻木、胀痛,神经电生理检查示双下肢周围神经损害,在其他症状好转后,仍然遗留足部及双小腿中下 1/3 部位麻木感并进行性加重,作者考虑该患者周围神经损害可能与 AOSD 患者免疫复合物在周围神经沉积有关,该病例如果有病理活检结果将会更有说服力。

AOSD 一旦累及神经系统,说明病情危重,往往危及生命。治疗上,常规药物如非甾体抗炎药(NSAIDS)、改善病情抗风湿药(DMARDS)可能无效。此时应使用肾上腺糖皮质激素。但是如果 AOSD 患者出现脑膜脑炎的表现,要与细菌性或其他病原体导致的脑膜脑炎相鉴别,若鉴别很困难,应首先使用抗生素治疗,在抗生素治疗无效或明确是无菌性脑膜脑炎后再添加激素治疗。该患者给予甲泼尼龙治疗有效,治疗 1 周后患者发热、头痛、四肢关节疼痛、皮疹、右上肢乏力等症状均缓解,实验室指标也有所恢复,脑电图检查完全恢复正常,白细胞下降至 8.37×10^9/L,中性粒细胞 0.845,淋巴细胞 0.124,血小板降至 398×10^9/L,前白蛋白升至 213 mg/L,血沉降至 68 mm/h,超敏 C 反应蛋白降至 142.44 mg/L,提示糖皮质激素治疗敏感。该患者半年后随访,未再有复发。

参考文献

[1] 李彦希,朱小娟,杨石,等. 成人 Still 病并发周围神经病变 1 例[J]. 临床皮肤科杂志,2009,38(2):111-112.
[2] 连帆,杨岫岩,梁柳琴,等. 血清铁蛋白水平对成人斯蒂尔病诊断的临床价值[J]. 中华风湿病学杂志,2005,9(6):338-341.
[3] 王耀南,安治华. 成人 Still 病并发脑膜炎一例[J]. 天津医药,1995,3;180-181.
[4] 王捷,何金婷,包晓群,等. 成人 Still 病合并脱髓鞘脑病一例[J]. 中华神经科杂志,2009,42;379-382.
[5] Desai SS, Allen E, Deodhar A. Miller Fisher syndrome in adult onset Still's disease: case report and review of the literature of other neurological manifestations [J]. Rheumatology, 2002, 41; 216-222.
[6] Hong Zhao, Yun Yuan, Yue Li, et al. Encephalic large arteries narrowness and peripheral neuropathy in a patient with adult-onset Still's disease [J]. RheumatolInt, 2008,28; 1261-1264.
[7] Nagasawa J. Central nervous system involvement in adult onset Still's disease [J]. Internal Medicine, 2003,42; 930.
[8] Ohta A, Yamaguchi M, Tsunematsu T, et al. Adult Still's disease: A multicenter survey of Japanese patients [J]. J Rheumatol, 1990,17; 1058-1063.
[9] Yamaguchi M, Ohta A, Tsunematsu T, et al. Preliminary criteria for classification of adult Still's disease [J]. J Rheumatol, 1992,19; 424-430.

（谭玉燕　王　瑛　陈生弟）

病例 6　双下肢麻木 5 个月,双上肢麻木 4 个月伴间断发热

● 病史

现病史:男性,53 岁,导游。2009 年 10 月无明显诱因下出现双下肢麻木不适,无发热,无肢体乏力,未予重视。11 月起双下肢麻木加重伴乏力,行走困难,并出现双上肢麻木,由远端向近端发展,呈手套、袜套样改变,外院就诊考虑"吉兰-巴雷综合征",给予中药、针灸等治疗。患者服用中药 2 个月余,肢体麻木、乏力症状有所缓解。2010 年 2 月患者出现发热,体温最高达 39.4 ℃,持续约 10 天,查血白细胞 3.3×10^9/L,自服头孢类抗生素治疗无效,后体温自行消退。3 月 17 日再次出现发热,伴咳嗽,咳少许白粘痰,四肢麻木、下肢无力症状有所加重,后收治入院。

既往史:既往体健。

个人史:患者自述约 15 年前有冶游史。

家族史:否认家族遗传病史。

● 查体

一、内科系统体格检查

体温 39.3 ℃,脉搏 80 次/分,消瘦,体重 42 kg,听诊双肺呼吸音粗,双下肺可闻及湿啰音,心率 80 次/分,律齐。

二、神经系统专科检查

精神智能状态：神志清楚,对答切题,计算力、定向力正常。

脑神经：双眼各向活动自如,无眼震,双瞳等大等圆,直径 3 mm,直接和间接对光反应灵敏,两侧额纹对称,鼻唇沟对称,伸舌居中,悬雍垂居中,双侧咽反射灵敏,软腭弓上抬可。

运动系统：双上肢肌力 5 级,右下肢近端肌力 4^+ 级,左下肢近端 5 级,双下肢远端肌力 4^+ 级。

反射：四肢腱反射消失。

感觉系统：双下肢膝关节以下痛觉过敏。

病理征：未引出。

共济运动：双侧指鼻试验、跟膝胫试验稳准,Romberg 征阴性。

脑膜刺激征：阴性。

● 辅助检查

一、实验室检查

白细胞 $5.7×10^9/L$,淋巴细胞 $0.78×10^9/L$,CD4 0.066 ($50/mm^3$),CD8 0.606 ($473/mm^3$),CD4/CD8 0.11,血红蛋白 107 g/L,白蛋白 19 g/L,高敏 C 反应蛋白 21.9 mg/L,红细胞沉降率 98 mm/h。抗人类免疫缺陷病毒(HIV)抗体阳性,蛋白印迹确认试验阳性。

二、其他辅助检查

胸片：两肺纹理增多紊乱,散在斑片结节影。

胸部 CT 平扫+增强：两肺广泛渗出,两肺上叶炎症,两肺多发条索影,两肺间质性病变,左肺上叶局限性气肿,左侧胸腔积液。

头颅 MRI 平扫+弥散成像：左额叶小缺血灶,筛窦炎。

颈椎 MRI：颈椎退行性改变,C3/4、C4/5、C5/6 椎间盘膨出。

肌电图检查：四肢神经 MCV、SCV 明显延迟,大部神经 CMAP、SNAP 低平或极低平(个别神经有传导阻滞),所测肌肉 EMG 未见明显异常。结论：四肢周围神经病变(脱髓鞘病变为主)。诱发电位：F 波：下肢神经潜伏期明显延长,离散度明显增大；BAEP：各波引出,I 波较低平,其他各波清晰,潜伏期、波间期正常；VEP：P100 波引出,形态稍差,潜伏期属正常；SEP：胫神经刺激,双侧 P40 波均未引出；结论：双侧 SEP 异常,四肢 F 波潜伏期延长；BAEP、VEP 属正常范围。

● 诊断及讨论

一、定位诊断

根据患者双下肢麻木、乏力、行走困难,后累及双上肢,麻木感由远端至近端发展。膝关节以下痛觉过敏,四肢腱反射未引出。神经传导速度显示运动、感觉传导速度减慢,波幅低平,潜伏期延长。常规肌电图未见明显异常。故定位于神经根及周围神经。

二、定性诊断

中年男性,反复发作病程。2009 年 10 月出现双下肢麻木,并逐渐出现双下肢乏力,后累及双上肢,由远端至近端发展的麻木感,后症状自行改善。2010 年 3 月份发热后下肢麻木乏力症状再次加重,双下肢远端肌力减退明显,膝关节以下痛觉过敏,四肢腱反射未引出。神经电生理检查提示四肢神经 MCV、SCV 明显延迟,大部神经 CMAP、SNAP 低平或极低平(个别神经有传导阻滞),四肢 F 波潜伏期延长,患者虽未完善腰穿,但根据患者的临床表现、查体和神经电生理检查,考虑周围神经脱髓鞘性多发性神经病的可能性比较大。结合患者 2009 年 10 月有过一次发作,两次发作间期症状并未完全好转,本次发热后症状再次加重,故考虑慢性炎症性脱髓鞘性多发性神经根神经病(CIDP)可能性大。

然而,CIPD 目前仍为排他性诊断,需与其他原因引起的慢性多发性神经病相鉴别,如代谢性、药物性、中毒性、肿瘤性、结缔组织病等引起的多发性周围神经病,还需要与 POEMS、意义未明单克隆免疫球蛋白血症(monoclonal gammopathy of undetermined significance,MGUS)伴周围神经病等鉴别。该患者在 1 年多的病程中,反复高热,血沉及 C 反应蛋白均升高,提示我们是否存在肿瘤、免疫性疾病以及某些特殊病原体的感染,如结核杆菌、梅毒、HIV 等。患者入院时的血常规检查显示淋巴细胞水平非常低,淋巴细胞亚群分型显示 CD4 0.066 ($50/mm^3$),CD8 0.606 ($473/mm^3$),CD4/CD8 比值仅为 0.11,CD4 水平的异常下降,提示存在 HIV 感染的可能。因为 CD4 阳性 T 淋巴细胞是 HIV 感染的主要靶细胞,正常人的 CD4 淋巴细胞约占总 T 淋巴细胞的 65%,CD8 淋巴细胞约占 35%。人体感染了 HIV 后,涉及的主要病理过程就是免疫系统的损害,主要表现为 CD4 阳性 T 淋巴细胞丢失,绝对数量减少,同时 CD8 阳性 T 淋巴细胞数量增加,CD4 和 CD8 的比例失调。因此 CD4 阳性 T 淋巴细胞计数是提供 HIV 感染病人免疫系统损害最明确的指标。同时该患者胸部 CT 显示两肺广泛渗出性病变，更加提示存在 HIV 感染的可能性。随后的抗人类免疫缺陷病毒（HIV）抗体阳性，蛋白印迹确认试验阳性确诊患者为 HIV 感染。

三、鉴别诊断

1. 肿瘤性周围神经病：大多数肿瘤性周围神经病是亚急性起病或慢性起病，极少数患者为急性起病，以后逐渐进展加重，可同时累及感觉、运动、自主神经，也可单独受累。神经系统损害与癌肿同时发生或在癌肿数月或数年后发生，但部分周围神经症状可先于原发癌肿出现，即使未发现肿瘤者也不能轻易排除，需定期随访及筛查肿瘤存在的可能性。该患者存在发热、咳嗽、咳痰等肺部表现，需要排除肿瘤可能性。

2. 血管炎性周围神经病　包括结缔组织病及非结缔组织病导致的血管炎性周围神经病。在此类疾病中，周围神经病是多系统损害中的一部分表现。此类疾病可以累及肺、肾、皮肤、心脏等。需根据相应的临床表现及实验室检查判断。该患者有肺部的症状，也需要对此类疾病进行排除。

四、治疗及预后

确诊后转至上海市公共卫生临床中心进行专病治疗。

五、病例点评及疾病分析

人类免疫缺陷病毒（human immunodeficiency virus, HIV）感染可导致中枢神经和周围神经病变，前者主要为机会性感染导致的脑膜脑炎、进行性多灶性白质脑病以及 HIV 相关性痴呆等，后者主要表现为远端轴索性感觉（运动）神经病、多发性单神经炎、多神经根病、急性或慢性炎症性脱髓鞘性多神经病变等。1985 年 Mishra 等首次报道了 HIV 感染相关的急性炎症性脱髓鞘性多发性神经病（AIDP，也称为吉兰-巴雷综合征）。根据文献报道，HIV 感染相关的神经病变往往在艾滋病（acquired immune deficiency syndrome, AIDS）未发病前即 HIV 感染早期，甚至 HIV 的血清抗体转化期发病。有学者对吉兰-巴雷综合征与 HIV 感染的相关性进行了研究，一项来自津巴布韦的研究显示在吉兰-巴雷综合征患者中 HIV 的感染率为 55%，而普通人群中的 HIV 感染率为 4.3%，坦桑尼亚的一项研究也显示在吉兰-巴雷综合征患者中 HIV 的感染

率为 30.5%，国内尚无相关数据报道。大多数 HIV 感染相关性吉兰-巴雷综合征为单相病程，但有少部分患者可复发或演变为慢性病程。Thomas 等报道其随访的 10 例 HIV 感染相关性的吉兰-巴雷综合征患者中有 3 例演变成慢性炎症性脱髓鞘性多发性神经病。本病例 2009 年 11 月的临床表现符合吉兰-巴雷综合征的表现，2 个月后该患者主要症状缓解，但仍遗留慢性周围神经脱髓鞘病变。HIV 感染相关性的吉兰-巴雷综合征往往在 HIV 感染早期发病，且不伴有明显 CD4 细胞的减少（其计数往往＞500/mm³），其发生机制可能为 HIV 感染后免疫功能调节失衡导致。然而，有少部分患者在 AIDS 发病时出现吉兰-巴雷综合征，Morgello 等报道 1 例 AIDS 患者出现吉兰-巴雷综合征，该病例有两个特点：①其 CD4 细胞计数少于 50/mm³；②尸检发现该患者感染了巨细胞病毒（CMV），给予更昔洛韦抗病毒治疗后该患者症状好转，提示在 AIDS 发病期出现的外周神经病变可能为具有嗜神经毒性的巨细胞病毒感染导致。本病例在 AIDS 发病前 5 个月出现吉兰-巴雷综合征，由于 HIV 感染后往往有 2～10 年的潜伏期，因而该患者并不是在 HIV 感染早期发病，且患者 CD4 阳性 T 细胞计数已经降低至 50/mm³ 左右，考虑 CMV 机会性感染导致其周围神经病变的可能性较大，但缺乏病理依据。

脑脊液生化检查是确诊吉兰-巴雷综合征的重要依据，蛋白质-细胞分离是其重要特征，HIV 感染相关性吉兰-巴雷综合征患者的脑脊液中蛋白质增高的同时，往往有淋巴细胞的增多，可达 10～50/mm³，因而吉兰-巴雷综合征患者脑脊液生化检查显示淋巴细胞增多可能提示 HIV 感染相关性的吉兰-巴雷综合征，应进一步行 HIV 筛查。

我国 HIV 感染的人口数呈直线上升趋势，与 HIV 感染相关的神经病变也在逐年增加，且表现形式多样，国内亦有相关报道，因而 HIV 感染相关性神经病变应引起临床医生的重视，尽量减少漏诊和误诊。

参考文献

[1] 郝红琳,刘秀琴,崔丽英等.获得性免疫缺陷综合征神经系统损害 15 例分析[J].中华神经科杂志,2009,42：38-41.

[2] Brannagan TH 3rd, Zhou Y. HIV-associated Guillain-Barrésyndrome [J]. J Neurol Sci, 2003,208：39-42.

[3] Howlett WP, Vedeler CA, Nyland H, et al. Guillain-Barre syndrome in northern Tanzania：a comparison of epidemiological and clinical findings with western Norway [J]. Acta Neurol Scand, 1996,93：44-49.

[4] Kumar S, Alexander M, Markandeyulu V, et al. Guillain-Barre syndrome presenting in the anti-HIV seroconversion period [J]. Neurol India, 2003,51：559.

[5] Morgello S, Simpson DM. Multifocal cytomegalovirus demyelinative polyneuropathy associated with AIDS [J]. Muscle Nerve, 1995,17：176 - 82.

[6] Thornton CA, Latif AS, Emmanuel JC. Guillain-Barre syndrome associated with human immunodeficiency virus infection in

Zimbabwe [J]. Neurology, 1991,41：812 - 815.

[7] Wagner JC, Bromberg MB. HIV infection presenting with motor axonal variant of Guillain-Barré Syndrome [J]. J Clin Neuromuscul Dis, 2007,9：303 - 305.

（谭玉燕　王瑛　陈生弟）

病例 7　记忆力下降，行走不稳 5 个月余

● 病史

现病史： 女性，69 岁，2012 年 6 月 27 日因胆总管结石于当地医院行逆行胰胆管造影术（ERCP），术后继发急性胰腺炎，遂予降酶、禁食、静脉营养支持治疗，至 7 月 22 日开始逐渐出现头晕、乏力，24 日白天无明显诱因出现意识丧失，呼之不应，无二便失禁及四肢抽搐，经治疗约 3 小时后苏醒，醒来后出现讲话口齿不清，行走不稳，向右侧或前倾倒，记忆力下降，以近事记忆力下降显著，性格变得较前外向，遂转至神经内科治疗（具体不详）后稍好转，3 周后出院，出院后坚持口服中成药治疗，无进一步好转。遂至外院就诊，考虑"代谢性脑病"，予多奈哌齐、腺苷钴胺、维生素 B₁ 及胞磷胆碱等治疗。患者仍有记忆力减退，为求进一步诊治，于 2013 年 1 月 6 日入住我科。起病以来，精神好、睡眠佳、食纳可，二便无殊，体重无明显变化。

既往史： 否认其他疾病史。

个人史： 长期生活于原籍，否认疫水疫区接触史，否认冶游史。无烟酒嗜好。

家族史： 否认家族性遗传病病史。

● 查体

一、内科系统体格检查

体温 37.1 ℃，脉搏 74 次/分，呼吸 20 次/分，血压 120/70 mmHg，心、肺、腹部无异常。

二、神经系统专科检查

精神智能状态： 神志清，精神欠佳，查体基本配合。MMSE16 分，定向力可，计算力欠佳，即刻回忆欠佳。

脑神经： 双眼各向活动自如，向两侧注视时双眼均有水平细小眼震，双瞳等大等圆，直径 3 mm，直接和间接对光反应灵敏，两侧额纹对称，鼻唇沟对称，伸舌居中，悬雍垂居中，双侧咽反射灵敏，软腭弓上抬可。

运动系统： 四肢肌力、肌张力正常。

反射： 双侧肱二头肌、肱三头肌反射及桡骨膜反射（＋＋），双侧膝及踝反射均未引出。

感觉系统： 浅、深感觉正常。

病理征： 未引出。

共济运动： 双侧指鼻试验、跟膝胫试验欠稳准。闭目难立征（±）。

步态： 阔基步态。

脑膜刺激征： 阴性。

● 辅助检查

一、实验室检查

血常规、尿常规、粪常规正常；血糖、血脂、肝功能、肾功能、电解质正常；出凝血指标正常；甲状腺功能正常，肿瘤指标正常。艾滋病毒抗体（HIV）阴性、梅毒螺旋体 RPR 阴性、抗梅毒螺旋体抗体 0.08；叶酸＞20.00 ng/ml（↑），维生素 B₁₂＞1 500.0 pg/ml（↑）。

二、其他辅助检查

头颅 MRI（2012-07-24）：中脑导水管周围及双侧丘脑内侧对称性异常信号，呈长 T₁、长 T₂ 信号（图 10-8）。

头颅 MRI（2013-01-14）：双侧额顶叶散在小缺血灶，空蝶鞍征。中脑导水管周围未见病灶（图 10-9）。

脑电图： 左颞区轻度慢波散发伴有个别尖锐波。

胸片正位片： 两肺纹理增多；主动脉迂曲钙化；胸椎侧弯。

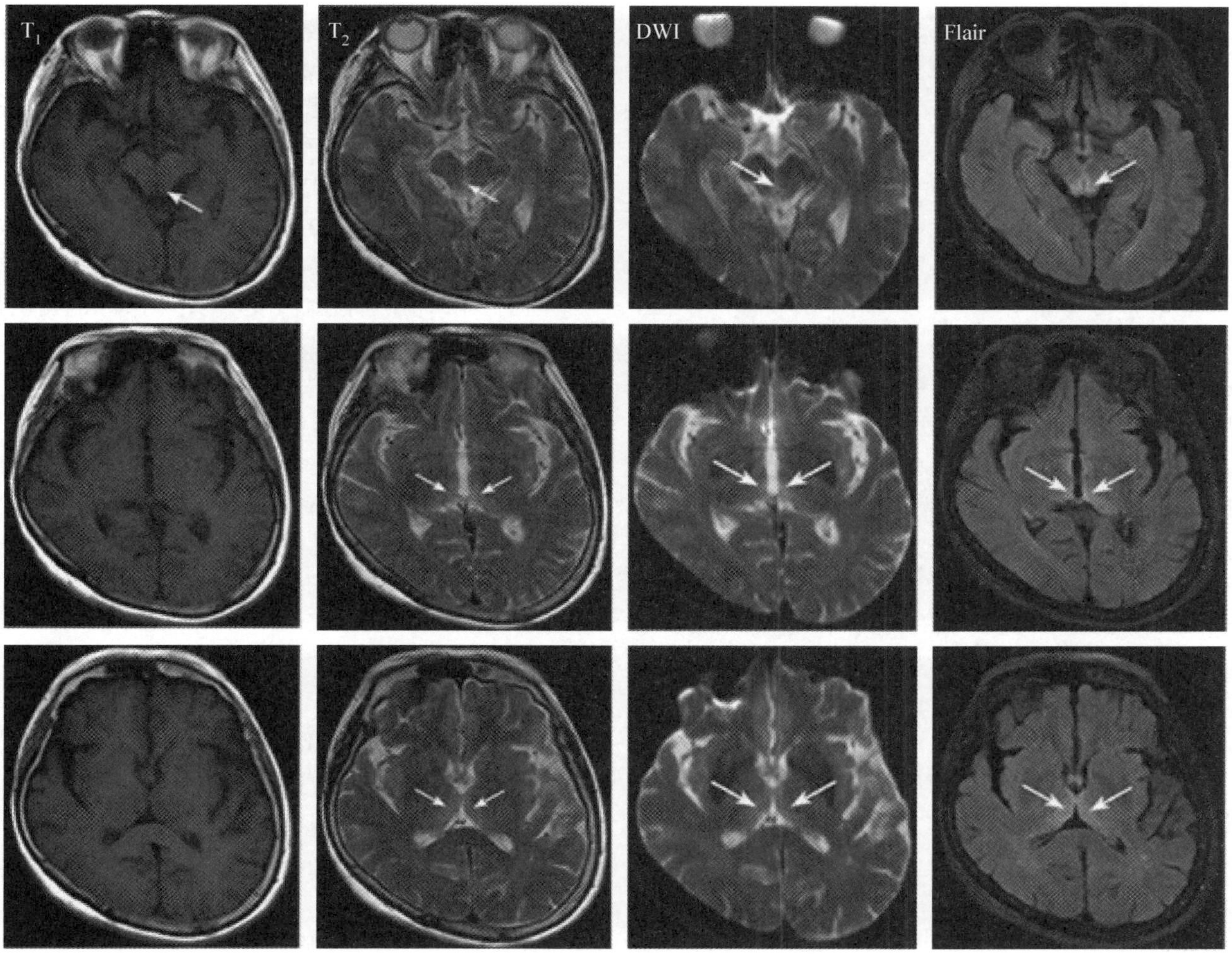

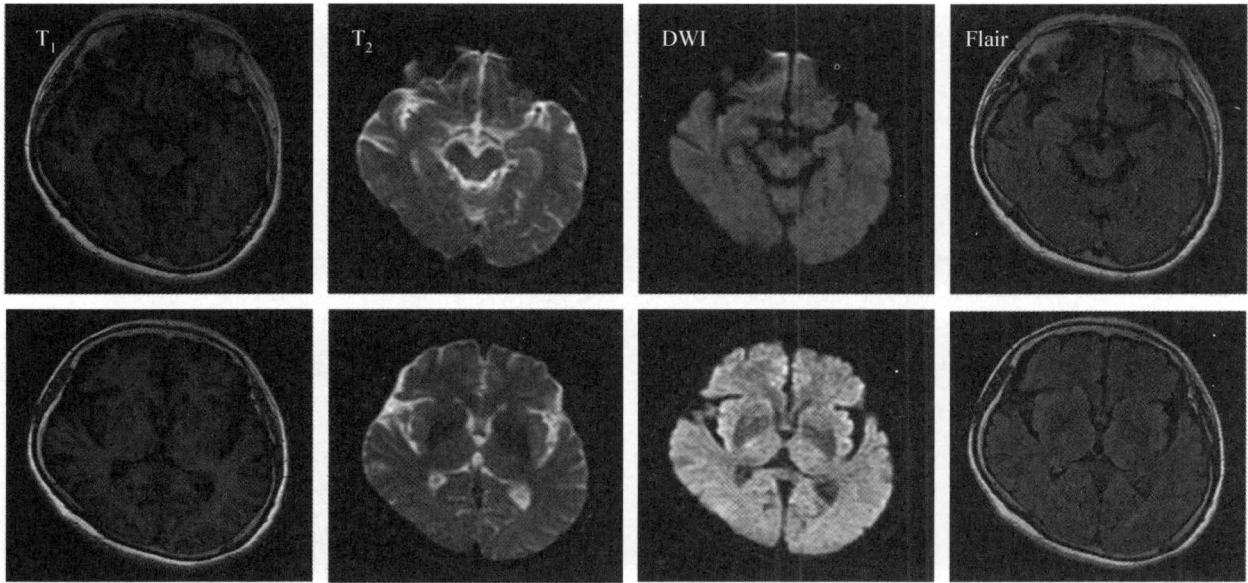

图 10-8　头颅 MRI(2012-07-24)

图 10-9　头颅 MRI(2013-01-14)

心电图：正常范围心电图。

心脏超声：轻度二尖瓣关闭不全。

神经心理测验：SAS：无焦虑症状，SDS：中度抑郁症状，40 分，MMSE：16 分（小学组≤20 分），MOCA：10 分。

● 诊断及讨论

一、定位诊断

患者突发意识丧失可由于广泛大脑皮质病变、双侧丘脑病变及脑干网状激活系统病变导致。记忆力减退，尤其以近事记忆障碍明显可考虑海马、双侧丘脑病变可能。丘脑作为意识的"闸门"，尤其双侧丘脑病变时会出现突发昏迷或昏睡；丘脑前核为边缘系统的中继站，接受来自丘脑乳头体的纤维并发出纤维到扣带回，参与形成 Papez 环路（海马→穹窿→乳头体→乳头丘脑束→丘脑前核→扣带回→海马），在记忆和认知中起着重要作用。结合患者头颅 MRI 双侧丘脑内侧对称性长 T_1、长 T_2 信号，FLAIR 高信号，考虑定位于双侧丘脑。

患者存在双眼水平眼震，双侧指鼻试验及跟膝胫试验欠稳准，阔基步态，符合"小脑性共济失调"。除了小脑病变可引起小脑性共济失调外，脊髓、前庭系统、大脑皮质与小脑通过小脑上、中、下脚相联系，这些神经纤维通路受损，同样可以出现"小脑性共济失调"样表现。结合本例患者头颅 MRI 中脑导水管周围对称性异常信号，呈长 T_1、长 T_2 信号，FLAIR 高信号，定位于中脑。

综上所述，该病例定位于双侧丘脑、中脑。

二、定性诊断

患者因胆总管结石接受外科手术治疗，后继发胰腺炎，随后长期禁食，接受静脉营养支持治疗（超过 2 周）。术后 25 天开始出现头晕、乏力，2 天后突发短暂性意识丧失，构音障碍、共济失调，同时伴随记忆力及计算力的减退。外院头颅 MRI 示中脑导水管周围及双侧丘脑内侧长 T_1、长 T_2 信号（图 10-8）。综上，患者有外科手术治疗后长期禁食的病史，后出现意识丧失、眼球震颤、共济失调及记忆力减退（以近事记忆损害为主）的临床表现，头颅 MRI 中脑导水管及双侧丘脑内侧对称性异常信号，符合代谢性脑病（Wernicke-Korsakoff 综合征）的诊断。

三、鉴别诊断

1. 血管性痴呆：患者主要表现为记忆力减退，痴呆症状可以突然出现或缓慢进展，病程呈波动性或阶梯样加重。该病例中的患者除了存在记忆力减退外，还伴有共济失调，并且头颅 MRI 提示双侧丘脑异常信号，不符合脑血管病变的特点，结合病史有助于鉴别。

2. 脑桥中央髓鞘溶解症：急性或亚急性起病，表现为意识障碍、吞咽困难、构音障碍及不同程度的瘫痪，常由快速纠正低钠血症引起。头颅 MRI 能发现脑桥基底部对称性异常信号。该患者有前期手术禁食史主要为记忆力减退、共济失调，头颅 MRI 显示病灶在中脑导水管周围、双侧丘脑，可以鉴别。

3. 多发性硬化：多见于 20～40 岁的青年，女性常见。亚急性起病多见，患者的大脑、脑干、小脑、脊髓均可受累，临床表现根据受累部位的不同而多种多样。但是多发性硬化具有时间、空间多发的特点，结合病史有助于鉴别。

四、治疗及预后

给予维生素 B_1、腺苷钴胺肌注治疗，出院时患者的行走不稳症状有所缓解，但仍有眼球震颤、记忆力减退、计算力减退，此时复查头颅 MRI 提示中脑导水管周围病灶消失。

五、病例点评及疾病分析

（一）病因与发病机制

韦尼克脑病（Wernicke encephalopathy，WE）于 1881 年由 Carl Wernicke 首先报道的一种维生素 B_1（硫胺）缺乏引起的脑病，最常见于慢性酒精中毒和妊娠剧吐患者。其他多见的病因如急性胰腺炎、外科手术后营养不良（长期静脉营养者）、食管癌术后、消化性溃疡、胃瘘、急性胆囊炎及幽门不全梗阻术后等。本病例中的患者因胆总管结石接受外科手术治疗，后继发胰腺炎，随后长期禁食，接受静脉营养支持治疗（超过 2 周），很容易出现维生素 B_1 缺乏。

维生素 B_1（硫胺）是糖代谢中间过程 3 个关键酶——转酮醇酶、酮戊二酸脱氢酶和丙酮酸脱氢酶复合物的辅酶。硫胺缺乏引起脑损害的机制尚未完全确定，大致有以下几种：①脑能量代谢减少；②局部乳酸中毒；③谷氨酸受体神经毒性作用；④血脑屏障破坏等。总之，维生素 B_1 缺乏可扰乱能量代谢，使细胞膜内外失去正常渗透梯度，导致细胞间水肿、细胞内水肿，甚至细胞坏死。

(二)临床表现

临床上多呈急性或亚急性发病,眼肌麻痹、共济失调、精神症状为该病典型的"三联征"。眼肌麻痹最常见的是外展无力,多为双侧,并伴有水平性复视、斜视和眼球震颤;共济失调主要是影响站立和行走,个别病例可出现吟诗样语言;大约90%的患者有精神意识混乱,表现为意识淡漠、嗜睡及定向障碍,严重时可发展为精神错乱、昏迷甚至死亡。若出现记忆力减退和学习障碍,则称为 Korsakoff 症状。Korsakoff 症状是 Wernicke 脑病症状的组成部分,当眼肌麻痹、共济失调和遗忘症状均具备时,应称之为 Korsakoff-Wernicke 症候群。本病患者无明显眼肌麻痹,但伴有水平细小眼震,同时存在突发意识丧失、记忆力减退、共济失调。

(三)实验室检查与影像学表现

Wernicke 脑病 MRI 表现极具特征性,以第三、四脑室旁、导水管周围、乳头体、四叠体及丘脑内侧 T_1WI 对称性低信号、T_2WI 对称性高信号为特征性改变,FLAIR 序列上呈明显高信号,在急性期 DWI 呈高信号。由于血脑屏障的破坏,急性期部分病灶可明显增强,经治疗后增强区域可消失。此外,乳头体的改变是 Wernicke 脑病的特异性表现,在急性期可呈较明显增强,慢性期则明显萎缩。未经治疗的 Wernicke 脑病患者一定有血丙酮酸盐含量增高以及血转酮醇酶的明显降低,约有半数患者的 EEG 有轻至中度的弥漫性波率减慢。脑脊液检查正常或仅有蛋白质含量轻度增高。另外,急性期全脑血流量和脑对氧及葡萄糖的消耗量也大大降低。本病例中的患者头颅 MRI 表现为中脑导水管周围及双侧丘脑内侧对称性异常信号,呈长 T_1、长 T_2 信号(图 10-8)。

(四)诊断

Wernicke 脑病的诊断标准:①符合 Wernicke 脑病的主要临床表现;②头颅 MRI 提示中线结构的对称性异常信号;③实验室检查提示血丙酮酸盐含量增高和(或)转酮醇酶活性降低,血尿硫胺含量减少等;④维生素 B_1(硫胺)治疗1个月至1年,临床症状明显改善;⑤排除了其他原因引起的中枢神经系统损害。Wernicke 脑病需与多发性硬化、病毒性脑炎、胰性脑病、血管性痴呆等鉴别,一般结合病史、查体及头颅 MRI 不难作出鉴别诊断。

(五)治疗

对于 Wernicke 脑病,病因治疗最重要。治疗原发病同时,供给足量的维生素 B_1,并尽早恢复正常饮食。轻型患者症状可在数周内消失,较重者常需数月才能恢复。部分严重者常遗留后遗症,或治疗不及时而造成死亡。慢性酒精中毒者、胃肠功能紊乱者,维生素 B_1 口服作用不大,应立即静滴维生素 B_1 100～200 mg,用100 ml 生理盐水稀释,一天3次,直至临床症状进一步改善,肌注效果不及静滴。人体内维生素 B_1 水平约30 mg,血清正常参考值为 1.5～6.0 ng/L。Wernicke 脑病发病初期,快速非胃肠道补充维生素 B_1 可完全恢复。人体维生素 B_1 储备不足时,补充大量糖类可诱发典型的 Wernicke 脑病发作,原因是葡萄糖代谢耗尽体内维生素 B_1 所致。伴有意识障碍的慢性酒精中毒、营养不良、低血糖和肝病患者,静脉输入葡萄糖前应通过非胃肠道补充维生素,尤其是维生素 B_1,防止诱发 Wernicke 脑病。长期营养不良所致的 Wernicke 脑病患者可伴有镁缺乏,在依赖维生素 B_1 代谢的几个生化过程中,镁是辅助因子,镁缺乏可降低维生素 B_1 的作用,使维生素 B_1 缺乏的病情恶化,故应适当补镁。

Wernicke 脑病是神经科急症,如不治疗其病死率高达50%,经维生素 B_1 治疗后仍有10%～20%的病死率。当确诊甚至怀疑时就该用药,及时治疗不仅可以阻止疾病进一步进展,而且也不失为一个可靠的诊断方法。Wernicke 脑病病情的好转往往呈戏剧性改变,通常眼肌麻痹最容易恢复,可在补充维生素 B_1 后的数小时至数天内改善,精神症状治疗效果差,需小剂量抗精神病药控制。Wernicke 脑病的眼球震颤或共济失调症状常改善不完全,还可留下后遗症,如眩晕、认知功能障碍及定向障碍等,提示不可逆的神经病理变化。有研究者认为,伴有大脑皮质损害的 Wernicke 脑病,其脑组织损害不可逆,预后差,而未累及大脑皮质的患者其病理损害可逆。针对本病例的患者,我们给予维生素 B_1、腺苷钴胺肌注治疗,患者的行走不稳有所改善,出院时仍有眼球震颤,记忆力、计算力减退。因此,早期治疗对康复和防止永久性神经功能缺陷十分重要。

参考文献

[1] Hazell AS, Todd KG, Butterworth RF. Mechanisms of neural cell death in Wernicke's encephalopathy [J]. Metab Brain Dis, 1998,13: 97 - 122.

[2] Harding A, Halliday G, Caine D, et al. Degeneration of anterior thalamic nuclei differentiates alcoholics with amnesia [J]. Brain, 2000,123: 141 - 154.

[3] McRee RC, Terry-Ferguson M, Langlais PJ, et al. Increased histamine release and granulocytes within the thalamus of a rat model of Wernicke's encephalopathy [J]. Brain Res, 2000, 858: 227 - 236.

[4] Pagnan L, Berlot G, Pozzi-Mucelli RS. Magnetic resonance

imaging in a case of Wernicke's encephalopathy [J]. EurRadiol, 1998,8：977－980.

[5] Todd KG, Butterworth RF. In vivo microdialysis in an animal model of neurological disease：thiamine deficiency（wernicke）encepalopathy [J]. Methods, 2001,23：55－61.

[6] Toth C, Voll C. Wernicke's encephalopathy following gastroplasty for morbid obesity [J]. Can J NeurolSci, 2001,28：89－92.

（黄　沛　谭玉燕　王　瑛）

病例 8　自服有机磷农药后四肢不自主抖动 2 个月

● 病史

现病史：男性,44 岁,于 2012 年 6 月 26 日 18：00 与家人吵架后自服有机磷农药"丙溴氟铃脲"约 200 ml,出现全身大汗、流涎、恶心、呕吐。当时神志清楚,家属送至当地区医院,予饮水催吐约 10 000 ml。催吐过程中患者出现神志不清、面色发绀、四肢抽动、呼吸心跳停止等症状,急予人工气囊辅助通气、胸外心脏按压并气管插管继续心肺复苏,约 15 分钟呼吸心跳恢复,27 日转当地市级医院,洗胃约 10 000 ml 后收入 ICU 病房,并予气管切开、机械通气及血液净化、药物治疗等措施,5 天后神志逐渐恢复清醒。7 月 11 日转入普通病房,27 日拔除气管套管。此间患者出现持续性四肢不自主阵挛样抖动,经"苯海索、氯硝西泮、卡马西平"等药物治疗后抖动有所减轻,31 日出院时仍有四肢不自主抖动,伴行走不稳,言语断续,记忆力、计算力下降等症状。为进一步诊治,于 8 月 27 日收入我院。起病以来,患者神志清楚,精神、进食尚可,大小便正常,体重无明显变化。

既往史：既往有"胃溃疡"病史,四环素过敏史。

个人史：长期生活于原籍,否认疫水疫区接触史,否认治游史。无烟酒嗜好。

家族史：否认家族遗传病史。

● 查体

一、内科系统体格检查
体温 36.8 ℃,脉搏 70 次/分,呼吸 20 次/分,血压 90/60 mmHg,心、肺、腹部无异常。

二、神经系统专科检查
精神智能状态：神志清楚,时间、空间、定向力差,计算不能。

脑神经：双侧瞳孔等大等圆,直径 3 mm,对光反射及角膜反射灵敏,鼻唇沟对称,伸舌居中。

运动系统：四肢可见不自主肌阵挛,肌力正常,肌张力稍增高。

反射：双侧肱二头肌、肱三头肌、桡骨膜反射（＋）,双侧膝反射（＋＋＋）,双侧踝反射未引出。

感觉系统：深、浅感觉正常。

病理征：双侧 Oppenheim 征（＋）,双 Gordon 征（＋）,双巴氏征（－）。

共济运动：双侧指鼻试验及跟膝胫试验完成不佳,直线行走不能完成。

步态：阔基步态。

脑膜刺激征：颈抵抗。

● 辅助检查

一、实验室检查
血常规、尿常规、粪常规、肝功能、肾功能、电解质、凝血功能：均正常。

二、其他辅助检查
头颅 MR 平扫：双侧额顶叶散在小缺血灶。

脑电图：不正常脑电,α 波慢化伴前半球段状 δ 波发放。

肌电图＋诱发电位：NCV、F 波潜伏期、EMG 检测未见明显异常,BAEP、Pr-VEP 正常；胫神经 SEP P40 波潜伏期延长。

● 诊断及讨论

一、定位诊断
患者主要临床表现为四肢不自主阵挛样抖动,考虑为肌阵挛。肌阵挛可起源于中枢神经系统的各个水平，包括皮质、基底节、脑干和脊髓。同时患者存在时间、空间定向力差，计算不能，脑电图检查示α波慢化伴前半球段状δ波发放，故综合考虑定位于皮质。双侧病理征阳性，也可由皮质病变解释。指鼻不稳、跟膝胫完成不佳等共济失调症状可能是肌阵挛导致。

二、定性诊断

患者入院前2个月因服用有机磷农药后出现心跳呼吸骤停，行心肺复苏后出现四肢持续性肌阵挛。有机磷中毒可以导致肌肉纤颤，甚至肌肉痉挛，但不会引起肌阵挛。而昏迷、缺血缺氧导致的皮质缺血损害，皮质脑电不稳，可导致肌阵挛。结合患者的病史和临床表现，考虑为缺血缺氧性脑病继发肌阵挛。

三、鉴别诊断

该患者的鉴别诊断主要为症状学上的鉴别，因为病因很明确。

1. 舞蹈症：舞蹈症是指不随意的、无规律、无目的性、突发、快速的非持续性运动，运动行为从躯体的一部分游移到另一部分。舞蹈症的一个典型特征是不自主动作发作的时间、方向和分布区域不可预知（即随机性），典型的舞蹈样运动见于亨廷顿病，运动形式简单而快速，没有规律性，而且是随机发生的。而肌阵挛是肌肉收缩或抑制导致的突然、短暂、触电样的不自主运动，可由突然的刺激，如声音、光、视觉诱发。

2. 抽动症：抽动可以分为单一简单的运动抽动和复杂抽动。抽动症为突然发生、持续时间短暂，具有重复性。该患者对抽动有一定程度的控制能力，故不符合抽动症。

四、治疗及预后

患者此次入院主要目的为改善肌阵挛。入院前，在其他医院考虑为"震颤"，服用苯海索，为预防癫痫给予卡马西平及氯硝西泮，症状改善不明显。治疗上，首先，患者存在大脑皮质损伤，已伴有时间、空间定向力差，计算力差等高级认知功能损害，所以停用苯海索。其次，该患者的临床表现为肌阵挛，卡马西平可加重肌阵挛，故停用卡马西平，改用丙戊酸钠和氯硝西泮控制肌阵挛。出院时服用药物德巴金1片bid，氯硝西泮1/2片、3/4片，早晚各1次。4个月后随访，症状明显好转。住院时为大幅度持续性肌阵挛，随访时肌阵挛幅度明显减小，但是在声音刺激下仍可出现大幅度肌阵挛样动作。

五、病例点评及疾病分析

肌阵挛（myoclonus）是Friedreich于1881年在一个病例报道中首次提出，1903年在伦德堡被正式命名。它是躯体一个部分的突发、短暂、闪电样的不自主跳动。肌阵挛可以比较轻微，表现为手指、足部或躯体的其他部分的微小运动，也可以使躯体猛烈地向一侧摆动以至于摔倒在地。它与震颤不同，震颤是躯体一部分出现周期性或节律性的运动，运动之间的间隔固定。肌阵挛可以分为生理性、特发性和症状性。特发性肌阵挛是指不伴有其他神经系统症状和体征的肌肉阵挛。而缺氧性脑病伴随的肌阵挛属于症状性肌阵挛，多因随意运动激发或加重，各种外界刺激（如声音、闪光、触觉等）易诱发，睡眠或深呼吸时明显减轻。本例患者肌阵挛症状在声音刺激下会加重。

肌阵挛可起源于中枢神经系统的各个水平，包括皮质、基底节、脑干和脊髓。肌阵挛样癫痫就提示皮质病变致使癫痫以肌阵挛样的形式表现出来。在一些中毒性、代谢性脑病或缺血缺氧性脑病中也经常出现肌阵挛。声音、闪光、触觉等刺激下可诱发肌阵挛。肌电图可记录到受累肌肉短暂、爆发性的肌电活动。

缺氧后肌阵挛的机制至今尚未明确，可能来自多个部位，如：①小脑皮质、齿状核、顶盖前区、脑干下部；②脊髓；③大脑皮质。缺氧后肌阵挛根据起源可分为皮质源性和皮质下源性。皮质源性肌阵挛多典型累及上肢、下肢和面部，可由动作和意念触发，并经常表现为非节律性、刺激敏感性和动作诱发性。皮质下源性是起源于皮质下结构—脑干-脊髓的肌阵挛经常表现为节律性，对刺激非敏感性。有时两者区分比较困难，就同一患者可能是皮质源性，也可能是皮质下源性或两者兼而有之。

根据发生时间缺氧后肌阵挛可分为急性和慢性，急性者称肌阵挛状态，多于心脏停搏后24～72小时出现，此时患者呈昏迷状态，多数患者表现为肌阵挛性癫痫，这种情况提示预后不佳；慢性者称Lance-Adams综合征。在缺氧事件后几天或几个月内缓慢发生。

本例患者心脏骤停行心肺复苏后出现肌阵挛。心脏骤停所致脑损伤不同于单纯缺氧缺血性脑损伤，心脏骤停后缺乏有效的代偿机制，易发生较持续的脑低灌注，自由基、游离脂肪酸、钙超载、兴奋性氨基酸、能量代谢异常等多因素导致大脑皮质、基底节、丘脑及小脑皮质等广泛损害。心脏骤停后脑损伤是导致缺血缺氧后肌阵挛最常见的病因。

肌阵挛治疗常用药物为丙戊酸钠、氯硝西泮和扑米酮。丙戊酸钠抗肌阵挛的作用机制尚不清楚,对皮质损害引起的肌阵挛效果较好。后两种药物抗肌阵挛的作用主要与增强 GABA 的神经抑制作用有关。氯硝西泮是 GABA 受体复合物 α-亚单位强激动剂,通过作用于苯二氮䓬受体,促进 GABA 的释放,抑制脊髓神经元活化,发挥抗肌阵挛作用。有文献报道,运用氯硝西泮、丙戊酸钠能较好控制症状。但也有反对意见,如 Wicklein 等报道,氯硝西泮作为一线用药效果较差,而巴氯芬等肌松药是效果较好的药物。该病例中患者对氯硝西泮和丙戊酸钠治疗效果较好,能基本控制症状。

Werhahn 等对 14 例确诊为缺氧后肌阵挛患者预后进行评价,在缺氧事件后 2.5 年(2～105 个月),随访平均 3.7 年(7～84 个月),结果表明肌阵挛症状均有明显改善,但多数伴有不同程度的神经功能缺损,其中 3 例可停止服药,4 例能独立行走,7 例有轻微认知功能损害。而本例患者生活不能完全自理,仍有发作,需长期随访。

参考文献

[1] 李振洲,张耀芬,刘燕,等. 探讨心肺复苏后非癫痫肌阵挛临床治疗[J]. 中国急救复苏与灾害医学杂志,2012,7：628-630.
[2] 闵健,赵晶,张朋. 心肺复苏术后致慢性缺氧后肌阵挛 1 例[J]. 实用临床医学,2011,12：28-30.
[3] 张巍,万琪. 心肺复苏后肌阵挛[J]. 中华老年心脑血管病杂志,2005,7：68-70.
[4] Hallett M. Physiology of human posthypoxic myoclonus [J]. Mov Disord, 2000,15 Suppl 1：8-13.
[5] Lim LL, Ahmed A. Limited efficacy of levetiracetam on myoclonus of different etiologies [J]. Parkinsonism Relat Disord, 2005,11：135-137.
[6] Lynch BA, Lambeng N, Nocka K, et al. The synaptic vesicle protein SV2A is the binding site for the antiepileptic drug levetiracetam [J]. PNAS, 2004,101：9861-9866.
[7] Marsden CD, Hallett M, Fahn S. The nosology and pathophysiology of myoclonus [J]. Mov Disord, 1982,196-248.
[8] Werhahn KJ, Brown P, Thompson PD, et al. The clinical features and prognosis of chronic posthypoxic myoclonus [J]. Mov Disord, 1997,12：216-220.
[9] Wickenlein EM, Schwendemann G. Use of clonazepam and valproate in patients with Lance Adams syndrome [J]. J R Soc Med, 1993,86：618.

(康文岩　谭玉燕　王　瑛)

病例 9　头痛 9 天,腰痛 8 天,视物不清及听力减退 7 天

● 病史

现病史:男性,47 岁,于 2012 年 4 月 12 日中午无明显诱因感畏寒,无寒战,自服百服宁 2 片后,症状无缓解。夜间感头痛,以右侧颞区为甚,呈胀痛及跳痛,持续性伴阵发性加重,疼痛较剧烈,难以忍受。平卧时明显,咳嗽、弯腰时无加重。13 日晨起发现左侧腰痛剧烈,不敢迈步,行走需要搀扶,活动后加重。至外院就诊,当时呕吐少量胃内容物,查血常规:白细胞 8.66×10⁹/L,中性粒细胞 0.807 1,予以丹参酮、天麻素、奥美拉唑及甲氧氯普胺(胃复安)等治疗,无明显好转。14 日出现右眼视物模糊,无视物成双,伴耳鸣,行走缓慢,上楼困难,再次入外院治疗。15 日右眼视物不清,仅有光感,伴双耳听力减退,右侧明显。同时家属发现其说话有时前后矛盾,不合逻辑,反应迟钝。头痛程度加重

及持续时间延长,不能自行缓解,外院诊断为"脊柱关节炎,腰椎间盘突出,高血压",予以消炎镇痛、调节免疫、改善微循环、降压等治疗 5 天。住院期间无发热、无肢体乏力麻木,无畏光、流泪及眼眶疼痛。19 日至我院急诊,查体右结膜充血,角膜透明,瞳孔扩大,对光反射消失,颈项强直,头颅 CT 检查未见明显异常,血常规:白细胞 13.17×10⁹/L,中性粒细胞 0.79。20 日腰穿检查,压力 250 mmH₂O,有核细胞计数 180.00×10⁶/L,多核细胞 0.3,单核细胞 0.7,蛋白质定量 896.00 mg/L,氯化物 116.00 mmol/L,糖 1.00 mmol/L,考虑"小柳-原田综合征"可能,予以丙种球蛋白 25 g 静注、地塞米松 10 mg 静注、甘油果糖脱水降颅压,抗感染等治疗 2 天,病情有所好转,头痛症状减轻,但视物不清及耳鸣、听力减退症状无缓解。为进一步诊治,于 2012 年 4 月 21 日收治入院。病程中精神欠佳,食纳差,睡眠一般,二便正常。

既往史：白癜风病史 20 余年,高血压病史 4～5年,否认糖尿病、心脏病、脑梗死病史。

个人史：生长均在原籍,否认疫水疫地接触史。吸烟 30 年,1～2 包/日,饮酒 20 余年,1 斤黄酒/日。

家族史：否认特殊家族遗传病史。

● 查体

一、内科系统体格检查

全身多处皮肤可见片状色素脱失斑。眼睑无水肿,结膜充血,巩膜无黄染。心、肺、腹部无异常。

二、神经系统专科检查

精神智能状态：神志清楚,精神萎靡,对答切题,计算力、定向力正常。

脑神经：双眼活动正常,右侧瞳孔直径 5 mm,对光反射消失,左侧瞳孔 3 mm,对光反射灵敏,无眼震。双额纹对称,鼻唇沟对称,悬雍垂居中,咽反射无异常。

运动系统：四肢肌张力正常,肌力 5 级。

反射：双侧肱二头肌、肱三头肌、桡骨膜反射(++),双侧膝反射、踝反射(+)。

感觉系统：深、浅感觉正常。

病理征：未引出。

共济运动：双侧指鼻试验、跟膝胫试验稳准,Romberg 征阴性。

脑膜刺激征：颈项强直,颏胸距 3 横指,克氏征阳性。

眼科查体：右眼结膜充血,角膜透明,瞳孔大,对光反射消失,晶体混浊,眼底模糊。右眼裂隙灯下检查：角膜透亮,KF(角膜后沉积物)(++),前房成形性渗出,瞳孔周围形成团状渗出膜,晶体混浊,乳白色,眼底窥不出。左眼无异常。

● 辅助检查

一、实验室检查

血常规：白细胞 13.17×10⁹/L,中性粒细胞 0.79。

肝功能：谷丙转氨酶 123 IU/L(↑),碱性磷酸酶 163 IU/L(↑),γ-谷氨酰转肽酶 228 IU/L(↑),白蛋白 28 g/L(↓),白球比例 0.67(↓);肾功能：肌酐 60 μmol/L(↓);血脂、电解质及心肌蛋白全套：正常。

病毒：血抗风疹病毒 IgG26.90(<5 IU/ml),抗巨细胞病毒 IgG>250(<6.0 AU/ml),抗单疱脑炎病毒Ⅰ型 IgG(+),抗 EB 病毒 IgM、IgA(-)。

HIV、RPR、TPPA：阴性。

总前列腺特异性抗原 0.426 ng/mL,游离前列腺特异性抗原 0.051 ng/ml,游离/总前列腺特异性抗原 0.12(↓)。

免疫功能：C-反应蛋白 31.9 mg/L(3.19 mg/dl)(↑),红细胞沉降率 88 mm/h(↑)。IgG 30.30 g/L(3 030 mg/dl)(↑),IgA 1.4 g/L(140 mg/dl),IgM 290 mg/L(29 mg/dl)(↓),IgE 正常。HLA-B27、ASO、ENA、ANA、dsDNA、ACA、ANCA、AMA、Ig、C3、C4、RF 阴性。

脑脊液：见表 10-3。

表 10-3　脑脊液检查结果

日期	压力(mmH₂O)	蛋白质(mg/L)	有核细胞(×10⁶/L)	糖(mmol/L)	同步毛糖(mmol/L)
2012-04-20	250	896	180	1	—
2012-04-27	190	983	2	5	13.0
2012-05-04	170	1 046	50	4	8.9

二、辅助检查

胸部正位片：两肺纹理增多模糊,左上肺斑片影;主动脉迂曲。

球后 B 超：右眼探见玻璃体内大量浑浊光点、光团,可见后脱离光带,且与网膜略有粘连,未探及明显网膜脱光带。

电测听：双耳听力减退,双耳神经性耳聋。

诱发电位：右侧正中神经末梢传导延迟,右侧 VEP 异常,双侧 BAEP 异常,右侧明显。

脑电图：正常范围

头颅 MR 平扫+增强：①双侧额顶叶小缺血灶,左额部蛛网膜囊肿可能,脑膜未见明显异常增厚。②左上颌窦囊肿考虑,右上颌窦炎(图 10-10)。

● 诊断及讨论

一、定位诊断

患者病程中存在剧烈头痛,查体可见颈项强直,定位于脑膜。单眼视力下降,直接对光反射消失,眼科检查示右眼前房成形性渗出,瞳孔周围形成团状渗出膜,晶体混浊,乳白色,眼底窥不出,定位于眼部,虹膜睫状体受累明显。双耳听力减退,定位于双侧听觉通路。病程中患者尚存在思维逻辑混乱,定位于脑高级皮质。

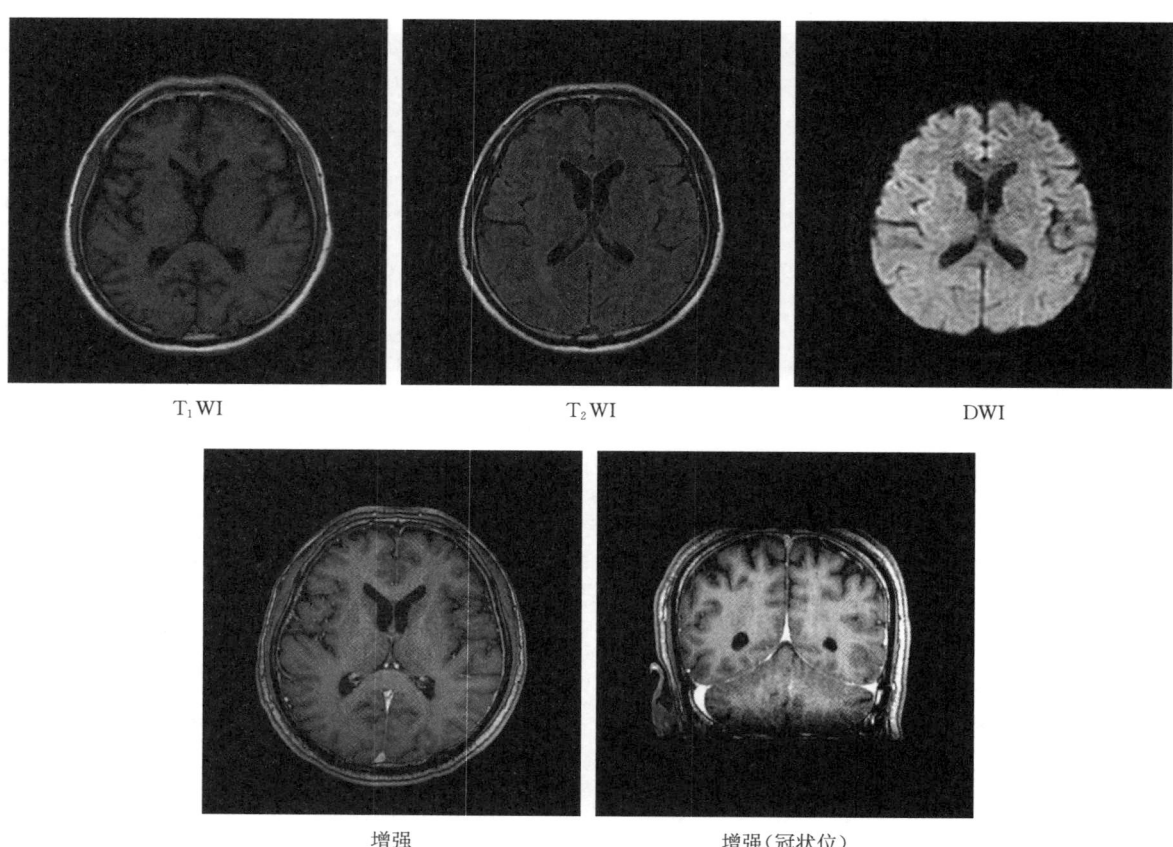

T₁WI　　　　　　T₂WI　　　　　　DWI

增强　　　　　　增强(冠状位)

图 10-10　头颅 MRI 平扫＋增强

二、定性诊断

患者为中年男性,急性起病,本次病变在较短时间内累及脑部、眼及耳,结合患者白癜风病史,首先考虑为 Vogt-小柳-原田综合征,且患者已行脑脊液检查发现白细胞升高,以淋巴细胞升高为主,符合 Vogt-小柳-原田综合征的诊断。

三、鉴别诊断

1. 中枢神经系统感染：患者急性起病,表现为发热、头痛、视力下降、听力下降,外周血常规检查提示白细胞升高,中性粒细胞比例 0.79,脑脊液检查提示脑脊液压力增高,蛋白质中度升高,有核细胞 $180 \times 10^6 / L$,单核细胞增多为主,故需鉴别中枢神经系统感染,尤其是结核或真菌感染的可能性。但患者为壮年男性,无免疫力低下相关疾病史,也无中枢神经系统以外病灶,尤其是无肺部感染证据,脑脊液涂片及培养均未见相应病原学阳性结果。且患者对激素治疗敏感,未使用抗真菌及抗结核治疗方案,患者病情即明显好转,故不考虑为中枢神经系统感染。

2. 自身免疫性脑炎：患者病程中表现为发热、头痛及意识模糊,腰穿提示脑脊液压力增高,蛋白质中度升高,有核细胞 $180 \times 10^6 / L$,单核细胞增多为主(表 10-3),对丙球及激素治疗敏感,需鉴别自身免疫性脑炎。但自身免疫性脑炎在临床症状上以精神障碍为主,可以有刻板的重复的语言或动作,下颌震颤,多合并存在畸胎瘤或其他肿瘤,结合该患者临床症状、体征及辅助检查,该诊断可能性不大。

四、治疗及预后

给予地塞米松及丙种球蛋白调节免疫,甘油果糖脱水降颅压,甲泼尼龙 20 mg 右眼球旁注射,局部应用妥布霉素消炎抗菌,双氯芬酸钠抗炎、镇痛、解热,噻吗洛尔降眼内压,症状好转,无头痛及腰痛症状,眼压有所下降,仍有右眼视物不清(仅有光感),双耳听力下降。并于 5 月 28 日复查腰穿细胞数正常,蛋白质 527.00 mg/L(↑)。

五、病例点评及疾病分析

该患者既往有白癜风病史,存在一定的免疫功能异常基础。本次起病主要表现为发热、头痛、视力及听力受损，查体存在脑膜刺激征，眼科检查提示葡萄膜炎，因此临床症状符合眼-脑-耳-皮综合征，即 Vogt-小柳-原田综合征。该患者病程中发热明显，剧烈头痛，首先考虑为颅内感染性疾病，结合患者脑脊液蛋白质、细胞数增高、糖低，早期累及视力者需考虑为隐球菌感染可能，但也有不支持之处：隐球菌感染者颅内压显著增高，且视力受累多为视神经病变所致，而该患者颅内压仅轻度增高，视力下降原因为葡萄膜炎，且行墨汁染色检查，脑脊液中未见隐球菌，故隐球菌感染可能性小。那么是否存在一些特殊感染可能，HIV、RPR、TPPA 等特殊感染检测均阴性，且使用地塞米松治疗后病情无恶化反而好转，故感染性疾病的可能性不大。

（一）临床表现

Vogt-小柳-原田综合征（Vogt-Koyanagi-Harada syndrome）是一种累及多器官系统，如眼、耳、皮肤和中枢神经的临床综合征，主要表现为双眼弥漫性渗出性葡萄膜炎，伴有头痛、耳鸣、重听、颈强直、白发、脱发、白癜风等。也称色素膜脑膜脑炎或眼-脑-耳-皮综合征。脑脊液中淋巴细胞增多。有的表现为以虹膜睫状体炎为主（Vogt-小柳综合征），有的则表现为双侧弥漫性渗出性脉络膜炎为主（原田综合征）。

病因不明，有人推测是与病毒感染有关的自身免疫病，或者是对色素上皮的免疫反应，另有人推测与某些 HLA 抗原（HLA-DR4，HLA-DRw53）阳性有关。

本病好发于青壮年，男性稍多。发病率与性别无明显关系，但黄种人多见，全病程常持续数月至一年后可自然缓解，但少数患者容易反复再发，病程可达数年或数十年之久。

根据疾病发展特点，临床一般分为三期。

1. 前驱期：又称脑炎与脑膜炎期。常突然发病，多数有感冒症状、全身不适、发热、头痛、头晕，常伴有脑膜刺激征、嗜睡、耳鸣、听力障碍及意识障碍，偶可见偏瘫、失语、脑神经瘫痪。约有 50% 的患者出现耳鸣和听力减退，常为一过性，少数可有严重耳聋。Vogt-小柳综合征约 50% 患者在起病期有脑膜刺激征，而原田综合征患者约 90% 有脑膜刺激征症状。脑脊液压力增高和细胞增多。此期常持续数月后逐渐缓解。

2. 眼病期（葡萄膜炎期）：一般在前驱症状 5~6 天后出现眼病，双眼可同时或先后出现弥漫性渗出性葡萄膜炎，视力高度减退。Vogt-小柳综合征患者虹膜睫状体炎明显（多为重症），临床表现及后果严重，以前节为主。角膜后壁有大小不等的角膜沉积物（KP）和虹膜结节，易引起虹膜后粘连，屈光间质浑浊。此后头发、眉毛、睫毛脱落、变白及白癜风等。原田型发病初期脑膜刺激症状较重。眼部炎症以后部为主，眼底呈现弥漫性渗出性黄色水肿、混浊，视乳头充血、边界模糊，玻璃体混浊，视网膜脱离，视力严重障碍。

3. 恢复期：一般 6 个月~1 年，眼部炎症逐渐消退，视网膜脱离复位，眼底散在分布色素沉着和灰白色斑，视网膜色素上皮弥漫性萎缩，形成"晚霞"样眼底。早期眼底荧光像很特殊，相当于视网膜脱离处有多数细小的荧光素渗漏点，如墨渍状迅速扩大融合，后期形成多囊状的视网膜下荧光素积存区。严重者在发病 1~2 周陆续出现各种并发症，如继发性青光眼、白内障、视神经炎、耳聋及前庭性平衡障碍，严重者可失明，少数可表现柯萨柯夫（Korsakoff）综合征。数月后可出现如秃发、发灰变和皮肤白斑等皮肤症状。

（二）治疗

对于本病的治疗，可行局部滴用、球后及球旁注射、口服或静注糖皮质激素，也可使用免疫抑制剂，如苯丁酸氮芥（chlorabucil）、环孢素 A（cyclosporin A）、环磷酰胺（cyclophosphamide）等。

1. 散瞳：及时散大瞳孔，防治虹膜后粘连。常用散瞳药有 1‰~2‰ 的阿托品眼药膏，急性期每日涂眼 2~3 次，涂药后必须压迫泪囊部，以免药进入鼻腔引起中毒，尤其对患儿更应注意。瞳孔因虹膜粘连不易散开时，可结膜下注射散瞳合剂（1% 阿托品、1% 可卡因、0.1% 肾上腺素等量混合液）或 Mydrian（为后马托品与麻黄碱混合制剂）。

2. 糖皮质激素：糖皮质激素可抑制炎症，减少渗出。常用的有 0.1% 地塞米松眼药水或 0.5% 可的松眼药水。同时可予以大剂量激素（甲泼尼龙 1 000 mg ivgtt×3 d 或地塞米松 10 mg×2 周，逐渐减量至 7.5~5 mg 各 1 周，后改长期口服）。

3. 抗病毒治疗：建议同时抗病毒治疗，更昔洛韦抗病毒谱较阿昔洛韦为广，可按照 0.5 mg/(kg·d) 使用。

参考文献

[1] Bordaberry MF. Vogt-Koyanagi-Harada disease: diagnosis and treatments update [J]. Curr Opin Ophthalmol, 2010, 21: 430-435.

[2] Hiraga A, Takatsuna Y, Sakakibara R, et al. Vogt-Koyanagi-Harada disease with meningitis-retention syndrome and increased CSF adenosine deaminase levels [J]. Clin Neurol Neurosurg, 2014, 127: 42-43.

[3] Pan D, Hirose T. Vogt-Koyanagi-Harada syndrome: review of clinical features [J]. Semin Ophthalmol, 2011,26: 312 – 315.

[4] Sakata VM, da Silva FT, Hirata CE, et al. Diagnosis and classification of Vogt-Koyanagi-Harada disease [J]. Autoimmun Rev, 2014,13: 550 – 555.

[5] Sheriff F, Narayanan NS, Huttner AJ, Baehring JM. Vogt-Koyanagi-Harada syndrome: A novel case and brief review of focal neurologic presentations [J]. Neurol Neuroimmunol

Neuroinflamm, 2014,1: e49.

[6] Shi T, Lv W, Zhang L, et al. Association of HLA-DR4/HLA-DRB1 * 04 with Vogt-Koyanagi-Harada disease: A Systematic Review and Meta-analysis [J]. Sci Rep, 2014,4: 6887.

（陈淑芬　王　瑛　陈生弟）

病例 10　发音、吞咽困难 40 天，四肢乏力 37 天

● 病史

现病史：女性，41 岁，2009 年 8 月 28 日晨起自觉头晕，在当地医院行头颅 MRI 无异常，给予头孢菌素类抗生素（具体不详）、氨苄西林点滴后无好转。9 月 1 日起出现发音、吞咽困难，伴睁眼费力、视物不清、双侧口角漏气、饮水呛咳、抬头费力。4 日起出现双上肢上举和双手握持费力，同时上楼困难，以右下肢乏力为主，次日自觉胸闷、呼吸困难，上述症状自觉有"晨轻暮重"感。在当地医院经抗病毒、支持治疗无效。当时体检：精神差，构音不清，伸舌不充分，软腭上抬无力，咽反射迟钝，四肢肌张力低，双上肢肌力 4+ 级，双下肢肌力 3+ 级，双上肢腱反射（＋），双下肢腱反射（＋＋）。病程中有一过性恶心、便秘和小便费力。当时行腰穿检查结果正常，当地医院考虑"吉兰-巴雷综合征可能"，给予地塞米松 20 mg/d 静滴，治疗 3 天后，因脸面肿胀停药，继续给予营养神经和支持治疗。28 日自觉上述症状略有改善。30 日至我院门诊，行肌电图检查提示肌源性损害可能。继续予以营养神经治疗后症状改善明显，口角漏气，呼吸及发音困难未见好转，上下肢活动均改善。10 月 9 日收治入院，详细询问病史，患者为保持身材苗条，为"瘦腿"，于 2009 年 5 月 26 日至美容院进行双小腿多点肌肉注射 A 型肉毒毒素，因效果不明显，又于 2009 年 8 月 26 日加大注射剂量，每侧小腿选择 2 点，每点分别注射 A 型肉毒毒素 300 U，共 600 U。

既往史：既往体健。

个人史：长期生活于原籍，否认疫水疫区接触史。

家族史：否认家族遗传病史。

● 查体

一、内科系统体格检查

体温 36.5 ℃，脉搏 70 次/分，心、肺、腹部无异常。

二、神经系统专科检查

精神智能状态：神志清楚，对答切题，计算力、定向力正常。

脑神经：双眼各向活动自如，无眼震，双瞳等大等圆，直径 3 mm，直接和间接对光反应灵敏，两侧额纹对称，双侧鼓腮漏气，伸舌不充分，软腭上抬无力，咽反射迟钝，悬雍垂居中。

运动系统：四肢肌张力低，双上肢肌力 4+ 级，双下肢肌力 3 级。

反射：双上肢腱反射（＋），双下肢腱反射（＋＋）。

感觉系统：深、浅感觉正常。

病理征：未引出。

共济运动：正常。

脑膜刺激征：阴性。

● 辅助检查

一、实验室检查

发病后 3 周复查腰穿检查结果正常，抗链"O"和类风湿因子均为阴性。血清肌酶全套、血清免疫复合物全项，血清肿瘤学标志物正常，血清乙酰胆碱受体、突触前膜受体及胸腺瘤 3 项抗体均正常。

二、其他辅助检查

神经电生理检查：

2009年9月30日　示神经传导速度正常,肌电图检查提示肌源性损害可能。

2009年10月12日　重复神经电刺激检查提示双侧三角肌(低频)、右拇短展肌(低频＋高频)复合动作电位(CMAP)波幅明显衰减,下降幅度13%～18%(图10-11)。

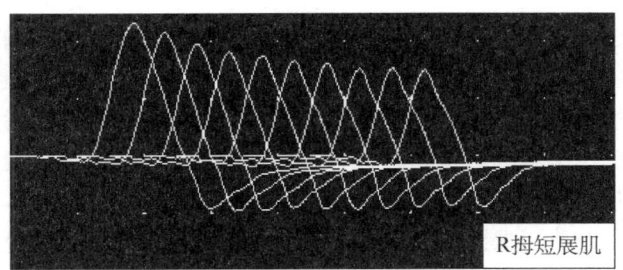

R拇短展肌

图10-11　重复神经电刺激(低频＋高频)检查右侧拇短展肌

胸部CT:无明显异常。

● 诊断及讨论

一、定位诊断

根据病史和当时查体,首发症状为多组脑神经受累,包括第Ⅲ、Ⅶ、Ⅸ、Ⅹ、Ⅺ、Ⅻ脑神经,随后出现四肢无力和自主神经受累,并于发病第9天累及呼吸肌。患者双侧周围性面瘫、咽反射迟钝、双上肢腱反射迟钝、四肢肌张力低均提示脑神经和四肢的下运动神经元性瘫痪,同时伴有自主神经受累。感觉系统未累及。那么,具体定位于神经根、周围神经、神经-肌接头还是肌源性? 在后续的检查中,该患者神经传导速度正常,且腰穿(发病后3周)未见蛋白质-细胞分离,故该患者前根病变可能性不大。我院常规神经电生理检查示右侧第一股间肌、双侧肱二头肌运动单位动作电位多相波增多明显,提示肌源性损害可能;10月12日重复神经电刺激检查提示双侧三角肌(低频)、右拇短展肌(低频＋高频)复合动作电位(CMAP)波幅明显衰减,下降幅度13%～18%(图10-11),提示神经肌肉接头功能障碍,故该患者定位于神经-肌接头。神经肌接头功能障碍的患者在肌电图上有时表现出肌源性损害,这可以解释患者常规肌电图中显示的肌源性损害。该患者病变定位于神经-肌接头。

二、定性诊断

该患者发病前有明确的A型肉毒毒素注射史,进入体内的肉毒毒素能够特异性地与胆碱能神经末梢突触前膜的表面受体相结合,通过胞饮进入细胞内,使囊泡不能再与突触前膜融合,从而阻止了乙酰胆碱递质的释放。此外,毒素与突触前膜结合阻断了神经细胞膜的钙离子通道,从而干扰了细胞外钙离子进入细胞内触发乙酰胆碱释放的功能,引起全身随意肌松弛麻痹。同时,因为阻断了副交感神经纤维的传导,出现心、肺、消化系统及泌尿系统症状,其中呼吸肌麻痹是致死的主要原因。结合患者的病史和临床表现、神经电生理特点及临床转归,"肉毒毒素中毒"的诊断成立。虽然"肉毒毒素中毒"中经典的肌电图表现为CMAP波幅下降,高频刺激或运动后CMAP波幅增强;但高、低频刺激时CMAP波幅均降低也是肉毒毒素中毒的一种特征。因此本例符合肉毒毒素中毒的肌电图表现。但该患者9月1日出现无力症状,9月4日仍在加重,持续时间相对较长,考虑可能与肉毒毒素所激发的免疫炎性反应有关,肌肉和神经-肌接头都可能受到炎性介质的损伤。

三、鉴别诊断

1. 急性炎症性脱髓鞘性多发性神经根神经病:多急性或亚急性起病,病前往往有呼吸道或肠道的前驱感染史。表现为四肢对称性无力,腱反射消失,可累及呼吸肌、脑神经,出现呼吸费力、吞咽困难、眼动神经麻痹等。该患者急性起病,在没有询问到肉毒毒素注射史之前,需要和此疾病鉴别。

2. 重症肌无力:该病是累及神经肌接头的免疫性疾病,可发生于任何年龄,主要表现为眼肌麻痹、延髓性麻痹、四肢无力等。有晨轻暮重,易疲劳。根据累及部位不同可分为不同亚型:眼肌型、轻度全身型、中度全身型、急性重症型、迟发重症型、肌萎缩型等。该患者有脑神经受累、四肢无力、胸闷等表现,且有晨轻暮重感,需要与全身型重症肌无力鉴别。

四、治疗及预后

由于患者至我院就诊时发病已有1个月,且症状在改善中(复查肌电图基本恢复正常),因此未进行血清及粪便等排泄物的肉毒毒素检测及肉毒毒素抗体治疗。

五、病例点评及疾病分析

神经-肌接头由突触前膜、突触间隙和突触后膜组成,任何一个部位病变都可导致相应的疾病(图10-12):① 突触前膜病变,如 Lambert-Eaton 综合征

(LEMS),致病的自身抗体直接抑制了突触前膜的压力门控钙通道导致乙酰胆碱不能顺利释放;②突触间隙受损,如有机磷中毒与突触间隙的乙酰胆碱酯酶结合,导致乙酰胆碱不能及时降解,堆积的乙酰胆碱持续发挥作用;③突触后膜病变,如重症肌无力,导致乙酰胆碱不能与其受体结合发挥递质效应,这些部位病变均可引起肌无力症状。其中突触前膜和突触间隙病变患者影响了乙酰胆碱递质的释放或降解,除了产生肌无力的运动症状,还可以出现副交感神经症状。

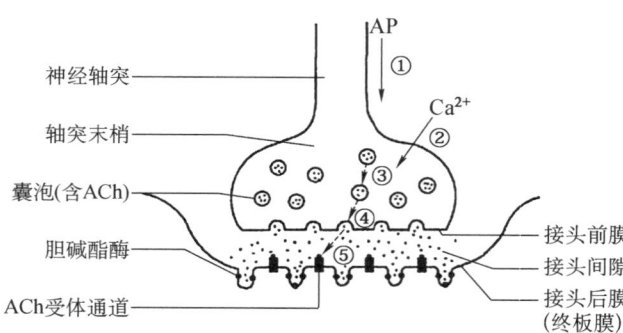

图 10-12　神经-肌接头解剖图。①动作电位传导;②钙通道开放钙离子内流;③内流的钙离子促使 Ach 囊泡向突触前膜移动;④囊泡释放 Ach 递质;⑤突触间隙的 Ach 与突触后膜 Ach 受体结合发挥递质效应

肉毒毒素是由肉毒杆菌在厌氧条件下所产生的一种嗜神经性外毒素,由 100 kd 的重(H)链和 50 kd 轻(L)链通过一个双硫链连接起来,共有 A、B、C、D、E、F、G 七种类型。人类肉毒毒素中毒根据传播途径不同主要分为 4 种类型,其中食入性肉毒毒素中毒是最普遍的一种形式,主要由进食了被肉毒梭菌及毒素污染的食品引起,食入性肉毒毒素中毒最常见的是 A 型(51%)、B 型(21%)、E 型(12%)及型别不明确者(16%)。此外,还有婴儿或成人胃肠道定植了产毒的肉毒梭状芽孢杆菌而引起的肉毒毒素中毒,以及创伤性肉毒毒素中毒和吸入性肉毒毒素中毒,均少见。但是,自 20 世纪 70 年代起,A 型肉毒毒素被用于治疗斜视、面肌痉挛及各种肌张力障碍。80 年代起,A 型肉毒毒素用于皮肤除皱,其美容及临床效果得到一致认可,尤其是其美容效果更是得到美容医师及求美者的青睐。然而随着 A 型肉毒毒素在美容及临床上的广泛应用,其带来的并发症也日益受到关注,尤其是很多美容院所采用的肉毒毒素并非来自于正规渠道,其包装剂量不够准确,也造成了过量注射的发生。在临床工作中,中毒类疾病经常会被漏诊或误诊。此例患者,发病后在当地医院住院、在我院门诊就诊均没有考虑到肉毒毒素中毒的可能,甚至病史中都没有记载患者有肉毒毒素注射史,收入病房经过详细询问病史才得知,在患者发病 1 月余后才确诊为肉毒毒素中毒。我们庆幸的是该患者病情相对较轻,而且病程是相对良性的发展过程,假如该患者病情凶险,迅速出现呼吸肌麻痹,此时我们大概想到最多的疾病是急性吉兰-巴雷综合征或重症肌无力危象的可能,在呼吸机辅助通气的情况下,给予大剂量激素冲击治疗或丙种球蛋白治疗,而往往忽略了中毒性疾病的可能。该患者的误诊一方面由于病史询问不详细,另一方面在定位分析中也存在问题,患者病变累及范围如此广泛,而神经传导速度正常,此时就要促使医生去考虑有没有其他疾病的可能性,而不是盲目使用激素治疗。

参考文献

[1] 贾凌,孙海晨,吴学豪,等.注射肉毒素过量引发中毒 3 例[J].中国急救医学,2006,26:716-717.
[2] Jameson SG, Cooper JO. Agenesis of abdominal musculature with ectopic ureteral orifice and congenital absence of opposite kidney and ureter [J]. J Pediatr, 1955,47:489-495.
[3] Mauriello JA Jr. Blepharospasm, Meige syndrome, and hemifacial spasm: treatment with botulinum toxin [J]. Neurology, 1985,35:1499-1500.
[4] Rosner TM, Stern K, Doku HC. Autogenous dermal grafting vestibuloplasty in dogs [J]. J Oral Maxillofac Surg, 1982,40:9-12.
[5] Scott AB. Botulinum toxin injection into extraocular muscles as an alternative to strabismus surgery [J]. Ophthalmology, 1980,87:1044-1049.

（谭玉燕　王　瑛　陈生弟）